「十三五」国家重点出版物出版规划项目

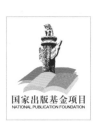

国家出版基金项目
NATIONAL PUBLICATION FOUNDATION

中国中药资源大典

U0215902

中国中药资源大典

资源大典

内蒙古卷

③

黄璐琦／总主编

李旻辉 张重岭 张春红／主 编

北京科学技术出版社

图书在版编目（CIP）数据

中国中药资源大典 . 内蒙古卷 . 3 / 李旻辉 , 张重岭 , 张春红主编 . —北京 : 北京科学技术出版社 , 2022.1
ISBN 978-7-5714-1962-2

Ⅰ . ①中… Ⅱ . ①李… ②张… ③张… Ⅲ . ①中药资源－资源调查－内蒙古 Ⅳ . ①R281.4

中国版本图书馆 CIP 数据核字（2021）第 254331 号

策划编辑：李兆弟　侍　伟
责任编辑：侍　伟　李兆弟　王治华
责任校对：贾　荣
图文制作：樊润琴
责任印制：李　茗
出 版 人：曾庆宇
出版发行：北京科学技术出版社
社　　　址：北京西直门南大街16号
邮政编码：100035
电　　　话：0086-10-66135495（总编室）　　0086-10-66113227（发行部）
网　　　址：www.bkydw.cn
印　　　刷：北京捷迅佳彩印刷有限公司
开　　　本：889 mm×1194 mm　　1/16
字　　　数：926千字
印　　　张：41.75
版　　　次：2022年1月第1版
印　　　次：2022年1月第1次印刷
审 图 号：GS（2021）8727号
ISBN 978-7-5714-1962-2

定　　价：490.00元

京科版图书，版权所有，侵权必究。
京科版图书，印装差错，负责退换。

《中国中药资源大典·内蒙古卷 3》

编写人员

总 主 编 黄璐琦

主　　编 李旻辉　张重岭　张春红

副 主 编 贾俊英　张　娜　常　虹　毕雅琼　云晓花

编　　委 （按姓氏笔画排序）

马建军　王天宝　王聪聪　云晓花　牛　慧　乌云龙　乌日嘎　石如玉

石贵荣　布和巴特尔　　田　野　白　珍　毕雅琼　乔　继　刘　倩

刘宇超　刘岳青　闫宇美　那木汗　纪明月　李　星　李　胜　李文勇

李志军　李沁瑜　李旻辉　李思琪　李福全　何　倩　张　茹　张　娜

张　敏　张明旭　张春红　张春杰　张重岭　张家桦　阿日汗

阿木古楞　　陈紫葳　陈苏侬勒　　畅佳音　金　军　孟祥玺

赵玉莲　胡和珠拉　　哈斯巴特尔　　段永清　贾俊英　郭文欣

郭春燕　郭静霞　席琳图雅　　黄聪颖　黄璐琦　龚　雪　常　虹

朝乐蒙　温　荣　臧二欢　额尔定达来

《中国中药资源大典·内蒙古卷 3》

编辑委员会

主任委员 章 健

委　　员（按姓氏笔画排序）

王治华　吕　慧　严　丹　李兆弟　李阳阳　陈媞颖

侍　伟　庞璐璐　赵　晶　贾　荣　陶　清　黄立辉

被子植物

豆科 Leguminosae 皂荚属 Gleditsia

山皂荚
Gleditsia japonica Miq.

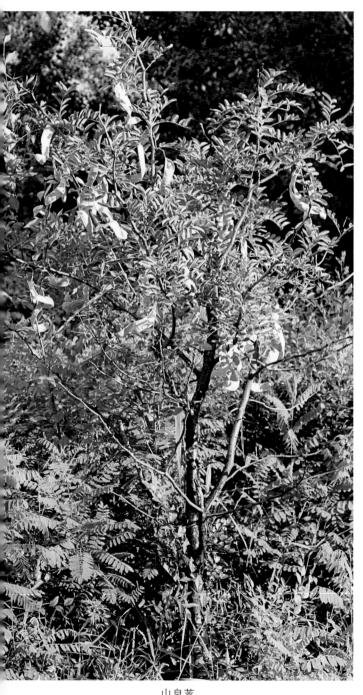

山皂荚

| 植物别名 |

皂角刺、皂角针。

| 蒙 文 名 |

阿古兰 - 乌和日 - 孙杜。

| 药 材 名 |

山皂角（药用部位：果实）、皂角刺（药用部位：棘刺）。

| 形态特征 |

落叶大乔木，高达 15 ～ 25 m。根深性。分枝刺扁，小枝常淡紫色，无毛，小枝紫褐色或脱皮后呈灰绿色；刺基部扁圆，中上部扁平，常分枝，黑棕色或深紫色，长 2 ～ 16 cm，基部直径可达 1 cm，且多密集。叶为一回或二回羽状复叶，长 10 ～ 25 cm；一回羽状复叶常簇生，小叶 6 ～ 11 对，互生或近对生，卵状长椭圆形至长圆形，长 2 ～ 6 cm，宽 1 ～ 4 cm，先端钝尖或微凹，基部阔楔形至圆形，稍偏斜，边缘有细锯齿，稀全缘，两面疏生柔毛，中脉较多；二回羽状复叶具 2 ～ 6 对羽片，小叶 3 ～ 10 对，卵形或卵状长圆形，长约 1 cm。荚果带状，长 20 ～ 36 cm，宽约 3 cm，棕黑色，常不规则扭转。花期 6 ~ 8 月，果期 9 ~ 10 月。

| **生境分布** | 内蒙古南部和西部地区有栽培。

| **资源情况** | 栽培资源一般。药材来源于栽培。

| **采收加工** | 山皂角：果实成熟期采收，阴干。
皂角刺：全年均可采收，切片，晒干。

| **功能主治** | 山皂角：辛，温。祛痰开窍。用于中风，癫痫，痰多咳嗽。
皂角刺：辛，温。归肝、肺、胃经。消肿透脓，搜风，杀虫。用于痈疽肿毒，
瘰疬，麻风，疮疹顽癣，产后缺乳，胎衣不下。

| **用法用量** | 山皂角：内服煎汤，0.9 ~ 3 g。
皂角刺：内服煎汤，3 ~ 9 g；或入丸、散剂。外用适量，醋煎涂；或研末撒；
或调敷。

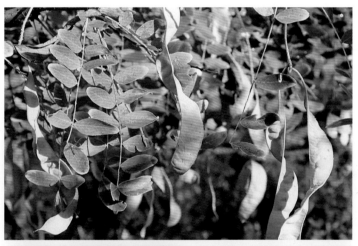

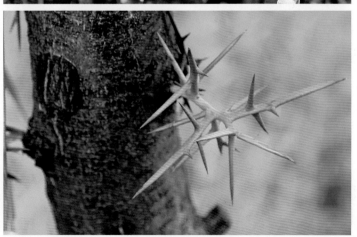

豆科 Leguminosae 望江南属 Senna

望江南

Senna occidentalis (Linnaeus) Link

| 植物别名 | 野扁豆、狗屎豆、羊角豆。

| 蒙 文 名 | 哲日李格 – 哈布塔盖 – 宝日朝格。

| 药 材 名 | 望江南（药用部位：茎叶）。

| 形态特征 | 直立、少分枝的亚灌木或灌木，无毛，高 0.8 ~ 1.5 m。根黑色。枝带草质，有棱。叶长约 20 cm；叶柄近基部有大而带褐色、圆锥形的腺体 1；小叶 4 ~ 5 对，膜质，卵形至卵状披针形，长 4 ~ 9 cm，宽 2 ~ 3.5 cm，先端渐尖，有小缘毛；小叶柄长 1 ~ 1.5 mm，揉之有腐败气味；托叶膜质，卵状披针形，早落。花数朵组成伞房状总状花序，腋生和顶生，长约 5 cm；苞片线状披针形或长卵形，长渐尖，早脱；花长约 2 cm；萼片不等大，外生的近圆形，长约 6 mm，内

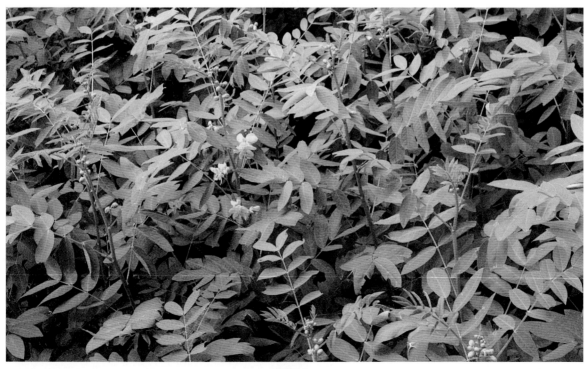

望江南

生的卵形，长 8 ～ 9 mm；花瓣黄色，外生的卵形，长约 15 mm，宽 9 ～ 10 mm，其余可长达 20 mm，宽 15 mm，先端圆形，均有短狭的瓣柄；雄蕊 7 发育，3 不育，无花药。荚果带状镰形，褐色，压扁，长 10 ～ 13 cm，宽 8 ～ 9 mm，稍弯曲，边缘色较淡，加厚，有尖头；果柄长 1 ～ 1.5 cm；种子 30 ～ 40，种子间有薄隔膜。花期 4 ～ 8 月，果期 6 ～ 10 月。

| **生境分布** | 内蒙古包头市市区园林绿化有少量栽培。

| **资源情况** | 栽培资源较少。药材来源于栽培。

| **采收加工** | 夏季植株生长旺盛时采收，阴干。鲜用者可随采随用。

| **药材性状** | 本品茎枝呈圆柱形，有分枝，微作"之"字形弯曲，直径 0.5 ～ 1 cm，先端幼枝更细，表面青绿色或绿褐色，略具纵向纹，有节，节间距 4 ～ 6 cm，茎质硬实，老茎木质化，折断面中空。叶互生，偶数羽状复叶，叶柄基部有大腺体 1，托叶多已脱落无存；小叶 3 ～ 5 对，疏距而生，小叶片卵形至椭圆状披针形，长 2.5 ～ 5 cm，先端渐尖，基部圆形或稍偏斜，全缘，绿色至绿褐色；中脉白色，在叶背上微凸起，侧脉羽状排列；小叶纸质，易脆碎。叶腋间可见总状花序，小花黄色，雄蕊数枚常外露。豆荚长条形。略具草青气，味淡。

| **功能主治** | 甘、苦，平；有小毒。归肺、肝、胃经。肃肺，清肝，利尿，通便，解毒消肿。用于咳嗽气喘，头痛目赤，血淋，大便秘结，痈肿疮毒，蛇虫咬伤。

| **用法用量** | 内服煎汤，6 ～ 9 g，鲜品 15 ～ 30 g；或捣汁。外用适量，鲜叶捣敷。

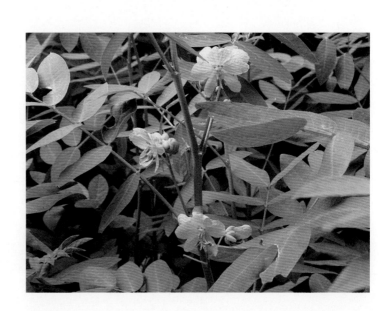

豆科 Leguminosae 槐属 Styphnolobium

槐
Styphnolobium japonicum (L.) Schott

| 植物别名 | 槐花木、槐花树、豆槐。

| 蒙文名 | 洪呼日朝格图 - 毛德。

| 药材名 | 槐花（药用部位：花）、槐角（药用部位：果实）、槐叶（药用部位：叶）、槐枝（药用部位：嫩枝）、槐白皮（药用部位：树皮或根皮的韧皮部）、槐根（药用部位：根）。

| 形态特征 | 乔木，高达 25 m。树皮灰褐色，具纵裂纹。当年生枝绿色，无毛。羽状复叶长达 25 cm；叶轴初被疏柔毛，旋即脱净；叶柄基部膨大，包裹着芽；托叶形状多变，有时卵形或叶状，有时线形或钻状，

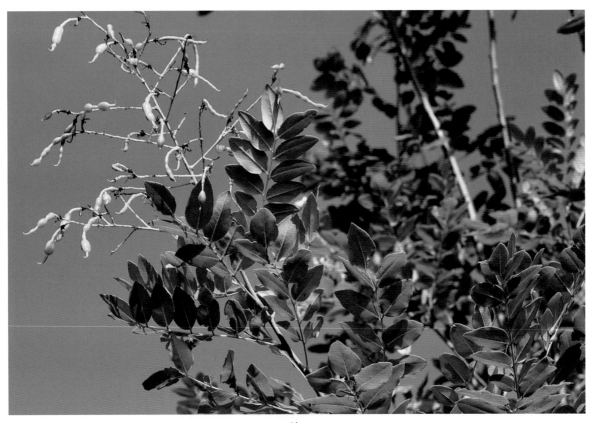

槐

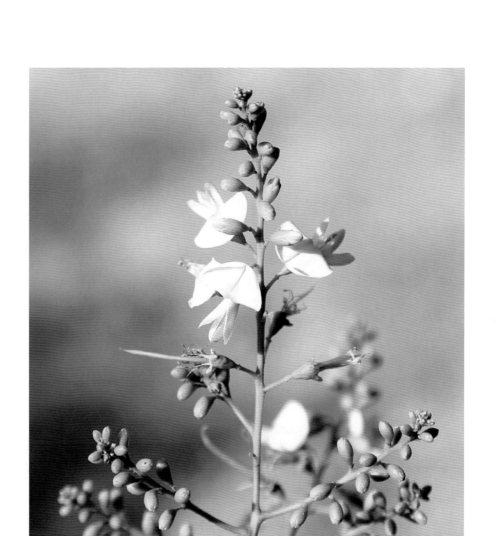

早落；小叶 4 ~ 7 对，对生或近互生，纸质，卵状披针形或卵状长圆形，长 2.5 ~ 6 cm，宽 1.5 ~ 3 cm，先端渐尖，具小尖头，基部宽楔形或近圆形，稍偏斜，下面灰白色，初被疏短柔毛，旋变无毛；小托叶 2，钻状。圆锥花序顶生，常呈金字塔形，长达 30 cm；花梗比花萼短；小苞片 2，形似小托叶；花萼浅钟状，长约 4 mm，萼齿 5，近等大，圆形或钝三角形，被灰白色短柔毛，萼管近无毛；花冠白色或淡黄色，旗瓣近圆形，长和宽均约 11 mm，具短柄，有紫色脉纹，先端微缺，基部浅心形，翼瓣卵状长圆形，长约 10 mm，宽约 4 mm，先端浑圆，基部斜戟形，无皱褶，龙骨瓣阔卵状长圆形，与翼瓣等长，宽达 6 mm；

雄蕊近分离，宿存；子房近无毛。荚果串珠状，长 2.5 ～ 5 cm 或稍长，直径约 10 mm，种子间缢缩不明显，种子排列较紧密，具肉质果皮，成熟后不开裂；具种子 1 ～ 6，种子卵球形，淡黄绿色，干后黑褐色。花期 8 ～ 9 月，果期 9 ～ 10 月。

| 生境分布 | 内蒙古通辽市（科尔沁左翼中旗）、呼和浩特市（清水河县）、包头市（九原区、昆都仑区、达尔罕茂明安联合旗、固阳县）、巴彦淖尔市（乌拉特前旗、乌拉特中旗、乌拉特后旗）、鄂尔多斯市（鄂托克前旗、鄂托克旗）等有栽培。

| 资源情况 | 栽培资源丰富。药材来源于栽培。

| 采收加工 | 槐花：夏季花开放或花蕾形成时采收，及时干燥，除去枝、梗及杂质。
槐角：冬季采收，除去杂质，晒干。
槐叶：夏季采收，晒干。
槐枝：夏初采收，晒干。
槐白皮、槐根：秋季采收，晒干。

| 功能主治 | 槐花：苦，微寒。归肝、大肠经。凉血止血，清肝泻火。用于血痢，崩漏，吐血，衄血，便血，痔血，肝热目赤，头痛眩晕。
槐角：苦，寒。归肝、大肠经。凉血止血，清肝明目。用于痔疮出血，肠风下血，血痢，崩漏，血淋，血热吐衄，肝热目赤，头晕目眩。
槐叶：苦，平。归肝、胃经。清肝泻火，凉血解毒，燥湿杀虫。用于小儿惊痫，壮热，肠风，尿血，痔疮，湿疹，疥癣，痈疮疔肿。
槐枝：苦，平。散瘀止血，清热燥湿，祛风杀虫。用于崩漏，赤白带下，痔疮，阴囊湿痒，心痛，目赤，疥癣。
槐白皮：苦，平。祛风除湿，敛疮生肌，消肿解毒。用于风邪外中，身体强直，肌肤不仁，热病口疮，牙疳，肠风下血，痔疮，痈疽疮疡，阴部湿疮，烫火伤。
槐根：苦，平。散瘀消肿，杀虫。用于痔疮，喉痹，蛔虫病。

| 用法用量 | 槐花：内服煎汤，5 ～ 9 g。
槐角：内服煎汤，5 ～ 15 g；或入丸、散剂；或嫩角捣汁。外用适量，煎汤洗；或研末掺、油调敷。

槐叶：内服煎汤，10 ～ 15 g；或研末。外用适量，煎汤洗；或捣汁涂、捣敷。

槐枝：内服煎汤，15 ～ 30 g；或浸酒；或研末。外用适量，煎汤洗或烧沥涂。

槐白皮：内服煎汤，6 ～ 15 g。外用适量，煎汤含漱或熏洗；或研末撒。

槐根：内服煎汤，30 ～ 60 g。外用适量，煎汤洗或含漱。

豆科 Leguminosae 槐属 Styphnolobium

龙爪槐

Styphnolobium japonicum 'Pendula'

| **植物别名** | 垂槐、盘槐。

| **蒙 文 名** | 牧斯黑木勒－洪古日楚格图－毛都。

| **药 材 名** | 槐花（药用部位：花）、槐叶（药用部位：叶）。

| **形态特征** | 乔木，高达 25 m。枝和小枝均下垂，并向不同方向盘旋，形似龙爪。
羽状复叶；叶轴初被疏柔毛，旋即脱净；叶柄基部膨大，包裹着芽；
托叶形状多变，早落；小叶对生或近互生；小托叶 2。圆锥花序顶生；
小苞片 2，形似小托叶；花萼浅钟状，萼齿 5，被灰白色短柔毛；花
冠白色或淡黄色，旗瓣近圆形，具短柄，有紫色脉纹，基部浅心形，
翼瓣卵状长圆形，先端浑圆，龙骨瓣阔卵状长圆形，与翼瓣等长；

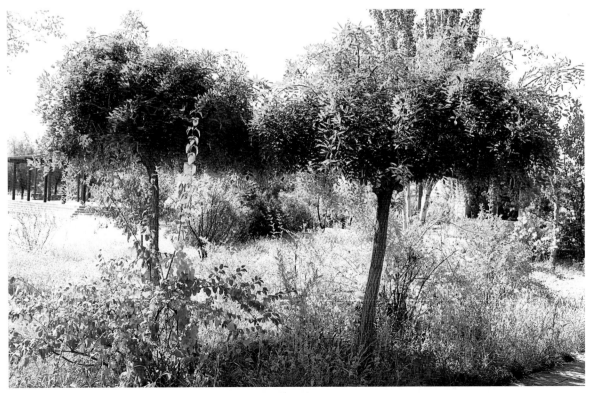

龙爪槐

雄蕊近分离，宿存；子房近无毛。荚果串珠状，具种子 1 ~ 6。种子卵球形，淡黄绿色。花期 7 ~ 8 月，果期 8 ~ 10 月。

| 生境分布 | 生于土层深厚、湿润肥沃、排水良好的砂壤土。

| 资源情况 | 野生资源较丰富。药材来源于野生。

| 采收加工 | 槐花：夏季花蕾形成时采收，及时干燥，除去枝、梗和杂质；亦可在花开放时在树下铺布、席等，将花打落，收集，晒干。
槐叶：夏季采收，晒干。

| 功能主治 | 槐花：清热收敛，止血，降血压。用于肠风便血，痔疮出血，尿血，衄血，痢疾，崩漏，高血压。
槐叶：清热解毒。用于疮毒。

| 用法用量 | 槐花：内服煎汤，5 ~ 10 g；或入丸、散剂。
槐叶：外用适量，煎汤熏洗；或研末撒。

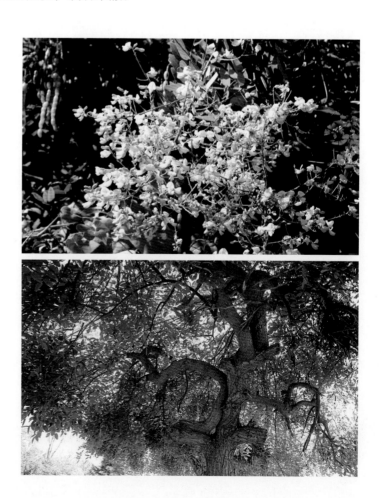

豆科 Leguminosae 刺槐属 Robinia

刺槐

Robinia pseudoacacia L.

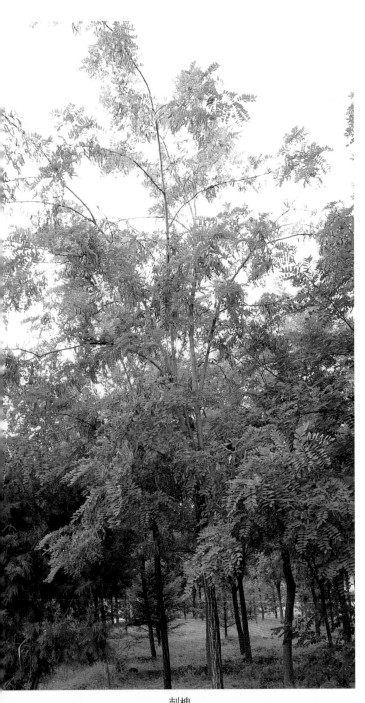

刺槐

植物别名

洋槐、刺儿槐。

蒙 文 名

乌日格苏图 - 槐子。

药 材 名

刺槐（药用部位：花）、刺槐根（药用部位：根）。

形态特征

落叶乔木，高 10 ~ 25 m。树皮灰褐色至黑褐色，浅裂至深纵裂，稀光滑。小枝灰褐色，幼时有棱脊，微被毛，后无毛；具托叶刺，长达 2 cm；冬芽小，被毛。羽状复叶长 10 ~ 25（~ 40）cm；叶轴上面具沟槽；小叶 2 ~ 12 对，常对生，椭圆形、长椭圆形或卵形，长 2 ~ 5 cm，宽 1.5 ~ 2.2 cm，先端圆，微凹，具小尖头，基部圆形至阔楔形，全缘，上面绿色，下面灰绿色，幼时被短柔毛，后变无毛；小叶柄长 1 ~ 3 mm；小托叶针芒状。总状花序腋生，长 10 ~ 20 cm，下垂，花多数，芳香；苞片早落；花梗长 7 ~ 8 mm；花萼斜钟状，长 7 ~ 9 mm，萼齿 5，三角形至卵状三角形，密被柔毛；花冠白色，各瓣均具瓣柄，旗瓣近圆形，长约 16 mm，宽约 19 mm，先端凹缺，基部圆形，反折，内有黄斑，翼瓣斜倒卵形，与旗瓣几等长，长约 16 mm，基部一侧具圆耳，龙骨瓣镰状，三角形，与翼瓣等长或稍短，前缘合生，先端钝尖；雄蕊二体，对旗瓣的 1 枚分离；子房线形，长约 1.2 cm，无毛，柄长 2 ～ 3 mm，花柱钻形，长约 8 mm，上弯，先端具毛，柱头顶生。荚果褐色，或具红褐色斑纹，线状长圆形，长 5 ～ 12 cm，宽 1 ～ 1.3（～ 1.7）cm，扁平，先端上弯，具尖头，果颈短，沿腹缝线具狭翅；花萼宿存，有种子 2 ～ 15；种子褐色至黑褐色，微具光泽，有时具斑纹，近肾形，长 5 ～ 6 mm，宽约 3 mm，种脐圆形，偏于一端。花期 5 ～ 6 月，果期 8 ～ 9 月。

| 生境分布 | 内蒙古通辽市（奈曼旗、库伦旗）、包头市（九原区、青山区、昆都仑区）、巴彦淖尔市（乌拉特后旗）、鄂尔多斯市（鄂托克前旗、鄂托克旗、达拉特旗）等有栽培。

| 资源情况 | 栽培资源较丰富。药材来源于栽培。

| 采收加工 | 刺槐：夏季采摘花序，阴干。
刺槐根：秋季采挖根，洗净，切片，晒干。

| 功能主治 | 刺槐：甘，平。平肝，止血。用于头痛，肠风下血，咯血，吐血，血崩。
刺槐根：苦，微寒。凉血止血，舒筋活络。用于便血，咯血，吐血，崩漏，劳伤乏力，风湿骨痛，跌打损伤。

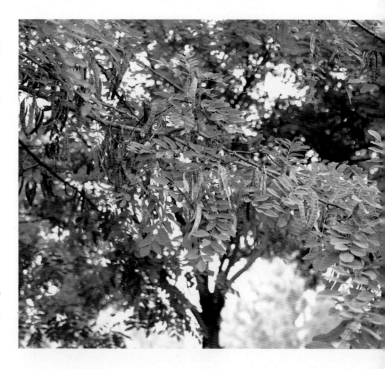

| 用法用量 | 刺槐：内服煎汤，9 ～ 15 g；或代茶饮。
刺槐根：内服煎汤，9 ～ 30 g。

| 附　　注 | 本种根系浅而发达，易风倒，适应性强，为优良固沙保土树种。

豆科 Leguminosae 木蓝属 Indigofera

花木蓝
Indigofera kirilowii Maxim. ex Palibin

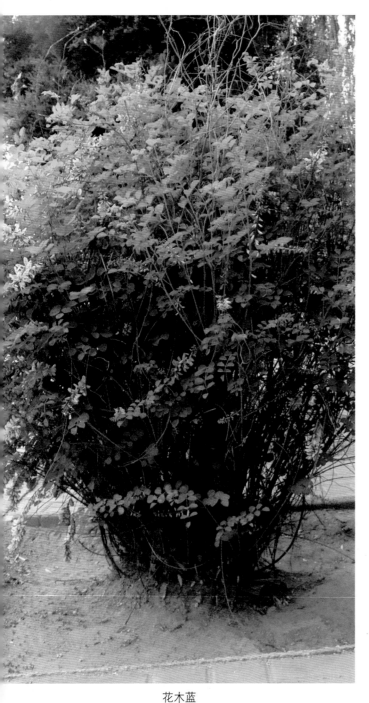

花木蓝

| 植物别名 |

吉氏木蓝、朝鲜庭藤。

| 蒙 文 名 |

朝和日－青格日－宝特。

| 药 材 名 |

豆根木兰（药用部位：根）。

| 形态特征 |

小灌木，高 30 ~ 100 cm。茎圆柱形，无毛，幼枝有棱，疏生白色丁字毛。羽状复叶长 6 ~ 15 cm；叶轴上面略扁平，有浅槽，被毛或近无毛；托叶披针形，长 4 ~ 6 mm，早落；小叶对生，阔卵形、卵状菱形或椭圆形，上面绿色，下面粉绿色，两面散生白色丁字毛，中脉上面微隆起，下面隆起，侧脉两面明显；小叶柄长约 2.5 mm，密生毛；小托叶钻形，宿存。总状花序疏花；花序轴有棱，疏生白色丁字毛；苞片线状披针形；花梗长 3 ~ 5 mm，无毛；花萼杯状，外面无毛，长约 3.5 mm，萼筒长约 1.5 mm，萼齿披针状三角形，有缘毛，最下萼齿长达 2 mm；花冠淡红色，稀白色，花瓣近等长，旗瓣椭圆形；花药阔卵形，两端有

髯毛；子房无毛。荚果棕褐色，圆柱形，内果皮有紫色斑点，有种子超过 10；果柄平展；种子赤褐色，长圆形，长约 5 mm，直径约 2.5 mm。花期 5 ~ 7 月，果期 8 月。

| **生境分布** | 生于低山坡、固定沙地。分布于内蒙古通辽市（科尔沁区）、赤峰市（宁城县、敖汉旗）。内蒙古呼和浩特市、包头市亦有栽培。

| **资源情况** | 野生资源较少。药材来源于野生和栽培。

| **采收加工** | 春、秋季采收，除去茎枝及须根，洗净，切片，鲜用或晒干。

| **功能主治** | 苦，寒。清热解毒，消肿止痛，通便。用于咽喉肿痛，肺热咳嗽，黄疸，热结便秘；外用于痔疮肿痛，蛇虫咬伤。

| **用法用量** | 内服煎汤，5 ~ 15 g。外用适量，研末敷；或鲜根捣汁搽患处。

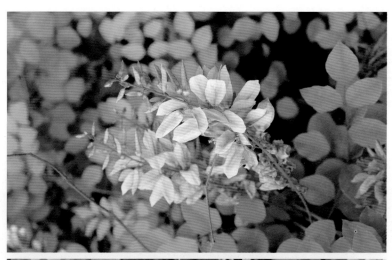

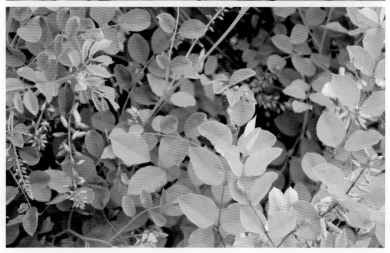

豆科 Leguminosae 胡枝子属 Lespedeza

胡枝子 *Lespedeza bicolor* Turcz.

| **植物别名** | 二色胡枝子、随军茶、扫条。

| **蒙文名** | 矛仁－呼日布格。

| **药材名** | 胡枝子（药用部位：枝叶）、胡枝子根（药用部位：根）、胡枝子花（药用部位：花）。

| **形态特征** | 直立灌木，高1～3 m。多分枝，小枝黄色或暗褐色，有条棱，被疏短毛；芽卵形，长2～3 mm，具数枚黄褐色鳞片。羽状复叶具3小叶；托叶2，线状披针形，长3～4.5 mm；叶柄长2～7（～9）cm；小叶质薄，卵形、倒卵形或卵状长圆形，长1.5～6 cm，宽1～3.5 cm，先端钝圆或微凹，稀稍尖，具短刺尖，基部近圆形或宽楔形，全缘，上面绿色，无毛，下面色淡，被疏柔毛，老时渐无毛。

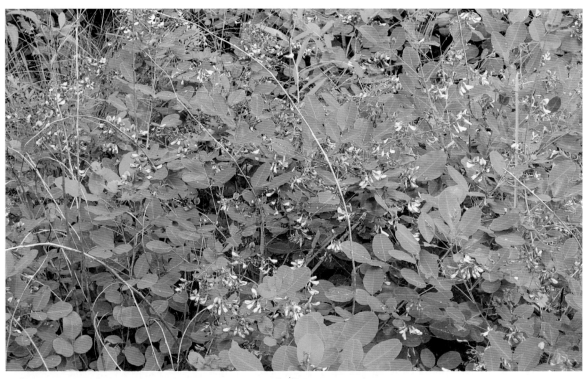

胡枝子

总状花序腋生，比叶长，常构成大型、较疏松的圆锥花序；总花梗长 4 ~ 10 cm；
小苞片 2，卵形，长不到 1 cm，先端钝圆或稍尖，黄褐色，被短柔毛；花梗短，
长约 2 mm，密被毛；花萼长约 5 mm，5 浅裂，裂片通常短于萼筒，上方 2 裂
片合生成 2 齿，裂片卵形或三角状卵形，先端尖，外面被白毛；花冠红紫色，
极稀白色，长约 10 mm，旗瓣倒卵形，先端微凹，翼瓣较短，近长圆形，基部
具耳和瓣柄，龙骨瓣与旗瓣近等长，先端钝，基部具较长的瓣柄；子房被毛。
荚果斜倒卵形，稍扁，长约 10 mm，宽约 5 mm，表面具网纹，密被短柔毛。花
期 7 ~ 8 月，果期 9 ~ 10 月。

| **生境分布** | 生于落叶阔叶林带的山地林下，为栎林灌木层的优势种，也见于林缘，常与榛
子一起形成林缘灌丛。分布于内蒙古呼伦贝尔市（额尔古纳市、新巴尔虎左旗、
新巴尔虎右旗、牙克石市、鄂伦春自治旗、莫力达瓦达斡尔族自治旗、阿荣旗、
扎兰屯市）、兴安盟（阿尔山市、科尔沁右翼前旗、扎赉特旗）、通辽市（奈
曼旗、库伦旗、扎鲁特旗）、赤峰市（阿鲁科尔沁旗、巴林左旗、巴林右旗、
林西县、克什克腾旗、翁牛特旗、喀喇沁旗、宁城县）、锡林郭勒盟（东乌珠
穆沁旗、镶黄旗、太仆寺旗、锡林浩特市、多伦县）、乌兰察布市（兴和县、
卓资县、丰镇市）、呼和浩特市（和林格尔县、土默特左旗、武川县）、包头
市（土默特右旗）、鄂尔多斯市（准格尔旗、乌审旗、东胜区）。

| **资源情况** | 野生资源丰富。药材来源于野生。

| **采收加工** | 胡枝子：夏、秋季采收，鲜用或切段，晒干。
胡枝子根：夏、秋季采挖，洗净，切片，晒干。
胡枝子花：7 ~ 8 月花开时采收，阴干。

| **药材性状** | 胡枝子根：本品呈圆柱形，稍弯曲，长短不等，直径 0.8 ~ 1.4 cm，表面灰棕色，
有支根痕、横向突起及纵皱纹。质坚硬，难折断。断面中央无髓，木部灰黄色，
皮部棕褐色。气微弱，味微苦、涩。

| **功能主治** | 胡枝子：甘，平。清热润肺，利尿通淋，止血。用于肺热咳嗽，感冒发热，百日咳，
淋证，吐血，衄血，尿血，便血。
胡枝子根：辛、微苦，凉。归心、肝经。祛风除湿，活血止痛，止血止带。用
于风湿痹痛，跌打损伤，赤白带下，流注肿毒。
胡枝子花：清热止血，润肺止痛。用于便血，肺热咳嗽。

| **用法用量** | 胡枝子：内服煎汤，9 ~ 15 g，鲜品 30 ~ 60 g；或泡茶饮。
胡枝子根：内服煎汤，25 ~ 50 g。外用研末调敷。
胡枝子花：内服煎汤，9 ~ 15 g。

豆科 Leguminosae 胡枝子属 Lespedeza

兴安胡枝子

Lespedeza davurica (Laxmann) Schindler

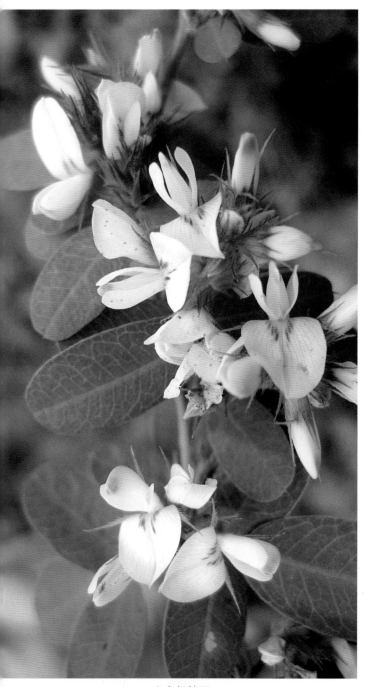

兴安胡枝子

| 植物别名 |

达乌里胡枝子、达呼尔胡枝子、毛果胡枝子。

| 蒙 文 名 |

兴安 – 呼日布格。

| 药 材 名 |

枝儿条（药用部位：全株或根）。

| 形态特征 |

灌木，高达 1 m。茎通常稍斜升，单一或数个簇生；老枝黄褐色或赤褐色，被短柔毛或无毛，幼枝绿褐色，有细棱，被白色短柔毛。羽状复叶具 3 小叶；托叶线形，长 2 ~ 4 mm；叶柄长 1 ~ 2 cm；小叶长圆形或狭长圆形，长 2 ~ 5 cm，宽 5 ~ 16 mm，先端圆形或微凹，有小刺尖，基部圆形，上面无毛，下面被贴伏的短柔毛；顶生小叶较大。总状花序腋生，较叶短或与叶等长；总花梗密生短柔毛；小苞片披针状线形，有毛；花萼 5 深裂，外面被白毛，萼裂片披针形，先端长渐尖，呈刺芒状，与花冠近等长；花冠白色或黄白色，旗瓣长圆形，长约 1 cm，中央稍带紫色，具瓣柄，翼瓣长圆形，先端钝，较短，龙骨瓣比翼瓣长，先端圆形；

闭锁花生于叶腋，结实。荚果小，倒卵形或长倒卵形，长 3 ~ 4 mm，宽 2 ~ 3 mm，先端有刺尖，基部稍狭，两面凸起，有毛，包于宿存花萼内。花期 7 ~ 8 月，果期 9 ~ 10 月。

| 生境分布 | 生于森林带、森林草原带和草原带的干山坡、丘陵坡地、路旁、草地、沙地、草原群落中。分布于内蒙古呼伦贝尔市（额尔古纳市、根河市、鄂温克族自治旗、陈巴尔虎旗、新巴尔虎左旗、新巴尔虎右旗、海拉尔区、牙克石市、鄂伦春自治旗、莫力达瓦达斡尔族自治旗、阿荣旗、扎兰屯市）、兴安盟（阿尔山市、科尔沁右翼前旗、科尔沁右翼中旗、扎赉特旗）、通辽市（库伦旗、科尔沁左翼后旗、科尔沁左翼中旗、科尔沁区）、赤峰市（阿鲁科尔沁旗、巴林左旗、巴林右旗、林西县、克什克腾旗）、锡林郭勒盟（锡林浩特市、苏尼特左旗、二连浩特市、西乌珠穆沁旗、苏尼特右旗、多伦县）、乌兰察布市（卓资县、凉城县）、呼和浩特市（武川县、托克托县）、包头市、巴彦淖尔市（乌拉特后旗）、鄂尔多斯市（伊金霍洛旗、鄂托克前旗、乌审旗）。

| 资源情况 | 野生资源一般。药材来源于野生。

| 采收加工 | 夏、秋季采挖，洗净，切段，晒干。

| 功能主治 | 辛，温。解表散寒。用于感冒发热，咳嗽。

| 用法用量 | 内服煎汤，9 ~ 15 g。

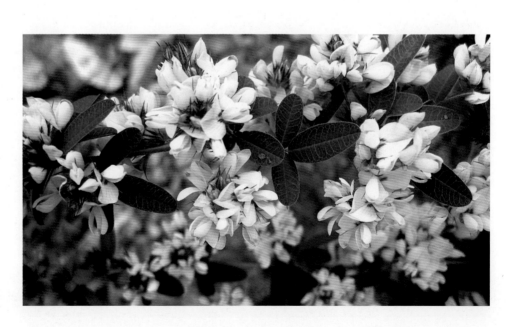

豆科 Leguminosae 胡枝子属 Lespedeza

多花胡枝子

Lespedeza floribunda Bunge Pl.

| 植物别名 | 美丽胡枝子、米汤草。

| 蒙 文 名 | 莎格嘎日 – 呼日布格。

| 药 材 名 | **中药** 铁鞭草（药用部位：全株或根）。
蒙药 莎格嘎日 – 呼日布格（药用部位：根）。

| 形态特征 | 小灌木，高 30 ~ 60（~ 100）cm。根细长。茎常近基部分枝；枝有条棱，被灰白色绒毛。托叶线形，长 4 ~ 5 mm，先端刺芒状；羽状复叶具 3 小叶；小叶具柄，倒卵形、宽倒卵形或长圆形，长 1 ~ 1.5 cm，宽 6 ~ 9 mm，先端微凹、钝圆或近截形，具小刺尖，基部楔形，上面被疏伏毛，下面密被白色伏柔毛；侧生小叶较小。总状花序腋生；总花梗细长，显著超出叶；花多数；小苞片卵形，

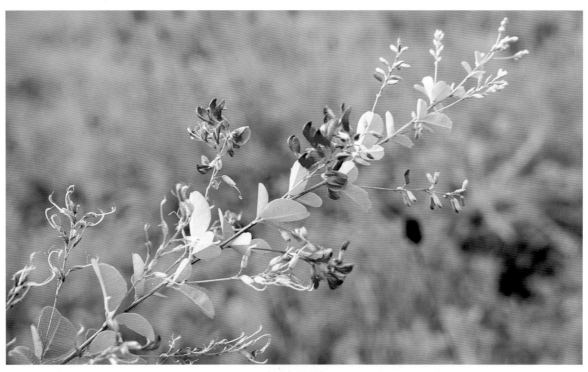

多花胡枝子

长约 1 mm，先端急尖；花萼长 4 ～ 5 mm，被柔毛，5 裂，上方 2 裂片下部合生，上部分离，裂片披针形或卵状披针形，长约 2 ～ 3 mm，先端渐尖；花冠紫色、紫红色或蓝紫色，旗瓣椭圆形，长约 8 mm，先端圆形，基部有柄，翼瓣稍短，龙骨瓣长于旗瓣，钝头。荚果宽卵形，长约 7 mm，超出宿存萼，密被柔毛，有网状脉。花期 6 ～ 9 月，果期 9 ～ 10 月。

| **生境分布** | 生于草原带的山地石质山坡、林缘及灌丛中。分布于内蒙古兴安盟（科尔沁右翼中旗）、通辽市（库伦旗、科尔沁左翼后旗）、赤峰市（巴林左旗）、锡林郭勒盟（西乌珠穆沁旗）、乌兰察布市（兴和县）、呼和浩特市（土默特左旗）、鄂尔多斯市（东胜区、准格尔旗）。

| **资源情况** | 野生资源一般。药材来源于野生。

| **采收加工** | **中药**　铁鞭草：夏、秋季采挖，洗净，切段，晒干。

| **药材性状** | **中药**　铁鞭草：本品茎基部多分枝，枝条细长柔弱，具条纹。三出复叶，叶片多皱缩，完整小叶倒卵形或狭长倒卵形，长 6 ～ 25 mm，宽 3 ～ 16 mm，先端截形，具尖刺，嫩叶下表面密被白色绒毛。总状花序腋生，蝶形，花冠暗紫红色。荚果卵状菱形，长约 5 mm，有柔毛。气微，味涩。

| **功能主治** | **中药**　铁鞭草：涩，凉。消积，截疟。用于小儿疳积，疟疾。
　　　　　　　 蒙药　莎格嘎日 – 呼日布格：用于脾胃虚弱，小儿疳积。

| **用法用量** | **中药**　铁鞭草：内服煎汤，9 ～ 15 g。
　　　　　　　 蒙药　莎格嘎日 – 呼日布格：多入丸、散剂。

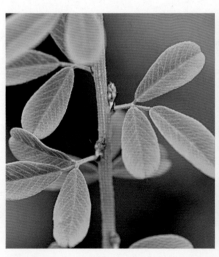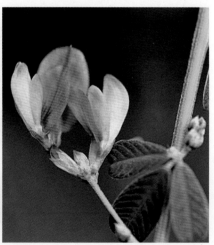

豆科 Leguminosae 胡枝子属 Lespedeza

阴山胡枝子 *Lespedeza inschanica* (Maxim.) Schindl.

| 植物别名 | 白指甲花。

| 蒙 文 名 | 矛尼音 – 呼日布格。

| 药 材 名 | 阴山胡枝子（药用部位：全株）。

| 形态特征 | 灌木，高达 80 cm。茎直立或斜升，下部近无毛，上部被短柔毛。托叶丝状钻形，长约 2 mm，背部具 1 ~ 3 明显的脉，被柔毛；叶柄长（3 ~）5 ~ 10 mm；羽状复叶具 3 小叶；小叶长圆形或倒卵状长圆形，长 1 ~ 2（~ 2.5）cm，宽 0.5 ~ 1（~ 1.5）cm，先端钝圆或微凹，基部宽楔形或圆形，上面近无毛，下面密被伏毛，顶生小叶较大。总状花序腋生，与叶近等长，具 2 ~ 6 花；小苞片长卵形或卵形，背面密被伏毛，边缘有缘毛；花萼长 5 ~ 6 mm，

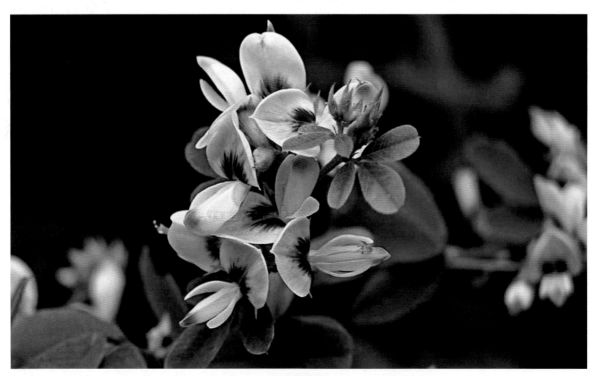

阴山胡枝子

5 深裂，前方 2 裂片分裂较浅，裂片披针形，先端长渐尖，具明显 3 脉及缘毛，萼筒外被伏毛，向上渐稀疏；花冠白色，旗瓣近圆形，长约 7 mm，宽约 5.5 mm，先端微凹，基部带大紫斑，花期反卷，翼瓣长圆形，长 5 ~ 6 mm，宽 1 ~ 1.5 mm，龙骨瓣长约 6.5 mm，通常先端带紫色。荚果倒卵形，长约 4 mm，宽约 2 mm，密被伏毛，短于宿存萼。

| **生境分布** | 生于草原带的山坡、干山坡。分布于内蒙古赤峰市（林西县）、锡林郭勒盟（锡林浩特市）、乌兰察布市（凉城县）。

| **资源情况** | 野生资源较少。药材来源于野生。

| **采收加工** | 夏、秋季采挖，洗净，切段，晒干。

| **功能主治** | 止泻，利尿。用于痢疾，遗精，吐血，子宫脱垂。

豆科 Leguminosae 胡枝子属 Lespedeza

尖叶铁扫帚 *Lespedeza juncea* (Linn. f.) Pers.

| 植物别名 | 尖叶胡枝子。

| 蒙 文 名 | 浩您－呼日布格。

| 药 材 名 | 尖叶铁扫帚（药用部位：全株）。

| 形态特征 | 小灌木，高可达 1 m，全株被伏毛，分枝或上部分枝呈扫帚状。托叶线形，长约 2 mm；叶柄长 0.5 ～ 1 cm；羽状复叶具 3 小叶；小叶倒披针形、线状长圆形或狭长圆形，长 1.5 ～ 3.5 cm，宽（2 ～）3 ～ 7 mm，先端稍尖或钝圆，有小刺尖，基部渐狭，边缘稍反卷，上面近无毛，下面密被伏毛。总状花序腋生，稍超出叶，有 3 ～ 7 排列较密集的花，近似伞形花序；总花梗长；苞片及小苞片卵状披针形或狭披针形，长约 1 mm；花萼狭钟状，长 3 ～ 4 mm，5 深裂，

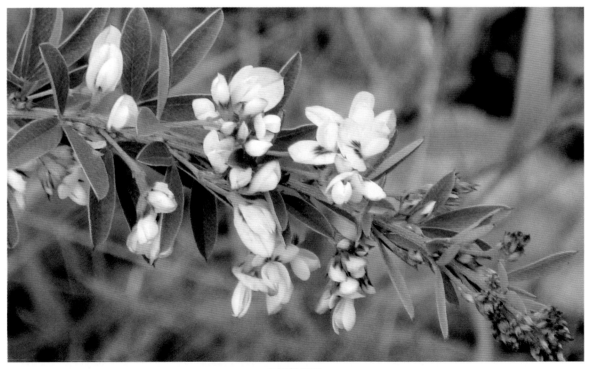

尖叶铁扫帚

裂片披针形，先端锐尖，外面被白色伏毛，花开后具明显3脉；花冠白色或淡黄色，旗瓣基部带紫斑，花期不反卷或稀反卷，龙骨瓣先端带紫色，旗瓣、翼瓣与龙骨瓣近等长，有时旗瓣较短；闭锁花簇生于叶腋，近无梗。荚果宽卵形，两面被白色伏毛，稍超出宿存萼。花期7～9月，果期9～10月。

| 生境分布 | 生于森林草原带和草原带的丘陵坡地，也见于栎林边缘的干山坡，在山地草甸草原群落中为次优势种或伴生种。分布于内蒙古呼伦贝尔市、兴安盟（阿尔山市、科尔沁右翼前旗、科尔沁右翼中旗、扎赉特旗）、通辽市（扎鲁特旗、科尔沁左翼后旗）、赤峰市（巴林左旗、巴林右旗、林西县、克什克腾旗、喀喇沁旗）、锡林郭勒盟（东乌珠穆沁旗、镶黄旗、西乌珠穆沁旗、苏尼特左旗、锡林浩特市）、鄂尔多斯市（准格尔旗）。

| 资源情况 | 野生资源丰富。药材来源于野生。

| 采收加工 | 夏、秋季采挖，洗净，切段，晒干。

| 功能主治 | 苦、涩，微寒。止泻，利尿，止血。用于痢疾，遗精，吐血，子宫下垂。

| 用法用量 | 配方用，9～15 g。用于吐血，内服煎汤，100 g。

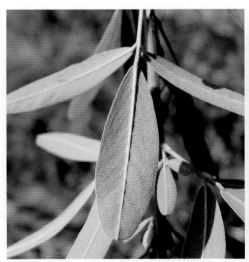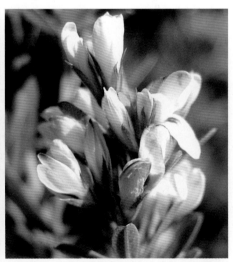

豆科 Leguminosae 胡枝子属 Lespedeza

牛枝子

Lespedeza potaninii Vass.

| 植物别名 | 牛筋子。

| 蒙 文 名 | 乌日格斯图 – 呼日布格。

| 药 材 名 | 牛枝子（药用部位：全株或根）。

| 形态特征 | 半灌木，高 20 ~ 60 cm。茎斜升或平卧，基部多分枝，有细棱，被粗硬毛。托叶刺毛状，长 2 ~ 4 mm；羽状复叶具 3 小叶，小叶狭长圆形，稀椭圆形至宽椭圆形，长 8 ~ 15（ ~ 22）mm，宽 3 ~ 5（ ~ 7）cm，先端钝圆或微凹，具小刺尖，基部稍偏斜，上面苍白绿色，无毛，下面被灰白色粗硬毛。总状花序腋生；总花梗长，明显超出叶；花疏生；小苞片锥形，长 1 ~ 2 mm；花萼密被长柔毛，5 深裂，裂片披针形，长 5 ~ 8 mm，先端长渐尖，呈刺芒状；花冠

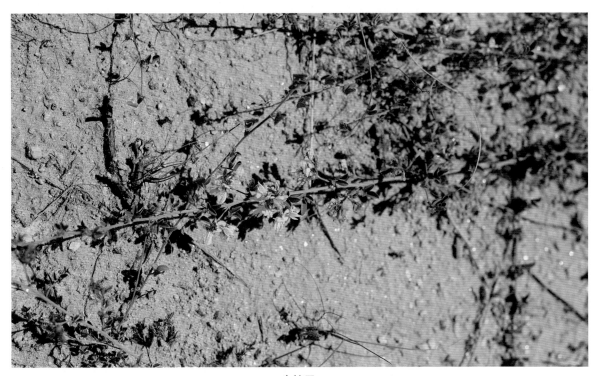

牛枝子

黄白色，稍超出萼裂片，旗瓣中央及龙骨瓣先端带紫色，翼瓣较短；闭锁花腋生，无梗或近无梗。荚果倒卵形，长 3 ～ 4 mm，双凸透镜状，密被粗硬毛，包于宿存萼内。花期 7 ～ 9 月，果期 9 ～ 10 月。

| 生境分布 | 生于荒漠草原、草原带的沙地、砾石地、丘陵地、石质山坡及山麓，往西进入草原化荒漠带的边缘。分布于内蒙古赤峰市（巴林左旗）、锡林郭勒盟（正蓝旗、镶黄旗、二连浩特市）、乌兰察布市（兴和县、察哈尔右翼前旗、察哈尔右翼后旗、凉城县、丰镇市、卓资县、集宁区、商都县、四子王旗）、呼和浩特市（武川县、清水河县、和林格尔县）、包头市（石拐区、达尔罕茂明安联合旗、固阳县、青山区、昆都仑区、东河区、九原区）、巴彦淖尔市（乌拉特前旗、乌拉特中旗、乌拉特后旗、磴口县、临河区）、鄂尔多斯市（东胜区、准格尔旗、达拉特旗、伊金霍洛旗、乌审旗、鄂托克旗、鄂托克前旗）、阿拉善盟（阿拉善左旗、阿拉善右旗）。

| 资源情况 | 野生资源较丰富。药材来源于野生。

| 采收加工 | 夏、秋季采挖，洗净，切段，晒干。

| 功能主治 | 解表散寒。用于感冒发热，咳嗽。

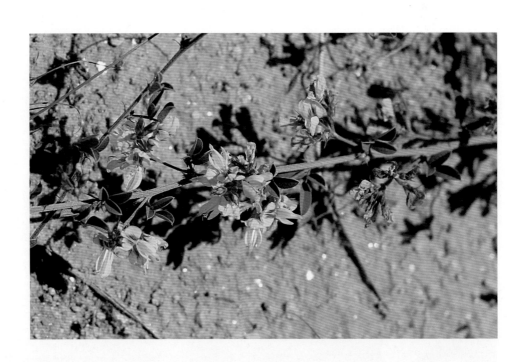

豆科 Leguminosae 胡枝子属 Lespedeza

绒毛胡枝子 *Lespedeza tomentosa* (Thunb.) Sieb. ex Maxim.

| **植物别名** | 山豆花。

| **蒙 文 名** | 萨格萨嘎日 – 呼日布格。

| **药 材 名** | 绒毛胡枝子（药用部位：根）。

| **形态特征** | 草本状半灌木，高 50 ～ 100 cm，全体被黄色或白色柔毛。枝具细棱。羽状三出复叶，互生；托叶 2，条形，长约 8 mm，被毛，宿存；叶柄长 1.5 ～ 4 cm；顶生小叶较大，矩圆形或卵状椭圆形，长 3 ～ 6 cm，宽 1.5 ～ 3 cm，先端圆形或微凹，有短尖，基部圆形或微心形，上面被平伏短柔毛，下面密被长柔毛，叶脉明显，脉上密被黄褐色柔毛。总状花序顶生或腋生，花密集，花梗短，无关节；无瓣花腋生，呈

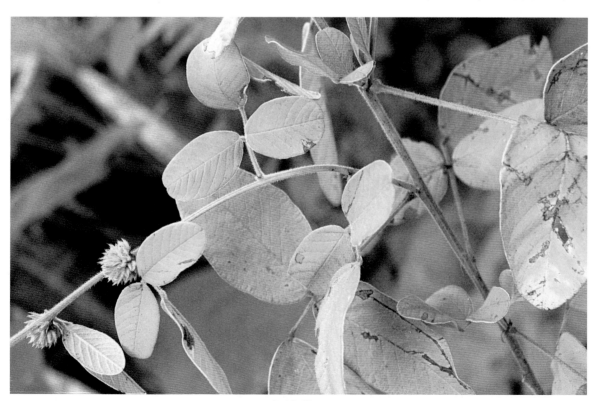

绒毛胡枝子

头状花序；小苞片条状披针形；花萼杯状，萼齿 5，披针形，先端刺芒状，被柔毛；花冠淡黄白色，旗瓣椭圆形，长约 1 cm，有短爪，与翼瓣等长或较短，翼瓣矩圆形，龙骨瓣与翼瓣等长；子房被绢毛。荚果倒卵形，长 3 ~ 4 mm，宽 2 ~ 3 mm，上端具凸尖，密被短柔毛，网脉不明显。花期 7 ~ 8 月，果期 9 ~ 10 月。

| **生境分布** | 生于落叶阔叶林带的山地林缘、灌丛或草甸。分布于内蒙古赤峰市（巴林右旗、宁城县、敖汉旗）。

| **资源情况** | 野生资源较少。药材来源于野生。

| **采收加工** | 夏、秋季采挖，除去杂质及茎枝，洗净，晒干。

| **功能主治** | 健脾补虚。用于虚劳，虚肿。

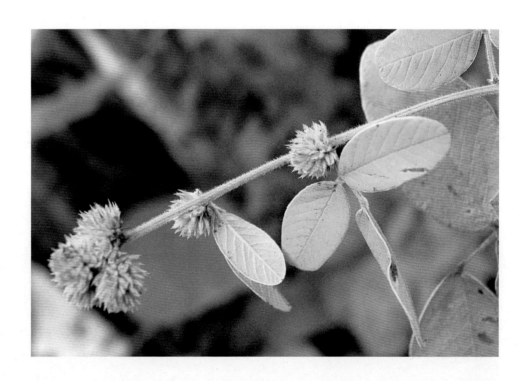

豆科 Leguminosae 鸡眼草属 Kummerowia

长萼鸡眼草 *Kummerowia stipulacea* (Maxim.) Makino

| **植物别名** | 短萼鸡眼、掐不齐、圆叶鸡眼草。

| **蒙 文 名** | 乌日图 – 他黑延 – 尼都 – 额布苏。

| **药 材 名** | **中药** 长萼鸡眼草（药用部位：全草）。
　　　　　　　蒙药 乌日图 – 他黑延 – 尼都 – 额布苏（药用部位：全草）。

| **形态特征** | 一年生草本，高 7 ～ 15 cm。茎平伏，上升或直立，多分枝，茎和枝上被疏生向上的白毛，有时仅节处有毛。叶为三出羽状复叶；托叶卵形，长 3 ～ 8 mm，比叶柄长或有时近相等，边缘通常无毛；叶柄短；小叶纸质，倒卵形、宽倒卵形或倒卵状楔形，长 5 ～ 18 mm，宽 3 ～ 12 mm，先端微凹或近截形，基部楔形，全缘；下面中脉及边缘有毛，侧脉多而密。花常 1 ～ 2 腋生；小苞片 4，较萼筒稍短、

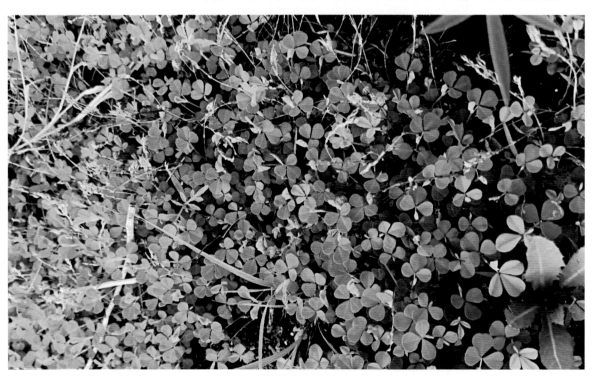

长萼鸡眼草

稍长或近等长，生于萼下，其中 1 枚很小，生于花梗关节之下，常具 1～3 脉；花梗有毛；花萼膜质，阔钟形，5 裂，裂片宽卵形，有缘毛；花冠上部暗紫色，长 5.5～7 mm，旗瓣椭圆形，先端微凹，下部渐狭成瓣柄，较龙骨瓣短，翼瓣狭披针形，与旗瓣近等长，龙骨瓣钝，上面有暗紫色斑点；雄蕊二体（9+1）。荚果椭圆形或卵形，稍侧偏，长约 3 mm，常较萼长 1.5～3 倍。花期 7～8 月，果期 8～9 月。

| **生境分布** | 生于草原带和森林草原带的山地、固定或半固定沙丘、丘陵、田边、路旁，为常见杂草，也进入荒漠草原群落中。分布于内蒙古呼伦贝尔市（额尔古纳市、根河市、鄂温克族自治旗、陈巴尔虎旗、新巴尔虎左旗、牙克石市、鄂伦春自治旗、莫力达瓦达斡尔族自治旗、阿荣旗、扎兰屯市）、兴安盟（科尔沁右翼前旗、科尔沁右翼中旗）、赤峰市（阿鲁科尔沁旗、巴林左旗、巴林右旗、翁牛特旗、喀喇沁旗、宁城县、敖汉旗）、呼和浩特市、鄂尔多斯市（准格尔旗、伊金霍洛旗、乌审旗、东胜区）。

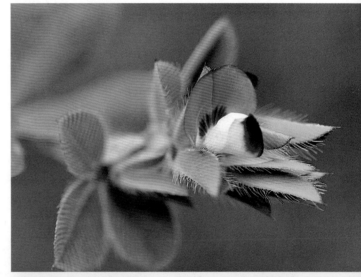

| **资源情况** | 野生资源一般。药材来源于野生。

| **采收加工** | **中药** 长萼鸡眼草：7～8 月采收，晒干或鲜用。

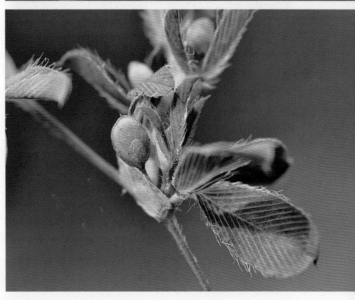

| **功能主治** | **中药** 长萼鸡眼草：健脾利湿，解热止痢，清热解毒。
蒙药 乌日图 - 他黑延 - 尼都 - 额布苏：用于风热感冒，胃肠炎，痢疾，热淋，肝炎，跌扑损伤，疔疮肿毒。

豆科 Leguminosae 鸡眼草属 Kummerowia

鸡眼草

Kummerowia striata (Thunb.) Schindl.

| 植物别名 | 掐不齐、牛黄黄、公母草。

| 蒙 文 名 | 他黑延－尼都－额布苏。

| 药 材 名 | 鸡眼草（药用部位：全草）。

| 形态特征 | 一年生草本，披散或平卧，高（5～）10～45 cm。多分枝，茎和枝上被倒生的白色细毛。叶为三出羽状复叶；托叶大，膜质，卵状长圆形，比叶柄长，长 3～4 mm，具条纹，有缘毛；叶柄极短；小叶纸质，倒卵形、长倒卵形或长圆形，较小，长 6～22 mm，宽 3～8 mm，先端圆形，稀微缺，基部近圆形或宽楔形，全缘；两面沿中脉及边缘有白色粗毛，但上面毛较稀少，侧脉多而密。花小，单生或 2～3 簇生于叶腋；花梗下端具 2 大小不等的苞片，萼基部

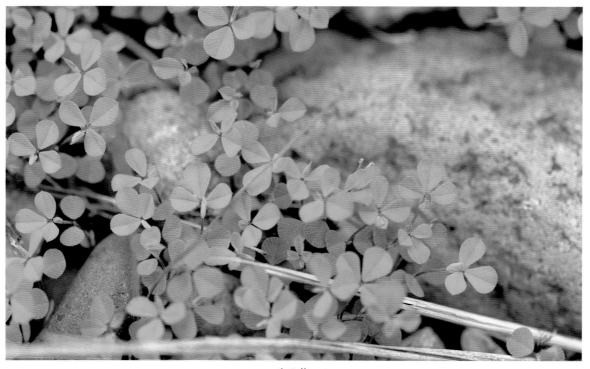

鸡眼草

具 4 小苞片，其中 1 枚极小，位于花梗关节处，小苞片常具 5 ～ 7 纵脉；花萼钟状，带紫色，5 裂，裂片宽卵形，具网状脉，外面及边缘具白毛；花冠粉红色或紫色，长 5 ～ 6 mm，较萼约长 1 倍，旗瓣椭圆形，下部渐狭成瓣柄，具耳，龙骨瓣比旗瓣稍长或近等长，翼瓣比龙骨瓣稍短。荚果圆形或倒卵形，稍侧扁，长 3.5 ～ 5 mm，较萼稍长或长达 1 倍，先端短尖，被小柔毛。花期 7 ～ 8 月，果期 8 ～ 9 月。

| 生境分布 | 散生于草原带和森林草原带的林边、林下、田边、路旁、溪旁、沙质地或缓山坡草地，为习见杂草。分布于内蒙古呼伦贝尔市（牙克石市、鄂伦春自治旗、莫力达瓦达斡尔族自治旗、阿荣旗、扎兰屯市）、兴安盟（科尔沁右翼中旗）、通辽市（奈曼旗、库伦旗、科尔沁左翼后旗、扎鲁特旗）、赤峰市（喀喇沁旗、林西县）。

| 资源情况 | 野生资源一般。药材来源于野生。

| 采收加工 | 7 ～ 8 月采收，晒干或鲜用。

| 药材性状 | 本品茎枝圆柱形，多分枝，长 5 ～ 30 cm，被白色向下的细毛。三出复叶互生，叶多皱缩，完整小叶长椭圆形或倒卵状长椭圆形，长 5 ～ 15 mm；叶端钝圆，有小突刺，叶基楔形；沿中脉及叶缘疏生白色长毛；托叶 2，花腋生，花萼钟状，深紫褐色，蝶形花冠浅玫瑰色，较萼长 2 ～ 3 倍。荚果卵状矩圆形，先端稍急尖，有小喙，长达 4 mm；种子 1，黑色，具不规则褐色斑点，气微，味淡。

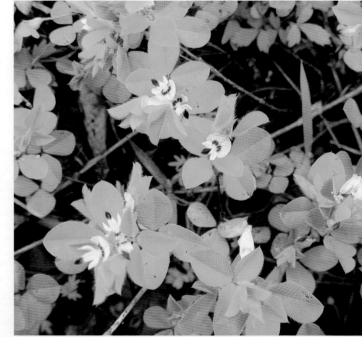

| 功能主治 | 甘、辛，平。清热解毒，健脾利湿。用于感冒发热，暑湿吐泻，疟疾，痢疾，传染性肝炎，热淋，白浊。

| 用法用量 | 内服煎汤，9 ～ 15 g。外用适量，捣敷或捣汁涂。

大豆 *Glycine max* (Linn.) Merr.

| 植物别名 | 菽、黄豆。

| 蒙文名 | 希日－宝日朝格。

| 药材名 | 黄大豆（药用部位：种子）、大豆根（药用部位：根）。

| 形态特征 | 一年生草本，高 30 ~ 90 cm。茎粗壮，直立，或上部近缠绕状，上部多少具棱，密被褐色长硬毛。叶通常具 3 小叶；托叶宽卵形，渐尖，长 3 ~ 7 mm，具脉纹，被黄色柔毛；叶柄长 2 ~ 20 cm，幼嫩时散生疏柔毛或具棱并被长硬毛；小叶纸质，宽卵形，近圆形或椭圆状披针形，顶生 1 小叶较大，长 5 ~ 12 cm，宽 2.5 ~ 8 cm，先端渐尖或近圆形，稀有钝形，具小尖凸，基部宽楔形或圆形，侧生小叶较小，斜卵形，通常两面散生糙毛或下面无毛；侧脉每边 5；小托叶披针

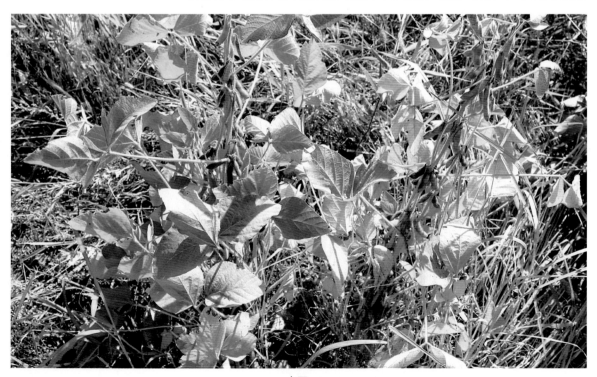

大豆

形，长 1 ～ 2 mm；小叶柄长 1.5 ～ 4 mm，被黄褐色长硬毛。总状花序短的少花，长的多花；总花梗长 10 ～ 35 mm 或更长，通常有 5 ～ 8 无柄、紧挤的花，植株下部的花有时单生或成对生于叶腋间；苞片披针形，长 2 ～ 3 mm，被糙伏毛；小苞片披针形，长 2 ～ 3 mm，被伏贴的刚毛；花萼长 4 ～ 6 mm，密被长硬毛或糙伏毛，常深裂呈二唇形，裂片 5，披针形，上部 2 裂片常合生至中部以上，下部 3 裂片分离，均密被白色长柔毛；花紫色、淡紫色或白色，长 4.5 ～ 8（～ 10）mm，旗瓣倒卵状近圆形，先端微凹并通常外反，基部具瓣柄，翼瓣篦状，基部狭，具瓣柄和耳，龙骨瓣斜倒卵形，具短瓣柄；雄蕊二体；子房基部有不发达的腺体，被毛。荚果肥大，长圆形，稍弯，下垂，黄绿色，长 4 ～ 7.5 cm，宽 8 ～ 15 mm，密被褐黄色长毛；种子 2 ～ 5，椭圆形、近球形或卵圆形至长圆形，长约 1 cm，宽 5 ～ 8 mm；种皮光滑，淡绿色、黄色、褐色或黑色等，因品种而异；种脐明显，椭圆形。花期 6 ～ 7 月，果期 8 ～ 9 月。

| 生境分布 | 内蒙古呼伦贝尔市（牙克石市、鄂伦春自治旗、莫力达瓦达斡尔族自治旗、阿荣旗、扎兰屯市）、兴安盟（乌兰浩特市、突泉县、扎赉特旗、科尔沁右翼前旗）、锡林郭勒盟（二连浩特市、西乌珠穆沁旗）、乌兰察布市（兴和县、丰镇市、察哈尔右翼前旗）、呼和浩特市（清水河县、和林格尔县）、包头市（石拐区、固阳县）、巴彦淖尔市（磴口县、乌拉特后旗）、鄂尔多斯市（达拉特旗）等有栽培。

| 资源情况 | 栽培资源丰富。药材来源于栽培。

| 采收加工 | 黄大豆：秋季果实成熟时，割取全株，晒干，打开果荚，收集种子再晒至足干。
大豆根：秋季采挖根，洗净，晒干。

| 药材性状 | 黄大豆：本品种子黄色，黄绿色。种皮薄，除去种皮，可见 2 子叶，黄绿色，肥厚。质坚硬。气微，具豆腥味。

| 功能主治 | 黄大豆：甘，平。归脾、胃、大肠经。宽中导滞，健脾利水，解毒消肿。用于食积泻痢，腹胀食呆，疮痈肿毒，脾虚水肿，外伤出血。
大豆根：甘，平。归膀胱经。利水消肿。用于水肿。

| 用法用量 | 黄大豆：内服煎汤，30 ～ 90 g；或研末。外用适量，捣敷；或炒焦研末调敷。
大豆根：内服煎汤，30 ～ 60 g。

| 附　注 | 本种在各类土壤中均可栽培，但在温暖、肥沃、排水良好的沙壤土中生长旺盛。

豆科 Leguminosae 大豆属 Glycine

野大豆

Glycine soja Sieb. et Zucc.

| **植物别名** | 劳豆、山黄豆、乌豆。 |

| **蒙 文 名** | 哲日勒格－希日－宝日朝格。 |

| **药 材 名** | 穞豆（药用部位：种子）、野大豆藤（药用部位：茎、叶、根）。 |

| **形态特征** | 一年生缠绕草本，长 1～4 m。茎、小枝纤细，全体疏被褐色长硬毛。叶具 3 小叶，长可达 14 cm；托叶卵状披针形，急尖，被黄色柔毛。顶生小叶卵圆形或卵状披针形，长 3.5～6 cm，宽 1.5～2.5 cm，先端锐尖至钝圆，基部近圆形，全缘，两面均被绢状的糙伏毛，侧生小叶斜卵状披针形。总状花序通常短，稀长可达 13 cm；花小，长约 5 mm；花梗密生黄色长硬毛；苞片披针形；花萼钟状，密生长毛，裂片 5，三角状披针形，先端锐尖；花冠淡红紫色或白色，旗瓣近 |

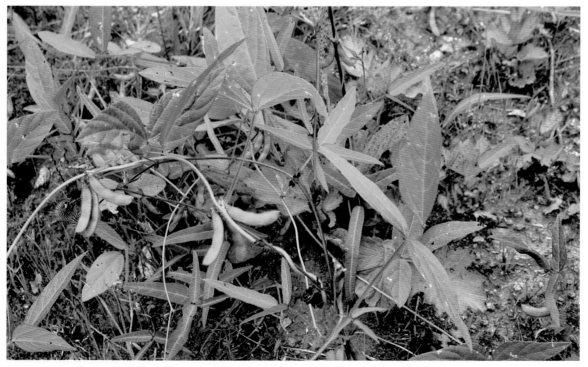

野大豆

圆形，先端微凹，基部具短瓣柄，翼瓣斜倒卵形，有明显的耳，龙骨瓣比旗瓣及翼瓣短小，密被长毛；花柱短而向一侧弯曲。荚果长圆形，稍弯，两侧稍扁，长 17 ~ 23 mm，宽 4 ~ 5 mm，密被长硬毛，种子间稍缢缩，干时易裂；种子 2 ~ 3，椭圆形，稍扁，长 2.5 ~ 4 mm，宽 1.8 ~ 2.5 mm，褐色至黑色。花期 6 ~ 7 月，果期 8 ~ 9 月。

| **生境分布** | 生于森林带和草原带的湿草甸、山地灌丛和草甸、田野、潮湿的田边、园边、沟旁、河岸、湖边。分布于内蒙古呼伦贝尔市（额尔古纳市、鄂伦春自治旗、莫力达瓦达斡尔族自治旗、阿荣旗、扎兰屯市）、兴安盟（科尔沁右翼前旗、科尔沁右翼中旗、乌兰浩特市）、通辽市（科尔沁左翼中旗、库伦旗、奈曼旗）、赤峰市（阿鲁科尔沁旗、巴林右旗、克什克腾旗、喀喇沁旗、宁城县、敖汉旗）、锡林郭勒盟（西乌珠穆沁旗）、包头市（九原区）、鄂尔多斯市（准格尔旗、乌审旗、鄂托克前旗）。

| **资源情况** | 野生资源较少。药材来源于野生。

| **采收加工** | 稆豆：秋季采收果实，打开果荚，取出种子，晒干。
野大豆藤：夏季采收茎、叶，晒干；秋季采挖根，洗净，晒干。

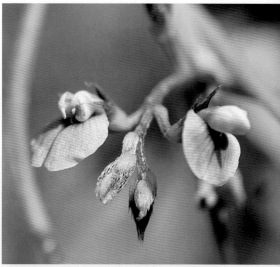

| **功能主治** | 稆豆：甘，凉。归肾、肝经。补益肝肾，祛风解毒。用于肾虚腰痛，风痹，筋骨疼痛，阴虚盗汗，内热消渴，目昏头晕，产后风痉，小儿疳积，痈肿。
野大豆藤：甘，凉。归肝、脾经。清热敛汗，舒筋止痛。用于盗汗，劳伤筋痛，胃脘痛，小儿食积。

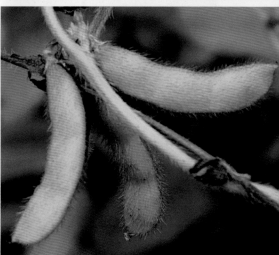

| **用法用量** | 稆豆：内服煎汤，9 ~ 15 g；或入丸、散剂。
野大豆藤：内服煎汤，30 ~ 120 g。外用适量，捣敷；或研末调敷。

豆科 Leguminosae 两型豆属 Amphicarpaea

两型豆
Amphicarpaea edgeworthii Benth.

| **植物别名** | 阴阳豆、山巴豆、三籽两型豆。

| **蒙 文 名** | 好牙日其－宝日朝格。

| **药 材 名** | 两型豆（药用部位：根）。

| **形态特征** | 一年生缠绕草本。茎纤细，长 0.3 ~ 1.3 m，被淡褐色柔毛。叶具羽状 3 小叶；托叶小，披针形或卵状披针形，长 3 ~ 4 mm，具明显线纹；叶柄长 2 ~ 5.5 cm；小叶薄纸质或近膜质，顶生小叶菱状卵形或扁卵形，长 2.5 ~ 5.5 cm，宽 2 ~ 5 cm，稀更大或更宽，先端钝或有时短尖，常具细尖头，基部圆形、宽楔形或近截平，上面绿色，下面淡绿色，两面常被贴伏的柔毛，基出脉 3，纤细，小叶柄短；小托叶极小，常早落，侧生小叶稍小，常偏斜。花二型；生在茎上

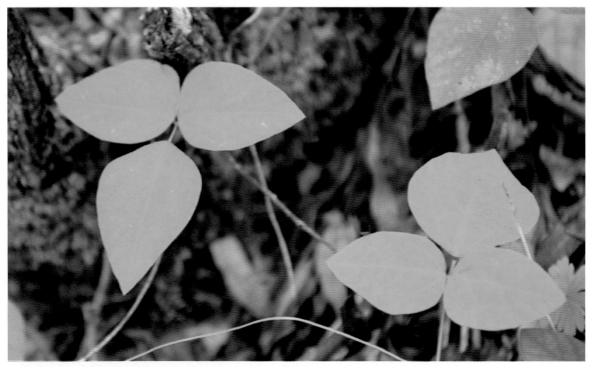

两型豆

部的为正常花，排成腋生的短总状花序，有花 2 ~ 7，各部被淡褐色长柔毛；苞片近膜质，卵形至椭圆形，长 3 ~ 5 mm，具线纹多条，腋内通常具花 1；花梗纤细，长 1 ~ 2 mm；花萼管状，5 裂，裂片不等；花冠淡紫色或白色，长 1 ~ 1.7 cm，各瓣近等长，旗瓣倒卵形，具瓣柄，两侧具内弯的耳，翼瓣长圆形亦，具瓣柄和耳，龙骨瓣与翼瓣近似，先端钝，具长瓣柄；雄蕊二体；子房被毛；另生于茎下部的为闭锁花，无花瓣，柱头弯至与花药接触，子房伸入地下结果。荚果二型；生于茎上部的完全花结的荚果为长圆形或倒卵状长圆形，长 2 ~ 3.5 cm，宽约 6 mm，扁平，微弯，被淡褐色柔毛，以背、腹缝线上的毛较密；种子 2 ~ 3，肾状圆形，黑褐色，种脐小；由闭锁花伸入地下结的荚果呈椭圆形或近球形，不开裂，内含种子 1。花期 7 ~ 8 月，果期 8 ~ 9 月。

| **生境分布** | 生于森林带和森林草原带的林缘、林下、灌丛、湿草甸。分布于内蒙古呼伦贝尔市（鄂伦春自治旗、扎兰屯市）、兴安盟（科尔沁右翼中旗）、赤峰市（敖汉旗）。

| **资源情况** | 野生资源较少。药材来源于野生。

| **采收加工** | 夏季可采收，洗净，鲜用或晒干。

| **功能主治** | 苦，凉。归心经。消肿止痛，清热利湿。用于痈肿疮毒疼痛，头痛，骨痛，咽喉肿痛，外伤疼痛，关节红肿疼痛，脘腹疼痛。

| **用法用量** | 内服煎汤，6 ~ 12 g。外用适量，煎汤洗。

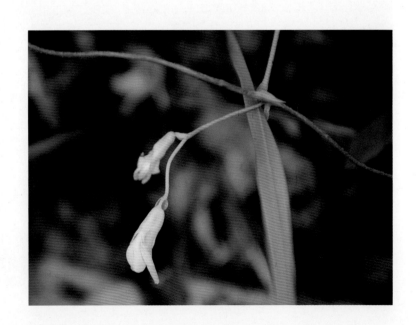

豆科 Leguminosae 扁豆属 Lablab

扁豆 *Lablab purpureus* (Linn.) Sweet

| 植物别名 | 白扁豆。

| 蒙 文 名 | 哈布他盖－宝日朝格。

| 药 材 名 | **中药** 扁豆（药用部位：种子）。
　　　　　蒙药 哈布他盖－宝日朝格（药用部位：种子）。

| 形态特征 | 一年生草本，茎缠绕，全株几无毛。羽状复叶具 3 小叶；托叶披针形。
总状花序直立，花序轴粗壮，小苞片近圆形，脱落；花 2 至多朵簇
生于每 1 节上；花萼钟状，上方 2 裂齿几完全合生；花冠旗瓣圆形，
基部两侧具 2 长而直立的小附属体，附属体下有 2 耳，翼瓣宽倒卵形，
具截平的耳，龙骨瓣呈直角弯曲。荚果长圆状镰形，扁平，先端有
弯曲的尖喙，基部渐狭；种子 3 ~ 5，扁平，长椭圆形，种脐线形。

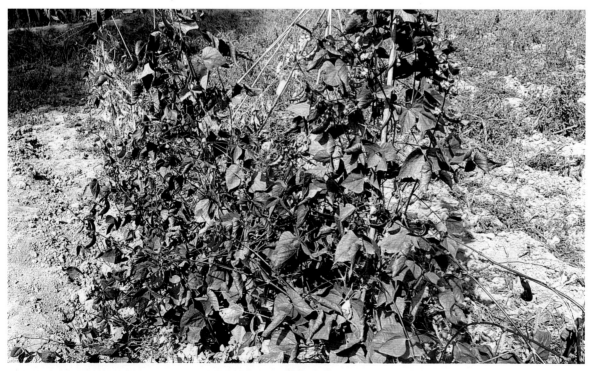

扁豆

花期 7 ~ 8 月，果期 9 ~ 10 月。

| **生境分布** | 内蒙古西部地区有少量栽培。

| **资源情况** | 栽培资源较少。药材来源于栽培。

| **采收加工** | **中药** 扁豆：秋季种子成熟时，摘取荚果，剥出种子，晒干，拣净杂质。

| **药材性状** | **中药** 扁豆：本品干燥种子为扁椭圆形或扁卵圆形，长 8 ~ 12 mm，宽 6 ~ 9 mm，厚 4 ~ 7 mm。表面黄白色，平滑而光泽，一侧边缘有半月形白色隆起的种阜，占周径的 1/3 ~ 1/2，剥去后可见凹陷的种脐，紧接种阜的一端有 1 珠孔，另一端有短的种脊。质坚硬，种皮薄而脆，内有子叶 2，肥厚，黄白色，角质。嚼之有豆腥气。以饱满、色白者佳。

| **功能主治** | **中药** 扁豆：健脾，化湿，消暑。用于脾虚生湿，食少便溏，带下过多，暑湿吐泻，烦渴胸闷。

蒙药 哈布他盖 – 宝日朝格：止血，止泻。用于吐血，咯血，月经过多，腰腿痛，腹泻。

| **用法用量** | **中药** 扁豆：内服煎汤，10 ~ 15 g；或生品捣、研绞汁；或入丸、散剂。外用适量，捣敷。

蒙药 哈布他盖 – 宝日朝格：多入丸、散剂。

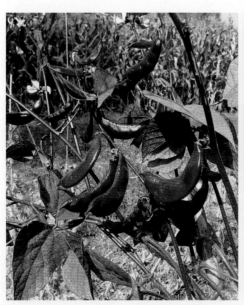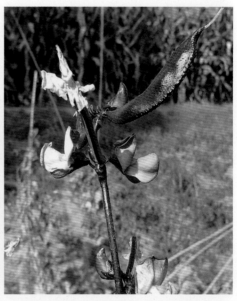

豆科 Leguminosae 豇豆属 Vigna

赤豆
Vigna angularis (Willd.) Ohwi et Ohashi

| **植物别名** | 红小豆、饭赤豆、赤小豆。

| **蒙 文 名** | 乌兰 – 宝日朝格。

| **药 材 名** | 赤小豆（药用部位：种子）。

| **形态特征** | 一年生直立草本，高 30 ~ 60 cm，全株被倒生的短硬毛。羽状三出复叶；托叶披针形，基部稍延长，小托叶条形；叶柄长，顶生小叶菱状卵形，侧生小叶宽卵形，全缘或 3 浅裂，先端渐尖或突尖，基部宽楔形或近圆形，两侧小叶的基部通常偏斜，两面疏生短硬毛。总状花序腋生；花数朵，黄色；小苞片条形，较萼长；花萼钟状，萼齿三角形，钝，具缘毛；旗瓣扁圆形或近肾形，常稍歪斜，先端凹，翼瓣比龙骨瓣宽，具短爪及耳，龙骨瓣上端弯曲近半圈，基部有爪；

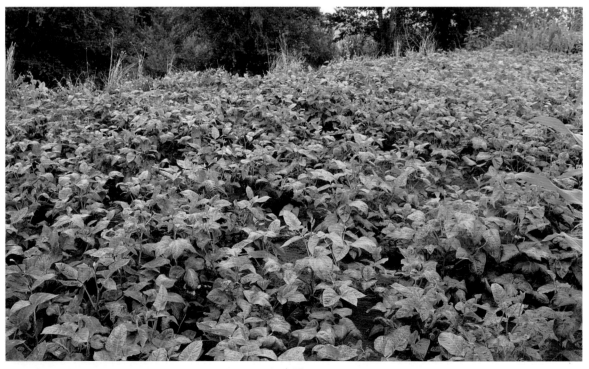

赤豆

子房条形，花托弯曲，近先端有毛。荚果圆柱形，稍扁，具微毛或近无毛，成熟时种子间缢缩，含种子 6 ～ 10；种子近矩圆形，微具棱，通常为暗红色，种脐白色。花期 7 ～ 8 月，果期 8 ～ 9 月。

| 生境分布 | 内蒙古阴山地区有少量栽培。

| 资源情况 | 栽培资源较少。药材来源于栽培。

| 采收加工 | 秋季荚果成熟而未开裂时拔取全株，晒干并打下种子，除去杂质，晒干。

| 药材性状 | 本品呈长圆形而稍扁，长 5 ～ 8 mm，直径 3 ～ 5 mm。表面紫红色，无光泽或微有光泽；一侧有线形凸起的种脐，偏向一端，白色，约为全长 2/3，中间凹陷成纵沟；另一侧有 1 不明显的棱脊。质硬，不易破碎。子叶 2，乳白色。无臭，味微甘。

| 功能主治 | 利水消肿，退黄，清热解毒，消痈。用于水肿，脚气，黄疸，淋证，便血，肿毒疮疡，癣疹。

| 用法用量 | 内服煎汤，10 ～ 30 g；或入散剂。外用适量，生研调敷；或煎汤洗。

| 附　　注 | 本种喜温、喜光，抗涝，对土壤适应性较强，在微酸、微碱性土壤中均能生长。

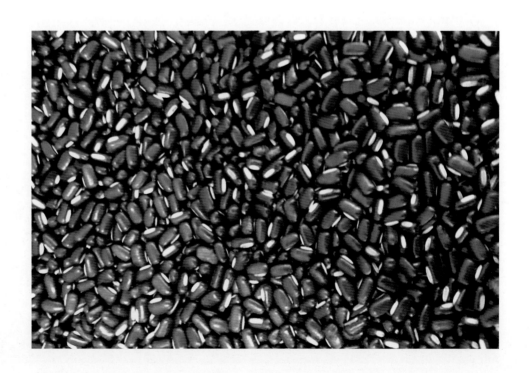

豆科 Leguminosae 豇豆属 Vigna

绿豆

Vigna radiata (Linn.) Wilczek

| 植物别名 | 青小豆、萨仁江。

| 蒙 文 名 | 闹古干－宝日朝格。

| 药 材 名 | **中药** 绿豆（药用部位：种子）。
蒙药 闹古干－宝日朝格（药用部位：种子）。

| 形态特征 | 一年生草本，茎直立，全株被淡褐色长硬毛。羽状三出复叶；托叶大，卵形或宽卵形，边缘有长硬毛，小托叶条形；叶柄长，小叶卵形、宽卵形或菱状卵形。总状花序腋生，短于叶柄或近等长；小苞片条状披针形或矩圆形，边缘有长硬毛；花萼钟状，萼齿三角形，边缘有长硬毛；花冠淡绿色或淡黄色，旗瓣近肾形，先端深凹，基部心形，翼瓣具较长的耳，上端弯曲约半圈，其中 1 翼瓣于中部以下

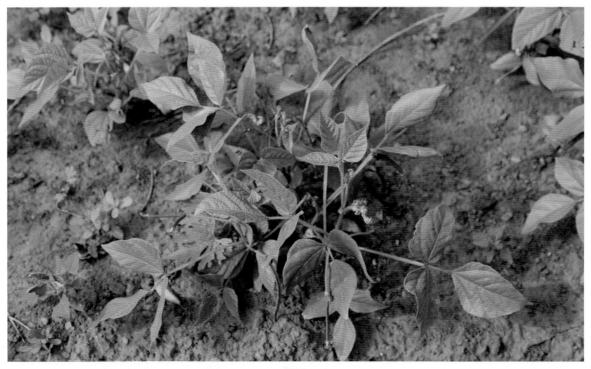

绿豆

有角状突起；子房条形，有毛。荚果条状圆桶状，初时平展，后渐下垂，成熟时近黑绿色，开裂，疏生短硬毛；种子超过 10，椭圆形或近矩圆形，熟时暗绿色或近绿褐色，有白色种脐。花期 7 月，果期 9 月。

| 生境分布 | 内蒙古部分地区有少量栽培。

| 资源情况 | 栽培资源较少。药材来源于栽培。

| 采收加工 | **中药** 绿豆：立秋后种子成熟时采收，拔取全株，晒干，打下种子，簸净杂质。

| 药材性状 | **中药** 绿豆：本品呈短矩圆形，长 4 ~ 6 mm，表面绿黄色或暗绿色，光泽。种脐位于一侧上端，长约为种子的 1/3，呈白色纵向线形。种皮薄而韧，剥离后露出淡黄绿色或黄白色的种仁，子叶 2，肥厚。质坚硬。

| 功能主治 | **中药** 绿豆：清热，消暑，利水，解毒。用于暑热烦渴，感冒发热，霍乱吐泻，痰热哮喘，头痛目赤，口舌生疮，水肿尿少，疮疡痈肿，风疹丹毒，药物及食物中毒。

蒙药 闹古干 – 宝日朝格：用于解毒，愈伤，表疹，毒热，麻疹，水痘，创伤，天花，暑热。

| 用法用量 | **中药** 绿豆：15 ~ 30 g，大剂量可用 120 g，研末或生研绞汁。外用适量，研末调敷。

蒙药 闹古干 – 宝日朝格：单用 15 ~ 30 g；或入丸、散剂。

| 附 注 | 本种适应性特强，一般在砂土、山坡薄地、黑土、黏土中均可生长。

豆科 Leguminosae 豇豆属 Vigna

豇豆
Vigna unguiculata (Linn.) Walp.

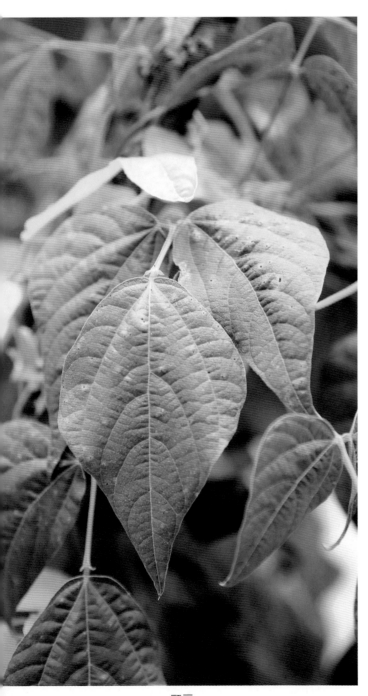

豇豆

| 植物别名 |

长豆、姜豆。

| 蒙 文 名 |

乌日图 – 宝日朝格。

| 药 材 名 |

豇豆（药用部位：种子、叶、果皮、根）。

| 形态特征 |

一年生草本。茎缠绕，近无毛。羽状复叶具 3 小叶；托叶披针形，着生处下延成一短距，有线纹；小叶卵状菱形，全缘或近全缘，有时淡紫色，无毛。总状花序腋生，具长梗；花梗间常有肉质蜜腺；花萼浅绿色，钟状，裂齿披针形；花冠黄白色而微带青紫色，各瓣均具瓣柄，旗瓣扁圆形，先端微凹，基部稍有耳，翼瓣稍呈三角形，龙骨瓣稍弯。荚果下垂、直立或斜展，线形，稍肉质而膨胀或坚实，具多粒种子；种子长椭圆形、圆柱形或稍肾形，黄白色、暗红色或其他颜色。花期 7 ~ 8 月，果期 9 月。

| 生境分布 |

内蒙古有少量栽培。

| **资源情况** | 栽培资源较少。药材来源于栽培。

| **采收加工** | 秋季采收成熟果实，晒干，打下种子。

| **功能主治** | 健脾利湿，补肾涩精。用于脾胃虚弱，泄泻，痢疾，吐逆，消渴，肾虚腰痛，遗精，带下，白浊，小便频数。

| **用法用量** | 内服煎汤，30 ~ 60 g；或煮食；或研末，6 ~ 9 g。外用适量，捣敷。

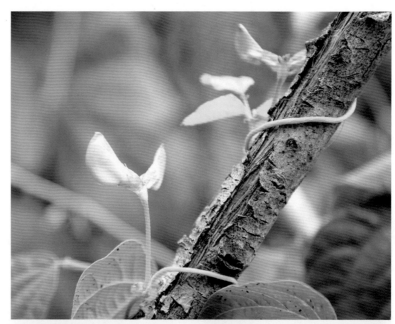

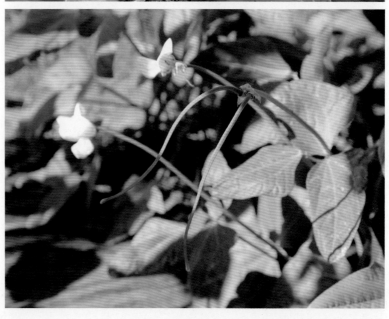

豆科 Leguminosae 菜豆属 Phaseolus

荷包豆
Phaseolus coccineus L.

| **植物别名** | 红花菜豆、多花菜豆、红花菜豆。

| **蒙 文 名** | 乌兰－其其格图－宝日朝格。

| **药 材 名** | 荷包豆（药用部位：果实）。

| **形态特征** | 一年生缠绕草本。在温带地区通常作一年生作物栽培，具块根。茎长2～4m或过之，被毛或无毛。羽状复叶具3小叶；托叶小，不显著；小叶卵形或卵状菱形，长7.5～12.5cm，宽有时超过长，先端渐尖或稍钝，两面被柔毛或无毛。花多朵生于较叶长的总花梗上，排成总状花序；苞片长圆状披针形，通常和花梗等长，多少宿存，小苞片长圆状披针形，与花萼等长或较萼长；花萼阔钟形，无毛或疏被长柔毛，萼齿远较萼管短；花冠通常鲜红色，偶为白色，长1.5～

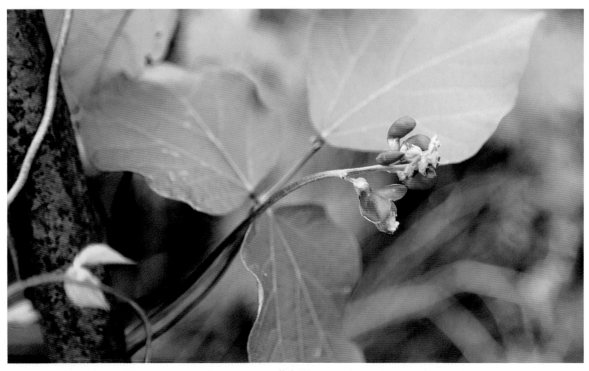

荷包豆

2 cm。荚果镰状长圆形，长（5 ~ ）16（ ~ 30 ）cm，宽约 1.5 cm；种子阔长圆形，长 1.8 ~ 2.5 cm，宽 1.2 ~ 1.4 cm，先端钝，深紫色而具红色斑、黑色或红色，稀为白色。

| 生境分布 | 内蒙古有少量栽培。

| 资源情况 | 栽培资源一般。药材来源于栽培。

| 采收加工 | 夏季采收，鲜用。

| 功能主治 | 健脾壮肾，增强食欲，抗风湿。用于肥胖症，高血压，冠心病，糖尿病，动脉硬化，肾虚。

| 附　　注 | 本种不耐寒，要求生长地气候温暖，生长期长，须在无霜季节达 4 个月以上、夜间温度较高的地区栽培。

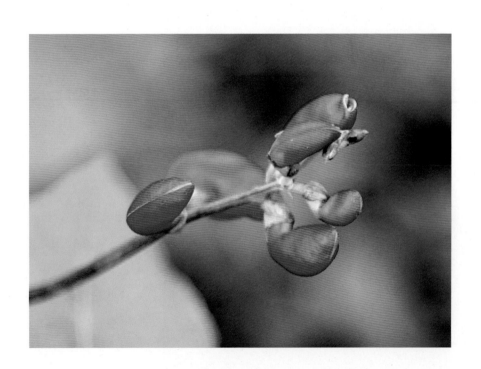

豆科 Leguminosae 菜豆属 Phaseolus

菜豆 *Phaseolus vulgaris* L.

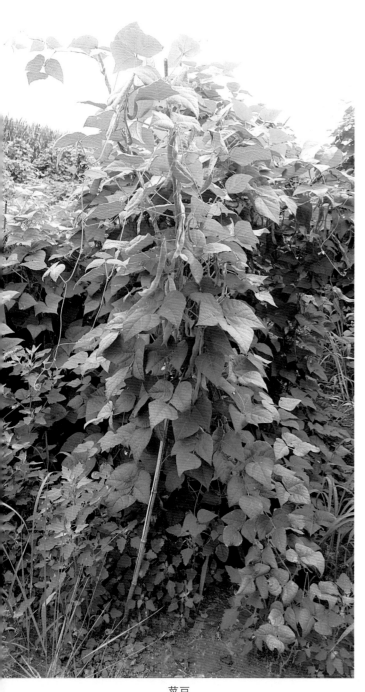

菜豆

| 植物别名 |

云藊豆、四季豆。

| 蒙 文 名 |

昭西－宝日朝格。

| 药 材 名 |

金花菜（药用部位：籽粒）。

| 形态特征 |

一年生缠绕或近直立草本。茎被短柔毛或老时无毛。羽状复叶具 3 小叶；托叶披针形，长约 4 mm，基着。小叶宽卵形或卵状菱形，侧生的偏斜，长 4 ~ 16 cm，宽 2.5 ~ 11 cm，先端长渐尖，有细尖，基部圆形或宽楔形，全缘，被短柔毛。总状花序比叶短，有数朵生于花序顶部的花；花梗长 5 ~ 8 mm；小苞片卵形，有数条隆起的脉，约与花萼等长或稍较其长，宿存；花萼杯状，长 3 ~ 4 mm，上方的 2 裂片联合成 1 微凹的裂片；花冠白色、黄色、紫堇色或红色；旗瓣近方形，宽 9 ~ 12 mm，翼瓣倒卵形，龙骨瓣长约 1 cm，先端旋卷；子房被短柔毛，花柱压扁。荚果带形，稍弯曲，长 10 ~ 15 cm，宽 1 ~ 1.5 cm，略肿胀，通常无毛，顶有喙；

种子 4 ～ 6，长椭圆形或肾形，长 0.9 ～ 2 cm，宽 0.3 ～ 1.2 cm，白色、褐色、蓝色或有花斑，种脐通常白色。花期春、夏季。

| **生境分布** | 内蒙古锡林郭勒盟（锡林浩特市、二连浩特市、西乌珠穆沁旗）、乌兰察布市（察哈尔右翼前旗、察哈尔右翼后旗、丰镇市、化德县、商都县）、包头市（固阳县）、巴彦淖尔市（磴口县）、鄂尔多斯市（达拉特旗）等有栽培。

| **资源情况** | 栽培资源丰富。药材来源于栽培。

| **采收加工** | 秋季采收果实，晒干，打碎，搓出种子。

| **功能主治** | 甘、淡，平。滋阴解热，利尿消肿。用于暑热烦渴，水肿脚气。

| **用法用量** | 内服煎汤，60 ～ 120 g。

| **附　　注** | 本种对土质的要求不严，但适宜生长在土层深厚、排水良好、有机质丰富的中性壤土中。

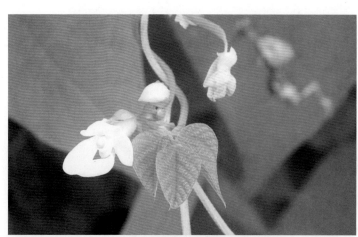

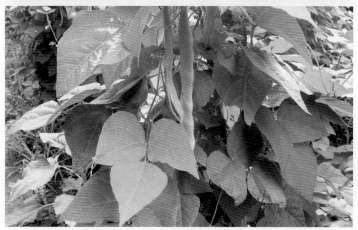

豆科 Leguminosae 紫穗槐属 Amorpha

紫穗槐 *Amorpha fruticosa* L.

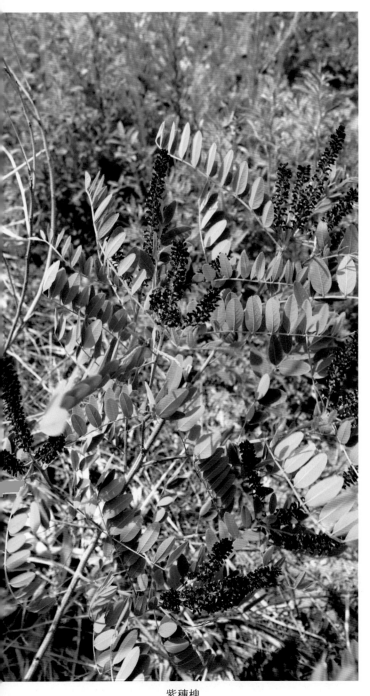

紫穗槐

植物别名

棉槐、椒条。

蒙 文 名

宝日 – 特如图 – 槐子。

药 材 名

紫穗槐（药用部位：根、叶、花）。

形态特征

落叶灌木，丛生，高 1 ~ 4 m。小枝灰褐色，被疏毛，后变无毛，嫩枝密被短柔毛。叶互生，奇数羽状复叶，长 10 ~ 15 cm，有小叶 11 ~ 25，基部有线形托叶；叶柄长 1 ~ 2 cm；小叶卵形或椭圆形，长 1 ~ 4 cm，宽 0.6 ~ 2 cm，先端圆形，锐尖或微凹，有 1 短而弯曲的尖刺，基部宽楔形或圆形，上面无毛或被疏毛，下面有白色短柔毛，具黑色腺点。穗状花序常 1 至数个顶生和枝端腋生，长 7 ~ 15 cm，密被短柔毛；花有短梗；苞片长 3 ~ 4 mm；花萼长 2 ~ 3 mm，被疏毛或几无毛，萼齿三角形，较萼筒短；旗瓣心形，紫色，无翼瓣和龙骨瓣；雄蕊 10，下部合生成鞘，上部分裂，包于旗瓣之中，伸出花冠外。荚果下垂，长 6 ~ 10 mm，宽

2 ~ 3 mm，微弯曲，先端具小尖，棕褐色，表面有凸起的疣状腺点。花期 6 ~ 7 月，果期 8 ~ 9 月。

| 生境分布 | 内蒙古通辽市（科尔沁左翼中旗、科尔沁区、奈曼旗、库伦旗）、包头市（九原区、青山区、昆都仑区、东河区）、鄂尔多斯市（鄂托克前旗、鄂托克旗、达拉特旗）、巴彦淖尔市（磴口县、乌拉特中旗）等有栽培。

| 资源情况 | 栽培资源一般。药材来源于栽培。

| 采收加工 | 春、秋季采挖根，洗净，切片，晒干；6 ~ 7 月花将开放时采摘花或叶，分别晒干。

| 功能主治 | 根，微苦，凉。补气活血，消肿止痛。用于心烦失眠，肺脓肿，痈肿，筋骨折伤。叶，微苦，凉。清热解毒，祛湿消肿。用于痈疮，湿疹，烫火伤。花，清热，凉血，止血。

| 用法用量 | 外用适量，捣敷；或煎汤洗。

| 附　　注 | 本种耐寒性强，耐旱性也很强，能在降水量 200 mm 左右的地区生长，对土壤要求不严。

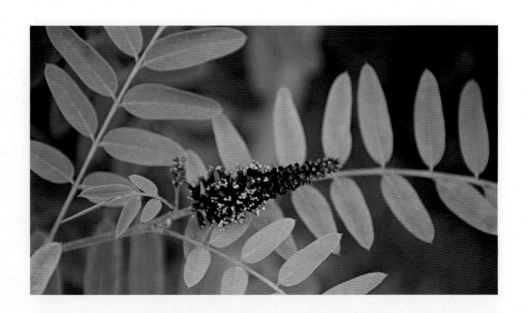

豆科 Leguminosae 落花生属 Arachis

落花生 *Arachis hypogaea* L.

| 植物别名 | 花生。

| 蒙 文 名 | 落哈生。

| 药 材 名 | 落花生（药用部位：种子）、花生衣（药用部位：种皮）、花生壳（药用部位：果皮）、落花生枝叶（药用部位：茎叶）、落花生根（药用部位：根）。

| 形态特征 | 一年生草本。根部有丰富的根瘤。茎直立或匍匐，长 30 ~ 80 cm，茎和分枝均有棱，被黄色长柔毛，后变无毛。叶通常具小叶 2 对；托叶长 2 ~ 4 cm，具纵脉纹，被毛；叶柄基部抱茎，长 5 ~ 10 cm，被毛；小叶纸质，卵状长圆形至倒卵形，长 2 ~ 4 cm，宽 0.5 ~ 2 cm，先端钝圆形，有时微凹，具小刺尖头，基部近圆形，全缘，两面被毛，

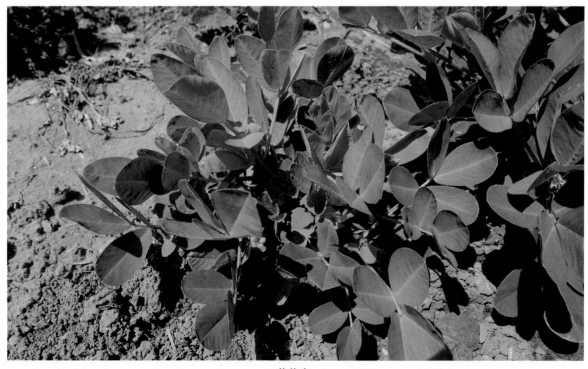

落花生

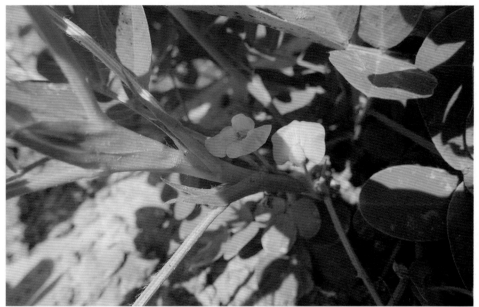

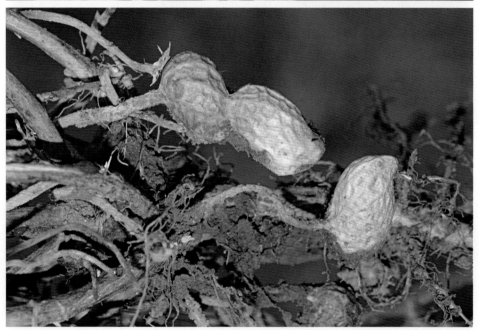

边缘具睫毛；侧脉每边约 10；叶脉边缘互相联结成网状；小叶柄长 2 ~ 5 mm，被黄棕色长毛；花长约 8 mm；苞片 2，披针形；小苞片披针形，长约 5 mm，具纵脉纹，被柔毛；萼管细，长 4 ~ 6 cm；花冠黄色或金黄色，旗瓣直径约 1.7 cm，开展，先端凹入；翼瓣与龙骨瓣分离，翼瓣长圆形或斜卵形，细长；龙骨瓣长卵圆形，内弯，先端渐狭呈喙状，较翼瓣短；花柱延伸于萼管咽部之外，柱头顶生，小，疏被柔毛。荚果长 2 ~ 5 cm，宽 1 ~ 1.3 cm，膨胀，荚厚，种子横径 0.5 ~ 1 cm。花果期 6 ~ 8 月。

| 生境分布 | 内蒙古呼伦贝尔市（鄂伦春自治旗）、通辽市（科尔沁区、科尔沁左翼中旗）、鄂尔多斯市（准格尔旗）等有栽培。 |

| 资源情况 | 栽培资源一般。药材来源于栽培。 |

采收加工	落花生：秋季采收果实，剥去果壳和种皮，取种子，晒干。
	花生衣：制作食品时收集红色种皮，晒干。
	花生壳：剥取花生时收集荚壳，晒干。
	落花生枝叶：夏、秋季采收茎叶，洗净，鲜用或切碎晒干。
	落花生根：秋季挖取根部，洗净，鲜用或切碎晒干。

| 药材性状 | 落花生：本品呈短圆柱形或一端较平截，长 0.5 ~ 1.5 cm，直径 0.5 ~ 0.8 cm。种皮棕色或淡棕红色，不易剥离，子叶 2，类白色，油润，中间有胚芽。气微，味淡，嚼之有豆腥味。 |

功能主治	落花生：甘，平。归脾、胃经。健脾养胃，润肺化痰。用于脾虚反胃，乳妇奶少，脚气，肺燥咳嗽，大便燥结。
	花生衣：甘、微苦、涩，平。凉血止血，散瘀。用于血友病，类血友病，血小板减少性紫癜，手术后出血，咯血，便血，衄血，子宫出血。
	花生壳：淡、涩，平。化痰止咳，降血压。用于咳嗽气喘，痰中带血，高胆固醇血症，高血压。
	落花生枝叶：甘、淡，平。清热解毒，宁神，降血压。用于跌打损伤，痈肿疮毒，失眠，高血压。
	落花生根：淡，平。祛风除湿，通络。用于风湿性关节痛。

用法用量	落花生：内服煎汤，30 ~ 100 g；生研冲汤，10 ~ 15 g；炒熟或煮熟食，30 ~ 60 g。
	花生衣：内服煎汤，10 ~ 30 g。
	花生壳：内服煎汤，10 ~ 30 g。
	落花生枝叶：内服煎汤，30 ~ 60 g。外用适量，鲜品捣敷。
	落花生根：内服煎汤，15 ~ 30 g。

| 附　注 | 本种适宜生长于气候温暖、生长季节较长、雨量适中的砂质土地区。 |

豆科 Leguminosae 苦马豆属 Sphaerophysa

苦马豆 *Sphaerophysa salsula* (Pall.) DC.

| 植物别名 | 羊尿泡、羊卵蛋。

| 蒙文名 | 洪呼图－额布苏。

| 药材名 | 苦马豆（药用部位：全草或果实）、苦马豆根（药用部位：根）。

| 形态特征 | 半灌木或多年生草本。茎直立或下部匍匐，高 0.3～0.6 m，稀达 1.3 m。枝开展，具纵棱脊，被疏至密的灰白色丁字毛。托叶线状披针形、三角形至钻形，自茎下部至上部渐变小；叶轴长 5～8.5 cm，上面具沟槽；小叶 11～21，倒卵形至倒卵状长圆形，长 5～15（～25）mm，宽 3～6（～10）mm，先端微凹至圆，具短尖头，基部圆形至宽楔形，上面疏被毛至无毛，侧脉不明显，下面被细小、白色丁字毛；小叶柄短，被白色细柔毛。总状花序常较叶长，长 6.5～13（～17）cm，生 6～16 花；苞片卵状披针形；花梗长 4～5 mm，

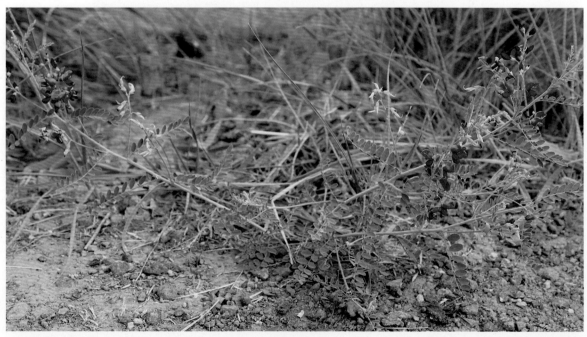

苦马豆

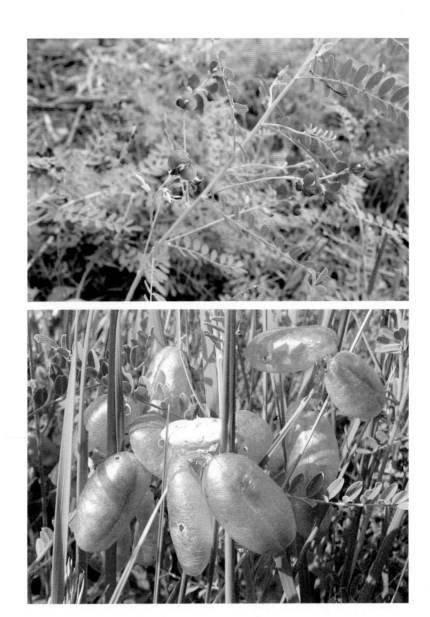

密被白色柔毛，小苞片线形至钻形；花萼钟状，萼齿三角形，上边 2 齿较宽短，
其余较窄长，外面被白色柔毛；花冠初呈鲜红色，后变紫红色，旗瓣瓣片近圆
形，向外反折，长 12 ~ 13 mm，宽 12 ~ 16 mm，先端微凹，基部具短柄，翼
瓣较龙骨瓣短，连柄长 12 mm，先端圆，基部具长约 3 mm、微弯的瓣柄及长
约 2 mm、先端圆的耳状裂片，龙骨瓣长约 13 mm，宽 4 ~ 5 mm，瓣柄长约
4.5 mm，裂片近成直角，先端钝；子房近线形，密被白色柔毛，花柱弯曲，仅
内侧疏被纵列髯毛，柱头近球形。荚果椭圆形至卵圆形，膨胀，长 1.7 ~ 3.5 cm，
直径 1.7 ~ 1.8 cm，先端圆，果颈长约 10 mm，果瓣膜质，外面疏被白色柔毛，
缝线上较密；种子肾形至近半圆形，长约 2.5 mm，褐色，珠柄长 1 ~ 3 mm，
种脐圆形凹陷。花期 6 ~ 7 月，果期 7 ~ 8 月。

| **生境分布** | 生于草原带的盐碱性荒地、河岸低湿地、沙质土，也可进入荒漠带。分布于内蒙古兴安盟（科尔沁右翼中旗）、通辽市（扎鲁特旗、科尔沁左翼中旗、科尔沁左翼后旗、奈曼旗、库伦旗）、赤峰市（阿鲁科尔沁旗、巴林右旗、克什克腾旗、翁牛特旗、敖汉旗）、锡林郭勒盟（正镶白旗、苏尼特左旗、二连浩特市、阿巴嘎旗、西乌珠穆沁旗、正蓝旗）、乌兰察布市（商都县、凉城县）、呼和浩特市（和林格尔县、土默特左旗、托克托县）、包头市（土默特右旗、九原区、青山区、固阳县）、鄂尔多斯市（鄂托克前旗、达拉特旗、伊金霍洛旗、乌审旗）、巴彦淖尔市（磴口县、乌拉特中旗、五原县、乌拉特后旗）、阿拉善盟（阿拉善左旗、阿拉善右旗、额济纳旗）。 |

| **资源情况** | 野生资源一般。药材来源于野生。 |

| **采收加工** | 苦马豆：夏季采收全草，晒干；秋季果实成熟时采收果实，晒干。
苦马豆根：夏、秋季采挖根，除去杂质，洗净，晒干，切段。 |

| **药材性状** | 苦马豆：本品果实呈卵球形或长圆球形，长 1.5～3 cm，直径 1.5～2 cm，果柄较长，表面黄白色，较光滑，果皮膜质而脆，内有多数种子。种子肾状圆形，表面棕褐色，长约 1.5 mm。小枝圆柱形，羽状复叶，小叶多脱落，小叶片长椭圆形，先端钝或微凹，全缘。 |

| **功能主治** | 苦马豆：微苦，平；有小毒。利尿，消肿。用于肾炎水肿，慢性肝炎，肝硬化腹水，血管神经性水肿。
苦马豆根：苦，平。补肾固精，止血。用于尿崩症，遗精，各种出血。 |

| **用法用量** | 苦马豆：内服煎汤，全草 9～15 g，果实 20～30 枚；或浸酒。
苦马豆根：内服煎汤，9～15 g。 |

豆科 Leguminosae 锦鸡儿属 Caragana

毛刺锦鸡儿 Caragana tibetica Kom.

| **植物别名** | 垫状锦鸡儿、康青锦鸡儿、卷叶锦鸡儿。

| **蒙 文 名** | 特布都－哈日嘎纳。

| **药 材 名** | **中药** 毛刺锦鸡儿（药用部位：花、根）。
　　　　　　　蒙药 特布都－哈日嘎纳（药用部位：木质部）。

| **形态特征** | 矮灌木，高 20 ～ 30 cm，常呈垫状。老枝皮灰黄色或灰褐色，多
　　　　　　　裂；小枝密集，淡灰褐色，密被长柔毛。羽状复叶有 3 ～ 4 对小叶；
　　　　　　　托叶卵形或近圆形；叶轴硬化成针刺，长 2 ～ 3.5 cm，宿存，淡褐
　　　　　　　色，无毛，嫩枝叶轴长约 2 cm，密被长柔毛，灰色；小叶线形，长
　　　　　　　8 ～ 12 mm，宽 0.5 ～ 1.5 mm，先端尖，有刺尖，基部狭，近无柄，
　　　　　　　密被灰白色长柔毛。花单生，近无梗；花萼管状，长 8 ～ 15 mm，

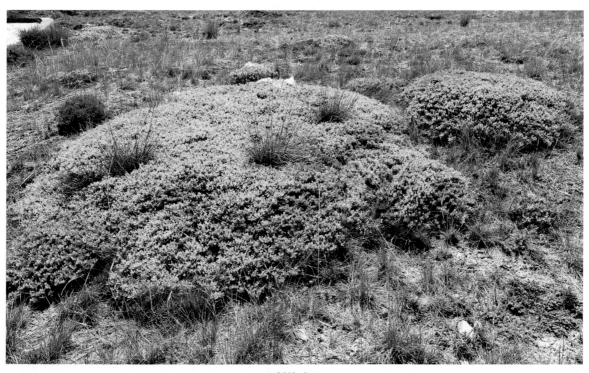

毛刺锦鸡儿

宽约 5 mm；花冠黄色，长 22 ~ 25 mm，
旗瓣倒卵形，先端稍凹，瓣柄长约为瓣片的
1/2，翼瓣的瓣柄较瓣片等长或稍长，龙骨
瓣的瓣柄较瓣片稍长，耳短小，齿状；子房
密被柔毛。荚果椭圆形，外面密被柔毛，里
面密被绒毛。花期 5 ~ 7 月，果期 7 ~ 8 月。

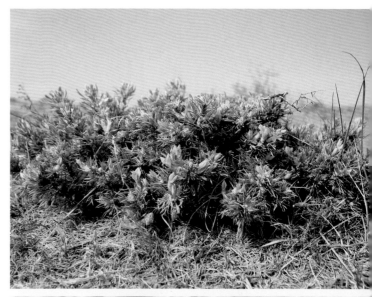

| 生境分布 |

生于干山坡、沙地。

| 资源情况 |

野生资源较丰富。药材来源于野生。

| 采收加工 |

中药 毛刺锦鸡儿：夏季采摘花，阴干。秋
季采挖根，洗净，晒干。

蒙药 特布都－哈日嘎纳：秋、冬季采收
红色木质部分，去干枝及皮，阴干。

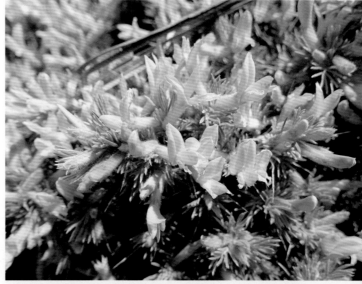

| 功能主治 |

中药 毛刺锦鸡儿：花，补气益肾。用于头
晕头痛，耳鸣眼花，肺痨咳嗽，小儿疳积。
根，祛风活血，止痛，利尿。用于风湿痹痛，
跌打损伤，乳汁不足，浮肿，痛经。

蒙药 特布都－哈日嘎纳：清热，凉血，
散瘀，排脓。用于血热头痛，血痞，闭经，
痛经，产后发热，血盛。

| 用法用量 |

中药 毛刺锦鸡儿：花，内服煎汤，3 ~
9 g。根，内服煎汤，9 ~ 15 g。

蒙药 特布都－哈日嘎纳：多入丸、散剂。

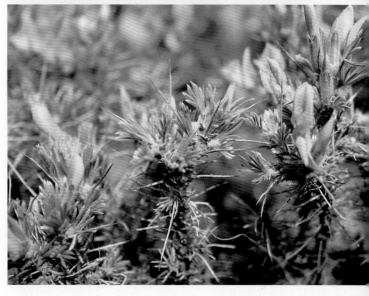

豆科 Leguminosae 锦鸡儿属 Caragana

荒漠锦鸡儿 *Caragana roborovskyi* Kom.

| **植物别名** | 洛氏锦鸡儿、猫耳锦鸡儿。

| **蒙 文 名** | 楚勒音－哈日嘎纳。

| **药 材 名** | 猫耳锦鸡儿（药用部位：根）。

| **形态特征** | 灌木，高 0.3 ～ 1 m，直立或外倾，自基部多分枝。老枝黄褐色，被深灰色剥裂皮；嫩枝密被白色柔毛。羽状复叶有 3 ～ 6 对小叶；托叶膜质，被柔毛，先端具刺尖；叶轴宿存，全部硬化成针刺，长 1 ～ 2.5 cm，密被柔毛；小叶宽倒卵形或长圆形，长 4 ～ 10 mm，宽 3 ～ 5 mm，先端圆或锐尖，具刺尖，基部楔形，密被白色丝质柔毛。花梗单生，长约 4 mm，关节在中部到基部，密被柔毛；花萼管状，长 11 ～ 12 mm，宽 4 ～ 5 mm，密被白色长柔毛，萼齿披

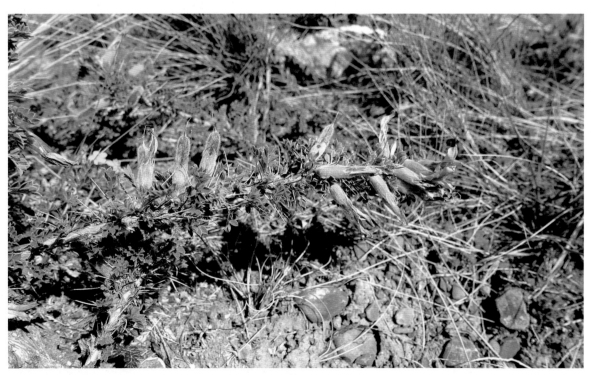

荒漠锦鸡儿

针形，长约 4 mm；花冠黄色，长 23 ～ 27 mm，宽 12 ～ 13 mm，基部渐狭成瓣柄，翼瓣片披针形，瓣柄长为瓣片的 1/2，耳线形，较瓣柄略短，龙骨瓣先端尖，瓣柄与瓣片近相等，耳圆钝，小；子房被密毛。荚果圆筒状，被白色长柔毛，先端具尖头，花萼常宿存。花期 5 ～ 6 月，果期 6 ～ 7 月。

| **生境分布** | 生于荒漠带和荒漠草原带的干燥剥蚀山坡、山间谷地及干河床。

| **资源情况** | 野生资源较少。药材来源于野生。

| **采收加工** | 夏、秋季采挖根，除去残茎及须根，洗净，晒干。

| **功能主治** | 活血祛风，利尿消肿。用于风湿痹痛，跌打损伤，浮肿。

| **用法用量** | 内服煎汤，9 ～ 15 g。

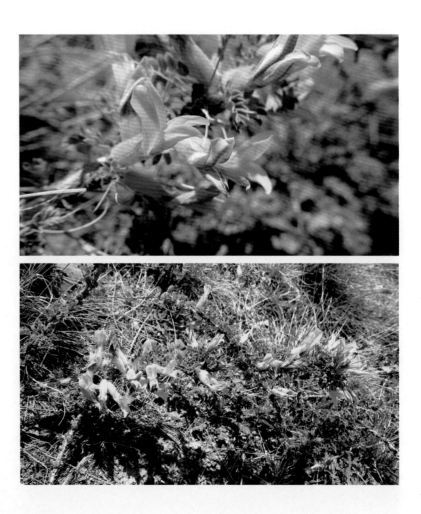

豆科 Leguminosae 锦鸡儿属 Caragana

树锦鸡儿 *Caragana arborescens* Lam.

| **植物别名** | 蒙古鸡锦儿、骨担草。

| **蒙 文 名** | 陶日格－哈日嘎纳。

| **药 材 名** | 树锦鸡儿（药用部位：全草或根皮）。

| **形态特征** | 小乔木或大灌木，高 2 ～ 6 m。老枝深灰色，平滑，稍有光泽，小枝有棱，幼时被柔毛，绿色或黄褐色。羽状复叶有 4 ～ 8 对小叶；托叶针刺状，长 5 ～ 10 mm，长枝者脱落，极少宿存；叶轴细瘦，长 3 ～ 7 cm，幼时被柔毛；小叶长圆状倒卵形、狭倒卵形或椭圆形，长 1 ～ 2（～ 2.5）cm，宽 5 ～ 10（～ 13）mm，先端圆钝，具刺尖，基部宽楔形，幼时被柔毛，或仅下面被柔毛。花梗 2 ～ 5 簇生，每梗具 1 花，长 2 ～ 5 cm，关节在上部，苞片小，刚毛状；花萼钟状，

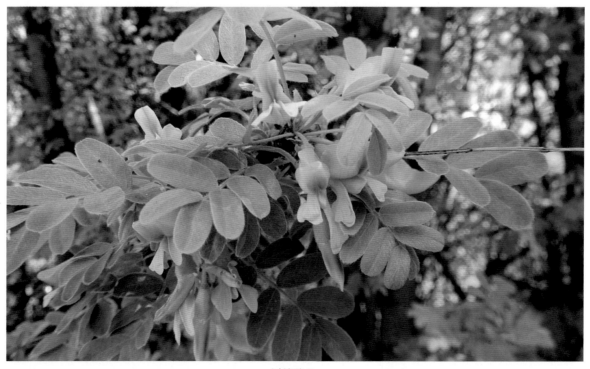

树锦鸡儿

长 6 ~ 8 mm，宽 7 ~ 8 mm，萼齿短宽；花冠黄色，长 16 ~ 20 mm，旗瓣菱状宽卵形，宽与长近相等，先端圆钝，具短瓣柄，翼瓣长圆形，较旗瓣稍长，瓣柄长为瓣片的 3/4，耳距状，长不及瓣柄的 1/3，龙骨瓣较旗瓣稍短，瓣柄较瓣片略短，耳钝或略呈三角形；子房无毛或被短柔毛。荚果圆筒形，长 3.5 ~ 6 cm，直径 3 ~ 6.5 mm，先端渐尖，无毛。花期 5 ~ 6 月，果期 8 ~ 9 月。

| **生境分布** | 内蒙古各地均有栽培。

| **资源情况** | 栽培资源丰富。药材来源于栽培。

| **采收加工** | 夏、秋季采收全草，除去杂质，洗净，晒干，切段；秋季采挖根，洗净，剥取根皮，晒干，切丝。

| **功能主治** | 甘、微辛，平。滋阴，通乳，利尿，祛风湿。用于乳汁不通，月经不调，脚气浮肿，下肢麻木。

| **用法用量** | 内服煎汤，15 ~ 30 g。

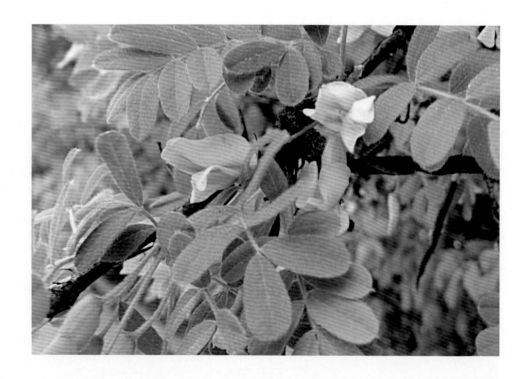

豆科 Leguminosae 锦鸡儿属 Caragana

鬼箭锦鸡儿 Caragana jubata (Pall.) Poir.

| **植物别名** | 鬼见愁、狼麻。

| **蒙 文 名** | 特布都－苏乐－哈日嘎纳。

| **药 材 名** | **中药** 鬼箭锦鸡儿（药用部位：根、枝叶）。
　　　　　　 蒙药 特布都－苏乐－哈日嘎纳（药用部位：根、枝叶）。

| **形态特征** | 灌木，直立或伏地，高 0.3 ～ 2 m，基部多分枝。树皮深褐色、绿灰色或灰褐色。羽状复叶有 4 ～ 6 对小叶；托叶先端刚毛状，不硬化成针刺；叶轴长 5 ～ 7 cm，宿存，被疏柔毛；小叶长圆形，长11 ～ 15 mm，宽 4 ～ 6 mm，先端圆或尖，具刺尖头，基部圆形，绿色，被长柔毛。花梗单生，长约 0.5 mm，基部具关节，苞片线形；花萼钟状管形，长 14 ～ 17 mm，被长柔毛，萼齿披针形，长为萼筒

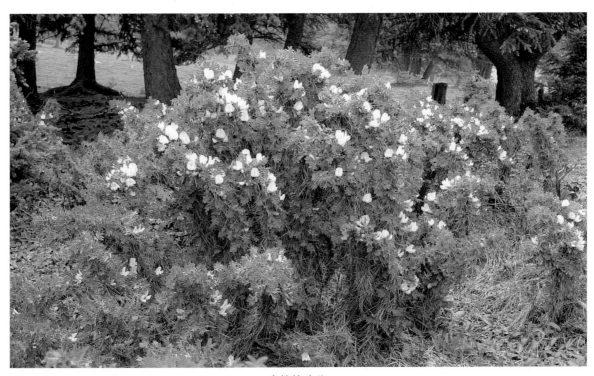

鬼箭锦鸡儿

的 1/2；花冠玫瑰色、淡紫色、粉红色或近白色，长 27 ~ 32 mm，旗瓣宽卵形，基部渐狭呈长瓣柄，翼瓣近长圆形，瓣柄长为瓣片的 2/3 ~ 3/4，耳狭线形，长为瓣柄的 3/4，龙骨瓣先端斜截平而稍凹，瓣柄与瓣片近等长，耳短，三角形；子房被长柔毛。荚果长约 3 cm，宽 6 ~ 7 mm，密被丝状长柔毛。花期 6 ~ 7 月，果期 8 ~ 9 月。

| 生境分布 | 生于高山、亚高山灌丛、高山草甸、林缘。分布于内蒙古阿拉善盟（阿拉善左旗）。

| 资源情况 | 野生资源稀少。药材来源于野生。

| 采收加工 | **中药** 鬼箭锦鸡儿：秋季采挖根，除去杂质，洗净，晒干，切片或切段；夏、秋季采收枝叶，晒干。

| 功能主治 | **中药** 鬼箭锦鸡儿：辛、苦、涩，微寒。清热解毒，降血压。用于乳痈，疮疖肿痛，高血压。
蒙药 特布都 – 苏乐 – 哈日嘎纳：用于咽喉肿痛，脉热，血头痛，奇哈。

| 用法用量 | **中药** 鬼箭锦鸡儿：内服煎汤，9 ~ 15 g。外用适量，熬膏敷。
蒙药 特布都 – 苏乐 – 哈日嘎纳：入丸、散剂。

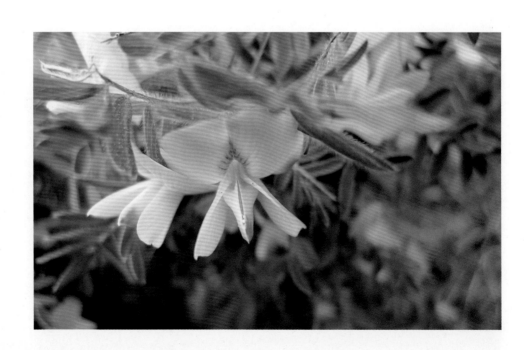

豆科 Leguminosae 锦鸡儿属 Caragana

柠条锦鸡儿 *Caragana korshinskii* Kom.

| **植物别名** | 柠条、拧条锦鸡儿。

| **蒙 文 名** | 查干－哈日嘎纳。

| **药 材 名** | 柠条锦鸡儿（药用部位：根、花、种子）。

| **形态特征** | 灌木，有时小乔状，高1～4m。老枝金黄色，有光泽；嫩枝被白色柔毛。羽状复叶有6～8对小叶；托叶在长枝者硬化成针刺，长3～7mm，宿存；叶轴长3～5cm，脱落；小叶披针形或狭长圆形，长7～8mm，宽2～7mm，先端锐尖或稍钝，有刺尖，基部宽楔形，灰绿色，两面密被白色伏贴柔毛。花梗长6～15mm，密被柔毛，关节在中上部；花萼管状钟形，长8～9mm，宽4～6mm，密被

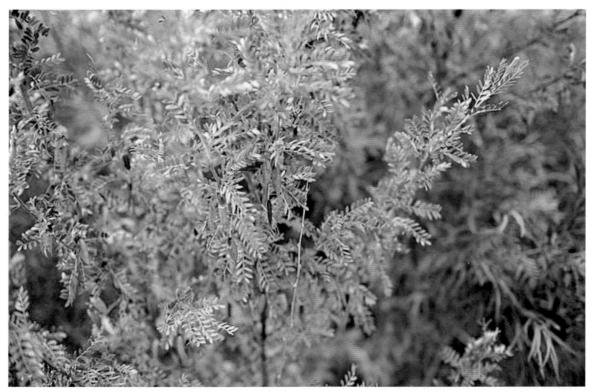

柠条锦鸡儿

伏贴短柔毛，萼齿三角形或披针状三角形；花冠长 20 ～ 23 mm，旗瓣宽卵形或近圆形，先端截平而稍凹，宽约 16 mm，具短瓣柄，翼瓣瓣柄细窄，稍短于瓣片，耳短小，齿状，龙骨瓣具长瓣柄，耳极短；子房披针形，无毛。荚果扁，披针形，长 2 ～ 2.5 cm，宽 6 ～ 7 mm，有时被疏柔毛。花期 5 ～ 6 月，果期 6 ～ 7 月。

| 生境分布 | 生于荒漠带和荒漠草原带的半固定和固定沙地，常为沙地优势种。分布于内蒙古巴彦淖尔市、鄂尔多斯市（杭锦旗、达拉特旗、准格尔旗）、阿拉善盟（阿拉善左旗、阿拉善右旗）。

| 资源情况 | 野生资源较少。药材来源于栽培。

| 采收加工 | 全年均可采挖根，洗净，晒干；花期采摘花，阴干；夏秋季采收种子，晒干。

| 功能主治 | 滋阴养血，通经，镇静，止痒。

豆科 Leguminosae 锦鸡儿属 Caragana

白皮锦鸡儿 *Caragana leucophloea* Pojark.

| 蒙 文 名 | 阿拉塔嘎纳。

| 药 材 名 | 白皮锦鸡儿（药用部位：根、根皮）、白皮锦鸡儿花（药用部位：花）。

| 形态特征 | 灌木，高 1 ～ 1.5 m。树皮黄白色或黄色，有光泽。小枝有条棱，嫩时被短柔毛，常带紫红色。假掌状复叶有 4 小叶，托叶在长枝者硬化成针刺，长 2 ～ 5 mm，宿存，在短枝者脱落；叶柄在长枝者硬化成针刺，长 5 ～ 8 mm，宿存，短枝上的叶无柄，簇生，小叶狭倒披针形，长 4 ～ 12 mm，宽 1 ～ 3 mm，先端锐尖或钝，有短刺尖，两面绿色，稍呈苍白色或稍带红色，无毛或被伏贴短柔毛。花梗单生或并生，长 3 ～ 15 mm，无毛，关节在中部以上或以下；花萼钟状，长 5 ～ 6 mm，宽 3 ～ 5 mm，萼齿三角形，锐尖或渐尖；花冠黄

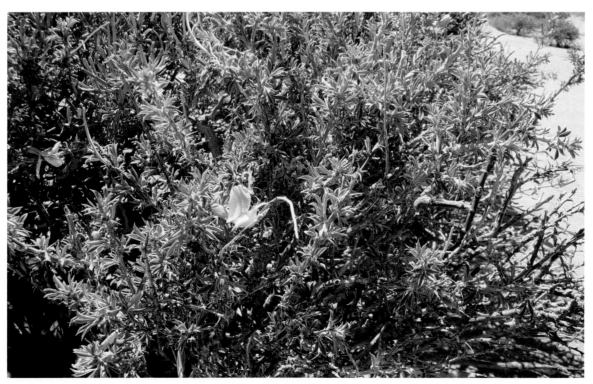

白皮锦鸡儿

色，旗瓣宽倒卵形，长 13 ~ 18 mm，瓣柄短，翼瓣向上渐宽，瓣柄长为瓣片的 1/3，耳长 2 ~ 3 mm，龙骨瓣的瓣柄长为瓣片的 1/3，耳短；子房无毛。荚果圆筒形，内外无毛，长 3 ~ 3.5 cm，宽 5 ~ 6 mm。花期 5 ~ 6 月，果期 7 ~ 8 月。

| 生境分布 | 生于荒漠带的山坡、山前平原、山谷、戈壁滩，有时进入草原带西部的山坡。分布于内蒙古包头市（固阳县、达尔罕茂明安联合旗）、鄂尔多斯市（准格尔旗）、巴彦淖尔市（乌拉特中旗、乌拉特后旗）、阿拉善盟（阿拉善左旗、阿拉善右旗、额济纳旗）。

| 资源情况 | 野生资源较少。药材来源于野生。

| 采收加工 | 白皮锦鸡儿：秋季采挖根，洗净，切片，晒干。
白皮锦鸡儿花：春末、夏初花将开放时采收，晒干。

| 功能主治 | 白皮锦鸡儿：甘、微辛，微温。活血，健脾利水，通络。用于月经不调，带下，风湿痹痛，脾虚水肿，乳汁不足，跌打劳伤。
白皮锦鸡儿花：甘，微温。止咳，化滞，祛风止痛。用于肺虚久咳，小儿疳积，肝阳头痛眩晕，跌打损伤。

| 用法用量 | 白皮锦鸡儿：内服煎汤，9 ~ 15 g。
白皮锦鸡儿花：内服煎汤，3 ~ 9 g。

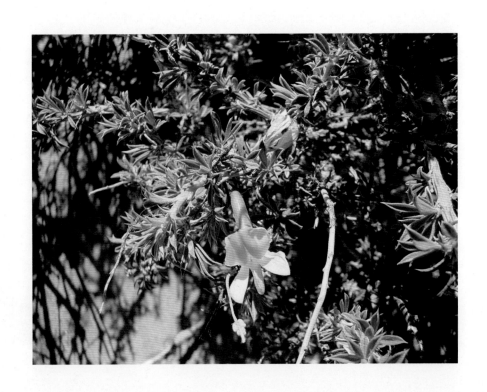

豆科 Leguminosae 锦鸡儿属 Caragana

小叶锦鸡儿 *Caragana microphylla* Lam.

| **植物别名** | 柠条、连针。

| **蒙 文 名** | 乌和日－哈日嘎纳。

| **药 材 名** | **中药** 小叶锦鸡儿（药用部位：果实、花、根）。
蒙药 乌和日－哈日嘎纳（药用部位：根）。

| **形态特征** | 灌木，高1～2（～3）m。老枝深灰色或黑绿色，嫩枝被毛，直立或弯曲。羽状复叶有5～10对小叶；托叶长1.5～5 cm，脱落；小叶倒卵形或倒卵状长圆形，长3～10 mm，宽2～8 mm，先端圆或钝，很少凹入，具短刺尖，幼时被短柔毛。花梗长约1 cm，近中部具关节，被柔毛；花萼管状钟形，长9～12 mm，宽5～7 mm，萼

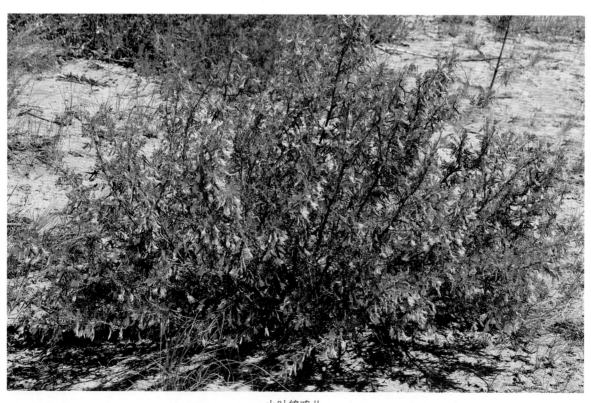

小叶锦鸡儿

齿宽三角形；花冠黄色，长约 25 mm，旗瓣宽倒卵形，先端微凹，基部具短瓣柄，翼瓣的瓣柄长为瓣片的 1/2，耳短，齿状；龙骨瓣的瓣柄与瓣片近等长，耳不明显，基部截平；子房无毛。荚果圆筒形，稍扁，长 4 ~ 5 cm，宽 4 ~ 5 mm，具锐尖头。花期 5 ~ 6 月，果期 8 ~ 9 月。

| **生境分布** | 生于草原区的高平原、平原及沙地或森林草原区的山地阳坡、黄土丘陵。分布于内蒙古呼伦贝尔市（海拉尔区、陈巴尔虎旗、新巴尔虎右旗、新巴尔虎左旗、鄂温克族自治旗）、兴安盟（科尔沁右翼中旗）、通辽市（科尔沁左翼中旗、奈曼旗、库伦旗）、赤峰市（巴林左旗）、锡林郭勒盟（二连浩特市、苏尼特右旗、阿巴嘎旗、西乌珠穆沁旗、东乌珠穆沁旗、正镶白旗、锡林浩特市、太仆寺旗、正蓝旗、镶黄旗）、乌兰察布市（化德县、商都县、集宁区、四子王旗、察哈尔右翼后旗、察哈尔右翼中旗、兴和县、卓资县、凉城县）、呼和浩特市（武川县、土默特左旗）、包头市（石拐区、昆都仑区）、鄂尔多斯市（东胜区、鄂托克前旗、鄂托克旗、达拉特旗）、巴彦淖尔市（磴口县、乌拉特中旗）、阿拉善盟（额济纳旗、阿拉善右旗、阿拉善左旗）。

| **资源情况** | 野生资源丰富。药材来源于野生。

| **采收加工** | **中药** 小叶锦鸡儿：秋季采收果实，晒干；花期采收花，阴干；夏、秋季采挖根，除去残茎及须根，洗净，晒干，切片。
蒙药 乌和日 – 哈日嘎纳：同"小叶锦鸡儿"。

| **功能主治** | **中药** 小叶锦鸡儿：果实，苦，寒。清热利咽。用于咽喉肿痛。花，甘，平。养血安神。用于头昏，眩晕。根，甘、微辛，微温。祛风止痛，祛痰止咳。用于眩晕头痛，风湿痹痛，咳嗽痰喘。
蒙药 乌和日 – 哈日嘎纳：苦，凉、轻、燥。清热，消奇哈。用于脉热，高血压，头痛，痈疮，咽喉肿痛，内毒症。

| **用法用量** | **中药** 小叶锦鸡儿：内服煎汤，5 ~ 15 g；或入散剂。
蒙药 乌和日 – 哈日嘎纳：多入丸、散剂。

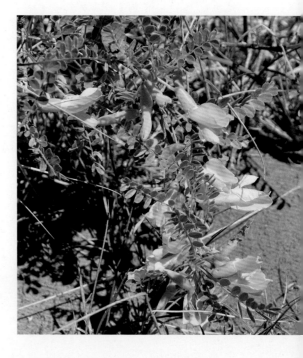

豆科 Leguminosae 锦鸡儿属 Caragana

灰色小叶锦鸡儿 *Caragana microphylla* Lam. var. *microphylla* f. *cinerea* Kom.

| 蒙 文 名 | 柴布日－乌和日－哈日嘎纳。

| 药 材 名 | **中药** 小叶锦鸡儿（药用部位：果实、花、根）。
蒙药 柴布日－乌和日－哈日嘎纳（药用部位：根）。

| 形态特征 | 灌木。树皮灰黄色或黄白色，小枝黄白色至黄褐色，直伸或弯曲，具条棱，幼时被短柔毛。长枝上的托叶宿存硬化成针刺状，常稍弯曲，叶轴幼时被伏柔毛，后无毛，脱落；小叶两面密被绢状柔毛，呈灰色或灰绿色，先端钝或尖。花单生；花梗密被绢状短柔毛，近中部有关节；花萼钟形或筒状钟形，基部偏斜，密被短柔毛，萼齿宽三角形，边缘密生短柔毛；花冠黄色，旗瓣近圆形，先端微凹，基部有短爪，翼瓣爪长为瓣片的 1/2，耳短，圆齿状，长约为爪的 1/5，

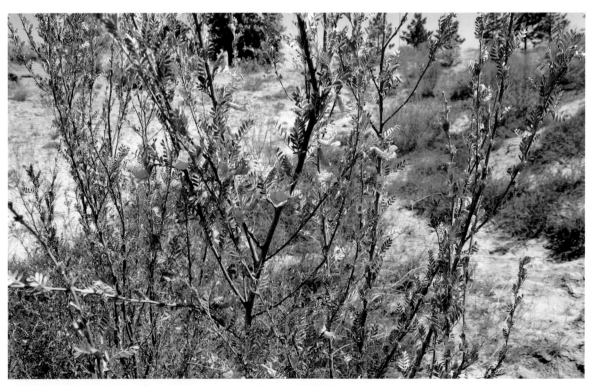

灰色小叶锦鸡儿

龙骨瓣先端钝，爪约与瓣片等长，耳不明显，子房无毛。荚果圆筒形，深红褐色，无毛，先端斜长渐尖。花期 5～6 月，果期 8～9 月。

| **生境分布** | 生于草原或荒漠草原的山坡或丘陵坡地以及沙丘。分布于内蒙古呼伦贝尔市（新巴尔虎左旗、新巴尔虎右旗、海拉尔区）、通辽市（科尔沁左翼后旗）、赤峰市（巴林右旗）、锡林郭勒盟（西乌珠穆沁旗、锡林浩特市、苏尼特右旗、二连浩特市）、包头市（达尔罕茂明安联合旗）、鄂尔多斯市（鄂托克旗）、巴彦淖尔市（乌拉特中旗）。

| **资源情况** | 野生资源一般。药材来源于野生。

| **采收加工** | **中药** 小叶锦鸡儿：夏、秋季采收，除去杂质，晒干。

| **药材性状** | **中药** 小叶锦鸡儿：本品花皱缩呈条状，密被绢状短柔毛；花萼钟形或筒状钟形，基部偏斜，密被短柔毛；花冠黄色至棕黄色。气微，味微甘、涩。荚果扁长条形，有的带宿存萼，深红褐色或红棕色，无毛，先端斜长渐尖。种子细小类圆形，直径约 0.3 mm，黄棕色至棕褐色。气微，味淡。

| **功能主治** | **中药** 小叶锦鸡儿：果实，苦，寒。清热解毒。用于咽喉肿痛。花，甘，平。养血安神。用于头昏，眩晕。根，甘，微辛，微温。祛风止痛，祛痰止咳。用于眩晕头痛，风湿痹痛，咳嗽痰喘。
蒙药 柴布日 - 乌和日 - 哈日嘎纳：苦，凉、轻、燥。清热，消奇哈。用于脉热，高血压，头痛，痈疮，咽喉肿痛，肉毒症。

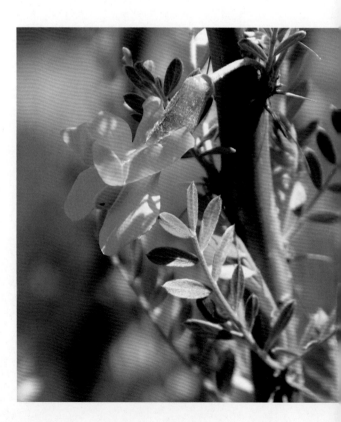

| **用法用量** | **中药** 小叶锦鸡儿：内服煎汤，9～30 g。
蒙药 柴布日 - 乌和日 - 哈日嘎纳：多入丸、散剂。

豆科 Leguminosae 锦鸡儿属 Caragana

甘蒙锦鸡儿 *Caragana opulens* Kom.

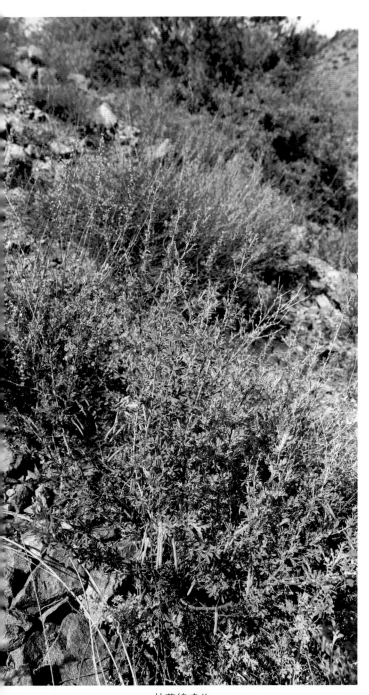

甘蒙锦鸡儿

| 蒙 文 名 |

柴布日－哈日嘎纳。

| 药 材 名 |

蒙药 柴布日－哈日嘎纳（药用部位：根）。

| 形态特征 |

灌木，高 40 ~ 60 cm。树皮灰褐色，有光泽；小枝细长，稍呈灰白色，有明显条棱。假掌状复叶有 4 小叶；托叶在长枝者硬化成针刺，直或弯，针刺长 2 ~ 5 mm，在短枝者较短，脱落；小叶倒卵状披针形，长 3 ~ 12 mm，宽 1 ~ 4 mm，先端圆形或截平，有短刺尖，近无毛或稍被毛，绿色。花梗单生，长 7 ~ 25 mm，纤细，关节在顶部或中部以上；花萼钟状管形，长 8 ~ 10 mm，宽约 6 mm，无毛或稍被疏毛，基部显著具囊状突起，萼齿三角状，边缘有短柔毛；花冠黄色，旗瓣宽倒卵形，长 20 ~ 25 mm，有时略带红色，先端微凹，基部渐狭成瓣柄，翼瓣长圆形，先端钝，耳长圆形，瓣柄稍短于瓣片，龙骨瓣的瓣柄稍短于瓣片，耳齿状；子房无毛或被疏柔毛。荚果圆筒形，无毛，带紫褐色，先端尖。花期 5 ~ 6 月，果期 6 ~ 7 月。

| **生境分布** | 生于山地、丘陵、沟谷，或混生于山地灌丛中。

| **资源情况** | 野生资源较少。药材来源于野生。

| **采收加工** | 蒙药　柴布日 – 哈日嘎纳：春、秋季采挖，除去须根和根头，晒干。

| **功能主治** | 蒙药　柴布日 – 哈日嘎纳：清热。用于各种肌肉热，脉热。

| **用法用量** | 蒙药　柴布日 – 哈日嘎纳：多配方用。

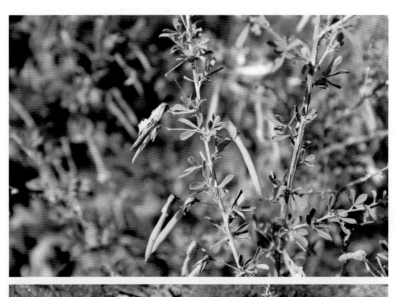

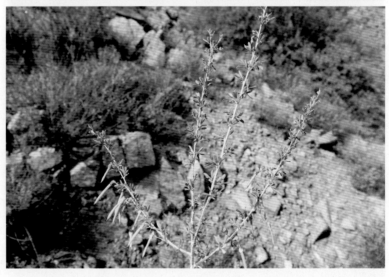

豆科 Leguminosae 锦鸡儿属 Caragana

红花锦鸡儿

Caragana rosea Turcz. ex Maxim.

| **植物别名** | 金雀儿、黄枝条。

| **蒙 文 名** | 雅干－哈日嘎纳。

| **药 材 名** | 红花锦鸡儿（药用部位：根）。

| **形态特征** | 灌木，高 0.4 ～ 1 m。树皮绿褐色或灰褐色。小枝细长，具条棱。托叶在长枝者成细针刺，长 3 ～ 4 mm，短枝者脱落；叶柄长 5 ～ 10 mm，脱落或宿存成针刺；叶假掌状；小叶 4，楔状倒卵形，长 1 ～ 2.5 cm，宽 4 ～ 12 mm，先端圆钝或微凹，具刺尖，基部楔形，近革质，上面深绿色，下面淡绿色，无毛，有时小叶边缘、小叶柄、小叶下面沿脉被疏柔毛。花梗单生，长 8 ～ 18 mm，关节在中部以上，

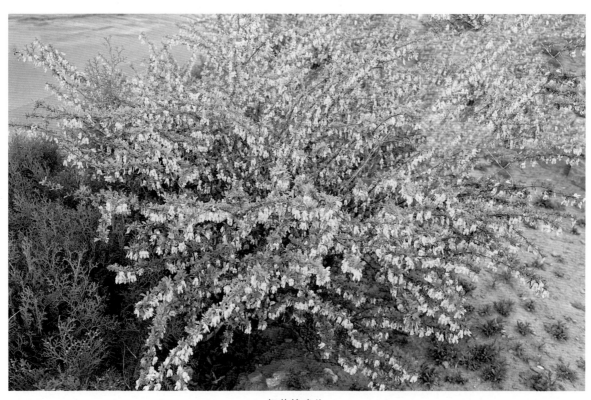

红花锦鸡儿

无毛；花萼管状，不扩大或仅下部稍扩大，长 7 ~ 9 mm，宽约 4 mm，常紫红色，萼齿三角形，渐尖，内侧密被短柔毛；花冠黄色，常紫红色或全部淡红色，凋时变为红色，长 20 ~ 22 mm，旗瓣长圆状倒卵形，先端凹入，基部渐狭成宽瓣柄，翼瓣长圆状线形，瓣柄较瓣片稍短，耳短齿状，龙骨瓣的瓣柄与瓣片近等长，耳不明显；子房无毛。荚果圆筒形，长 3 ~ 6 cm，具渐尖头。花期 5 ~ 6 月，果期 6 ~ 7 月。

| 生境分布 | 生于阔叶林带的山地灌丛及山地沟谷灌丛。分布于内蒙古赤峰市（阿鲁科尔沁旗、喀喇沁旗、宁城县）、乌兰察布市（兴和县、丰镇市）、包头市（石拐区、青山区、昆都仑区）。

| 资源情况 | 野生资源较少。药材来源于野生。

| 采收加工 | 夏、秋季采挖根，除去残茎及须根，洗净，晒干，切片。

| 功能主治 | 微辛，平。归肝、脾经。健脾，益肾，通经，利尿。用于虚损劳热，咳喘，淋浊，阳痿，崩漏，带下，乳少，子宫脱垂。

| 用法用量 | 内服煎汤，6 ~ 24 g。

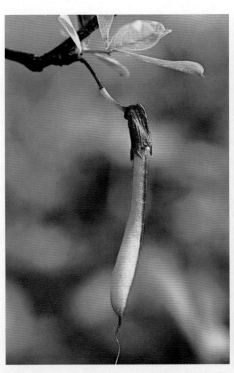 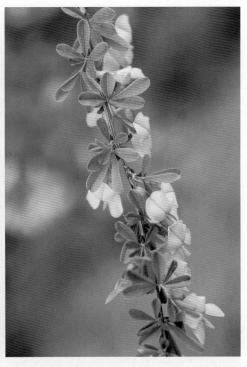

豆科 Leguminosae 锦鸡儿属 Caragana

狭叶锦鸡儿 Caragana stenophylla Pojark.

| 植物别名 | 红柠条、羊柠角、红刺。

| 蒙 文 名 | 纳日音 – 哈日嘎纳。

| 药 材 名 | 狭叶锦鸡儿（药用部位：根、花）。

| 形态特征 | 矮灌木，高 30 ~ 80 cm。树皮灰绿色，黄褐色或深褐色。小枝细长，具条棱，嫩时被短柔毛。假掌状复叶有 4 小叶；托叶在长枝者硬化成针刺，刺长 2 ~ 3 mm；长枝上叶柄硬化成针刺，宿存，长 4 ~ 7 mm，直伸或向下弯，短枝上叶无柄，簇生；小叶线状披针形或线形，长 4 ~ 11 mm，宽 1 ~ 2 mm，两面绿色或灰绿色，常由中脉向上折叠。花梗单生，长 5 ~ 10 mm，关节在中部稍下；花萼钟状管形，

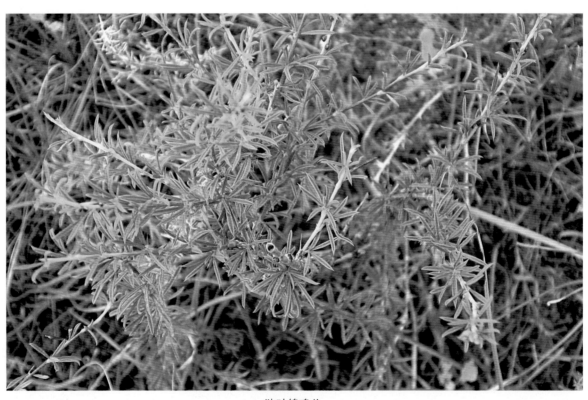

狭叶锦鸡儿

长 4 ~ 6 mm，宽约 3 mm，无毛或疏被毛，萼齿三角形，长约 1 mm，具短尖头；花冠黄色，旗瓣圆形或宽倒卵形，长 14 ~ 17（~ 20）mm，中部常带橙褐色，瓣柄短宽，翼瓣上部较宽，瓣柄长约为瓣片的 1/2，耳长圆形，龙骨瓣的瓣柄较瓣片长 1/2，耳短钝；子房无毛。荚果圆筒形，长 2 ~ 2.5 cm，宽 2 ~ 3 mm。花期 5 ~ 9 月，果期 6 ~ 10 月。

| **生境分布** | 生于沙地、黄土丘陵、低山阳坡、干谷。分布于内蒙古呼伦贝尔市（满洲里市、新巴尔虎左旗、新巴尔虎右旗、鄂温克族自治旗）、赤峰市（巴林右旗、林西县）、锡林郭勒盟（锡林浩特市、镶黄旗、苏尼特左旗、苏尼特右旗、阿巴嘎旗）、乌兰察布市（商都县、四子王旗、察哈尔右翼后旗）、呼和浩特市（土默特左旗、清水河县）、包头市（石拐区、达尔罕茂明安联合旗、达茂旗、固阳县、土默特右旗）、鄂尔多斯市（鄂托克旗、东胜区、准格尔旗）、巴彦淖尔市（磴口县、乌拉特前旗、乌拉特后旗、乌拉特中旗）、乌海市（海勃湾区、海南区）、阿拉善盟（阿拉善左旗）。

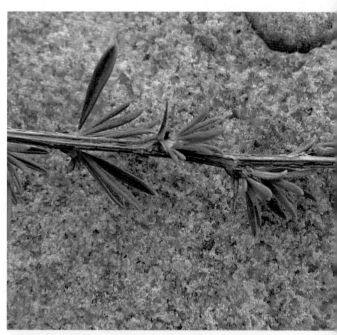

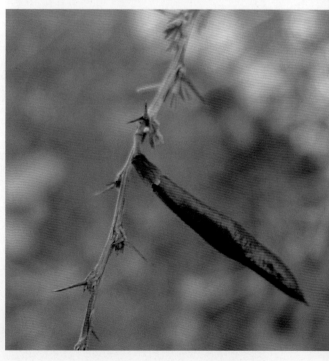

| **资源情况** | 野生资源较丰富。药材来源于野生。

| **采收加工** | 全年均可采挖根，洗净，晒干；花期采摘花，阴干。

| **功能主治** | 祛风，平肝，止咳。

豆科 Leguminosae 黄耆属 Astragalus

斜茎黄耆

Astragalus adsurgens Pall.

| **植物别名** | 直立黄芪、沙打旺。

| **蒙 文 名** | 毛仁 – 浑其日。

| **药 材 名** | 沙菀子（药用部位：种子）。

| **形态特征** | 多年生草本，高 20 ~ 100 cm。根较粗壮，暗褐色，有时有长主根。茎多数或数个丛生，直立或斜上，有毛或近无毛。羽状复叶有 9 ~ 25 小叶，叶柄较叶轴短；托叶三角形，渐尖，基部稍合生或有时分离，长 3 ~ 7 mm；小叶长圆形、近椭圆形或狭长圆形，长 10 ~ 25（~ 35）mm，宽 2 ~ 8 mm，基部圆形或近圆形，有时稍尖，上面疏被伏贴毛，下面较密。总状花序长圆柱状、穗状，稀近头状，

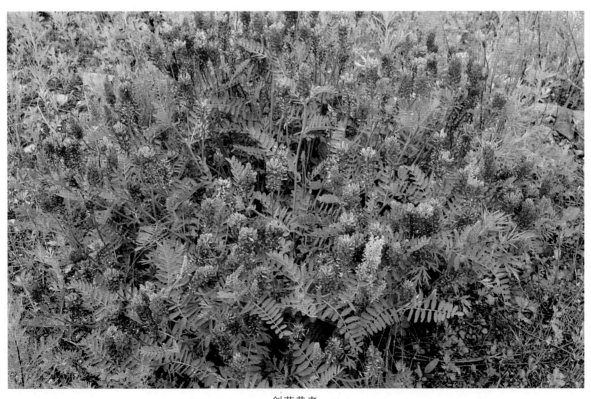

斜茎黄耆

生多数花，排列密集，有时较稀疏；总花梗生于茎的上部，较叶长或与其等长；花梗极短；苞片狭披针形至三角形，先端尖；花萼管状钟形，长 5 ~ 6 mm，被黑褐色或白色毛，或有时被黑白色混生毛，萼齿狭披针形，长为萼筒的 1/3；花冠近蓝色或红紫色，旗瓣长 11 ~ 15 mm，倒卵圆形，先端微凹，基部渐狭，翼瓣较旗瓣短，瓣片长圆形，与瓣柄等长，龙骨瓣长 7 ~ 10 mm，瓣片较瓣柄稍短；子房被密毛，有极短的柄。荚果长圆形，长 7 ~ 18 mm，两侧稍扁，背缝凹入成沟槽，先端具下弯的短喙，被黑色、褐色或黑白色混生毛，假 2 室。花期 6 ~ 8 月，果期 8 ~ 10 月。

| **生境分布** | 生于森林草原带、草原、草甸草原、河滩草甸、向阳山坡灌丛、林缘地带、森林地带山坡草地及路旁草地。分布于内蒙古兴安盟（阿尔山市、科尔沁右翼前旗、扎赉特旗、科尔沁右翼中旗）、通辽市（扎鲁特旗、库伦旗、奈曼旗、科尔沁区）、赤峰市（阿鲁科尔沁旗、林西县、巴林左旗、巴林右旗、克什克腾旗）、锡林郭勒盟（正镶白旗、锡林浩特市、太仆寺旗、苏尼特右旗、苏尼特左旗、二连浩特市、东乌珠穆沁旗、西乌珠穆沁旗、阿巴嘎旗、正蓝旗、多伦县、镶黄旗）、乌兰察布市（化德县、商都县、集宁区、察哈尔右翼中旗、察哈尔右翼后旗、兴和县、丰镇市、察哈尔右翼前旗、卓资县、凉城县）、呼和浩特市（武川县、托克托县、清水河县、和林格尔县）、包头市（东河区、固阳县、土默特右旗、白云鄂博矿区、达尔罕茂明安联合旗）、巴彦淖尔市（乌拉特前旗、乌拉特中旗、乌拉特后旗、磴口县）、鄂尔多斯市（东胜区、伊金霍洛旗、鄂托克前旗、鄂托克旗、达拉特旗）。

| **资源情况** | 野生资源丰富。药材来源于野生。

| **采收加工** | 秋季种子成熟时采收果序，搓取种子，晒干。

| **功能主治** | 益肾固精，补肝明目。用于肝肾不足，腰膝酸软，神经衰弱，头昏目眩，遗精，早泄，遗尿，尿频。

| **用法用量** | 内服煎汤，5 ~ 15 g；或入丸、散剂。

| **附　注** | 在 FOC 中，本种的拉丁学名被修订为 *Astragalus laxmannii* Jacquin。

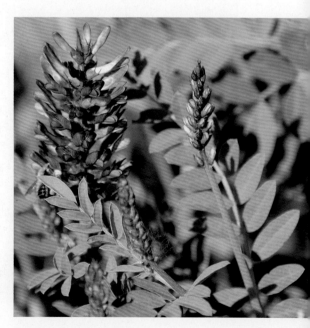

豆科 Leguminosae 黄耆属 Astragalus

背扁黄耆 *Astragalus complanatus* Bunge

| **植物别名** | 扁茎黄耆、蔓黄耆、沙苑子。

| **蒙 文 名** | 哈布他盖 – 浑其日。

| **药 材 名** | 沙苑子（药用部位：种子。别名：潼蒺藜）。

| **形态特征** | 多年生草本。主根圆柱状，长达 1 m。茎平卧，单一至多数，长 20 ～ 100 cm，有棱，无毛或疏被粗短硬毛，分枝。羽状复叶具 9 ～ 25 小叶；托叶离生，披针形，长 3 mm；小叶椭圆形或倒卵状长圆形，长 5 ～ 18 mm，宽 3 ～ 7 mm，先端钝或微缺，基部圆形，上面无毛，下面疏被粗伏毛，小叶柄短。总状花序生 3 ～ 7 花，较叶长；总花梗长 1.5 ～ 6 cm，疏被粗伏毛；苞片钻形，长 1 ～ 2 mm；花梗短；

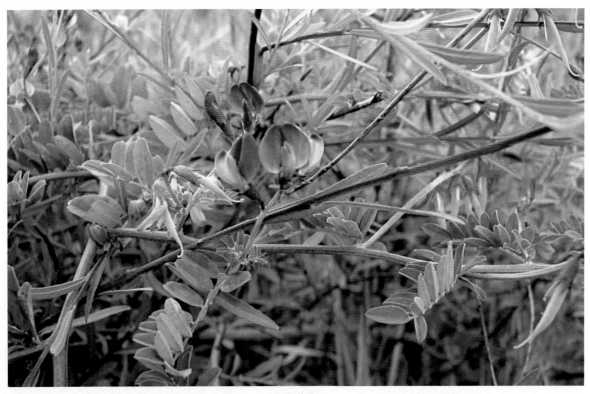

背扁黄耆

小苞片长 0.5 ~ 1 mm；花萼钟状，被灰白色或白色短毛，萼筒长 2.5 ~ 3 mm，萼齿披针形，与萼筒近等长；花冠乳白色或带紫红色，旗瓣长 10 ~ 11 mm，宽 8 ~ 9 mm，瓣片近圆形，长 7.5 ~ 8 mm，先端微缺，基部突然收狭，瓣柄长 2.7 ~ 3 mm，翼瓣长 8 ~ 9 mm，瓣片长圆形，长 6 ~ 7 mm，宽 2 ~ 2.5 mm，先端圆形，瓣柄长约 2.8 mm，龙骨瓣长 9.5 ~ 10 mm，瓣片近倒卵形，长 7 ~ 7.5 mm，宽 2.8 ~ 3 mm，瓣柄长约 3 mm；子房有柄，密被白色粗伏毛，柄长 1.2 ~ 1.5 mm，柱头被簇毛。荚果略膨胀，狭长圆形，长达 35 mm，宽 5 ~ 7 mm，两端尖，背腹压扁，微被褐色短粗伏毛，有网纹，果颈不露出宿萼外；种子淡棕色，肾形，长 1.5 ~ 2 mm，宽 2.8 ~ 3 mm，平滑。花期 7 ~ 9 月，果期 8 ~ 10 月。

| 生境分布 | 生于草原带的微碱化草甸、路边、沟岸、草坡及干草场、山地阳坡或灌丛中。分布于内蒙古兴安盟（科尔沁右翼中旗）、通辽市（奈曼旗）、赤峰市（巴林右旗、红山区、喀喇沁旗）、包头市（九原区）、鄂尔多斯市（准格尔旗、鄂托克前旗、乌审旗）。

| 资源情况 | 野生资源一般。药材来源于野生。

| 采收加工 | 秋后种子成熟时采收果序，搓取种子，晒干。

| 药材性状 | 本品肾形，略扁，长 1.5 ~ 2 mm，宽 1.5 ~ 2 mm；表面灰褐色或绿褐色，光滑，一侧凹陷处有淡色种脐。质坚硬，不易破碎；子叶 2，淡黄色，胚根弯曲，长约 1 mm。气微，味淡、嚼之有豆腥味。以粒大饱满、色绿褐者为佳。

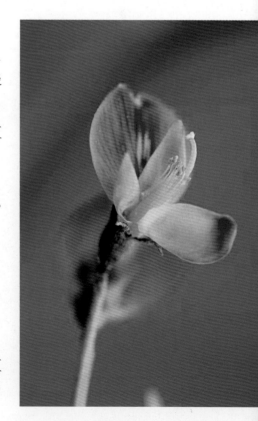

| 功能主治 | 甘、微苦，温。归肝、肾经。补肾固精，清肝明目。用于腰膝酸痛，遗精早泄，遗尿，尿频，带下，神经衰弱及视力减退，糖尿病。

| 用法用量 | 内服煎汤，6 ~ 9 g；或入丸、散剂；或熬膏。益肝明目多生用，补肾固精、缩尿止遗多炒用。

| 附 注 | 在 FOC 中，本种被修订为背扁膨果豆 *Phyllolobium chinense* Fisch. ex DC.。

豆科 Leguminosae 黄耆属 Astragalus

华黄耆 *Astragalus chinensis* L. f.

| **植物别名** | 地黄耆、忙牛花。

| **蒙 文 名** | 道木达都音 – 浑其日。

| **药 材 名** | **中药** 华黄耆（药用部位：种子）。
　　　　　　　蒙药 道木达都音 – 浑其日（药用部位：种子）。

| **形态特征** | 多年生草本，高 20 ~ 90 cm。茎直立，通常单一，无毛，有条棱。奇数羽状复叶，具小叶 13 ~ 27；托叶条状披针形，长 7 ~ 10 mm，与叶柄分离，基部彼此稍联合，无毛或稍有毛，小叶椭圆形至矩圆形，长 1.2 ~ 2.5 cm，宽 4 ~ 9 mm，先端圆形或稍截形，有小尖头，基部近圆形或宽楔形，上面无毛，下面疏生短柔毛。总状花序

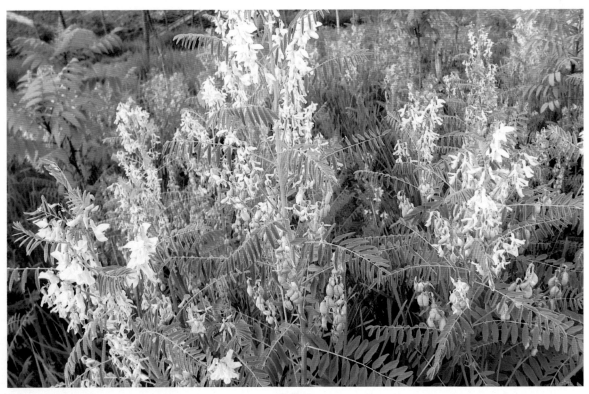

华黄耆

于茎上部腋生，比叶短，具花 10 余朵，黄色，长 13 ~ 17 mm；苞片狭披针形，长约 5 mm；花萼钟状，长约 5 mm，无毛，萼齿披针形，长为萼筒的 1/2；旗瓣宽椭圆形至近圆形，开展，长 12 ~ 17 mm，先端微凹；基部具短爪，翼瓣长 9 ~ 12 mm，龙骨瓣与旗瓣近等长或稍短，子房无毛，有长柄。荚果椭圆形或倒卵形，长 10 ~ 15 mm，宽 8 ~ 10 mm，革质，膨胀，密布横皱纹，无毛，顶部有长约 1 mm 的喙，柄长 5 ~ 10 mm，几乎为完全的 2 室，成熟后开裂；种子略呈圆形而一侧凹陷，呈缺刻状，长 2.5 ~ 3 mm，黄棕色至灰棕色。花期 6 ~ 7 月，果期 7 ~ 8 月。

| **生境分布** | 生于轻度盐碱地、沙砾地，在草原带的草甸草原群落中为多度不高的伴生种。分布于内蒙古呼伦贝尔市（新巴尔虎左旗、新巴尔虎右旗、陈巴尔虎旗、满州里市）、兴安盟（科尔沁右翼前旗、乌兰浩特市）、通辽市（科尔沁左翼后旗、奈曼旗）、赤峰市（阿鲁科尔沁旗）、锡林郭勒盟（锡林浩特市、正镶白旗）、包头市（土默特右旗）、鄂尔多斯市（东胜区）。

| **资源情况** | 野生资源较丰富。药材来源于野生。

| **采收加工** | **中药** 华黄耆：秋季采收果实，去掉果皮，打下种子，晒干。

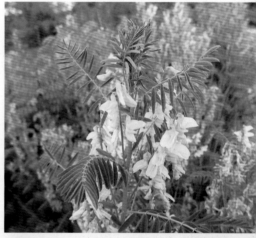

| **药材性状** | **中药** 华黄耆：本品呈较规则的肾形，颗粒饱满，长 2 ~ 2.8 mm，宽 1.8 ~ 2 mm。表面暗绿色或棕绿色，光滑。腹面中央微凹陷处有种脐。质坚硬，不易破碎。气微，味淡。

| **功能主治** | **中药** 华黄耆：可作"沙苑子"入药。补肾固精，清肝明目。用于腰膝酸痛，遗精早泄，遗尿，尿频，带下，神经衰弱及视力减退，糖尿病。

蒙药 道木达都音－浑其日：同"华黄耆"。

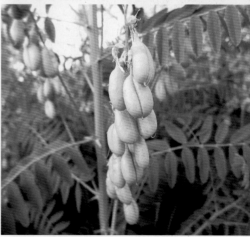

| **用法用量** | **中药** 华黄耆：内服煎汤，6 ~ 9 g；或入丸、散剂。

蒙药 道木达都音－浑其日：内服煎汤，15 ~ 30 g。

豆科 Leguminosae 黄耆属 Astragalus

达乌里黄耆 *Astragalus dahuricus* (Pall.) DC.

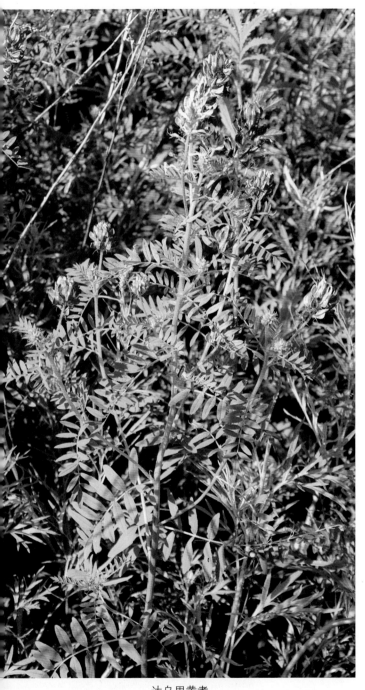

达乌里黄耆

| **植物别名** |

兴安黄耆、达乎里黄耆、兴安黄芪。

| **蒙 文 名** |

兴安－浑其日。

| **药 材 名** |

达乌里黄耆（药用部位：种子）。

| **形态特征** |

一年生或二年生草本，被开展、白色柔毛。茎直立，高达 80 cm，分枝，有细棱。羽状复叶有 11 ～ 19（～ 23）小叶，长 4 ～ 8 cm；叶柄长不及 1 cm；托叶分离，狭披针形或钻形，长 4 ～ 8 mm；小叶长圆形、倒卵状长圆形或长圆状椭圆形，长 5 ～ 20 mm，宽 2 ～ 6 mm，先端圆或略尖，基部钝或近楔形，小叶柄长不及 1 mm。总状花序较密，生 10 ～ 20 花，长 3.5 ～ 10 cm；总花梗长 2 ～ 5 cm；苞片线形或刚毛状，长 3 ～ 4.5 mm；花梗长 1 ～ 1.5 mm；花萼斜钟状，长 5 ～ 5.5 mm，萼筒长 1.5 ～ 2 mm，萼齿线形或刚毛状，上边 2 齿较萼部短，下边 3 齿较长（长达 4 mm）；花冠紫色，旗瓣近倒卵形，长 12 ～ 14 mm，宽 6 ～ 8 mm，先

端微缺,基部宽楔形,翼瓣长约 10 mm,瓣片弯长圆形,长约 7 mm,宽 1 ~ 1.4 mm,先端钝,基部耳向外伸,瓣柄长约 3 mm,龙骨瓣长约 13 mm,瓣片近倒卵形,长 8 ~ 9 mm,宽 2 ~ 2.5 mm,瓣柄长约 4.5 mm;子房有柄,被毛,柄长约 1.5 mm。荚果线形,长 1.5 ~ 2.5 cm,宽 2 ~ 2.5 mm,先端凸尖喙状,直立,内弯,具横脉,假 2 室,含 20 ~ 30 种子,果颈短,长 1.5 ~ 2 mm;种子淡褐色或褐色,肾形,长约 1 mm,宽约 1.5 mm,有斑点,平滑。花期 7 ~ 9 月,果期 8 ~ 10 月。

| **生境分布** | 生于草原化草甸、草甸草原、农田、河岸草地、山坡草地、撂荒地、路旁草地。分布于内蒙古呼伦贝尔市(额尔古纳市、牙克石市、鄂伦春自治旗、莫力达瓦达斡尔族自治旗、阿荣旗、扎兰屯市)、兴安盟(阿尔山市、科尔沁右翼前旗、科尔沁右翼中旗)、通辽市(科尔沁左翼中旗、扎鲁特旗)、赤峰市(阿鲁科尔沁旗、林西县、巴林左旗)、锡林郭勒盟(锡林浩特市、二连浩特市)、乌兰察布市(兴和县、丰镇市、察哈尔右翼前旗、察哈尔右翼后旗)、呼和浩特市(清水河县、和林格尔县)、包头市(达尔罕茂明安联合旗、固阳县、土默特右旗、青山区、东河区、石拐区、白云鄂博矿区)、巴彦淖尔市(乌拉特中旗、乌拉特前旗、乌拉特后旗)、鄂尔多斯市(达拉特旗)。

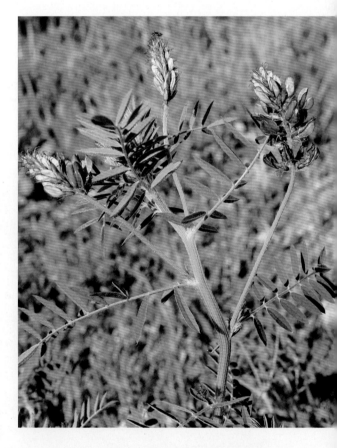

| **采收加工** | 秋季采收果实,取出种子,晒干。

| **资源情况** | 野生资源一般。药材来源于野生。

| **功能主治** | 补肾益肝,固精明目。

| **用法用量** | 内服煎汤,6 ~ 9 g;或入丸、散剂。

豆科 Leguminosae 黄耆属 *Astragalus*

乌拉特黄耆 *Astragalus hoantchy* Franch.

| 植物别名 | 粗壮黄芪、粗壮黄耆。

| 蒙文名 | 乌日得音−浑其日。

| 药材名 | 乌拉特黄耆（药用部位：根）。

| 形态特征 | 多年生草本。茎直立，高 50 ～ 90 cm，直径 5 ～ 7 mm，有细棱，无毛或有极稀白色长柔毛，分枝。羽状复叶有 17 ～ 25 小叶，长 15 ～ 25 cm；叶柄长 5 ～ 15 mm，连同叶轴散生白色长柔毛；托叶三角状披针形，长 6 ～ 8 mm，先端渐尖，散生长柔毛；小叶宽卵形或近圆形，长 5 ～ 20 mm，宽 4 ～ 15 mm，先端微凹或截形，有凸尖头，基部宽楔形或圆形，上面无毛，下面无毛或主脉上散生

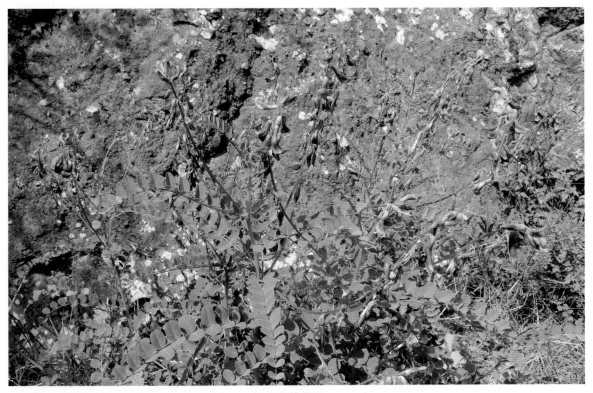

乌拉特黄耆

白色长柔毛；小叶柄长 1 ~ 1.5 mm，近无毛。总状花序疏生 12 ~ 15 花，长 20 ~ 30 cm，花序轴被黑色或混生白色长柔毛；总花梗长 10 ~ 20 cm，无毛；苞片线状披针形，长 5 ~ 7 mm，被黑色和白色长柔毛；花梗长 7 ~ 8 mm，被黑色长柔毛；小苞片线形，长约 3 mm，无毛；花萼钟状，长 11 ~ 12 mm，疏被褐色或混生白色长柔毛，萼筒长 8 ~ 10 mm，萼齿线状披针形，长 6 ~ 8 mm，被黑色长毛；花冠粉红色或紫白色，旗瓣宽倒卵形，长 22 ~ 27 mm，瓣片长圆形，长 16 ~ 17 mm，宽 11 ~ 12 mm，先端微凹，下部突然渐狭，瓣柄长 7 ~ 9 mm，翼瓣长 24 ~ 27 mm，瓣片狭长圆形，长 15 ~ 17 mm，宽 4 ~ 5 mm，先端钝，瓣柄长 10 ~ 11 mm，龙骨瓣长 20 ~ 22 mm，瓣片弯月形，长 14 ~ 15 mm，宽 6 ~ 7 mm，瓣柄长 8 ~ 9 mm，子房无毛，柄长 7 ~ 10 mm，柱头被簇毛。荚果长圆形，长约 6 cm，宽 1 ~ 1.2 cm，先端喙状，基部狭入果颈，无毛，具网脉，近假 2 室，有 12 ~ 16 种子，果颈长达 2 cm；种子褐色，近肾形，长约 3.5 mm，横宽约 6 mm，具凹窝。花期 6 月，果期 7 月。

| 生境分布 | 散生于草原带和荒漠带的石质山坡或沟谷中，以及山地灌丛、水旁、滩地或山坡。分布于内蒙古包头市（土默特右旗）、巴彦淖尔市（乌拉特前旗、临河区）、乌海市（海南区）、阿拉善盟（阿拉善左旗）。

| 资源情况 | 野生资源较少。药材来源于野生。

| 采收加工 | 秋季采挖，洗净，晒干。

| 功能主治 | 补气固表，止汗，消肿利尿，托疮，生肌。用于体虚无力，食欲欠佳，大便稀溏，贫血，慢性胃炎，浮肿，自汗，盗汗，疮疖痈疽。

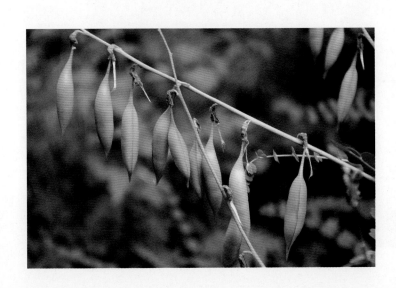

豆科 Leguminosae 黄耆属 Astragalus

草木樨状黄耆 *Astragalus melilotoides* Pall.

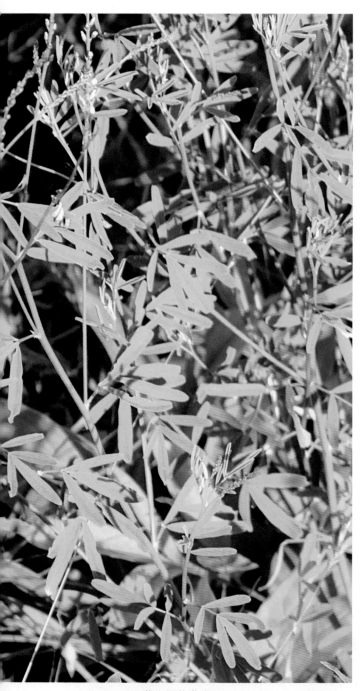

草木樨状黄耆

| 植物别名 |

扫帚苗、层头、小马层子。

| 蒙 文 名 |

哲格仁 – 希勒毕。

| 药 材 名 |

秦头（药用部位：全草）。

| 形态特征 |

多年生草本。主根粗壮。茎直立或斜生，高 30 ～ 50 cm，多分枝，具条棱，被白色短柔毛或近无毛。羽状复叶有 5 ～ 7 小叶，长 1 ～ 3 cm；叶柄与叶轴近等长；托叶离生，三角形或披针形，长 1 ～ 1.5 mm；小叶长圆状楔形或线状长圆形，长 7 ～ 20 mm，宽 1.5 ～ 3 mm，先端截形或微凹，基部渐狭，具极短的柄，两面均被白色细伏贴柔毛。总状花序生多数花，稀疏；总花梗远较叶长；花小；苞片小，披针形，长约 1 mm；花梗长 1 ～ 2 mm，连同花序轴均被白色短伏贴柔毛；花萼短钟状，长约 1.5 mm，被白色短伏贴柔毛，萼齿三角形，较萼筒短；花冠白色或带粉红色，旗瓣近圆形或宽椭圆形，长约 5 mm，先端微凹，基部具短瓣柄，翼

瓣较旗瓣稍短，先端有不等的 2 裂或微凹，基部具短耳，瓣柄长约 1 mm，龙骨瓣较翼瓣短，瓣片半月形，先端带紫色，瓣柄长为瓣片的 1/2；子房近无柄，无毛。荚果宽倒卵状球形或椭圆形，先端微凹，具短喙，长 2.5 ~ 3.5 mm，假 2 室，背部具稍深的沟，有横纹；种子 4 ~ 5，肾形，暗褐色，长约 1 mm。花期 7 ~ 8月，果期 8 ~ 9 月。

| **生境分布** | 生于典型草原、森林草原、向阳荒山坡、路旁草地或草甸草地。分布于内蒙古呼伦贝尔市、兴安盟（阿尔山市、科尔沁右翼前旗、科尔沁右翼中旗、扎赉特旗）、通辽市（科尔沁左翼中旗、扎鲁特旗、库伦旗、奈曼旗）、赤峰市（阿鲁科尔沁旗、喀喇沁旗、巴林左旗、巴林右旗、林西县）、锡林郭勒盟（二连浩特市、锡林浩特市、太仆寺旗、苏尼特左旗、西乌珠穆沁旗）、乌兰察布市（化德县、集宁区、四子王旗、兴和县、丰镇市、察哈尔右翼前旗、察哈尔右翼中旗）、呼和浩特市（清水河县、土默特左旗）、包头市（固阳县、土默特右旗、石拐区）、巴彦淖尔市（乌拉特中旗、磴口县）、鄂尔多斯市（东胜区、鄂托克前旗、鄂托克旗、达拉特旗、伊金霍洛旗、乌审旗）。

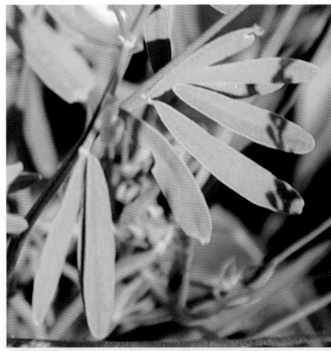

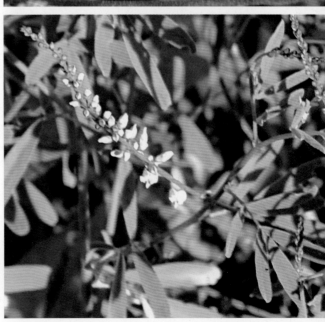

| **资源情况** | 野生资源较丰富。药材来源于野生。

| **采收加工** | 夏、秋季采收，洗净，晒干。

| **功能主治** | 祛风除湿，止咳。用于风湿性关节痛，四肢麻木，咳嗽。

| **用法用量** | 内服煎汤，10 ~ 15 g。

豆科 Leguminosae 黄耆属 Astragalus

细叶黄耆 Astragalus tenuis Turcz.

| 蒙 文 名 | 纳日音 - 浑其日。

| 药 材 名 | 细叶黄耆（药用部位：全草）。

| 形态特征 | 多年生草本。主根粗壮。茎直立或斜生，高 30 ～ 50 cm，植株多分枝，呈扫帚状。小叶 3，稀 5，狭线形或丝状，长 10 ～ 15（～ 17）mm，宽约 0.5 mm。总状花序生多数花，稀疏；花小，花梗长 1 ～ 2 mm，连同花序轴均被白色短伏贴柔毛；花萼短钟状，长约 1.5 mm，被白色短伏贴柔毛；花冠白色或带粉红色。花期 7 ～ 8 月，果期 8 ～ 9 月。

| 生境分布 | 生于向阳山坡、路旁草地或草甸草地。分布于内蒙古乌兰察布市（化

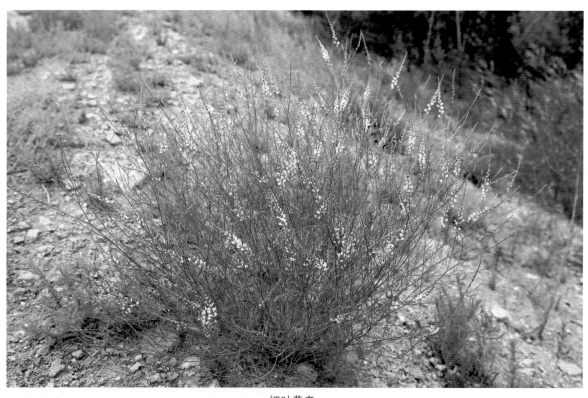

细叶黄耆

德县、商都县、兴和县）。

| **资源情况** | 野生资源较少。药材来源于野生。

| **采收加工** | 夏、秋季采收，除去泥土及杂质，晒干。

| **功能主治** | 用于风湿痹痛，四肢麻木。

| **用法用量** | 内服煎汤，9 ~ 15 g。

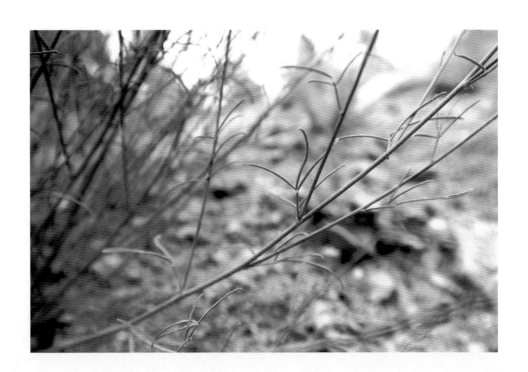

糙叶黄耆 *Astragalus scaberrimus* Bunge

| 植物别名 | 粗糙紫云英、春黄耆。

| 蒙 文 名 | 希日古恩 – 浑其日。

| 药 材 名 | 糙叶黄耆（药用部位：全草）。

| 形态特征 | 多年生草本，密被白色伏贴毛。根茎短缩，多分枝，木质化；地上茎不明显或极短，有时伸长而匍匐。羽状复叶有 7 ～ 15 小叶，长 5 ～ 17 cm；叶柄与叶轴等长或稍长；托叶下部与叶柄贴生，长 4 ～ 7 mm，上部呈三角形至披针形；小叶椭圆形或近圆形，有时披针形，长 7 ～ 20 mm，宽 3 ～ 8 mm，先端锐尖、渐尖，有时稍钝，基部宽楔形或近圆形，两面密被伏贴毛。总状花序生 3 ～ 5 花，排

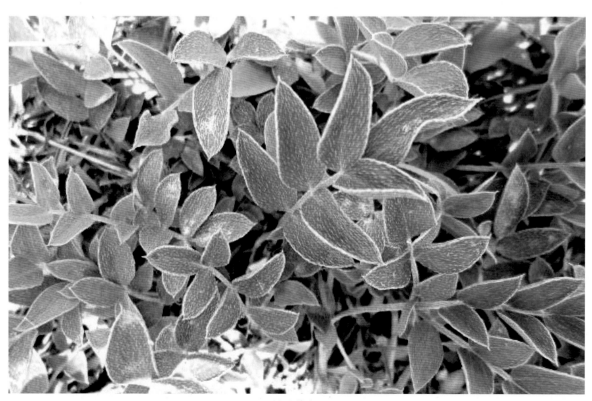

糙叶黄耆

列紧密或稍稀疏；总花梗极短或长达数厘米，腋生；花梗极短；苞片披针形，较花梗长；花萼管状，长 7 ~ 9 mm，被细伏贴毛，萼齿线状披针形，与萼筒等长或稍短；花冠淡黄色或白色，旗瓣倒卵状椭圆形，先端微凹，中部稍缢缩，下部稍狭成不明显的瓣柄，翼瓣较旗瓣短，瓣片长圆形，先端微凹，较瓣柄长，龙骨瓣较翼瓣短，瓣片半长圆形，与瓣柄等长或稍短；子房有短毛。荚果披针状长圆形，微弯，长 8 ~ 13 mm，宽 2 ~ 4 mm，具短喙，背缝线凹入，革质，密被白色伏贴毛，假 2 室。花期 5 ~ 8 月，果期 7 ~ 9 月。

| 生境分布 | 生于山坡、草地、石砾质草地、草原、沙丘及沿河流两岸的沙地，也见于草甸草原、山地、林缘。分布于内蒙古呼伦贝尔市（鄂温克族自治旗、陈巴尔虎旗、新巴尔虎左旗、新巴尔虎右旗、海拉尔区）、兴安盟（科尔沁右翼中旗）、通辽市（奈曼旗、科尔沁左翼中旗）、赤峰市（巴林左旗、林西县）、锡林郭勒盟（锡林浩特市、二连浩特市、苏尼特右旗、正镶白旗）、乌兰察布市（卓资县、凉城县、察哈尔右翼前旗、察哈尔右翼后旗、商都县、集宁区、化德县）、呼和浩特市、包头市（青山区、东河区、石拐区、九原区、固阳县、土默特右旗、达尔罕茂明安联合旗）、巴彦淖尔市（乌拉特前旗、乌拉特中旗）、鄂尔多斯市（鄂托克前旗、乌审旗）。

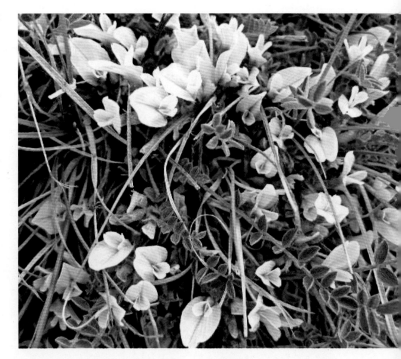

| 采收加工 | 野生资源丰富。药材来源于野生。

| 采收加工 | 夏初采收，晒干。

| 功能主治 | 健脾利水。用于水肿，胀满，肿瘤。

| 用法用量 | 内服煎汤，9 ~ 30 g。

豆科 Leguminosae 棘豆属 Oxytropis

猫头刺

Oxytropis aciphylla Ledeb.

| 植物别名 | 鬼见愁、刺叶柄棘豆、老虎爪子。

| 蒙文名 | 乌兰 - 敖日杜扎。

| 药材名 | 猫头刺（药用部位：全草）。

| 形态特征 | 垫状矮小半灌木，高 8 ~ 20 cm。根粗壮，根系发达。茎多分枝，开展，全体呈球状植丛。偶数羽状复叶；托叶膜质，彼此合生，下部与叶柄贴生，先端平截或呈二尖，后撕裂，被贴伏白色柔毛或无毛，边缘有白色长毛；叶轴宿存，木质化，长 2 ~ 6 cm，下部粗壮，先端尖锐，呈硬刺状，老时淡黄色或黄褐色，嫩时灰绿色，密被贴伏绢状柔毛；小叶 4 ~ 6 对生，线形或长圆状线形，长 5 ~ 18 mm，

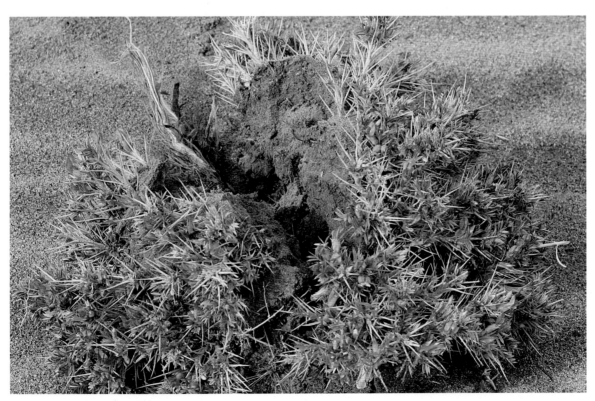

猫头刺

宽 1 ~ 2 mm，先端渐尖，具刺尖，基部楔形，边缘常内卷，两面密被贴伏白色绢状柔毛和不等臂的丁字毛。1 ~ 2 花组成腋生总状花序；总花梗长 3 ~ 10 mm，密被贴伏白色柔毛；苞片膜质，披针状钻形，小；花萼筒状，长 8 ~ 15 mm，宽 3 ~ 5 mm，花后稍膨胀，密被贴伏长柔毛，萼齿锥状，长约 3 mm；花冠红紫色、蓝紫色至白色，旗瓣倒卵形，长 13 ~ 24 mm，宽 7 ~ 10 mm，先端钝，基部渐狭成瓣柄，翼瓣长 12 ~ 20 mm，宽 3 ~ 4 mm，龙骨瓣长 11 ~ 13 mm，喙长 1 ~ 1.5 mm；子房圆柱形，花柱先端弯曲，无毛。荚果硬革质，长圆形，长 10 ~ 20 mm，宽 4 ~ 5 mm，腹缝线深陷，密被白色贴伏柔毛，隔膜发达，不完全 2 室。种子圆肾形，深棕色。花期 5 ~ 6 月，果期 6 ~ 7 月。

| **生境分布** | 生于砾石质平原、薄层沙地、丘陵坡地及沙荒地上。分布于内蒙古锡林郭勒盟（苏尼特右旗、苏尼特左旗、二连浩特市）、乌兰察布市（四子王旗）、呼和浩特市（托克托县）、包头市（土默特右旗、达尔罕茂明安联合旗）、鄂尔多斯市（达拉特旗、伊金霍洛旗、乌审旗、鄂托克旗）、巴彦淖尔市（磴口县、乌拉特中旗、乌拉特前旗、乌拉特后旗）、阿拉善盟（阿拉善左旗、阿拉善右旗）。

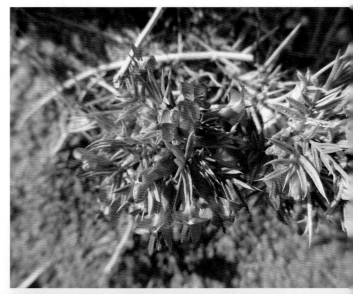
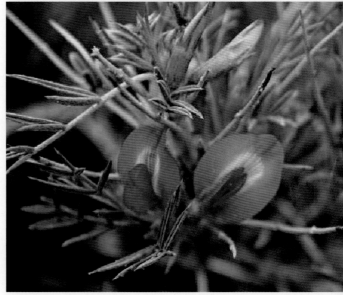

| **资源情况** | 野生资源一般。药材来源于野生。

| **采收加工** | 夏季采收，鲜用或晒干。

| **功能主治** | 用于脓疮。

| **用法用量** | 外用适量，捣碎煮汁，敷于患处。

豆科 Leguminosae 棘豆属 Oxytropis

蓝花棘豆 *Oxytropis caerulea* (Pall.) DC.

| **植物别名** | 呼和－奥日图哲。

| **蒙 文 名** | 呼和－敖日杜扎。

| **药 材 名** | 蓝花棘豆（药用部位：根）。

| **形态特征** | 多年生草本，高 10 ~ 30 cm。无地上茎，或茎极短缩，分枝（常于表上土下）形成密丛。奇数羽状复叶，长 5 ~ 20 cm；托叶条状披针形，膜质，中部以下与叶柄合生，被绢毛；叶轴细弱，疏生短柔毛；小叶对生，25 ~ 41，矩圆状披针形或卵形，长 7 ~ 15 mm，宽（1.5 ~）2 ~ 4 mm，先端锐尖或钝，基部圆形，两面疏生平贴长柔毛。花多数，在总花梗的先端排列成疏生的总状花序；总花梗

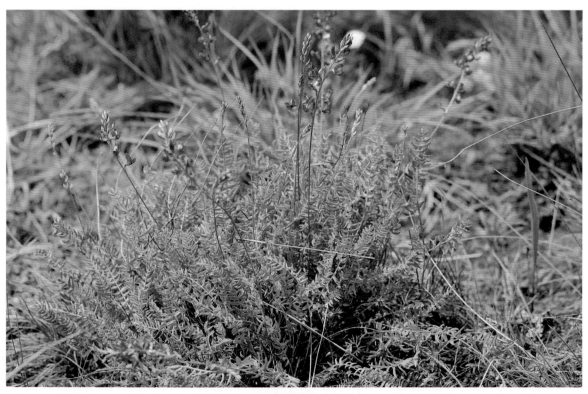

蓝花棘豆

细弱，比叶长或近等长，生短柔毛；苞片条形，长 3 ~ 5 mm，较花梗长，先端渐尖，有毛；花萼钟状，长 3 ~ 4 mm，被白色与黑色短柔毛，萼齿披针形，长 2 ~ 2.5 mm；花蓝紫色或红紫色，长 10 ~ 12 mm，旗瓣近圆形，先端圆或微凹，具短爪，翼瓣比旗瓣短，与龙骨瓣近等长，龙骨瓣先端喙长约 3 mm。荚果长圆状卵形，膨胀，长 10 ~ 15 mm，宽约 4 mm，先端具喙，1 室，疏生白色和黑色短柔毛。花期 6 ~ 7 月，果期 7 ~ 8 月。

| **生境分布** | 生于森林带和森林草原带的林间草甸、河谷草甸、草原化草甸。分布于内蒙古兴安盟（科尔沁右翼前旗、突泉县）、通辽市（扎鲁特旗）、赤峰市（巴林右旗、克什克腾旗、喀喇沁旗、林西县）、锡林郭勒盟（正蓝旗、西乌珠穆沁旗）。

| **资源情况** | 野生资源较少。药材来源于野生。

| **采收加工** | 秋季采挖，洗净，晒干。

| **药材性状** | 本品呈圆柱形，根头粗大，表面棕黄色，具纵皱纹，栓皮易剥落，质轻而绵韧，难折断，断面皮部白色，纤维性极强，木部黄色。气微，味淡。

| **功能主治** | 苦，凉。归脾、肺经。利尿逐水。用于水肿，腹水。

| **用法用量** | 内服煎汤，6 ~ 15 g。

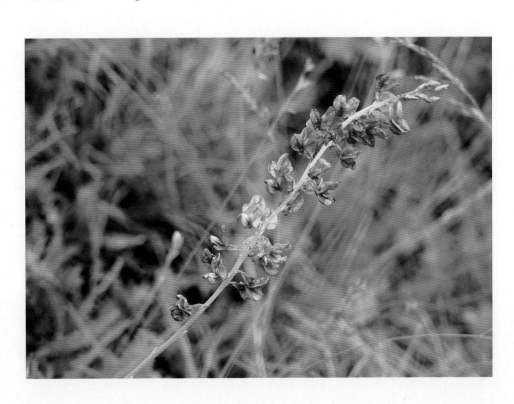

豆科 Leguminosae 棘豆属 Oxytropis

小花棘豆 Oxytropis glabra (Lam.) DC

| 植物别名 | 断肠草、醉马豆、包头棘豆。

| 蒙 文 名 | 扫格图 – 敖日杜扎。

| 药 材 名 | 醉马草（药用部位：全草）。

| 形态特征 | 多年生草本，高 20 ~（35）~ 80 cm。根细而直伸。茎分枝多，直立或铺散，长 30 ~ 70 cm，无毛或疏被短柔毛，绿色。羽状复叶长5 ~ 15 cm；托叶草质，卵形或披针状卵形，彼此分离或于基部合生，长 5 ~ 10 mm，无毛或微被柔毛；叶轴疏被开展或贴伏短柔毛；小叶 11 ~ 19（~ 27），披针形或卵状披针形，长 5 ~（10）~25 mm，宽 3 ~ 7 mm，先端尖或钝，基部宽楔形或圆形，上面无毛，

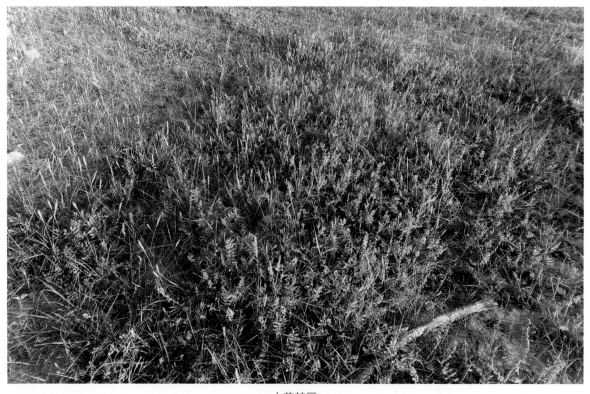

小花棘豆

下面微被贴伏柔毛。多花组成稀疏总状花序，长 4 ~ 7 cm；总花梗长 5 ~ 12 cm，通常较叶长，被开展的白色短柔毛；苞片膜质，狭披针形，长约 2 mm，先端尖，疏被柔毛；花长 6 ~ 8 mm；花梗长 1 mm；花萼钟形，长 4.2 cm，被贴伏白色短柔毛，有时混生少量的黑色短柔毛，萼齿披针状锥形，长 1.5 ~ 2 mm；花冠淡紫色或蓝紫色，旗瓣长 7 ~ 8 mm，瓣片圆形，先端微缺，翼瓣长 6 ~ 7 mm，先端全缘，龙骨瓣长 5 ~ 6 mm，喙长 0.25 ~ 0.5 mm；子房疏被长柔毛。荚果膜质，长圆形，膨胀，下垂，长 10 ~ 20 mm，宽 3 ~ 5 mm，喙长 1 ~ 1.5 mm，腹缝具深沟，背部圆形，疏被贴伏白色短柔毛或混生黑色、白色柔毛，后期无毛，1 室；果柄长 1 ~ 2.5 mm。花期 6 ~ 7 月，果期 7 ~ 8 月。

| **生境分布** | 生于山坡草地、石质山坡、河谷阶地、冲积川地、草地、荒地、田边、渠旁、沼泽草甸、盐土草滩上。分布于内蒙古锡林郭勒盟（西乌珠穆沁旗）、乌兰察布市（兴和县）、包头市（固阳县、土默特右旗）、鄂尔多斯市（鄂托克前旗、鄂托克旗、达拉特旗、伊金霍洛旗）、巴彦淖尔市（磴口县、乌拉特中旗）、阿拉善盟（阿拉善右旗、阿拉善左旗、额济纳旗）。

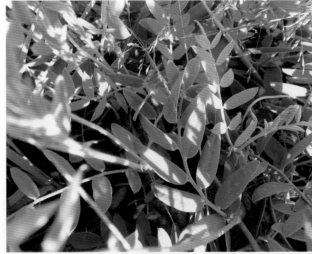

| **资源情况** | 野生资源较少。药材来源于野生。

| **采收加工** | 夏、秋季采收，除去杂质，晒干，切段。

| **药材性状** | 本品根长圆锥形，有分枝。羽状复叶，基部与叶柄合生，有刚毛；小叶椭圆形，全缘，表面绿色或枯绿色，皱缩，质脆易碎。气微，味微苦。

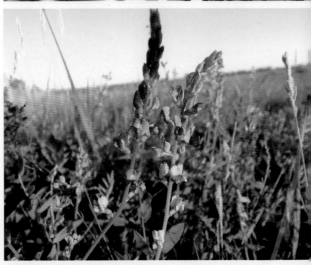

| **功能主治** | 辛、甘，平；有毒。麻醉，镇静，止痛。用于牙痛，关节疼痛，失眠，健忘，皮肤瘙痒。

| **用法用量** | 内服煎汤，4.5 ~ 6 g。

缘毛棘豆 *Oxytropis ciliata* Turcz.

| 蒙 文 名 | 扫日矛扫图 – 奥日图哲。

| 药 材 名 | **蒙药** 扫日矛扫图 – 奥日图哲（药用部位：地上部分）。

| 形态特征 | 多年生草本，高 5 ~ 20 cm。小叶线状长圆形、长圆形、线状披针形或倒披针形，两面无无毛。花 3 ~ 7 组成短总状花序；花冠白色或淡黄色，旗瓣椭圆形，翼瓣比旗瓣短，先端斜截形，瓣柄细长，耳短，龙骨瓣短于翼瓣，具喙。荚果近纸质，卵形，紫褐色或黄褐色，膨胀，先端具喙，无毛，隔膜窄。花期 5 ~ 6 月，果期 6 ~ 7 月。

| 生境分布 | 生于干旱山坡及丘陵石坡地。分布于内蒙古呼和浩特市（回民区、土默特左旗、武川县、新城区）、包头市（达尔罕茂明安联合旗、

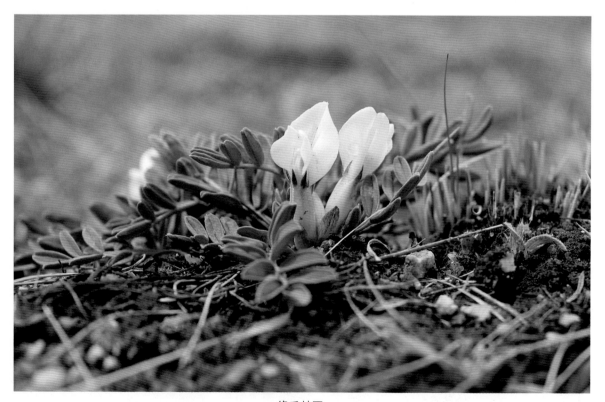

缘毛棘豆

固阳县）。

| **资源情况** | 野生资源较丰富。药材来源于野生。

| **采收加工** | **蒙药** 扫日矛扫图 – 奥日图哲：春、秋季采收，除去杂质，阴干。

| **功能主治** | **蒙药** 扫日矛扫图 – 奥日图哲：杀黏，清热，燥"协日乌素"，愈伤，生肌，
止血，消肿。用于瘟疫，丹毒，腮腺炎，脑刺痛，痛风，创伤，肌肉痉挛，鼻衄，
月经过多，吐血，咯血。

| **用法用量** | **蒙药** 扫日矛扫图 – 奥日图哲：研末冲服，1.5 ~ 3 g；或入丸、散剂。

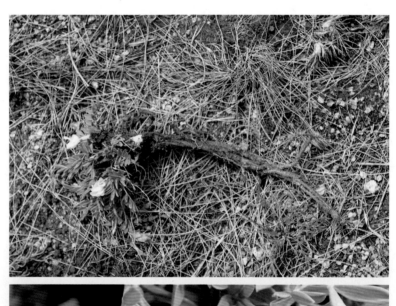

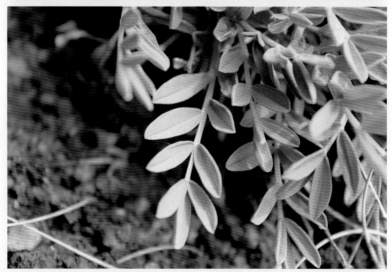

豆科 Leguminosae 棘豆属 *Oxytropis*

黄毛棘豆
Oxytropis ochrantha Turcz.

| 植物别名 | 黄土毛棘豆、黄穗棘豆、异色黄穗棘豆。

| 蒙 文 名 | 希日 – 乌斯图 – 奥日图哲。

| 药 材 名 | 黄毛棘豆（药用部位：花）。

| 形态特征 | 多年生草本，高不及 20 cm。茎极缩短，多分枝，被丝状黄色长柔毛。奇数复叶长 8 ~ 20 cm，小叶 6 ~ 9 轮（对），对生或 4 轮生，卵形、长椭圆形、披针形或线形，长 6 ~ 25 mm，先端渐尖或急尖，基部圆，上面后变无毛，下面被长柔毛；叶柄密被黄色长柔毛；托叶膜质，宽卵形，中下部与叶柄贴生，先端急尖，密被黄色长柔毛。多花组成密集圆筒形总状花序；苞片披针形，等于或短于

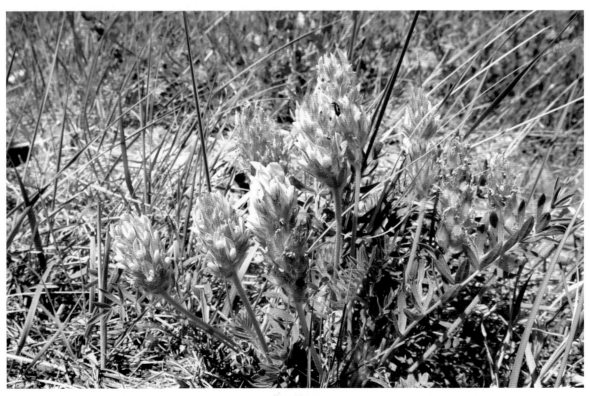

黄毛棘豆

花萼，密被黄色长柔毛；花萼筒状，长 0.8 ~ 1.2 cm，密被黄色长柔毛，萼齿披针状线形，与萼筒几等长或稍短；花冠白色或淡黄色，旗瓣倒卵状长椭圆形，长 1.4 ~ 2.1 cm，先端圆，基部渐窄成瓣柄，翼瓣匙状长椭圆形，长约 1.7 cm，先端圆，基部具较长的耳和细长的瓣柄，龙骨瓣近长圆形，长约 1.2 cm，喙长 1.5 ~ 3 cm，基部有耳和瓣柄；子房密被黄色长柔毛。

| 生境分布 | 生于森林草原带的干山坡与干河谷沙地，也见于芨芨草草滩。分布于内蒙古乌兰察布市（察哈尔右翼后旗、察哈尔右翼前旗、察哈尔右翼中旗、商都县）、呼和浩特市（和林格尔县、土默特左旗）、包头市（固阳县）、巴彦淖尔市（乌拉特前旗）。

| 资源情况 | 野生资源较丰富。药材来源于野生。

| 采收加工 | 夏季采摘，除去杂质，阴干。

| 功能主治 | 利水。

| 用法用量 | 内服煎汤，2 ~ 10 g。

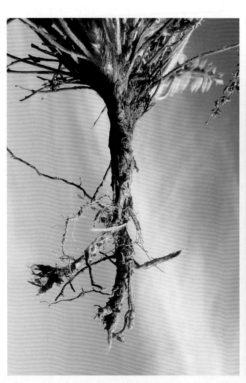
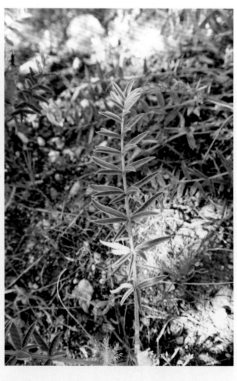

豆科 Leguminosae 棘豆属 Oxytropis

地角儿苗 *Oxytropis bicolor* Bunge

| 植物别名 | 二色棘豆、人头草、淡黄花鸡嘴嘴。

| 蒙 文 名 | 阿拉嘎 – 奥日图哲。

| 药 材 名 | **中药** 多叶棘豆（药用部位：全草）。
 蒙药 纳布其日哈嘎 – 奥日图哲（药用部位：全草）。

| 形态特征 | 多年生草本，高达 20 cm，植株各部密被开展白色绢状长柔毛，淡灰色。茎缩短。奇数羽状复叶长 4 ~ 20 cm；小叶 7 ~ 17 轮（对），对生或 4 轮生，线形、线状披针形或披针形，长 0.3 ~ 2.3 cm，先端急尖，基部圆，边缘常反卷，两面密被绢状长柔毛，上面毛较疏；托叶膜质，卵状披针形，密被白色绢状长柔毛。10 ~ 15 花组成或疏或密的总状花序；苞片披针形，长 0.4 ~ 1 cm，疏被白色柔毛；

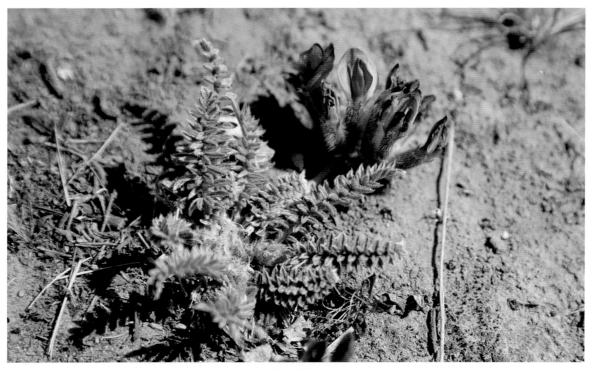

地角儿苗

花萼筒状，长 0.9 ~ 1 cm，密被长柔毛，萼齿线状披针形，长 3 ~ 5 mm；花冠紫红色或蓝紫色，旗瓣菱状卵形，长 1.4 ~ 2 cm，先端圆或微凹，翼瓣长圆形，长 1.5 ~ 1.8 cm，先端斜宽，龙骨瓣长 1.1 ~ 1.5 cm，喙长 2 ~ 2.5 mm。荚果卵状长圆形，膨胀，腹背稍扁，长 1.7 ~ 2.2 cm。

| **生境分布** | 生于沙地、干山坡、撂荒地。分布于内蒙古包头市（石拐区）。

| **资源情况** | 野生资源较少。药材来源于野生。

| **采收加工** | **中药** 多叶棘豆：夏、秋季采收，除去残根及杂质，洗净，晒干。

| **功能主治** | **中药** 多叶棘豆：清热解毒，消肿，祛风湿，止血。用于风热感冒，咽喉肿痛，痛疮肿毒，创伤，瘀血肿胀，各种出血。
蒙药 纳布其日哈嘎 – 奥日图哲：杀黏，清热，燥"协日乌素"，愈伤，生肌，止血，消肿，通便。用于瘟疫，丹毒，发症，腮腺炎，肠刺痛，脑刺痛，阵刺痛，麻疹，痛风，游痛症，创伤，肌肉痉挛，鼻衄，月经过多，吐血，咯血。

| **用法用量** | **中药** 多叶棘豆：内服煎汤，6 ~ 9 g。外用适量，研末调敷。
蒙药 纳布其日哈嘎 – 奥日图哲：1.5 ~ 3 g，研末冲服；或入丸、散剂。

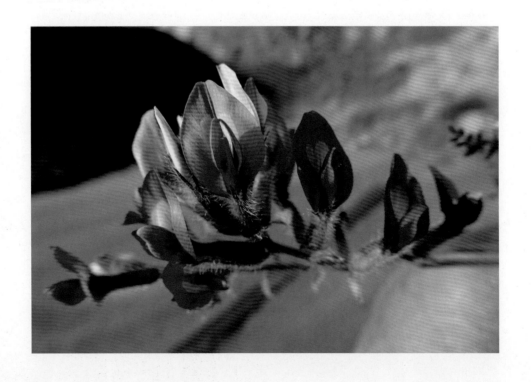

豆科 Leguminosae 棘豆属 Oxytropis

硬毛棘豆 *Oxytropis fetissovii* Bunge

| 植物别名 | 毛棘豆。

| 蒙 文 名 | 西润－敖日杜扎。

| 药 材 名 | **蒙药** 西润－敖日杜扎（药用部位：根及根茎）。

| 形态特征 | 多年生草本，无地上茎，高20～40 cm，全株被长硬毛。奇数羽状复叶，基生；小叶5～19，卵状披针形或长椭圆形，长1.5～5 cm，宽5～15 mm，先端锐尖，基部圆形；托叶披针形，与叶柄基部合生。总状花序呈长穗状，长5～15 cm，花多而密集；总花梗粗壮，显著比叶长；花淡紫色或淡黄色，长15～18 mm；苞片披针形；花萼筒状，长10～13 mm，密被毛，萼齿条形，与萼筒近等长；花冠

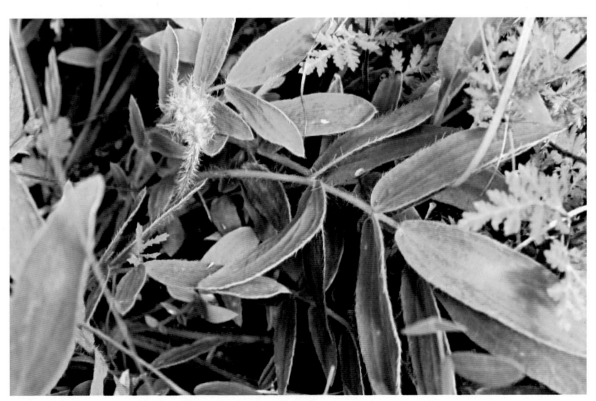

硬毛棘豆

蝶形，旗瓣椭圆形，翼瓣与旗瓣近等长，龙骨瓣较短，具喙。荚果藏于萼内，长卵形，长约 12 mm，密被长毛。花期 6 ~ 7 月，果期 7 ~ 8 月。

| 生境分布 | 生于干山坡、丘陵、山地林缘草甸、草甸草原。分布于内蒙古呼伦贝尔市（根河市、海拉尔区、鄂温克族自治旗、鄂伦春自治旗、莫力达瓦达斡尔族自治旗、扎兰屯市、阿荣旗）、兴安盟（科尔沁右翼前旗、科尔沁右翼中旗、扎赉特旗）、通辽市（奈曼旗、扎鲁特旗、库伦旗）、赤峰市（巴林左旗、巴林右旗、克什克腾旗、林西县、阿鲁科尔沁旗、喀喇沁旗）、锡林郭勒盟（西乌珠穆沁旗、锡林浩特市、正蓝旗、多伦县）、乌兰察布市（察哈尔右翼前旗、察哈尔右翼后旗）、呼和浩特市（和林格尔县）。

| 资源情况 | 野生资源一般。药材来源于野生。

| 采收加工 | 蒙药　西润 - 敖日杜扎：夏、秋季采挖，除去杂质，洗净，晒干，切段。

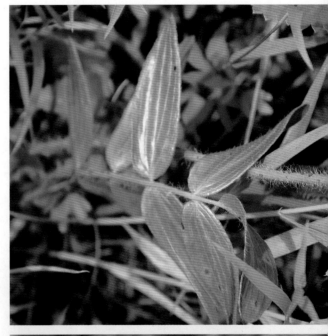

| 药材性状 | 蒙药　西润 - 敖日杜扎：本品多碎断。根头残存基生叶叶柄，叶柄基部与托叶合生，有较长的硬毛。叶多从叶轴上脱落。

| 功能主治 | 蒙药　西润 - 敖日杜扎：甘、苦，凉，钝、轻、糙。杀黏，清热，燥"协日乌素"，愈伤，生肌，锁脉，止血，消肿，通便。用于瘟疫，发症，丹毒，腮腺炎，阵刺痛，肠刺痛，胸刺痛，颈强痛，类风湿游痛症，麻疹，创伤，肌肉痉挛，鼻衄，月经过多，吐血，咯血。

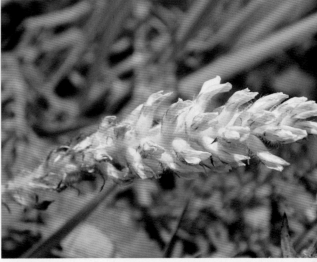

| 用法用量 | 蒙药　西润 - 敖日杜扎：内服，单用 1.5 ~ 3 g，研末冲服；或入散剂。

豆科 Leguminosae 棘豆属 Oxytropis

宽苞棘豆

Oxytropis latibracteata Jurtz.

| **植物别名** | 乌日根－奥日图哲。

| **蒙文名** | 乌日根－敖日杜扎。

| **药材名** | **蒙药** 乌日根－敖日杜扎（药用部位：全草）。

| **形态特征** | 多年生草本，高5～15 cm。主根粗壮，黄褐色。茎短缩或近无茎，多少分枝，枝周围具多数褐色枯叶柄，形成密丛。奇数羽状复叶，长4～11 cm，叶轴及叶柄密被平伏或开展的绢毛，具小叶10～24；托叶膜质，卵形或三角状披针形，先端渐尖，密被长柔毛，与叶柄基部联合；小叶卵形至披针形，长5～12 mm，宽3～5 mm，先端渐尖，基部圆形，两面密被平伏的白色或黄褐色绢毛。总花梗

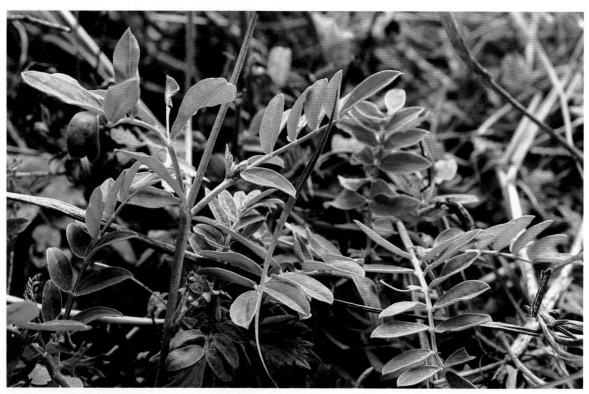

宽苞棘豆

较细弱，较叶长或与叶近等长，密被短柔毛或混生长柔毛，上端混生黑色短毛；苞片宽椭圆形，两端尖，较萼短，稀近等长，密被绢毛；花萼筒状，长 9 ~ 12 mm，宽 4 ~ 5 mm，密被绢毛，并混生黑色短毛，萼齿披针形，长 2.5 ~ 3.5 mm；花冠蓝紫色、紫红色或天蓝色，旗瓣长 20 ~ 25 mm，瓣片倒卵状矩圆形或矩圆形，先端微凹，中部以下渐狭，翼瓣长 18 ~ 20 mm，瓣片矩圆状倒卵形，先端钝，爪比瓣片长 1.5 ~ 2 倍，喙长约 2 mm。荚果卵状矩形，长 1.5 ~ 2 cm，宽约 6 mm，膨胀，先端具短喙，密被白色或黑色短柔毛。花期 6 ~ 7 月。

| 生境分布 | 生于山前洪积滩地、冲积扇前缘、河漫滩、干旱山坡、阴坡、山坡柏树林下、亚高山灌丛草甸和杂草草甸。分布于内蒙古赤峰市（翁牛特旗）、阿拉善盟（阿拉善左旗、阿拉善右旗）。

| 资源情况 | 野生资源较少。药材来源于野生。

| 采收加工 | **蒙药** 乌日根 - 敖日杜扎：夏、秋季采收，除去杂质，洗净，晒干，切段。

| 功能主治 | **蒙药** 乌日根 - 敖日杜扎：苦、辛，平，轻、糙、柔、燥。利水，消肿，清热，止泻。用于浮肿，气肿，水肿，尿闭，肺热。

| 用法用量 | **蒙药** 乌日根 - 敖日杜扎：内服煮散剂，3 ~ 5 g；或入丸、散剂；单用 1.5 ~ 3 g，研末冲服。

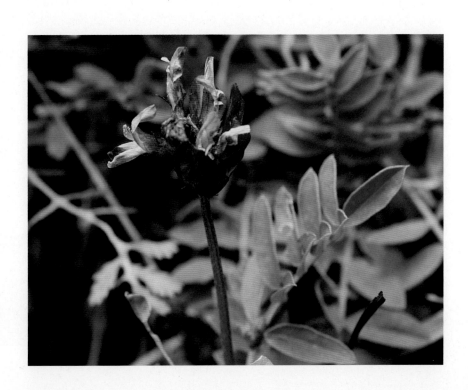

豆科 Leguminosae 棘豆属 Oxytropis

山泡泡
Oxytropis leptophylla (Pall.) DC.

| 植物别名 | 光棘豆、薄叶棘豆。

| 蒙 文 名 | 尼莫根－那布其图－敖日杜扎。

| 药 材 名 | 棘豆根（药用部位：根）。

| 形态特征 | 多年生草本，高约8 cm，全株被灰白色毛。根粗壮，圆柱状，深长。茎短缩。羽状复叶长7～10 cm；托叶膜质，三角形，与叶柄贴生，先端钝，密被长柔毛；叶柄与叶轴上面有沟纹，被长柔毛；小叶9～13，线形，长13～35 mm，宽1～2 mm，先端渐尖，基部近圆形，边缘向上反卷，上面无毛，下面被贴伏长硬毛。2～5花组成短总状花序；总花梗纤细，与叶等长或稍短，微被开展的短柔毛；苞片

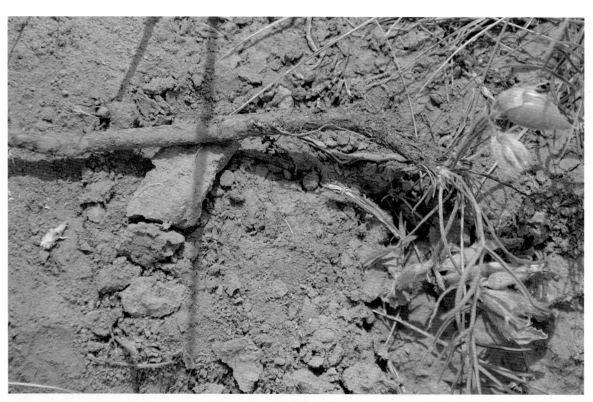

山泡泡

披针形或卵状长圆形，长于花梗，密被长柔毛；花长 18 ~ 20 mm；花萼膜质，筒状，长 8 ~ 11 mm，密被白色长柔毛；萼齿锥形，长为萼筒的 1/3；花冠紫红色或蓝紫色，旗瓣近圆形，长 20 ~ 23 mm，宽 10 mm，先端圆形或微凹，基部渐狭成瓣柄，翼瓣长 19 ~ 20 mm，耳短，瓣柄细长，龙骨瓣长 15 ~ 17 mm，喙长 1.5 mm；子房密被毛，花柱先端弯曲。荚果膜质，卵状球形，膨胀，长 14 ~ 18 mm，宽 12 ~ 15 mm，先端具喙，腹面具沟，被白色或黑白混生短柔毛，隔膜窄，不完全 1 室。花期 5 ~ 6 月，果期 6 ~ 7 月。

| **生境分布** | 生于森林草原及草原带的砾石性和沙性土地。分布于内蒙古呼伦贝尔市（鄂温克族自治旗、新巴尔虎右旗、扎兰屯市、陈巴尔虎旗）、兴安盟（科尔沁右翼前旗、扎赉特旗）、赤峰市（巴林右旗、克什克腾旗、林西县）、锡林郭勒盟（东乌珠穆沁旗、锡林浩特市、阿巴嘎旗、正蓝旗、镶黄旗、太仆寺旗）、乌兰察布市（化德县、察哈尔右翼中旗、商都县、集宁区、凉城县）、包头市（固阳县、土默特右旗、达尔罕茂明安联合旗、白云鄂博矿区）、鄂尔多斯市（东胜区）。

| **资源情况** | 野生资源一般。药材来源于野生。

| **采收加工** | 夏、秋季采挖，洗净，晒干，切段。

| **功能主治** | 苦，凉。归肝经。清热解毒。用于秃疮，瘰疬。

| **用法用量** | 外用适量，捣敷。

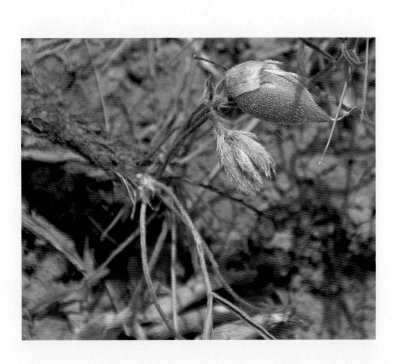

豆科 Leguminosae 棘豆属 Oxytropis

瘤果棘豆 *Oxytropis microphylla* (Pall.) DC.

| **植物别名** | 小叶棘豆。

| **蒙文名** | 毕乐楚图 – 敖日杜扎。

| **药材名** | 瘤果棘豆（药用部位：全草）。

| **形态特征** | 多年生草本，高 5 ~ 10 cm，无地上茎。托叶与叶柄合生至中部以上，彼此基部联合，表面密被白色绵毛；叶轴有白色绵毛；叶为具18 ~ 25 轮轮生小叶的复叶，每轮有小叶 4 ~ 6；小叶椭圆形、倒卵形、宽卵形或近圆形，质厚，长 1.5 ~ 2 mm，宽 1 ~ 1.5 mm，两端钝圆，两面被开展的白色长柔毛。总花梗直立，密生白色长柔毛，比叶长或与叶等长；总状花序顶生，具花 7 ~ 15（~ 20），密集，近头状；花红紫色，长约 20 mm；苞片条状披针形，长 4 ~ 6 mm，

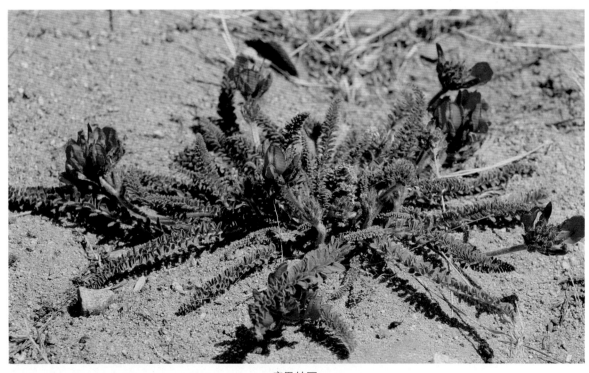

瘤果棘豆

有白色长柔毛和腺质突起；花萼筒形，长 8 ~ 10 mm，宽 3 ~ 4 mm，有腺质突起和白毛，萼齿条状披针形，长约 2 mm；旗瓣宽椭圆形，先端微凹，基部渐狭成爪，翼瓣比旗瓣短，比龙骨瓣长，龙骨瓣先端具长约 2 mm 的喙。荚果条状矩圆形，长 12 ~ 16 mm，稍侧扁，具瘤状的腺质突起，无毛，假 2 室。花期 6 ~ 7 月，果期 7 ~ 8 月。

| **生境分布** | 生于草原带的山地、石质丘陵坡地，是石质丘陵草原的伴生种。分布于内蒙古锡林郭勒盟（阿巴嘎旗）、包头市（土默特右旗、达尔罕茂明安联合旗）。

| **资源情况** | 野生资源较少。药材来源于野生。

| **采收加工** | 7 ~ 8 月采收，洗净，切段，晒干。

| **功能主治** | 用于黄疸，肝炎。

| **附 注** | 据《西藏阿里地区动植物考察报告》记载，本种可用于炭疽，便血，肠炎腹泻，创伤出血，疮疖痈疽等。

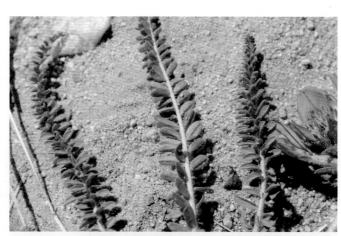

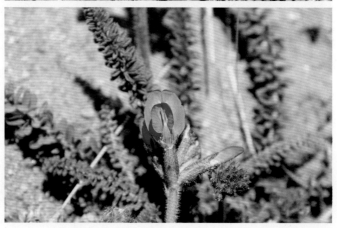

豆科 Leguminosae 棘豆属 Oxytropis

多叶棘豆 *Oxytropis myriophylla* (Pall.) DC.

| 植物别名 | 狐尾藻棘豆。

| 蒙 文 名 | 纳布其日哈噶－敖日杜扎。

| 药 材 名 | **中药** 鸡翎草（药用部位：全草）。
蒙药 纳布其日哈噶－敖日杜扎（药用部位：全草）。

| 形态特征 | 多年生草本，高20～30 cm，全株被白色或黄色长柔毛。根褐色，粗壮，深长。茎短缩，丛生。轮生羽状复叶长10～30 cm；托叶膜质，卵状披针形，基部与叶柄贴生，先端分离，密被黄色长柔毛；叶柄与叶轴密被长柔毛；小叶25～32轮，每轮4～8或有时对生，线形、长圆形或披针形，长3～15 mm，宽1～3 mm，先端渐尖，基部

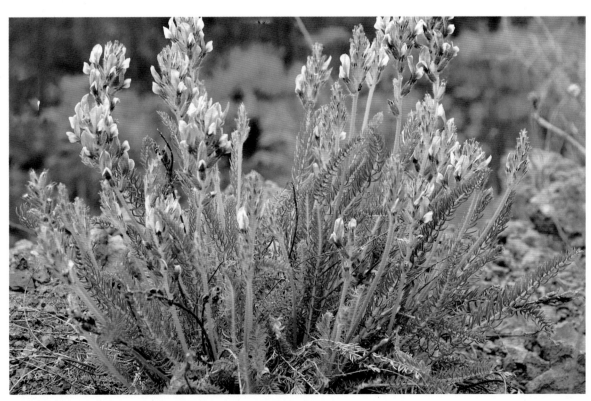

多叶棘豆

圆形，两面密被长柔毛。多花组成紧密或较疏松的总状花序；总花梗与叶近等长或长于叶，疏被长柔毛；苞片披针形，长 8 ～ 15 mm，被长柔毛；花长 20 ～ 25 mm；花梗极短或近无梗；花萼筒状，长约 11 mm，被长柔毛，萼齿披针形，长约 4 mm，两面被长柔毛；花冠淡红紫色，旗瓣长椭圆形，长约 18.5 mm，宽约 6.5 mm，先端圆形或微凹，基部下延成瓣柄，翼瓣长约 15 mm，先端急尖，耳长约 2 mm，瓣柄长约 8 mm，龙骨瓣长约 12 mm，喙长约 2 mm，耳长约 15.2 mm；子房线形，被毛，花柱无毛，无柄。荚果披针状椭圆形，膨胀，长约 15 mm，宽约 5 mm，先端喙长 5 ～ 7 mm，密被长柔毛，隔膜稍宽，不完全 2 室。花期 5 ～ 6 月，果期 7 ～ 8 月。

| 生境分布 | 生于沙地、平坦草原、干河沟、丘陵地、石质山坡或低山坡。内蒙古各地均有分布。

| 资源情况 | 野生资源丰富。药材来源于野生。

| 采收加工 | **中药** 鸡翎草：夏、秋季采收，除去残根及杂质，洗净，晒干，切段。
蒙药 纳布其日哈噶－敖日杜扎：同"鸡翎草"。

| 药材性状 | **中药** 鸡翎草：本品皱缩成团，全株密被长柔毛。主根粗壮，长 6 ～ 10 cm，有分枝。湿润展平后，羽状复叶丛生在根茎上，长 10 ～ 20 cm，小叶对生或数片轮生，25 ～ 32 轮；小叶片线形或披针形，长 3 ～ 10 mm，宽 0.5 ～ 1 mm。总状花序，花排列紧密，淡紫色，总花梗长于叶。荚果椭圆形，长约 15 mm，宽约 5 mm，被长柔毛，先端具长 5 ～ 7 mm 的喙。气微，味微苦、甘。
蒙药 纳布其日哈噶－敖日杜扎：同"鸡翎草"。

| 功能主治 | **中药** 鸡翎草：甘，寒。清热解毒，消肿，祛风湿，止血，通便。用于风热感冒，咽喉肿痛，疔疮肿毒，出血，创伤。
蒙药 纳布其日哈噶－敖日杜扎：苦、甘，凉，钝、轻、糙。杀黏，清热，燥"协日乌素"，愈伤，生肌，锁脉，止血，消肿，通便。用于瘟疫，发症，丹毒，腮腺炎，阵刺痛，肠刺痛，脑刺痛，麻疹，颈强病，痛风，游痛症，创伤，抽筋，鼻衄，月经过多，创伤出血，吐血，咳痰。

| 用法用量 | **中药** 鸡翎草：内服煎汤，6 ～ 9 g；研末，2 ～ 3 g。外用适量，研末敷；或煎汤洗。
蒙药 纳布其日哈噶－敖日杜扎：多入丸、散剂。

豆科 Leguminosae 棘豆属 Oxytropis

砂珍棘豆

Oxytropis racemosa Turczaninow

| 植物别名 | 泡泡草、沙棘豆。

| 蒙 文 名 | 额勒孙－奥日图哲。

| 药 材 名 | 沙棘豆（药用部位：全草）。

| 形态特征 | 多年生草本，高 5 ～ 15（～ 30）cm。根淡褐色，圆柱形，较长。茎短缩，多头。轮生羽状复叶长 5 ～ 14 cm；托叶膜质，卵形，大部与叶柄贴生，分离部分先端尖，被柔毛；叶柄与叶轴上面有细沟纹，密被长柔毛；小叶轮生，6 ～ 12 轮，每轮 4 ～ 6，或有时为 2 小叶对生，长圆形、线形或披针形，长 5 ～ 10 mm，宽 1 ～ 2 mm，先端尖，基部楔形，边缘有时内卷，两面密被贴伏长柔毛。顶生头形总状花序；总花梗长 6 ～ 15 cm，被微卷曲绒毛；苞片披针形，

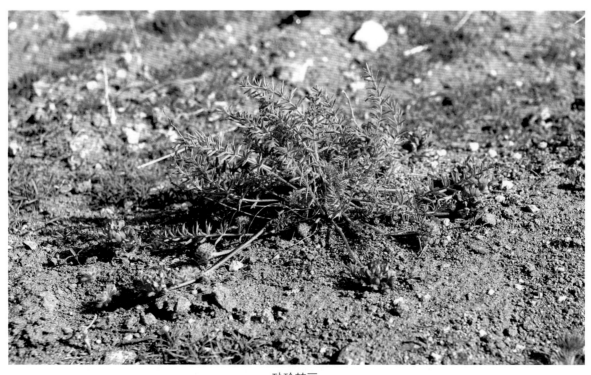

砂珍棘豆

比花萼短而宿存；花长 8 ~ 12 mm；花萼管状钟形，长 5 ~ 7 mm，萼齿线形，长 1.5 ~ 3 mm，被短柔毛；花冠红紫色或淡紫红色，旗瓣匙形，长 12 mm，先端圆或微凹，基部渐狭成瓣柄，翼瓣卵状长圆形，长 11 mm，龙骨瓣长 9.5 mm，喙长 2 ~ 2.5 mm；子房微被毛或无毛，花柱先端弯曲。荚果膜质，卵状球形，膨胀，长约 10 mm，先端具钩状短喙，腹缝线内凹，被短柔毛，隔膜宽约 0.5 mm，不完全 2 室；种子肾状圆形，长约 1 mm，暗褐色。花期 5 ~ 7 月，果期（6 ~ ）7 ~ 8（~ 9）月。

| 生境分布 | 生于沙滩、沙荒地、沙丘、沙质坡地及丘陵地区阳坡。分布于内蒙古呼伦贝尔市（陈巴尔虎旗、新巴尔虎左旗、海拉尔区）、通辽市（科尔沁区、科尔沁左翼后旗、奈曼旗）、赤峰市（阿鲁科尔沁旗、克什克腾旗、林西县、翁牛特旗）、锡林郭勒盟（二连浩特市、西乌珠穆沁旗、正镶白旗、锡林浩特市、苏尼特右旗、苏尼特左旗、阿巴嘎旗、正蓝旗、多伦县、镶黄旗）、乌兰察布市（四子王旗、察哈尔右翼前旗、凉城县）、呼和浩特市（赛罕区、和林格尔县、清水河县、土默特左旗）、包头市（青山区、昆都仑区、东河区、固阳县、土默特右旗、达尔罕茂明安联合旗）、鄂尔多斯市（东胜区、鄂托克前旗、鄂托克旗、达拉特旗、伊金霍洛旗、乌审旗）、巴彦淖尔市（乌拉特中旗、乌拉特后旗）、阿拉善盟（额济纳旗、阿拉善左旗）。

| 资源情况 | 野生资源较丰富。药材来源于野生。

| 采收加工 | 夏、秋季采收，洗净，晒干。

| 药材性状 | 本品皱缩成团，被灰白色长柔毛。根长圆柱形，直径 0.2 ~ 0.5 cm，黄褐色。湿润展平后，羽状复叶丛生在根茎上，小叶线形或倒披针形，对生或 4 ~ 6 轮生，长 3 ~ 10 mm，宽 1 ~ 2 mm，枯绿色。总状花序近头状，花梗细长，花淡棕红色或棕紫色。荚果长约 10 mm，宽约 6 mm，很膨胀，呈桃状，先端尖、有微弯曲的短喙，被短柔毛，1 室。气微，味微苦、甘。

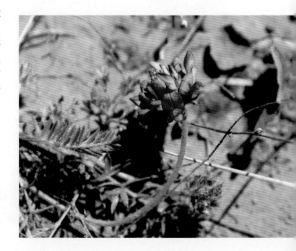

| 功能主治 | 微苦、甘。消食健脾。用于小儿消化不良。

| 用法用量 | 内服煎汤，10 ~ 30 g。

豆科 Leguminosae 棘豆属 *Oxytropis*

尖叶棘豆 *Oxytropis oxyphylla* (Pallas) Candolle

| 植物别名 | 山棘豆、海拉尔棘豆。

| 蒙 文 名 | 绍布胡－敖日杜扎。

| 药 材 名 | 山棘豆（药用部位：全草）。

| 形态特征 | 多年生草本，高 7 ~ 20 cm。根深而长，黄褐色至黑褐色。茎短缩。叶长 2.5 ~ 14 cm；叶轴密被白色柔毛。花红紫色、淡紫色或稀为白色；苞片披针形或狭披针形，渐尖，外面被长柔毛，旗瓣椭圆状卵形，长（13 ~）14 ~ 18（~ 21）mm，先端圆形，基部渐狭成爪，翼瓣比旗瓣短，具明显的耳部及长爪，先端具长 1.5 ~ 3 mm 的喙，子房有毛。荚果宽卵形或卵形，膜质，膨大，长 10 ~ 18（~ 20）mm，宽 9 ~ 12 mm。花果期 6 ~ 8 月。

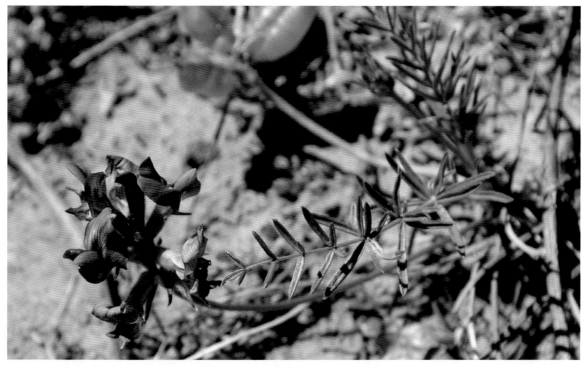

尖叶棘豆

| **生境分布** | 疏生于草原带的沙质草原中，有时也生于石质丘陵坡地。分布于内蒙古呼伦贝尔市（陈巴尔虎旗、新巴尔虎左旗、新巴尔虎右旗、海拉尔区、满洲里市）、赤峰市（克什克腾旗）、锡林郭勒盟（锡林浩特市）、包头市（达尔罕茂明安联合旗）。 |

| **资源情况** | 野生资源一般。药材来源于野生。 |

| **采收加工** | 夏、秋季采收，晒干。 |

| **功能主治** | 辛，寒。归肝经。清热解毒。用于疮疖痈肿；外用于乳腺炎。 |

| **用法用量** | 内服煎汤，鲜品 50 g。外用适量，煎汤洗。 |

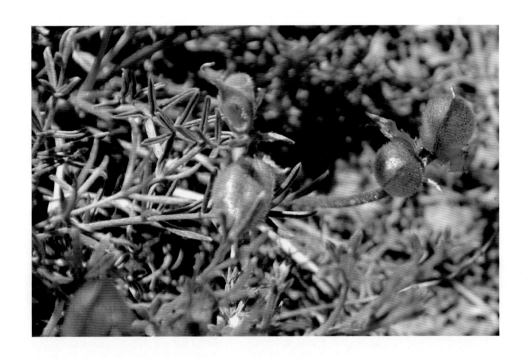

豆科 Leguminosae 米口袋属 Gueldenstaedtia

狭叶米口袋

Gueldenstaedtia stenophylla Bunge

| 植物别名 | 地丁。

| 蒙 文 名 | 纳日林 – 萨勒吉日。

| 药 材 名 | **中药** 狭叶米口袋（药用部位：全草）。
蒙药 纳日林 – 萨勒吉日（药用部位：全草）。

| 形态特征 | 多年生草本，高5～15 cm，全株有长柔毛。主根圆柱状，较细长。茎短缩，在根颈上丛生，短茎上有宿存的托叶。叶为奇数羽状复叶，具小叶7～19；托叶三角形，基部与叶柄合生，外面被长柔毛，小叶片矩圆形至条形，或春季小叶常为近卵形（通常夏、秋季小叶变窄，呈条状矩圆形或条形），长2～35 mm，宽1～6 mm，先端锐尖或钝尖，具小尖头，全缘，两面被白色柔毛，花期毛较密，果期

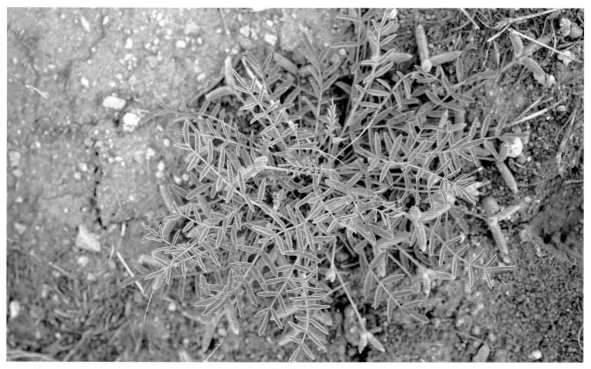

狭叶米口袋

毛少或有时近无毛。总花梗数个，自叶丛间抽出，顶端各具 2 ~ 3（~ 4）花，排列成伞形；花梗极短或无；苞片及小苞片披针形；花粉紫色；花萼钟形，长 4 ~ 5 mm，密被长柔毛，上 2 萼齿较大；旗瓣近圆形，长 6 ~ 8 mm，先端微凹，基部渐狭成爪，翼瓣比旗瓣短，长约 7 mm，龙骨瓣长约 4.5 mm。荚果圆筒形，长 14 ~ 18 mm，被灰白色长柔毛。花期 5 月，果期 5 ~ 7 月。

| 生境分布 | 生于草原带的河岸沙地、固定沙地，少量生于森林草原带、荒漠草原带，为沙质草原的伴生种。分布于内蒙古呼伦贝尔市（新巴尔虎右旗）、赤峰市（红山区、松山区、元宝山区、喀喇沁旗）、锡林郭勒盟（锡林浩特市、苏尼特左旗、苏尼特右旗）、呼和浩特市（和林格尔县）、包头市（九原区、达尔罕茂明安联合旗、固阳县）、巴彦淖尔市（乌拉特中旗）、鄂尔多斯市（鄂托克旗、准格尔旗）、阿拉善盟（阿拉善右旗、阿拉善左旗）。

| 资源情况 | 野生资源丰富。药材来源于野生。

| 采收加工 | **中药** 狭叶米口袋：春、夏季采收，除去杂质，洗净，鲜用或晒干，切段。
蒙药 纳日林 - 萨勒吉日：同"狭叶米口袋"。

| 药材性状 | **中药** 狭叶米口袋：本品根呈长圆锥形，有的略扭曲，长 9 ~ 18 cm，直径 0.3 ~ 0.8 cm；表面红棕色或灰黄色，有纵皱纹、横向皮孔及细长的侧根；质硬，断面黄白色，边缘绵毛状。茎短而细，灰绿色，有茸毛。奇数羽状复叶，丛生，具托叶，叶多皱缩、破碎，完整小叶片展平后呈椭圆形或长椭圆形，灰绿色，有茸毛。花冠蝶形，紫色。荚果圆柱形，棕色，有茸毛；种子黑色，细小。气微，味淡。
蒙药 纳日林 - 萨勒吉日：同"狭叶米口袋"。

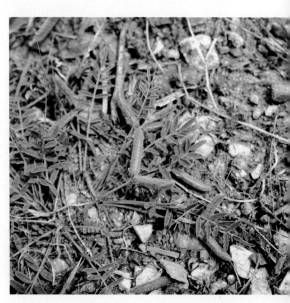

| 功能主治 | **中药** 狭叶米口袋：用于痈疽疔毒，各种化脓性炎症，泄泻。
蒙药 纳日林 - 萨勒吉日：同"狭叶米口袋"。

| 用法用量 | **中药** 狭叶米口袋：内服煎汤，25 ~ 50 g，鲜品 100 ~ 150 g；或捣汁；或研末。外用适量，捣敷；或熬膏摊贴。

豆科 Leguminosae 米口袋属 Gueldenstaedtia

少花米口袋
Gueldenstaedtia verna (Georgi) Boriss.

| **植物别名** | 小米口袋、甜地丁。

| **蒙文名** | 消布音-他不格。

| **药材名** | 地丁（药用部位：全草）。

| **形态特征** | 多年生草本。主根直下。分茎具宿存托叶。叶长 2 ~ 20 cm；托叶三角形，基部合生；叶柄具沟，被白色疏柔毛；小叶 7 ~ 19，长椭圆形至披针形，长 0.5 ~ 2.5 cm，宽 1.5 ~ 7 mm，钝头或急尖，先端具细尖，两面被疏柔毛，有时上面无毛。伞形花序有花 2 ~ 4，总花梗约与叶等长；苞片长三角形，长 2 ~ 3 mm；花梗长 0.5 ~ 1 mm；小苞片线形，长约为萼筒的 1/2；花萼钟状，长 5 ~ 7 mm，

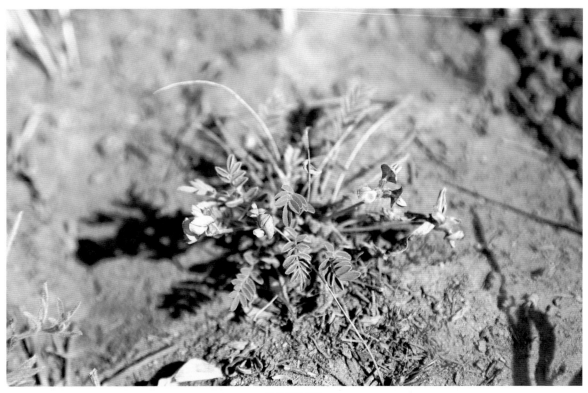

少花米口袋

被白色疏柔毛；萼齿披针形，上 2 萼齿约与萼筒等长，下 3 萼齿较短小，最下 1 最小；花冠红紫色，旗瓣卵形，长 13 mm，先端微缺，基部渐狭成瓣柄，翼瓣倒卵形，具斜截头，长 11 mm，具短耳，瓣柄长 3 mm，龙骨瓣倒卵形，长 5.5 mm，瓣柄长 2.5 mm；子房椭圆状，密被疏柔毛，花柱无毛，内卷。荚果长圆筒状，长 15 ～ 20 mm，直径 3 ～ 4 mm，被长柔毛，成熟时毛稀疏，开裂；种子圆肾形，直径 1.5 mm，具不深凹点。花期 5 月，果期 6 ～ 7 月。

| 生境分布 | 散生于草原带的沙质草原或石质草原，少量生于森林草原带、荒漠草原带。分布于内蒙古呼伦贝尔市（额尔古纳市、牙克石市、阿荣旗、满洲里市、新巴尔虎左旗、新巴尔虎右旗、鄂伦春自治旗、扎兰屯市）、兴安盟（扎赉特旗、科尔沁右翼前旗、科尔沁右翼中旗）、通辽市（科尔沁左翼中旗、科尔沁区、奈曼旗）、赤峰市（巴林右旗、克什克腾旗、红山区、林西县、宁城县、敖汉旗）、锡林郭勒盟（锡林浩特市、苏尼特左旗、苏尼特右旗、二连浩特市、西乌珠穆沁旗、镶黄旗、正镶白旗）、乌兰察布市（察哈尔右翼前旗）、呼和浩特市（和林格尔县）、包头市（石拐区、青山区、东河区、达尔罕茂明安联合旗、固阳县、九原区）、鄂尔多斯市（鄂托克前旗、准格尔旗、鄂托克旗、达拉特旗）、巴彦淖尔市（乌拉特中旗）、阿拉善盟（阿拉善左旗、阿拉善右旗）。

| 资源情况 | 野生资源丰富。药材来源于野生。

| 采收加工 | 春、夏季采收，除去杂质，洗净，鲜用或晒干。

| 药材性状 | 本品主根呈纺锤形、长锥形或长圆柱形，长 10 ～ 20 cm，直径 3 ～ 6 mm，表面红棕色至土黄色，粗糙，有纵皱纹，多少扭曲，或有残存的支根及须根，皮孔横生，稍凸起，呈点线状，色稍深。上端有多数基生叶；叶为羽状复叶，叶柄细长，小叶片椭圆形或长椭圆形，被白色柔毛，多呈灰绿色。有时可见圆筒形的荚果，表面密被柔毛，开裂或不开裂。主根质坚而稍韧，难折断，折断面纤维极多，乳白色，内面不平坦，微呈颗粒状，乳黄色，并有放射状花纹。气微臭，味淡而稍甜。以根粗壮而长、叶绿、无杂质者为佳。

| 功能主治 | 甘、苦，寒。归心、肝经。清热，解毒，消肿。用于痈疽，疔毒，瘰疬，恶疮，黄疸，痢疾，腹泻，目赤，喉痹，毒蛇咬伤。

| 用法用量 | 内服煎汤，10 ～ 50 g。外用适量，鲜品捣敷；或煎汤洗。

豆科 Leguminosae 米口袋属 Gueldenstaedtia

米口袋

Gueldenstaedtia verna (Georgi) Boriss. subsp. *multiflora* (Bunge) Tsui

| 植物别名 | 小米口袋、甜地丁。

| 蒙 文 名 | 萨勒吉日。

| 药 材 名 | 紫花地丁（药用部位：全草）。

| 形态特征 | 多年生草本。主根圆锥状。分茎极短缩，叶及总花梗于分茎上丛生。
托叶宿存，下面的托叶阔三角形，上面的托叶狭三角形，基部合生，
外面密被白色长柔毛；叶在早春时长仅 2 ~ 5 cm，夏、秋季间可长
达 15 cm，个别甚至可达 23 cm，早生叶被长柔毛，后生叶毛稀疏，
甚至几无毛；叶柄具沟；小叶 7 ~ 21，椭圆形至长圆形或卵形至长
卵形，有时披针形，先端小叶有时为倒卵形，长（4.5 ~）10 ~ 14

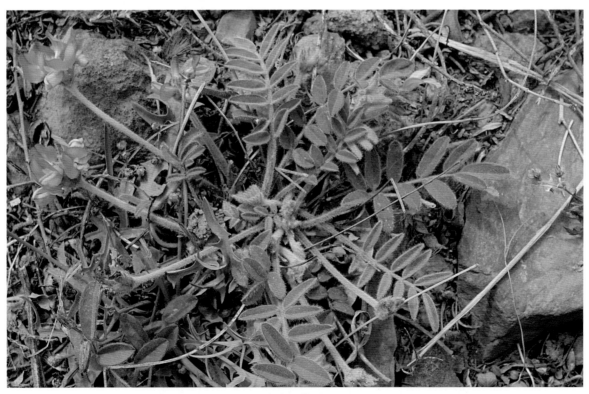

米口袋

（～25）mm，宽（1.5～）5～8（～10）mm，基部圆，先端具细尖、急尖、钝、微缺或下凹呈弧形。伞形花序有2～6花；总花梗具沟，被长柔毛，花期较叶稍长，花后与叶几等长或短于叶；苞片三角状线形，长2～4 mm，花梗长1～3.5 mm；花萼钟状，长7～8 mm，被贴伏长柔毛，上2萼齿最大，与萼筒等长，下3萼齿较小，最下1最小；花冠紫堇色，旗瓣长13 mm，宽8 mm，倒卵形，全缘，先端微缺，基部渐狭成瓣柄，翼瓣长10 mm，宽3 mm，斜长倒卵形，具短耳，瓣柄长3 mm，龙骨瓣长6 mm，宽2 mm，倒卵形，瓣柄长2.5 mm；子房椭圆状，密被贴伏长柔毛，花柱无毛，内卷，先端膨大呈圆形柱头。荚果圆筒状，长17～22 mm，直径3～4 mm，被长柔毛；种子三角状肾形，直径约1.8 mm，具凹点。花期5月，果期6～7月。

| 生境分布 | 散生于森林带和森林草原带的田野、路旁和山坡。分布于内蒙古赤峰市（巴林右旗、克什克腾旗、喀喇沁旗、宁城县、敖汉旗）、阿拉善盟（阿拉善左旗）。

| 资源情况 | 野生资源一般。药材来源于野生。

| 采收加工 | 春、秋季采挖，鲜用或晒干。

| 功能主治 | 苦，寒。归心、肝经。清热利湿，解毒消肿。用于疔疮，痈肿，瘰疬，黄疸，痢疾，腹泻，目赤，喉痹，毒蛇咬伤。

| 用法用量 | 内服煎汤，25～50 g，鲜品100～150 g。外用适量，鲜品捣敷；或煎汤洗。

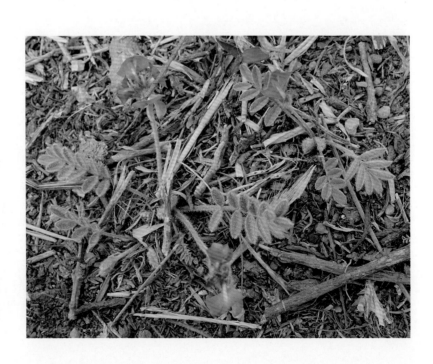

豆科 Leguminosae 骆驼刺属 Alhagi

骆驼刺 *Alhagi sparsifolia* Shap.

| 植物别名 | 骆驼草、刺糖草、羊刺。

| 蒙 文 名 | 特没根－乌日格苏。

| 药 材 名 | 骆驼刺（药材来源及药用部位：刺糖、花、种子）。

| 形态特征 | 亚灌木，高达 40 cm。茎直立，具细条纹，无毛或幼茎具短柔毛，从基部分枝；枝条平行上升。叶互生，卵形、倒卵形或倒圆卵形，长 0.8 ~ 1.5 cm，先端圆，具短硬尖，基部楔形，全缘，无毛，具短柄。总状花序腋生，花序轴变成坚硬的锐刺，刺长为叶的 2 ~ 3 倍，无毛，刺上具 3 ~ 6（~ 8）花；花长 0.8 ~ 1 cm；苞片钻状，长约 1 mm；花梗长 1 ~ 3 mm；花萼钟状，长 4 ~ 5 mm，被短柔毛，萼齿三角形或钻状三角形，长为萼筒的 1/4 ~ 1/3；花冠深紫红色，旗

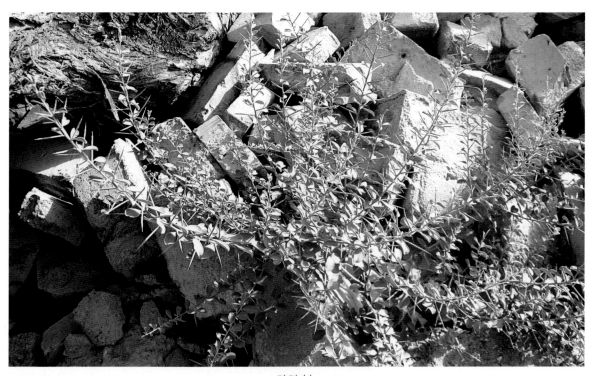

骆驼刺

瓣倒长卵形，长 8 ~ 9 mm，先端钝圆或截平，基部楔形，具短瓣柄，翼瓣长圆形，长为旗瓣的 3/4，龙骨瓣与旗瓣约等长；子房线形，无毛。荚果线形，常弯曲，几无毛。

| **生境分布** | 生于荒漠带的沙质荒漠中，为其优势种。分布于内蒙古巴彦淖尔市（乌拉特后旗、乌拉特中旗）。

| **资源情况** | 野生资源较少。药材来源于野生。

| **采收加工** | 夏季采收叶上分泌黄白色发黏的糖汁凝成的小颗粒（即刺糖），除去枝叶及杂质，晒干；夏季采收花，阴干；秋季果实成熟时采收种子，晒干。

| **功能主治** | 涩肠止泻，止痛。用于痢疾，腹泻，腹胀痛。

| **用法用量** | 内服煎汤，9 ~ 15 g；或研末冲服。

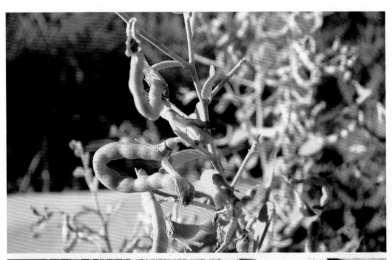

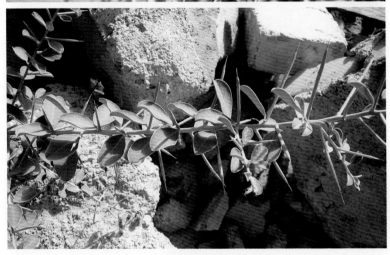

豆科 Leguminosae 甘草属 Glycyrrhiza

圆果甘草 *Glycyrrhiza squamulosa* Franch.

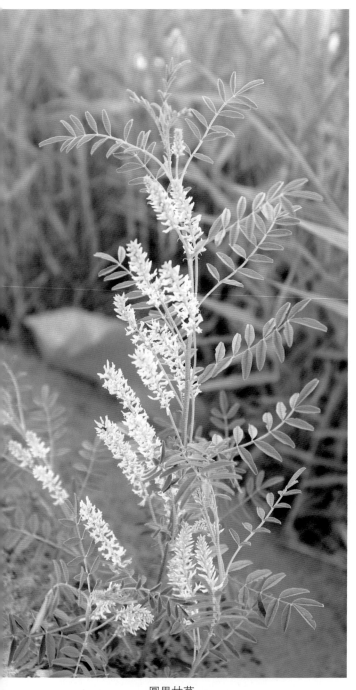

圆果甘草

| 植物别名 |

马兰秆。

| 蒙 文 名 |

海日苏立格 – 希和日 – 额布斯。

| 药 材 名 |

甘草（药用部位：根及根茎）。

| 形态特征 |

多年生草本。根与根茎细长，不含甘草甜素。羽状复叶长 5 ~ 15 cm，叶柄具密的鳞片状腺点和疏柔毛；小叶长圆形或长圆状倒卵形，长 1 ~ 1.5 cm，基部楔形，先端圆，微凹或钝，边缘具微小的刺毛状细齿，两面均密被鳞片状腺点。总状花序腋生，圆柱形；花序梗与花萼均密被鳞片状腺点和疏生短柔毛；花萼钟状，长 2.5 ~ 3.5 mm，萼齿 5，上方 2 齿稍联合；花冠白色，长 5 ~ 7 mm，背面密被黄色腺点。荚果近圆形或圆肾形，长 0.5 ~ 1 cm，背面凸，腹面平，先端具小尖，具瘤状突起和密生鳞片状腺点。

| 生境分布 | 生于田野、路旁、撂荒地或河岸阶地、轻度盐碱地。分布于内蒙古巴彦淖尔市（乌拉特前旗）。 |

| 资源情况 | 野生资源较少。药材来源于野生。 |

| 采收加工 | 春、秋季采挖，除去须根，晒干。 |

| 功能主治 | 补脾益气，清热解毒，祛痰止咳，缓急止痛，调和诸药。用于脾胃虚弱，倦怠乏力，心悸气短，咳嗽痰多，脘腹、四肢挛急疼痛，痈肿疮毒，缓解药物毒性、烈性。 |

| 用法用量 | 内服煎汤，2 ~ 10 g。 |

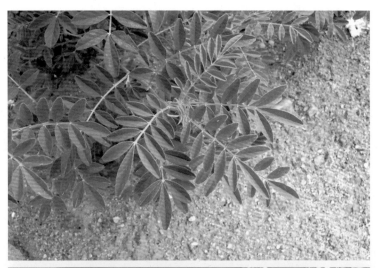

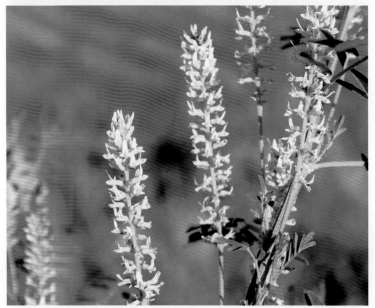

豆科 Leguminosae 甘草属 Glycyrrhiza

刺果甘草

Glycyrrhiza pallidiflora Maxim.

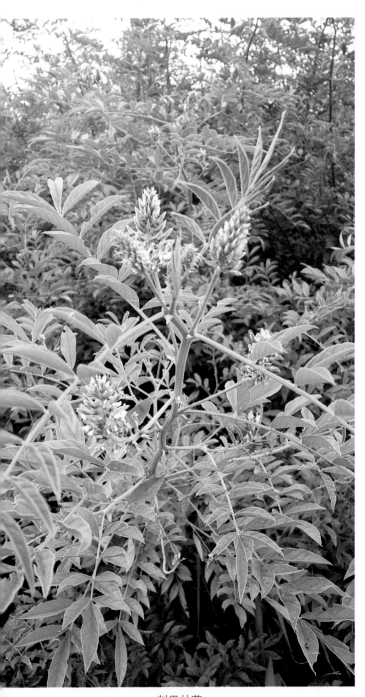

刺果甘草

| 植物别名 |

头序甘草、山大料。

| 蒙 文 名 |

乌日格斯图－希日－额布苏。

| 药 材 名 |

甘草（药用部位：根、果序）。

| 形态特征 |

多年生草本。茎直立，高 1 ～ 1.5 m，密被
黄褐色鳞片状腺点，几无毛。羽状复叶长
6 ～ 20 cm，叶柄无毛，密生腺点；小叶 9 ～
15，披针形，长 2 ～ 6 cm，两面均密被鳞
片状腺点，无毛，基部楔形，先端渐尖，边
缘具钩状细齿。总状花序长圆形，腋生，花
密集成球；花序梗密生短柔毛和鳞片状腺
点；花萼钟状，长 4 ～ 5 mm，密被腺点，
萼齿 5，披针形；花冠淡紫色、紫色或淡紫
红色。荚果卵圆形，长 1 ～ 1.7 cm，被长约
5 mm 的硬刺，先端具突尖；种子 2，圆肾
形，黑色。花期 7 ～ 8 月，果期 8 ～ 10 月。

| **生境分布** | 生于山坡草地、河滩地、岸边、田野、路旁。分布于内蒙古兴安盟（阿尔山市、科尔沁右翼前旗、科尔沁右翼中旗）、赤峰市（阿鲁科尔沁旗、巴林右旗、敖汉旗）。

| **资源情况** | 野生资源较少。药材来源于野生。

| **采收加工** | 全年均可采挖根，秋、冬季果实成熟后采收果序，晒干。

| **功能主治** | 根，甘、辛，温。杀虫。外用于滴虫性阴道炎。果序，催乳。用于乳汁缺少。

| **用法用量** | 根，外用适量，煎汤洗。果序，内服煎汤，6～9g。

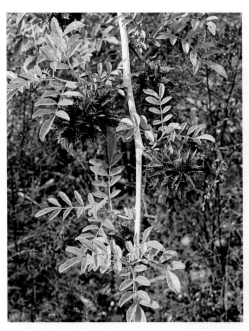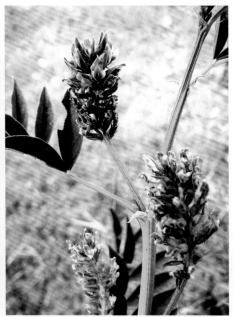

豆科 Leguminosae 岩黄耆属 Hedysarum

山岩黄耆 *Hedysarum alpinum* L.

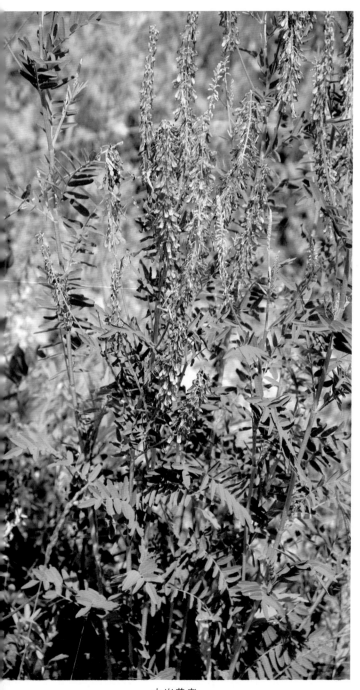

山岩黄耆

| 蒙 文 名 |

乌拉音 – 他日波勒吉。

| 药 材 名 |

山岩黄耆（用药部位：根）。

| 形态特征 |

多年生草本，高 50 ~ 120 cm。根为直根系，主根深长，粗壮。茎多数，直立，具细条纹，无毛或上部枝条被疏柔毛，基部被多数无叶片的托叶所包围。叶长 8 ~ 12 cm；托叶三角状披针形，棕褐色干膜质，长 10 ~ 14 mm，合生至上部；叶轴无毛；小叶 9 ~ 17，具长 1 ~ 2 mm 的短柄；小叶片卵状长圆形或狭椭圆形，长 15 ~ 30 mm，宽 4 ~ 7 mm，先端钝圆，具不明短尖头，基部圆形或圆楔形，上面无毛，下面被灰白色贴伏短柔毛，主脉和侧脉明显隆起。总状花序腋生，长 16 ~ 24 cm，总花梗和花序轴被短柔毛；花多数，长 12 ~ 16 mm，较密集着生，稍下垂，时而偏向一侧，具长 2 ~ 4 mm 的花梗；苞片钻状披针形，暗褐色干膜质，等于或稍长于花梗，外被短柔毛；花萼钟状，长约 4 mm，被短柔毛，萼齿三角状钻形，长为萼筒的 1/4 或 1/3，下萼齿较长；花冠紫

红色，旗瓣倒长卵形，长约 10 mm，先端钝圆、微凹，翼瓣线形，等于或稍长于旗瓣，龙骨瓣长于旗瓣约 2 mm；子房线形，无毛。荚果 3 ~ 4 节，节荚椭圆形或倒卵形，长 6 ~ 8 mm，宽 4 ~ 5 mm，无毛，两侧扁平，具细网状脉纹，边缘无明显的狭边，果柄明显地从萼筒中伸出；种子圆肾形，黄褐色，长约 2 mm，宽约 1.5 mm。花期 7 月，果期 8 月。

| **生境分布** | 生于森林带和森林草原带的沼泽草甸、林缘草甸、山地灌丛、河谷草甸。分布于内蒙古呼伦贝尔市（额尔古纳市、根河市、阿荣旗、鄂伦春自治旗、扎兰屯市、海拉尔区、陈巴尔虎旗、牙克石市、莫力达瓦达斡尔族自治旗、鄂温克族自治旗）、兴安盟（阿尔山市、科尔沁右翼前旗）、通辽市（扎鲁特旗、科尔沁区）、赤峰市（阿鲁科尔沁旗、巴林右旗、克什克腾旗、翁牛特旗）、锡林郭勒盟（东乌珠穆沁旗、西乌珠穆沁旗）、乌兰察布市（集宁区、卓资县、凉城县、兴和县）、呼和浩特市（武川县）、包头市（固阳县）。

| **资源情况** | 野生资源较丰富。药材来源于野生。

| **采收加工** | 夏、秋季采挖，除去茎枝及须根，洗净，切片，晒干。

| **功能主治** | 甘，温。补气固表，利尿，托毒排脓，生肌敛疮。用于气短心悸，倦怠，乏力，自汗，盗汗，久泻，脱肛，子宫脱垂，体虚浮肿，慢性肾炎，痈疽难溃或溃久不敛。

| **用法用量** | 内服煎汤，6 ~ 15 g，大剂量可用至 30 g。

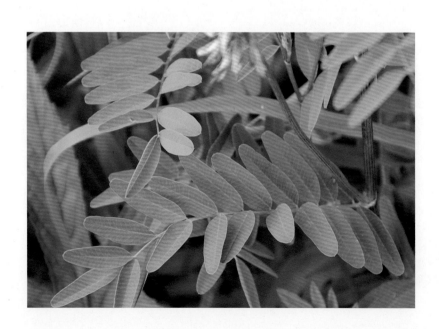

豆科 Leguminosae 岩黄耆属 Hedysarum

阴山岩黄耆

Hedysarum yinshanicum Y. Z. Zhao

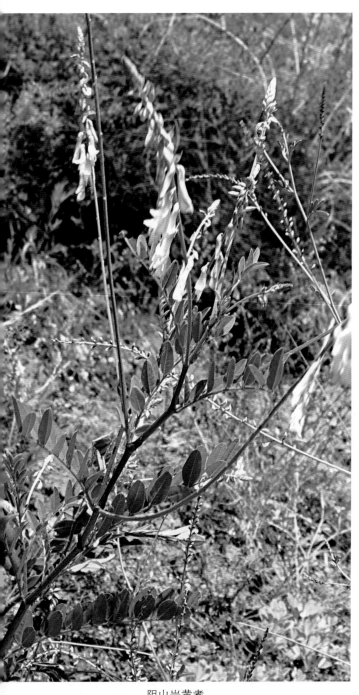

阴山岩黄耆

| 蒙 文 名 |

毛尼音－他日波勒吉。

| 药 材 名 |

红耆（药用部位：根）。

| 形 态 特 征 |

多年生草本，高达 1 m。直根粗长，圆柱形，长 20 ~ 50 cm，直径 0.5 ~ 2 cm，黄褐色。茎直立，有毛或无毛。奇数羽状复叶，长 5 ~ 12 cm，有小叶 9 ~ 21；托叶披针形或卵状披针形，膜质，褐色，无毛；小叶卵状矩圆形或椭圆形，长 5 ~ 20 mm，宽 3 ~ 10 mm，先端微凹或圆形，基部圆形或宽楔形，上面绿色无毛，下面淡绿色，沿中脉被长柔毛，小叶柄极短。总状花序腋生，长达 25 cm，有花 7 ~ 11；总状花序明显比叶长；花梗长 2 ~ 3 mm；苞片披针形，膜质，褐色；花乳白色，长 10 ~ 12 mm；花萼斜钟形，长约 3 mm，无毛或近无毛，萼齿短三角状钻形，下面的 1 萼齿较其他的长 1 倍，边缘具长柔毛；旗瓣矩圆状倒卵形，先端微凹，翼瓣矩圆形，与旗瓣等长，耳条形，与爪等长，龙骨瓣较旗瓣和翼瓣长，基部具爪和短耳；子房无毛。荚果具 3 ~ 6 荚节；荚

节斜倒卵形或近圆形，边缘具狭翅，扁平，表面具疏网纹，无毛。花期7～8月，果期8～9月。

| **生境分布** | 生于草原带的山地林下、林缘、灌丛、沟谷草甸。分布于内蒙古乌兰察布市（卓资县）、呼和浩特市（武川县）、包头市（固阳县、土默特右旗）、巴彦淖尔市（乌拉特前旗、乌拉特中旗）、阿拉善盟（额济纳旗、阿拉善左旗）。

| **资源情况** | 野生资源一般。药材来源于野生。

| **采收加工** | 春、秋季采挖，除去茎枝及须根，洗净，切片，晒干。

| **药材性状** | 本品呈圆柱形，少有分枝，上端略粗，长10～50 cm，直径0.6～2 cm。表面灰红棕色，有纵皱纹、横长皮孔样突起及少数支根痕，外皮易脱落，剥落处淡黄色。质硬而韧，不易折断，断面纤维性，并显粉性，皮部黄白色，木部淡黄棕色，射线呈放射状，形成层环浅棕色。气微，味微甜，嚼之有豆腥味。

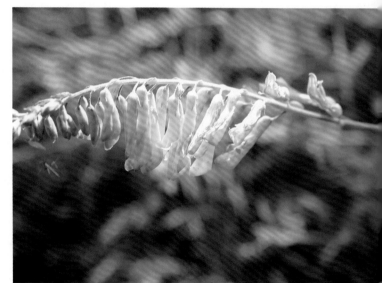

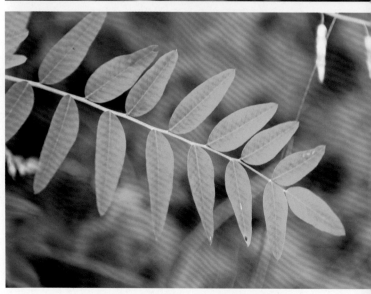

| **功能主治** | 甘，微温。归肺、脾经。用于气虚，自汗，浮肿，久泻，脱肛，子宫脱垂，痈疽难溃，疮口久不愈合。

| **用法用量** | 内服煎汤，9～30 g。

豆科 Leguminosae 百脉根属 Lotus

细叶百脉根 *Lotus tenuis* Waldst. et Kit. ex Willd.

| 植物别名 | 中亚百脉根、金花菜。

| 蒙 文 名 | 纳日音 - 好希杨朝日。

| 药 材 名 | 细叶百脉根（药用部位：全草）。

| 形态特征 | 多年生草本，高 20 ~ 100 cm，无毛或微被疏柔毛。茎细柔，直立，节间较长，中空。羽状复叶具 5 小叶；叶轴长 2 ~ 3 mm；小叶线形至长圆状线形，长 12 ~ 25 mm，宽 2 ~ 4 mm，具短尖头，大小略不相等，中脉不清晰；小叶柄短，几无毛。伞形花序；总花梗纤细，长 3 ~ 8 cm；花 1 ~ 3（~ 5），顶生，长 8 ~ 13 mm；苞片 1 ~ 3，叶状，比萼长 1.5 ~ 2 倍；花梗短；花萼钟形，长 5 ~ 6 mm，

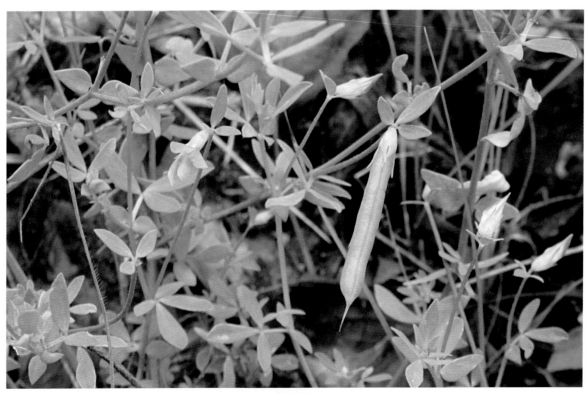

细叶百脉根

宽 3 mm，几无毛，萼齿狭三角形，渐尖，与萼筒等长；花冠黄色，带红色细脉纹，旗瓣圆形，稍长于翼瓣和龙骨瓣，翼瓣略短；雄蕊二体，上方离生 1 雄蕊较短，其余 9 雄蕊 5 长 4 短，分列成 2 组；花柱直，无毛，呈直角上指，子房线形，胚珠多数。荚果直，圆柱形，长 2 ~ 4 cm，直径 2 mm；种子球形，直径约 1 mm，榄绿色，平滑。花期 6 ~ 7 月，果期 7 ~ 8 月。

| **生境分布** | 生于草原、水边、潮湿的沼泽地边缘或湖旁草地。分布于内蒙古呼和浩特市（托克托县、土默特左旗）、包头市（九原区）、鄂尔多斯市（准格尔旗、伊金霍洛旗、东胜区、乌审旗）、阿拉善盟（阿拉善左旗）。

| **资源情况** | 野生资源较少。药材来源于野生。

| **采收加工** | 夏季采收，洗净，晒干。

| **功能主治** | 甘、微涩，平。清热，止血。用于便血，痢疾。

| **用法用量** | 内服煎汤，9 ~ 15 g。

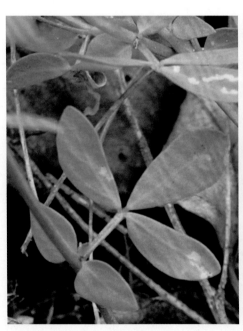
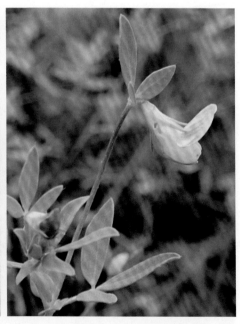

豆科 Leguminosae 野豌豆属 Vicia

山野豌豆 *Vicia amoena* Fisch.

| **植物别名** | 山黑豆、落豆秧。

| **蒙文名** | 乌拉音 – 给希。

| **药材名** | **中药** 透骨草（药用部位：地上部分）。
　　　　　　　蒙药 乌拉音 – 给希（药用部位：全草）。

| **形态特征** | 多年生草本，高 40 ~ 80cm。主根粗壮。茎攀缘或直立，具 4 棱，疏生柔毛或近无毛。叶为偶数羽状复叶，具小叶（6 ~）10 ~ 14，互生；叶轴末端成分枝或单一的卷须；托叶大，2 ~ 3 裂成半戟形或半箭头形，长 10 ~ 16 mm，有毛，小叶椭圆形或矩圆形，长 15 ~ 30 mm，宽（6 ~）8 ~ 15 mm，先端圆或微凹，具刺尖，基部通常圆，全缘，侧脉与中脉呈锐角，通常达边缘，在末端不连合

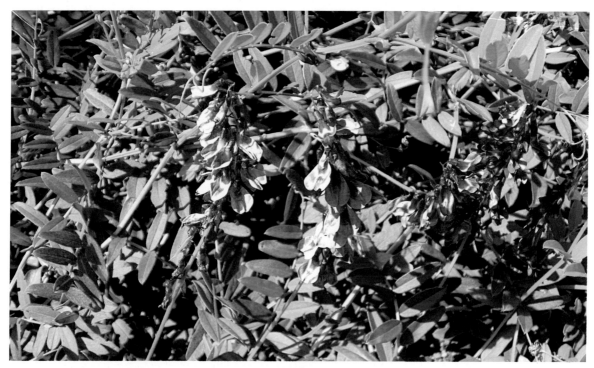

山野豌豆

成波状，牙齿状或不明显，上面无毛，下面沿叶脉及边缘生柔毛或近无毛。总状花序，腋生；总花梗通常超出叶，具 10 ~ 20 花，花梗有毛；花红紫色或蓝紫色，长 10 ~ 13（~ 16）mm；花萼钟状，有毛，上萼齿较短，三角形，下萼齿较长，披针状锥形；旗瓣倒卵形，先端微凹，翼瓣与旗瓣近等长，龙骨瓣稍短于翼瓣，先端渐狭，略呈三角形；子房有柄，花柱急弯，上部周围有毛，柱头头状。荚果矩圆状菱形，长 20 ~ 25 mm，宽约 6 mm，无毛，含种子 2 ~ 4。种子圆形；黑色。花期 6 ~ 7 月，果期 7 ~ 8 月。

| 生境分布 | 生于山地林缘、灌丛和广阔的草甸草原群落中。分布于内蒙古呼伦贝尔市（额尔古纳市、根河市、新巴尔虎右旗、陈巴尔虎旗、新巴尔虎左旗、鄂温克族自治旗、海拉尔区、牙克石市、鄂伦春自治旗、莫力达瓦达斡尔族自治旗、阿荣旗、扎兰屯市）、兴安盟（阿尔山市、科尔沁右翼中旗、扎赉特旗）、通辽市（扎鲁特旗、科尔沁左翼中旗、科尔沁区、奈曼旗、库伦旗）、赤峰市（巴林左旗、喀喇沁旗、阿鲁科尔沁旗、宁城县）、锡林郭勒盟（锡林浩特市、西乌珠穆沁旗、正蓝旗、多伦县、镶黄旗）、乌兰察布市（化德县、商都县、四子王旗、察哈尔右翼后旗、察哈尔右翼中旗、兴和县、丰镇市、察哈尔右翼前旗、卓资县、凉城县）、呼和浩特市（清水河县、和林格尔县、武川县、托克托县）、包头市（固阳县）、鄂尔多斯市（东胜区、达拉特旗、准格尔旗）。

| 资源情况 | 野生资源丰富。药材来源于野生。

| 采收加工 | **中药** 透骨草：夏季采收，除去残根及杂质，晒干，切段。

| 药材性状 | **中药** 透骨草：本品干燥茎呈四棱形；质脆易折断。叶为偶数羽状复叶，多卷曲皱缩，叶轴先端有卷须。残留小花呈蓝色或紫色。偶有荚果，呈棕色或深棕色，内含黑色种子。气微，味淡。

| 功能主治 | **中药** 透骨草：甘，平。祛风除湿，活血止痛。用于风湿疼痛，筋脉拘挛，阴囊湿疹，跌打损伤，无名肿毒，鼻衄，崩漏。

蒙药 乌拉音-给希：苦，平、轻、锐、稀、软。用于腹水，小便不利，浮肿，跌打损伤，久疮不愈。

| 用法用量 | **中药** 透骨草：内服煎汤，6 ~ 15 g，鲜品 30 ~ 45 g。外用适量，煎水熏洗；或研末调敷。

蒙药 乌拉音-给希：多入丸、散剂。

豆科 Leguminosae 野豌豆属 Vicia

狭叶山野豌豆

Vicia amoena Fisch. ex DC. var. *oblongifolia* Regel

| **植物别名** | 芦豆苗。

| **蒙 文 名** | 那林－乌拉音－给希。

| **药 材 名** | 东北透骨草（药用部位：地上部分）。

| **形态特征** | 本种与山野豌豆的主要区别在于本种小叶呈狭长圆形或长圆状线形，有时近线形。

| **生境分布** | 生于丘陵低湿地、河岸、沟边、山坡、沙地、林缘、灌丛等。分布于内蒙古兴安盟（阿尔山市）、赤峰市（巴林左旗）、锡林郭勒盟（锡林浩特市）、乌兰察布市（兴和县、凉城县）。

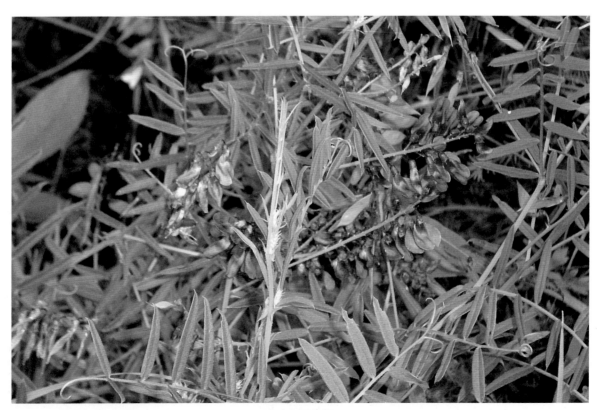

狭叶山野豌豆

| **资源情况** | 野生资源较少。药材来源于野生。

| **采收加工** | 夏季采收，鲜用或晒干。

| **功能主治** | 甘，平。祛风除湿，活血止痛。用于风湿疼痛，筋脉拘挛，阴囊湿疹，跌打损伤，无名肿毒，鼻衄，崩漏。

豆科 Leguminosae 野豌豆属 Vicia

黑龙江野豌豆 *Vicia amurensis* Oett.

| **植物别名** | 三河野豌豆、圆叶草藤、大巢菜。

| **蒙文名** | 阿木日－给希。

| **药材名** | 黑龙江野豌豆（药用部位：全草）。

| **形态特征** | 多年生草本，高 50 ～ 100 cm，植株近无毛。根粗壮，木质化，直径可达 4 cm。茎斜升攀缘，具棱。叶为偶数羽状复叶，长 5 ～ 15 cm，近无柄，先端卷须有 2 ～ 3 分枝；托叶半箭头形，2 深裂，有 3 ～ 5 齿；小叶 3 ～ 6 对，椭圆形或长圆状卵形，长 1.6 ～ 3 cm，宽 0.9 ～ 1.6 cm，先端微凹，基部宽楔形；全缘，微被柔毛，后渐脱落；侧脉较密，与中脉连接，直达边缘，波形相连。总状花序与叶近等长；

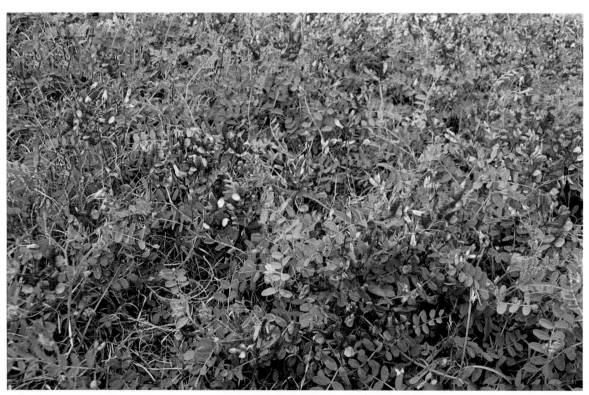

黑龙江野豌豆

花 15 ～ 30 密集着生于总花序轴上部，小花梗长约 0.25 cm；花冠蓝紫色，稀紫色；花萼斜钟状，萼齿三角形或披针状三角形，下面 2 齿较长；旗瓣长圆形或近倒卵形，长约 1 cm，宽约 0.6 cm，先端微凹，翼瓣与旗瓣近等长，龙骨瓣较短；子房无毛，胚珠 1 ～ 6，子房柄短。荚果菱形或近长圆形，长 1.5 ～ 2.5 cm；种子 1 ～ 5，扁圆形，种皮黑褐色，种脐细长。花期 6 ～ 8 月，果期 8 ～ 9 月。

| 生境分布 | 生于林间、林缘、草甸、灌丛、路边等。分布于内蒙古呼伦贝尔市（额尔古纳市、根河市、牙克石市、鄂伦春自治旗、陈巴尔虎旗、鄂温克族自治旗）、赤峰市（阿鲁科尔沁旗）。

| 资源情况 | 野生资源一般。药材来源于野生。

| 采收加工 | 夏季采收，鲜用或晒干。

| 功能主治 | 散风祛湿，活血止痛，解毒。用于风湿疼痛，筋骨拘挛，四肢麻木，跌打损伤；外用于湿疹，瘙痒，肿毒。

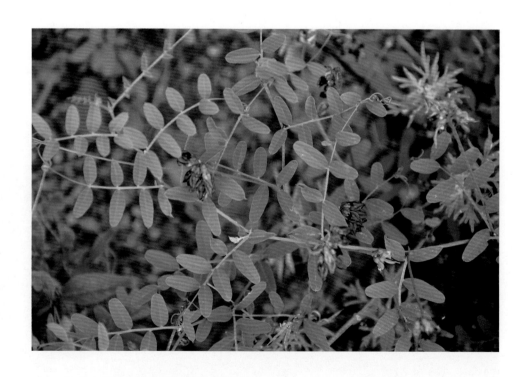

豆科 Leguminosae 野豌豆属 Vicia

广布野豌豆 *Vicia cracca* L.

| 植物别名 | 草藤秧。

| 蒙 文 名 | 伊曼－给希。

| 药 材 名 | 落豆秧（药用部位：全草）。

| 形态特征 | 多年生草本，高 30 ~ 120 cm。茎攀缘或蔓生，有棱，被短柔毛。叶为偶数羽状复叶，具小叶 10 ~ 24，叶轴先端有分枝或单一的卷须；托叶为半边箭头形或半戟形，长（3 ~) 5 ~ 10 mm，有时狭细成条形；小叶条形、矩圆状条形或披针状条形，膜质，长 10 ~ 80 mm，宽 2 ~ 4 mm，先端锐尖或圆形，具小刺尖，基部近圆形，全缘，叶脉稀疏，不明显，上面无毛或近无毛，下面疏生短柔毛，稍呈灰绿色。总状花序腋生，总花梗超出叶或与叶近等长，具 7 ~ 20

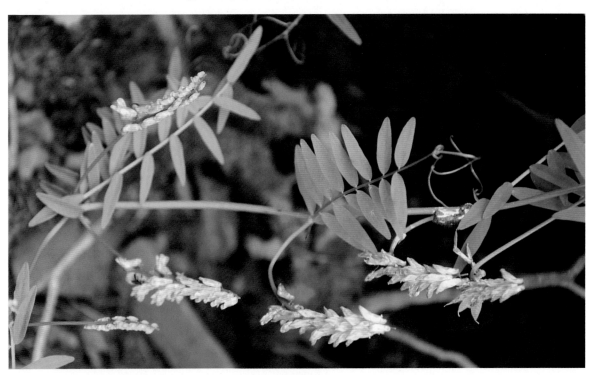

广布野豌豆

花；花紫色或蓝紫色，长 8 ~ 11 mm；花萼钟状，有毛，下萼齿比上萼齿长；旗瓣中部缢缩成提琴形，先端微缺，瓣片与瓣爪近等长，翼瓣稍短于旗瓣或近等长，龙骨瓣显著短于翼瓣，先端钝；子房有柄，无毛，花柱急弯，上部周围有毛，柱头头状。荚果矩圆状菱形，稍膨胀或压扁，长 15 ~ 25 mm，无毛，果柄通常比萼筒短，含种子 2 ~ 6。花期 6 ~ 8 月，果期 8 ~ 9 月。

| **生境分布** | 生于草原带的山地和森林草原带的河滩草甸、林缘、灌丛、林间草甸，亦见于林区的撂荒地。分布于内蒙古呼伦贝尔市（额尔古纳市、根河市、陈巴尔虎旗、满洲里市、海拉尔区、牙克石市、鄂伦春自治旗）、兴安盟（阿尔山市、科尔沁右翼前旗、科尔沁右翼中旗、扎赉特旗）、赤峰市（林西县、巴林右旗、克什克腾旗、宁城县）、锡林郭勒盟（锡林浩特市、东乌珠穆沁旗、西乌珠穆沁旗、多伦县）、乌兰察布市（化德县、察哈尔右翼中旗）。

| **资源情况** | 野生资源较丰富。药材来源于野生。

| **采收加工** | 夏季采收，除去残根及杂质，晒干，切段。

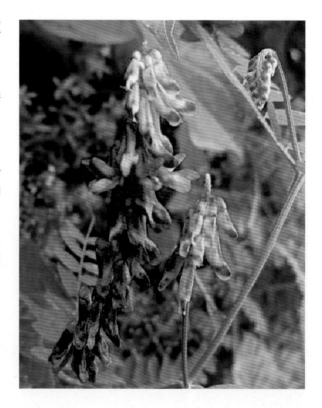

| **功能主治** | 甘，平。祛风燥湿，解毒止痛。用于风湿疼痛，筋急拘挛；外用于湿疹，肿毒。

| **用法用量** | 内服煎汤，15 ~ 25 g。外用适量，煎汤熏洗。

豆科 Leguminosae 野豌豆属 Vicia

灰野豌豆

Vicia cracca L. var. *canescens* Maxim. ex Franch.

| 蒙 文 名 | 柴布日－给希。

| 药 材 名 | 落豆秧（药用部位：全草）。

| 形态特征 | 本种与广布野豌豆的主要区别在于本种植株及小叶两面密生长柔毛，呈灰白色。

| 生境分布 | 生于森林带的林间草甸、林缘草甸、灌丛、沟边。分布于内蒙古呼伦贝尔市（额尔古纳市、根河市、牙克石市、鄂温克族自治旗、海拉尔区）、兴安盟（科尔沁右翼前旗）。

| 资源情况 | 野生资源一般。药材来源于野生。

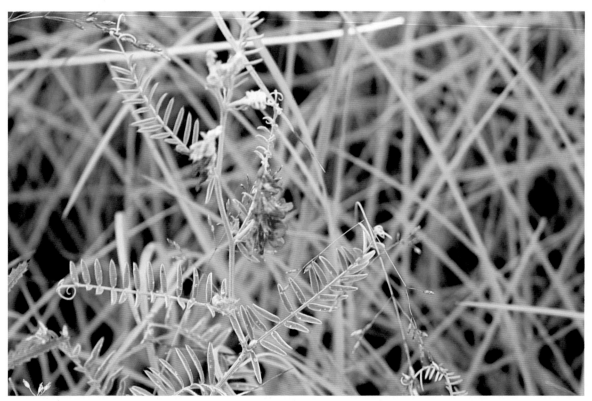

灰野豌豆

| **采收加工** | 夏季采收，鲜用或晒干。

| **功能主治** | 同"广布野豌豆"。

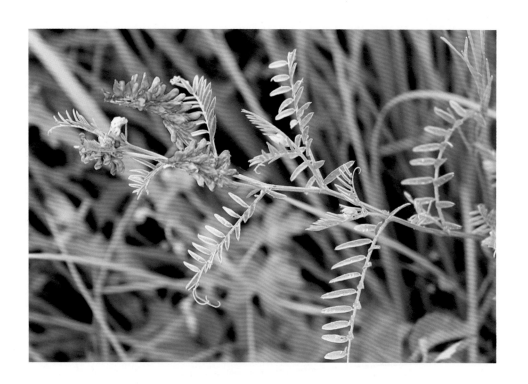

豆科 Leguminosae 野豌豆属 *Vicia*

索伦野豌豆 *Vicia geminiflora* Trautv.

| 蒙 文 名 | 索伦 – 给希。

| 药 材 名 | 索伦野豌豆（药用部位：全草）。

| 形态特征 | 多年生草本，高 25 ～ 50 cm。根茎细，茎细柔，斜升，植株嫩时被毛，后渐脱落。偶数羽状复叶，先端卷须单一；托叶线状披针形，小叶 2 ～ 5 对，线形，长 2.5 ～ 3 cm，宽 0.2 ～ 0.3 cm，先端平截或圆，具短尖头，基部披针形，叶脉不明显。总状花序长于叶，具花 2 ～ 3（～ 4），聚集着生于长 7 ～ 8 cm 的花序轴先端；花萼钟状，萼齿三角形至线状披针形；花冠蓝紫色或紫色，长 1.6 ～ 2.6 cm，旗瓣倒卵状长圆形，先端微凹，翼瓣短于旗瓣，龙骨瓣短于旗瓣；子房柄较长，花柱上部被黄白色绢毛，胚珠多数。花期 6 ～ 7 月。

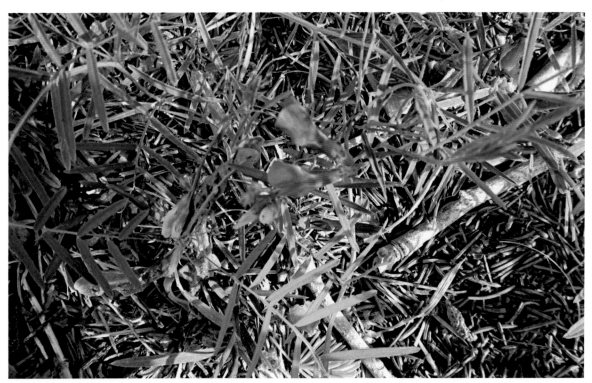

索伦野豌豆

| **生境分布** | 生于森林草原带的河岸柳灌丛间草甸。分布于内蒙古呼伦贝尔市（海拉尔区、陈巴尔虎旗、牙克石市）、兴安盟（科尔沁右翼前旗、突泉县）。 |

| **资源情况** | 野生资源一般。药材来源于野生。 |

| **采收加工** | 夏季采收，鲜用或晒干。 |

| **功能主治** | 甘，平。祛风除湿，活血止痛。用于风湿疼痛，筋脉拘挛，阴囊湿疹，跌打损伤，无名肿毒，鼻衄，崩漏。 |

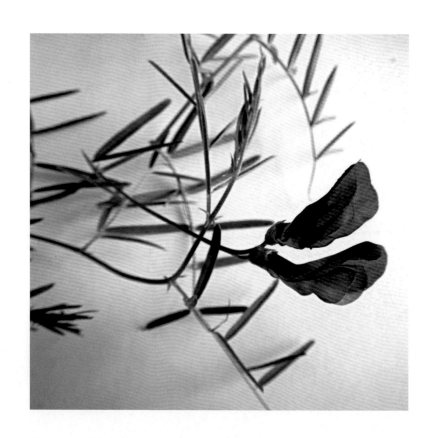

蚕豆 *Vicia faba* L.

| **植物别名** | 大豆、胡豆。

| **蒙 文 名** | 特莫音－宝日楚格。

| **药 材 名** | 蚕豆（药用部位：种子）、蚕豆壳（药用部位：种皮）、蚕豆荚壳（药用部位：果壳）、蚕豆花（药用部位：花）、蚕豆叶（药用部位：叶）、蚕豆茎（药用部位：茎）。

| **形态特征** | 一年生草本，高 30 ~ 100 (~ 120) cm。主根短粗，多须根，根瘤粉红色，密集。茎粗壮，直立，直径 0.7 ~ 1 cm，具 4 棱，中空，无毛。偶数羽状复叶，叶轴先端卷须短缩为短尖头；托叶戟头形或近三角状卵形，长 1 ~ 2.5 cm，宽约 0.5 cm，略有锯齿，具深紫色

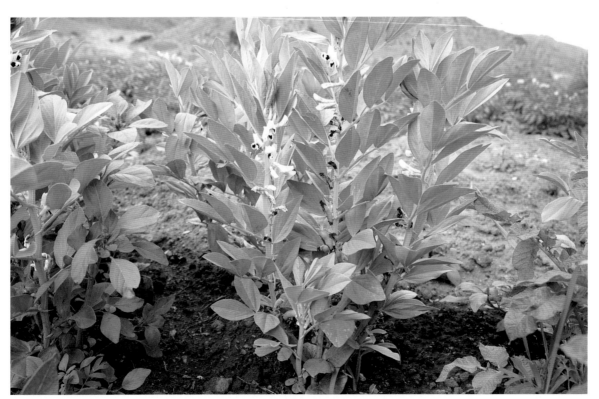

蚕豆

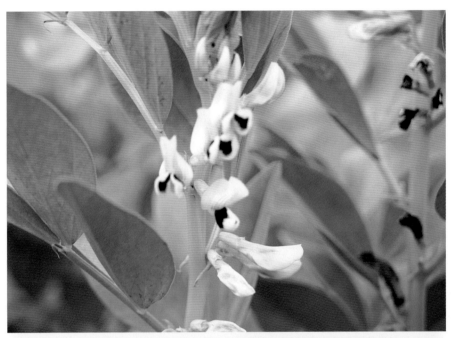

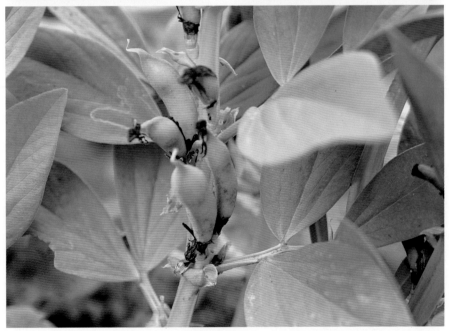

密腺点；小叶通常 1～3 对，互生，上部小叶可达 4～5 对，基部较少，小叶椭圆形、长圆形或倒卵形，稀圆形，长 4～6（～10）cm，宽 1.5～4 cm，先端圆钝，具短尖头，基部楔形，全缘，两面均无毛。总状花序腋生，具花 2～4（～6），呈丛状着生于叶腋；花梗近无；花萼钟形，萼齿披针形，下萼齿较长；花冠白色，具紫色脉纹及黑色斑晕，长 2～3.5 cm，旗瓣中部缢缩，基部渐狭，

翼瓣短于旗瓣，长于龙骨瓣；雄蕊二体（9+1）；子房线形，无柄，胚珠 2 ~ 4（~ 6），花柱密被白色柔毛，先端远轴面有一束髯毛。荚果肥厚，长 5 ~ 10 cm，宽 2 ~ 3 cm；表皮绿色，被绒毛，内有白色海绵状横隔膜，成熟后表皮变为黑色；种子 2 ~ 4（~ 6），扁矩圆形，中间内凹，种皮革质，青绿色、灰绿色至棕褐色，稀紫色或黑色，种脐线形，黑色，位于种子一端。花期 4 ~ 5 月，果期 5 ~ 6 月。

| 生境分布 | 内蒙古各农业区及山区有栽培。

| 资源情况 | 栽培资源丰富。药材来源于栽培。

| 采收加工 | 蚕豆、蚕豆壳、蚕豆荚壳：夏季果实成熟时采收果实，打下果壳及种皮，取出种子，分别晒干。

蚕豆花：春、夏季花盛时采收，晒干或烘干。

蚕豆叶、蚕豆茎：夏季采收叶、茎，晒干。

| 药材性状 | 蚕豆：本品呈扁矩圆形，长 1.2 ~ 1.5 cm，直径约 1 cm，厚 7 mm。种皮表面浅棕褐色，光滑，微有光泽，两面凹陷；种脐位于较大端，褐色或黑褐色。质坚硬，内有子叶 2，肥厚，黄色。气微，味淡，嚼之有豆腥气。

蚕豆壳：本品略呈扁肾形或为不规则形的碎片，较完整者长约 2 cm，直径 1.2 ~ 1.5 mm，外表面紫棕色，微有光泽，略凹凸不平，或具皱纹，一端有槽形黑色种脐，长约 10 mm；内表面色较淡。质硬而脆。气微，味淡。

| 功能主治 | 蚕豆：甘、微辛，平。归脾、胃、心经。健脾利水，解毒消肿。用于膈食，水肿，疮毒。

蚕豆壳：甘、淡，平。利水渗湿，止血，解毒。用于水肿，脚气，小便不利，吐血，胎漏，下血，天疱疮，黄水疮，瘰疬。

蚕豆荚壳：苦、涩，平。止血，敛疮。用于咯血，衄血，吐血，便血，尿血，手术出血，烫火伤，天疱疮。

蚕豆花：甘、涩，平。凉血止血，止带，降血压。用于劳伤吐血，咳嗽咯血，崩漏，带下，高血压。

蚕豆叶：苦、微甘，温。止血，解毒。用于咯血，吐血，外伤出血，臁疮。

蚕豆茎：苦，温。止血，止泻，解毒敛疮。用于各种内出血，水泻，烫火伤。

| 用法用量 | 蚕豆：内服煎汤，6 ~ 9 g，鲜品 15 ~ 30 g；或捣汁；或蒸露。

蚕豆壳：内服煎汤，9 ~ 15 g。外用适量，煅存性研末调敷。

蚕豆荚壳：内服煎汤，15 ~ 30 g。外用适量，炒炭研细末调敷。

蚕豆花：内服煎汤，6 ~ 9 g，鲜品 15 ~ 30 g；或捣汁；或蒸露。

蚕豆叶：内服捣汁，30 ~ 60 g。外用适量，捣敷；或研末撒。

蚕豆茎：内服煎汤，15 ~ 30 g；或焙干研末，9 g。外用适量，烧灰调敷。

豆科 Leguminosae 野豌豆属 Vicia

东方野豌豆 *Vicia japonica* A. Gray

| 蒙 文 名 | 道日那 – 给希。

| 药 材 名 | 东方野豌豆（药用部位：全草）。

| 形态特征 | 多年生草本，高 60 ~ 120 cm。茎有棱，匍匐、蔓生或攀缘，被淡黄白色柔毛，后渐脱落。偶数羽状复叶，长 5 ~ 15 cm，叶轴先端卷须有 2 ~ 3 分枝；托叶线形或线状披针形，长 0.5 ~ 0.7 cm，宽约 0.1 cm，具裂齿；小叶 5 ~ 8 对，椭圆形、广椭圆形至长卵圆形，长 12 cm，宽 0.6 ~ 1.4 cm，先端圆钝，微凹，有短尖头，基部渐狭，上面绿色、无毛，下面微被柔毛，叶脉稀疏，侧脉 7 ~ 9 对。总状花序与叶近等长或略长，被长柔毛；具花 7 ~ 15，排列于花序轴上部；总花梗甚长，小花梗长约 3 mm；花冠蓝色或紫色；花萼钟状，

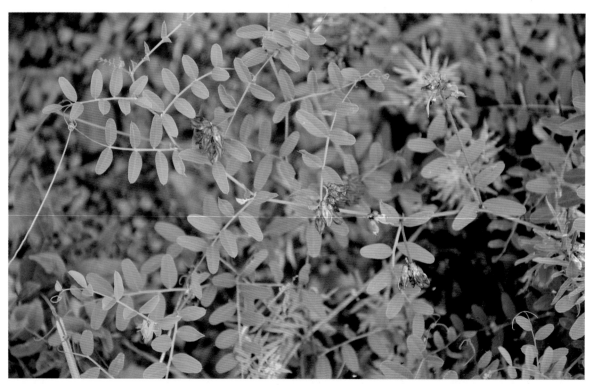

东方野豌豆

外面被长柔毛，萼齿三角状锥形，长 1 ~ 2 mm，短于萼筒；旗瓣长圆形，先端微凹，基部圆形，长 1 ~ 1.4 cm，翼瓣与旗瓣近等长，龙骨瓣略短；子房线形，长 0.6 ~ 1.2 cm，子房柄长约 0.4 cm，胚珠 2 ~ 7，花柱急弯，上部四周被毛，柱头头状。荚果近长圆状菱形，长 15 ~ 25 mm，先端有喙，长约 0.3 cm；种子 1 ~ 3，扁圆球形，直径约 0.3 cm，表皮黑褐色，种脐线形。花果期 7 ~ 9 月。

| **生境分布** | 生于河岸湿地、山坡、林缘草地、路旁。分布于内蒙古呼伦贝尔市（额尔古纳市、根河市、牙克石市、鄂伦春自治旗、莫力达瓦达斡尔族自治旗、阿荣旗、扎兰屯市）、兴安盟（阿尔山市、科尔沁右翼前旗）、赤峰市（巴林右旗）。

| **资源情况** | 野生资源一般。药材来源于野生。

| **采收加工** | 夏、秋季采收，晒干。

| **功能主治** | 辛，凉。解表清热，养血润燥。用于感冒发热，流行性脑脊髓膜炎，维生素 A 缺乏症。

| **用法用量** | 内服煎汤，9 ~ 30 g；或浸酒。

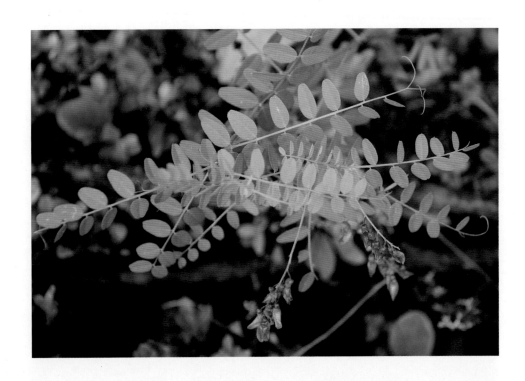

豆科 Leguminosae 野豌豆属 Vicia

多茎野豌豆 *Vicia multicaulis* Ledeb.

| **蒙 文 名** | 萨格拉嘎日－给希。

| **药 材 名** | 多茎野豌豆（药用部位：全草）。

| **形态特征** | 多年生草本，高 10 ~ 50 cm。根茎粗壮。茎数个或多数，直立或斜升，有棱，被柔毛或近无毛。叶为偶数羽状复叶，具小叶 8 ~ 16；叶轴先端有分枝或单一的卷须；托叶 2 裂，呈半箭头形或半戟形，长 3 ~ 6 mm，脉纹明显，有毛，上部托叶常较细，下部托叶较宽；小叶矩圆形或椭圆形至条形，长 10 ~ 20 mm，宽 1.5 ~ 5 mm，先端钝或圆，具短刺尖，基部圆形，全缘，叶脉特别明显，侧脉排列成羽状或近羽状，上面无毛或疏生柔毛，下面生柔毛或近无毛。总状花序腋生，超出叶，具 4 ~ 15 花；花紫色或蓝紫色，长

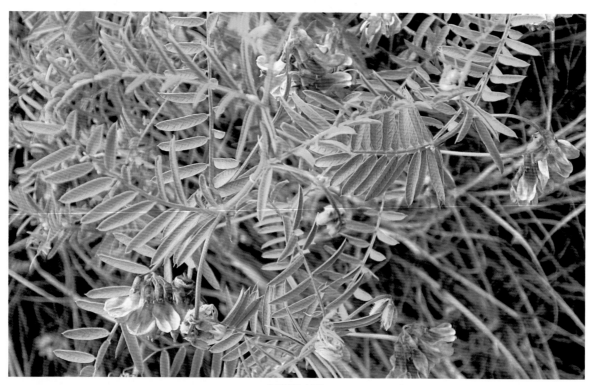

多茎野豌豆

13 ～ 18 mm；花萼钟状，有毛，萼齿 5，上萼齿短，三角形，下萼齿长，狭三角状锥形；旗瓣矩圆状倒卵形，中部缢缩或微缢缩，瓣片比瓣爪稍短，翼瓣及龙骨瓣比旗瓣稍短或与旗瓣近等长；子房有细柄，花柱上部周围有毛。花期 6 ～ 7 月，果期 7 ～ 8 月。

| **生境分布** | 生于森林草原与草原带的山地及丘陵地，散见于林缘、灌丛、山地森林上限的草地，也见于河岸沙地与草甸草原。分布于内蒙古呼伦贝尔市（额尔古纳市、根河市、陈巴尔虎旗、鄂温克族自治旗、满洲里市、海拉尔区、牙克石市、鄂伦春自治旗、莫力达瓦达斡尔族自治旗、阿荣旗、扎兰屯市）、兴安盟（阿尔山市、科尔沁右翼前旗、科尔沁右翼中旗、扎赉特旗）、赤峰市（巴林右旗、克什克腾旗、翁牛特旗、宁城县）、锡林郭勒盟（锡林浩特市、二连浩特市、东乌珠穆沁旗、西乌珠穆沁旗、多伦县）、乌兰察布市（化德县、察哈尔右翼后旗、丰镇市）、包头市（固阳县、土默特右旗）、鄂尔多斯市（东胜区）。

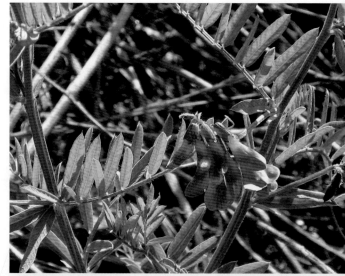

| **资源情况** | 野生资源一般。药材来源于野生。

| **采收加工** | 夏、秋季采割，晒干。

| **功能主治** | 辛，平。归肝、胆经。发汗除湿，活血止痛。用于风湿疼痛，筋骨拘挛，黄疸性肝炎，带下，鼻衄，热疟，阴囊湿疹。

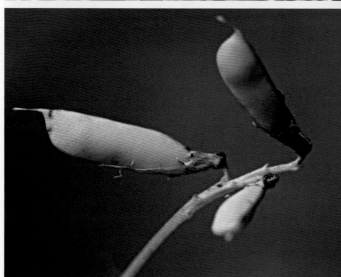

| **用法用量** | 内服煎汤，15 ～ 30 g。外用适量，煎汤洗。

豆科 Leguminosae 野豌豆属 Vicia

大叶野豌豆 *Vicia pseudo-orobus* Fisch. et C. A. Mey.

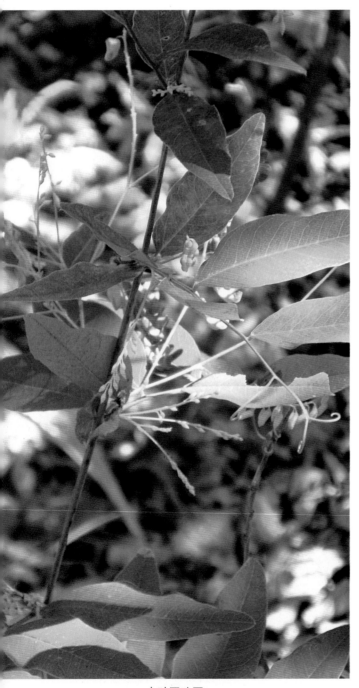

大叶野豌豆

| 植物别名 |

假香野豌豆、大叶草藤。

| 蒙 文 名 |

乌日根 – 纳布其特 – 给希。

| 药 材 名 |

大叶野豌豆（药用部位：全草）。

| 形态特征 |

多年生草本，高 50 ~ 150（ ~ 200）cm。根茎粗壮，木质化，须根发达。茎直立或攀缘，有棱。偶数羽状复叶，长 2 ~ 17 cm；先端卷须发达，有 2 ~ 3 分枝，托叶戟形。总状花序长于叶，长 1.5 ~ 4.5 cm，花序轴单一，长于叶。荚果长圆形，扁平，长 2 ~ 3 cm，宽 0.6 ~ 0.8 cm，棕黄色；种子 2 ~ 6，扁圆形，直径约 0.3 cm，种脐灰白色，长相当于种子周长的 1/3。花期 7 ~ 8 月，果期 8 ~ 9 月。

| 生境分布 |

生于落叶阔叶林下、林缘草甸、山地灌丛及森林草原带的丘陵阴坡。分布于内蒙古呼伦贝尔市（额尔古纳市、根河市、扎兰屯市、

牙克石市、鄂伦春自治旗、莫力达瓦达斡尔族自治旗、阿荣旗）、兴安盟（阿尔山市、科尔沁右翼前旗、扎赉特旗）、通辽市（扎鲁特旗）、赤峰市（阿鲁科尔沁旗、巴林左旗、巴林右旗、克什克腾旗、喀喇沁旗）、锡林郭勒盟（西乌珠穆沁旗、锡林浩特市、正蓝旗、太仆寺旗、多伦县）。

| **资源情况** | 野生资源丰富。药材来源于野生。

| **采收加工** | 夏季采收，除去残根及杂质，晒干，切段。

| **功能主治** | 淡、微辛，平。祛风除湿，健脾消积。用于风湿痹痛，食积；外用于风湿，毒疮。

| **用法用量** | 内服煎汤，9～30 g。外用适量，煎汤洗。

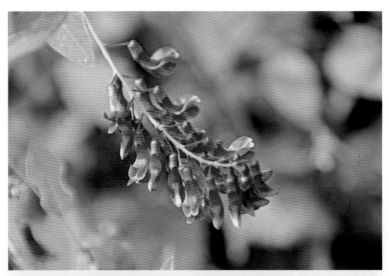

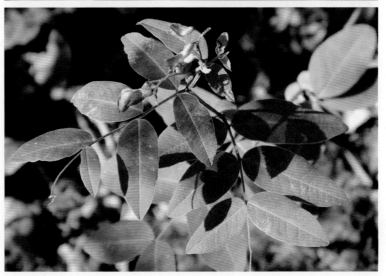

豆科 Leguminosae 野豌豆属 Vicia

白花大叶野豌豆 *Vicia pseudorobus* Fisch. ex C. A. Mey. f. *albiflora* (Nakai) P. Y. Fu et Y. A. Chen

| **蒙 文 名** | 查干－其其格图－乌日根－给希。

| **药 材 名** | 大叶野豌豆（药用部位：全草）。

| **形态特征** | 本种与大叶野豌豆的主要区别在于本种花呈白色。

| **生境分布** | 生于林缘、灌丛、山坡草地。分布于内蒙古呼伦贝尔市（额尔古纳市）。

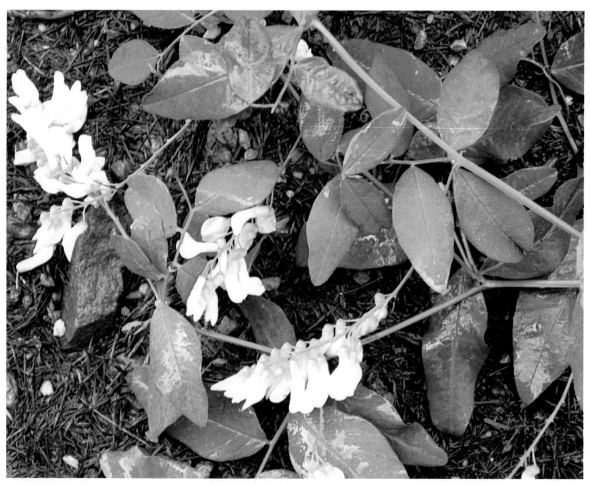

白花大叶野豌豆

| **资源情况** | 野生资源稀少。药材来源于野生。

| **采收加工** | 夏季采收，鲜用或晒干。

| **功能主治** | 同"大叶野豌豆"。

豆科 Leguminosae 野豌豆属 Vicia

北野豌豆 *Vicia ramuliflora* (Maxim.) Ohwi

| 蒙 文 名 | 奥衣青－给希。

| 药 材 名 | 北野豌豆（药用部位：全草）。

| 形态特征 | 多年生草本，高 40 ～ 100 cm。根膨大成块状，近木质化，直径可达 1 ～ 2 cm，表皮黑褐色或黄褐色。茎具棱，通常数茎丛生，被微柔毛或近无毛。偶数羽状复叶，长 5 ～ 8 cm，叶轴先端卷须短缩为短尖头；托叶呈半箭头形、斜卵形或长圆形，长 0.8 ～ 1.2（～ 1.6）cm，宽 1 ～ 1.3 cm，全缘或基部齿蚀状；小叶通常 2 ～ 3（～ 4）对，长卵圆形或长卵圆状披针形，长 3 ～ 8 cm，宽 1.3 ～ 3 cm，先端渐尖或长尾尖，基部圆形或楔形，下面沿中脉被毛，全缘，纸质。总状花序腋生，于基部或总花序轴上部有 2 ～ 3 分枝，

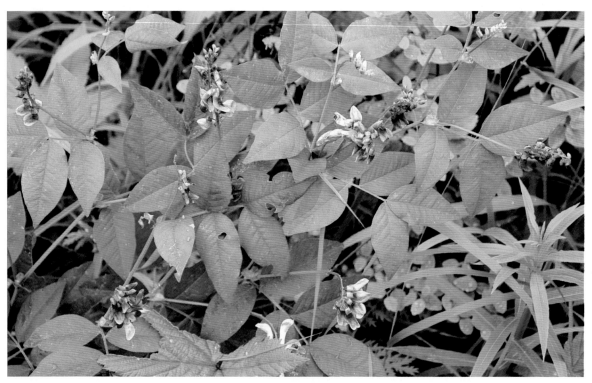

北野豌豆

呈复总状近圆锥花序，长 4 ~ 5 cm，通常短于叶；花萼斜钟状，萼齿三角形，仅长 0.1 cm，比萼筒短 5 ~ 6 倍；花 4 ~ 9，较稀疏，花冠蓝色、蓝紫色或玫瑰色，稀白色，旗瓣长圆形或长倒卵形，长 1.1 ~ 1.4（~ 1.8）cm，宽 0.7 ~ 0.8 cm，先端圆、微凹，中部缢缩，基部宽楔形，翼瓣与旗瓣近等长，瓣柄与瓣片近等长，龙骨瓣与翼瓣近等长；子房线形，花柱长约 0.5 cm，上部四周有毛，胚珠 5 ~ 6，柱头头状，子房柄长约 0.1 cm。荚果长圆状菱形，长 2.5 ~ 5 cm，宽 0.5 ~ 0.7 cm，两端渐尖，表皮黄色或干草色；种子 1 ~ 4，椭圆形，直径约 0.5 cm，种皮深褐色，种脐长相当于种子周长的 1/3 或 1/2。花期 6 ~ 8 月，果期 7 ~ 9 月。

| **生境分布** | 生于针叶林和针阔叶混交林下、林缘草地、山坡等。分布于内蒙古呼伦贝尔市（额尔古纳市、根河市、牙克石市、鄂伦春自治旗、阿荣旗、扎兰屯市）、兴安盟（阿尔山市、科尔沁右翼前旗）、赤峰市（巴林左旗、巴林右旗、克什克腾旗）、锡林郭勒盟（东乌珠穆沁旗）。

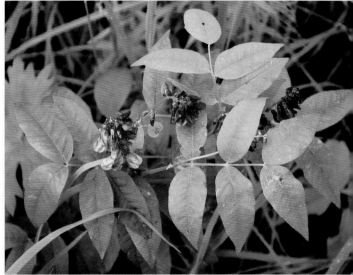

| **资源情况** | 野生资源丰富。药材来源于野生。

| **采收加工** | 夏、秋季采收，除去杂质，晒干，切段。

| **功能主治** | 辛，温。祛风除湿，活血止痛。用于风湿痹痛，筋脉拘挛。

| **用法用量** | 内服煎汤，9 ~ 15 g。外用适量，煎汤洗。

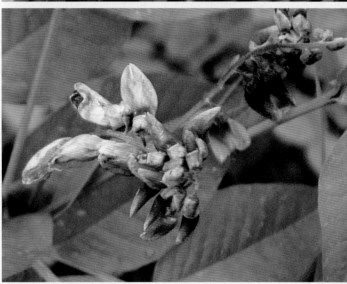

豆科 Leguminosae 野豌豆属 Vicia

救荒野豌豆 *Vicia sativa* L.

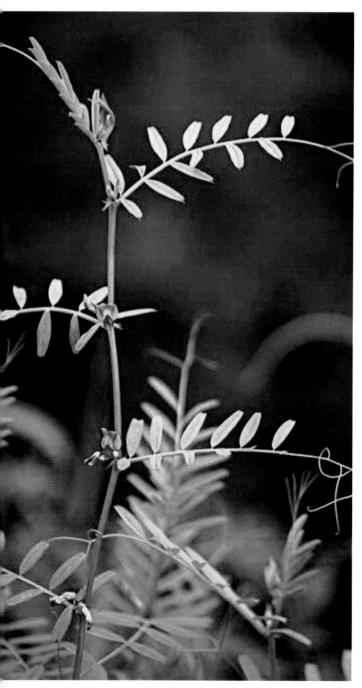

救荒野豌豆

| 植物别名 |

大巢菜、箭豌豆、普通苕子。

| 蒙 文 名 |

给希－额布苏。

| 药 材 名 |

救荒野豌豆（药用部位：全草）。

| 形态特征 |

一年生或二年生草本，高 20 ~ 80 cm。茎斜升或攀缘，单一或多分枝，有棱，被短柔毛或近无毛。叶为偶数羽状复叶；具小叶 8 ~ 16，叶轴先端具分枝的卷须；托叶半箭头形，通常具 1 ~ 3 披针状裂齿；小叶椭圆形至矩圆形，或倒卵形至倒卵状矩圆形，先端截形或微凹，具刺尖，基部楔形，全缘，两面疏生短柔毛。花 1 ~ 2 腋生，花梗极短；花紫色或红色；花萼筒状，被短柔毛，萼齿披针状锥形至披针状条形，比萼筒稍短或近等长；旗瓣长倒卵形，先端圆形或微凹，中部微缢缩，中部以下渐狭，翼瓣短于旗瓣，显著长于龙骨瓣；子房被微柔毛，花柱很短，下弯，先端背部有淡黄色髯毛。荚果条形，稍压扁，含种子 4 ~ 8；种子球形，棕色。

花期 6 ~ 7 月，果期 7 ~ 9 月。

| **生境分布** | 生于平原至海拔 1 600 m 以下的山脚草地、路旁、灌木林下及麦田。内蒙古赤峰市（红山区、喀喇沁旗）、巴彦淖尔市（杭锦后旗）有栽培或逸生。

| **资源情况** | 栽培资源较少，野生资源较少。药材来源于栽培和野生。

| **采收加工** | 夏季采收，鲜用或晒干。

| **功能主治** | 补肾调经，祛痰止咳。用于肾虚腰痛，遗精，月经不调，咳嗽痰多；外用于疔疮。

| **用法用量** | 内服煎汤，25 ~ 50 g。外用适量，鲜品捣敷；或煎汤洗。

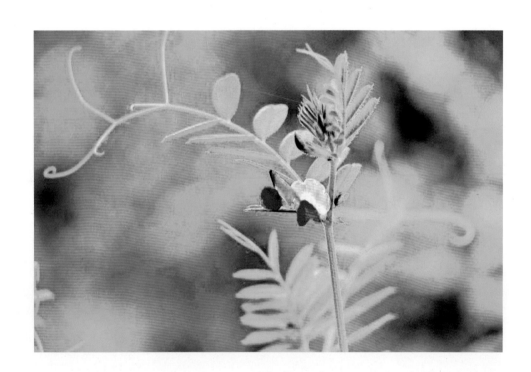

豆科 Leguminosae 野豌豆属 Vicia

长柔毛野豌豆 *Vicia villosa* Roth

| 植物别名 | 毛叶苕子。

| 蒙文名 | 色格斯格日-给希。

| 药材名 | 长柔毛野豌豆（药用部位：种子）。

| 形态特征 | 一年生草本。植株各部被长柔毛。茎有棱，攀缘，长 30 ~ 100 cm。托叶披针形，稀深裂，呈半戟形或半箭头形；叶轴先端有分枝的卷须；叶具 10 ~ 20 小叶，小叶矩圆状条形或披针状条形，长 10 ~ 35 mm，宽 2 ~ 5 mm，先端钝，基部楔形。总状花序腋生，总花轴超出叶，具 10 ~ 20 花，排列于总花梗的一侧；花萼斜筒状，萼齿 5，下面 3 齿较长；花冠紫色，长 15 ~ 18 mm，旗瓣矩圆形，

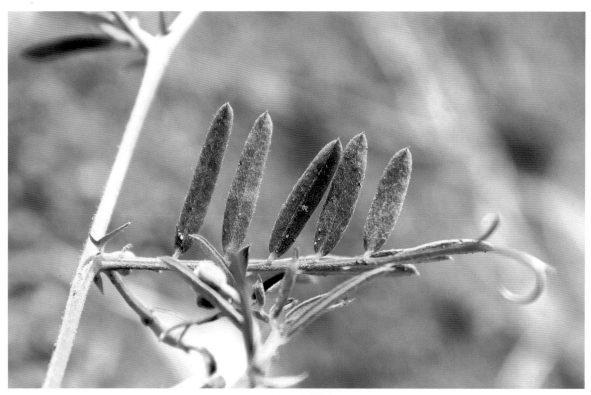

长柔毛野豌豆

中部缢缩成提琴状，先端微凹，翼瓣短于旗瓣，具耳和爪，龙骨瓣短于翼瓣。荚果矩圆形，长 25 ～ 30 mm，宽 8 ～ 12 mm，两侧扁平，具种子 2 ～ 8；种子球形。花期 7 ～ 8 月，果期 8 ～ 9 月。

| 生境分布 | 内蒙古赤峰市、巴彦淖尔市（磴口县）、鄂尔多斯市（准格尔旗）有栽培。

| 资源情况 | 栽培资源一般。药材来源于栽培。

| 采收加工 | 秋季采收果实，去掉果皮，打出种子，晒干。

| 功能主治 | 行血通经，消肿止痛，催生，下乳。用于月经不调，血滞经闭，产后瘀滞腹痛，痈疽疮疡，瘀血肿痛，乳痈，肠痈。

| 用法用量 | 内服煎汤，3 ～ 10 g；或研末冲服。外用适量，捣敷。

| 附　注 | 本种喜凉爽，不耐高温，耐酸、耐盐碱，抗寒、耐旱性较强，不耐潮湿。

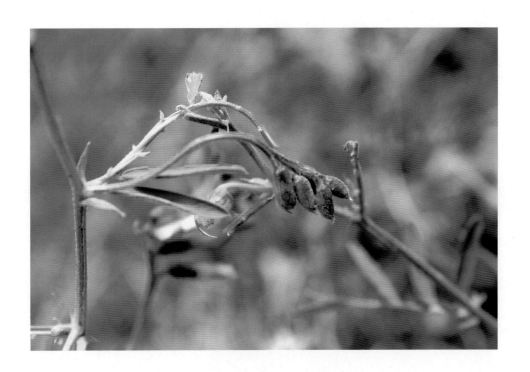

豆科 Leguminosae 野豌豆属 Vicia

歪头菜 *Vicia unijuga* A. Br.

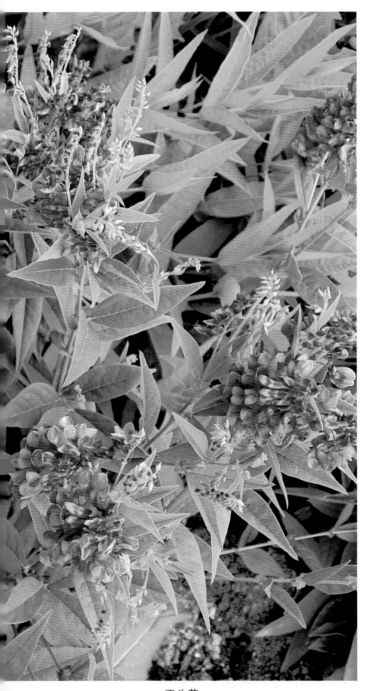

歪头菜

| 植物别名 |

草豆、两豆苗。

| 蒙 文 名 |

好日黑纳格 – 额布苏。

| 药 材 名 |

歪头菜（药用部位：全草）。

| 形态特征 |

多年生草本，高 40 ~ 100 cm。根茎粗壮，近木质。茎直立，常数茎丛生，有棱，无毛或疏生柔毛。叶为偶数羽状复叶，具小叶 2；叶轴末端呈刺状；托叶半箭头形，长（6 ~）8 ~ 20 mm，具 1 至数个裂齿，稀近无齿；小叶卵形或椭圆形，有时为卵状披针形、长卵形、近菱形等，长 30 ~ 60 mm，宽 20 ~ 35 mm，先端锐尖或钝，基部楔形、宽楔形或圆形，全缘，具微凸出的小齿，上面无毛，下面无毛或沿中脉疏生柔毛，叶脉明显，呈密网状。总状花序腋生或顶生，比叶长，具花 15 ~ 25；总花梗疏生柔毛；小苞片短，披针状锥形；花蓝紫色或淡紫色，长 11 ~ 14 mm；花萼钟形或筒状钟形，疏生柔毛，下萼齿短，三角形，上萼齿较长，

披针状锥形；旗瓣倒卵形，先端微凹，中部微缢缩，比翼瓣长，翼瓣比龙骨瓣长；子房无毛，花柱急弯，上部周围有毛，柱头头状。荚果扁平，矩圆形，两端尖，长 20 ～ 30 mm，宽 4 ～ 6 mm，无毛，含种子 1 ～ 5；种子扁圆形，褐色。花期 6 ～ 7 月，果期 8 ～ 9 月。

| **生境分布** | 生于森林带和森林草原带的山地林下、林缘草甸、山地灌丛、草原草甸。分布于内蒙古呼伦贝尔市（额尔古纳市、根河市、新巴尔虎右旗、新巴尔虎左旗、鄂温克族自治旗、陈巴尔虎旗、海拉尔区、牙克石市、鄂伦春自治旗、莫力达瓦达斡尔族自治旗、阿荣旗、扎兰屯市）、兴安盟（阿尔山市、科尔沁右翼前旗、科尔沁右翼中旗、扎赉特旗）、通辽市（扎鲁特旗）、赤峰市（喀喇沁旗、巴林左旗、阿鲁科尔沁旗、巴林右旗、翁牛特旗）、锡林郭勒盟（正镶白旗、锡林浩特市、西乌珠穆沁旗、多伦县、正蓝旗）、乌兰察布市（化德县、商都县、察哈尔右翼中旗、兴和县、察哈尔右翼前旗、卓资县、凉城县）、呼和浩特市（和林格尔县、土默特左旗、武川县）、包头市（固阳县、土默特右旗）、巴彦淖尔市（乌拉特前旗、乌拉特后旗）。

| **资源情况** | 野生资源丰富。药材来源于野生。

| **采收加工** | 夏、秋季采收，除去杂质，晒干，切段。

| **功能主治** | 甘，平。补虚，调肝，利尿，解毒。用于虚劳，头晕，胃痛，浮肿，疔疮。

| **用法用量** | 内服煎汤，9 ～ 30 g。外用适量，捣敷。

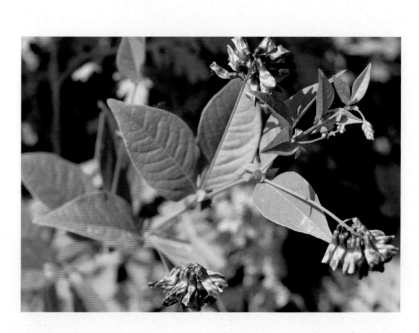

豆科 Leguminosae 野豌豆属 Vicia

白花歪头菜 Vicia unijuga A. Braun f. albiflora Kitagawa

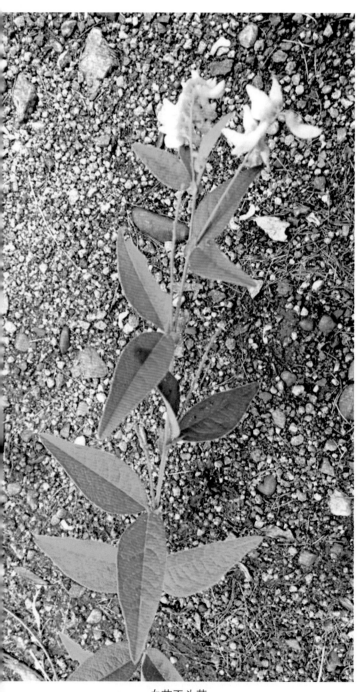

白花歪头菜

| 蒙 文 名 |

查干－其其格图－好日黑纳格－额布苏。

| 药 材 名 |

歪头菜（药用部位：全草）。

| 形态特征 |

本种与歪头菜的主要区别在于本种花呈白色。

| 生境分布 |

生于林缘、灌丛、山坡草地。分布于内蒙古呼伦贝尔市（额尔古纳市、鄂伦春自治旗）。

| 资源情况 |

野生资源稀少。药材来源于野生。

| 采收加工 |

夏季采收，鲜用或晒干。

| 功能主治 |

补虚调肝，理气止痛，清热利尿。用于劳伤，头晕，胃痛，浮肿，疔疮。

豆科 Leguminosae 山黧豆属 *Lathyrus*

毛山黧豆
Lathyrus palustris L. var. *pilosus* (Cham.) Ledeb.

| **植物别名** | 柔毛山黧豆。

| **蒙 文 名** | 乌斯图－扎嘎日－豌豆。

| **药 材 名** | 毛山黧豆（药用部位：种子）。

| **形态特征** | 多年生草本，高 15 ~ 100 cm。茎攀缘，常呈"之"字形弯曲，具翅，有分枝，被短柔毛。叶具小叶 2 ~ 4 对；托叶半箭头形；叶轴先端具有分歧的卷须；小叶线形或线状披针形，先端具细尖，两面被柔毛。总状花序腋生；萼钟状，萼齿不等大，最下 1 萼齿最长，狭三角形；花冠紫色，旗瓣倒卵形，先端微凹，中部以下渐狭成瓣柄，翼瓣较旗瓣短，倒卵形，具耳，自瓣片基部弯曲成线形瓣柄，龙骨瓣略短

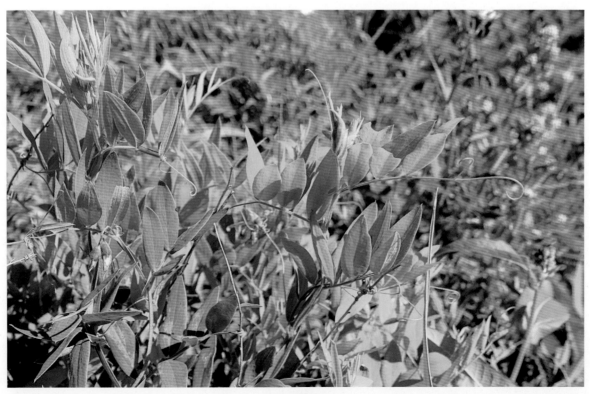

毛山黧豆

于翼瓣,半圆形,先端尖,基部具线形瓣柄;子房线形。荚果线形,先端具喙。花期 6 ~ 7 月,果期 8 ~ 9 月。

| **生境分布** | 在森林草原及草原带的沼泽化草甸和草甸群落中为伴生种,也生于山地林缘和沟谷草甸。分布于内蒙古呼伦贝尔市(额尔古纳市、根河市、鄂温克族自治旗、陈巴尔虎旗、海拉尔区、新巴尔虎左旗、牙克石市、鄂伦春自治旗、莫力达瓦斡尔族自治旗、阿荣旗、扎兰屯市)、兴安盟(阿尔山市、科尔沁右翼前旗、扎赉特旗)、通辽市(科尔沁左翼后旗、扎鲁特旗)、锡林郭勒盟(东乌珠穆沁旗、锡林浩特市、阿巴嘎旗、苏尼特左旗)、赤峰市(阿鲁科尔沁旗、克什克腾旗、喀喇沁旗、宁城县)、乌兰察布市(兴和县)、呼和浩特市、包头市。

| **资源情况** | 野生资源较少。药材来源于野生。

| **采收加工** | 秋季果实成熟后采收,晒干。

| **功能主治** | 活血破瘀。用于跌打损伤,肿痛。

| **用法用量** | 内服煎汤,6 ~ 15 g。

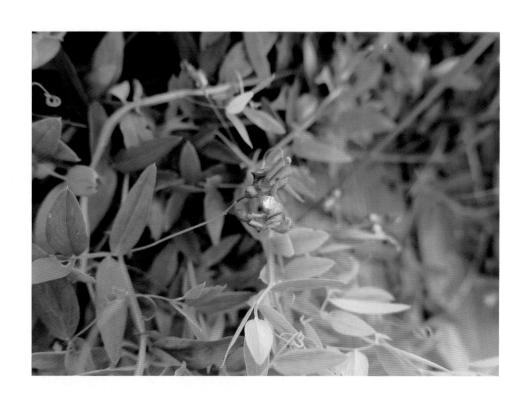

豆科 Leguminosae 山黧豆属 *Lathyrus*

三脉山黧豆 *Lathyrus komarovii* Ohwi

|植物别名|

具翅香豌豆。

|蒙文名|

高日巴存－扎嘎日－宝日楚格。

|药材名|

三脉山黧豆（药用部位：全草）。

|形态特征|

多年生草本，高 40 ~ 70 cm。根茎细长，横
走。茎直立，有时有分枝，具狭翅，无毛。
托叶半箭头形，长 15 ~ 25 mm，宽 3 ~ 8
（~ 12）mm，有时稍具齿；叶具（2 ~）
3 ~ 5 对小叶，叶轴具狭翅，末端具短针刺；
小叶狭卵形、狭椭圆形至披针形，有时呈狭
倒卵形至倒披针形，先端渐尖，具细尖，基
部楔形或宽楔形，上面绿色，下面灰绿色，
两面无毛，具平行脉 3 ~ 5。总状花序具 3 ~
8 花，短于叶；花梗短，长 1 ~ 2 mm，基
部有膜质苞片，花时宿存；花萼钟状，无毛，
最下 1 齿长 4 mm，约与萼筒等长；花紫色，
长 13 ~ 18 mm，旗瓣长 11 ~ 15 mm，瓣片
近圆形，宽 10 mm，瓣柄倒三角形，翼瓣稍
短于旗瓣，具耳，线形瓣柄稍短于瓣片，龙

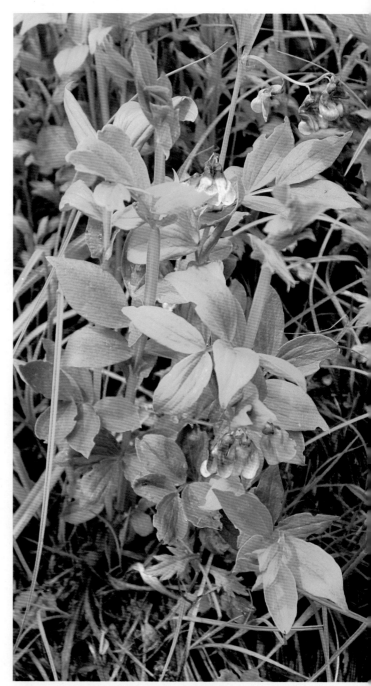

三脉山黧豆

骨瓣稍短于翼瓣；子房线形，无毛。荚果线形，长 3.7 ~ 4.4 cm，宽 5 ~ 6 mm，黑褐色，无毛；种子近球形，直径 3 mm，平滑，棕色，种脐长为种子周长的 1/3。花期 5 ~ 6（~ 7）月，果期 6 ~ 8 月。

| **生境分布** | 生于林下及草地等，在山地针阔叶混交林的林缘、林下、林间草地为常见的伴生种，也见于草甸群落。分布于内蒙古呼伦贝尔市（额尔古纳市、根河市、牙克石市、鄂伦春自治旗、扎兰屯市）、兴安盟（阿尔山市）。

| **资源情况** | 野生资源较少。药材来源于野生。

| **采收加工** | 夏、秋季采收，除去杂质，晒干，切段。

| **功能主治** | 微苦，微温。归肾、肝经。用于月经不调，痛经，小便不利，水肿。

| **用法用量** | 内服煎汤，5 ~ 12 g。

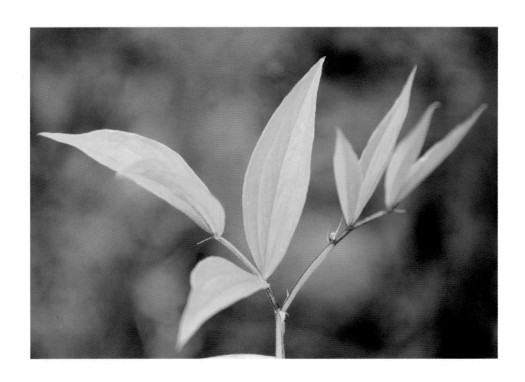

豆科 *Leguminosae*　山黧豆属 *Lathyrus*

山黧豆 *Lathyrus quinquenervius* (Miq.) Litv.

| 植物别名 | 五脉山黧豆、五脉香豌豆。

| 蒙 文 名 | 扎嘎日－宝日楚格。

| 药 材 名 | 五脉山黧豆（药用部位：全草或花、种子）。

| 形态特征 | 多年生草本。根茎不增粗，横走。茎通常直立，单一，高 20 ~ 50 cm，具棱及翅，有毛，后渐脱落。偶数羽状复叶，叶轴先端具不分枝的卷须，下部叶的卷须短，呈针刺状；托叶披针形至线形，长 7 ~ 23 mm，宽 0.2 ~ 2 mm；叶具小叶 1 ~ 2（~ 3）对，小叶质坚硬，椭圆状披针形或线状披针形，长 35 ~ 80 mm，宽 5 ~ 8 mm，先端渐尖，具细尖，基部楔形，两面被短柔毛，上面稀疏，老时毛

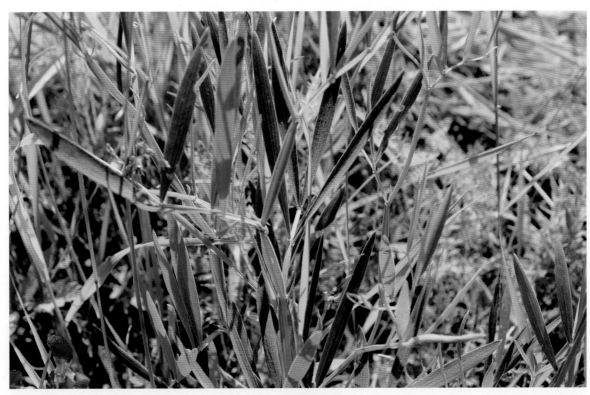

山黧豆

渐脱落，具 5 平行脉，两面明显凸出。总状花序腋生，具 5 ~ 8 花；花梗长 3 ~ 5 mm；花萼钟状，被短柔毛，最下 1 萼齿约与萼筒等长；花紫蓝色或紫色，长（12 ~）15 ~ 20 mm；旗瓣近圆形，先端微缺，瓣柄与瓣片约等长，翼瓣狭倒卵形，与旗瓣等长或稍短，具耳及线形瓣柄，龙骨瓣卵形，具耳及线形瓣柄；子房密被柔毛。荚果线形，长 3 ~ 5 cm，宽 4 ~ 5 mm。花期 6 ~ 7 月，果期 8 ~ 9 月。

| 生境分布 | 生于山坡、林缘、路旁、草甸等，是森林草原带的山地草甸、河谷草甸群落伴生种，也见于草原带的草甸化草原群落。分布于内蒙古呼伦贝尔市（额尔古纳市、根河市、陈巴尔虎旗、鄂温克族自治旗、海拉尔区、牙克石市、鄂伦春自治旗、莫力达瓦达斡尔族自治旗、阿荣旗、扎兰屯市）、兴安盟（阿尔山市、科尔沁右翼前旗、科尔沁右翼中旗、扎赉特旗）、通辽市（科尔沁区、库伦旗）、赤峰市（巴林右旗、阿鲁科尔沁旗、宁城县）、锡林郭勒盟（锡林浩特市、苏尼特左旗、太仆寺旗）、呼和浩特市（和林格尔县）、鄂尔多斯市（乌审旗）。

| 资源情况 | 野生资源较丰富。药材来源于野生。

| 采收加工 | 夏、秋季采收全草，除去杂质，晒干，切段；花期采摘花，阴干；秋季采收种子，晒干。

| 功能主治 | 辛，温；有毒。归肝、胃经。祛风除湿，活血止痛，温中解表散寒。用于风寒湿痹，关节游走疼痛，腰膝疼痛，跌打损伤，闪挫扭伤，各种外伤疼痛，牙痛，胃寒呕吐。

| 用法用量 | 内服煎汤，3 ~ 10 g。

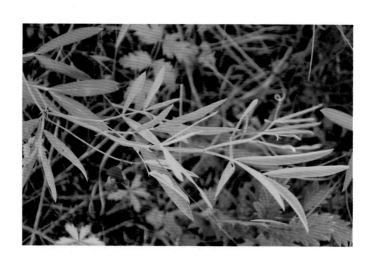

豆科 ■ Leguminosae ■ 兵豆属 ■ *Lens*

兵豆 *Lens culinaris* Medic.

| **植物别名** | 滨豆、鸡碗豆、小扁豆。

| **蒙 文 名** | 色波格 – 宝日其格。

| **药 材 名** | 兵豆（药用部位：种子）。

| **形态特征** | 一年生草本，高 10 ～ 50 cm。茎方形，基部分枝，被短柔毛。叶具小叶 4 ～ 12 对，叶轴被柔毛，先端小叶变为卷须或刺毛；托叶斜披针形，被白色长柔毛；小叶倒卵形，全缘，两面被白色长柔毛，几无柄。总状花序腋生，短于叶，有花 1 ～ 3，花序轴及花序梗密被白色柔毛；花萼浅杯状，5 裂，裂片线状披针形，长为萼筒的 2 ～ 3 倍，密被白色长柔毛；花冠白色或蓝紫色。荚果长圆形，膨胀，黄色，

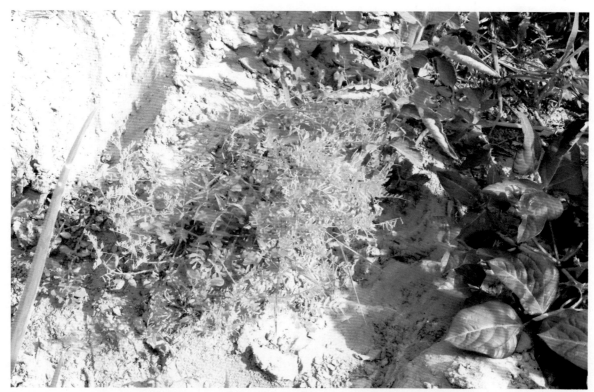

兵豆

无毛，有 1 ~ 2 种子。种子褐色，双凸镜形。花期 6 ~ 7 月，果期 8 ~ 9 月。

| 生境分布 | 内蒙古阴山地区有少量栽培。

| 资源情况 | 栽培资源较少。药材来源于栽培。

| 采收加工 | 立秋后种子成熟时采收，拔取全株，晒干，打下种子，簸净杂质。

| 功能主治 | 利咽止痛，清热消肿，清肺止咳，除垢生辉。用于咽喉疼痛，丹毒，腮腺炎，肺病咳嗽，肤表垢污等。

| 用法用量 | 内服煎汤，20 g；亦可入漱口剂、敷剂、洗剂等。外用适量。

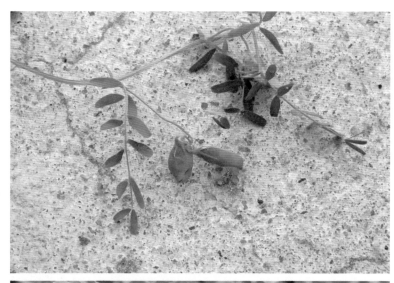

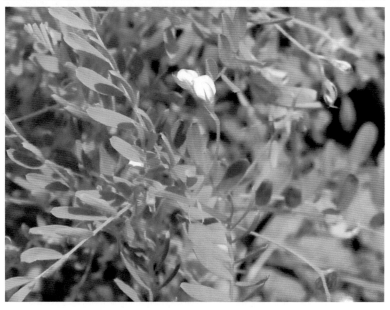

豆科 Leguminosae 豌豆属 *Pisum*

豌豆
Pisum sativum L.

| **植物别名** | 寒豆、雪豆。

| **蒙 文 名** | 豌豆。

| **药 材 名** | **中药** 豌豆（药用部位：种子）。
蒙药 宝日其格音－其其格（药用部位：花）。

| **形态特征** | 一年生攀缘草本，高 0.5 ～ 2 m。全株绿色，光滑无毛，被粉霜。叶具小叶 4 ～ 6，托叶比小叶大，叶状，心形，下缘具细牙齿；小叶卵圆形。花于叶腋单生或数朵排列为总状花序；花萼钟状，深 5 裂，裂片披针形；花冠颜色多样，随品质而异，但多为白色和紫色；二体雄蕊（9+1）；子房无毛，花柱扁，内面有髯毛。荚果肿胀，长

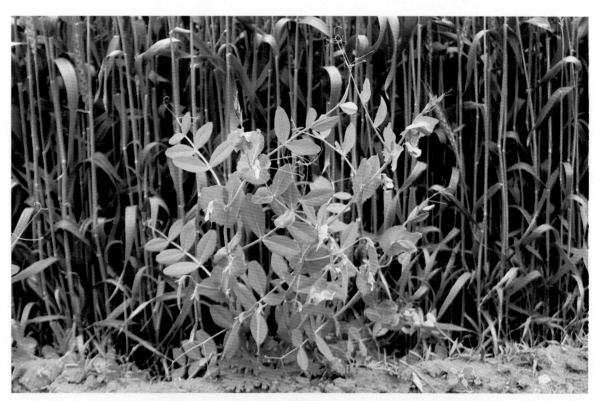

豌豆

椭圆形，先端斜急尖，背部近伸直，侧有坚硬纸质的内皮。种子圆形，青绿色，干后变为黄色。花期 6 ~ 7 月，果期 7 ~ 9 月。

| 生境分布 |　内蒙古阴山地区有少量栽培。

| 资源情况 |　栽培资源较少。药材来源于栽培。

| 采收加工 |　**中药**　豌豆：夏、秋季果实成熟时采收种子，除去杂质，晒干。
　　　　　　蒙药　宝日其格音 – 其其格：夏季采收花，除去杂质，阴干。

| 功能主治 |　**中药**　豌豆：和中下气，利小便，解疮毒。用于霍乱转筋，脚气病，痈肿。
　　　　　　蒙药　宝日其格音 – 其其格：止血，止泻。用于吐血，咯血，月经过多，腰腿痛，肠刺痛，腹泻。

| 用法用量 |　**中药**　豌豆：内服煎汤，9 ~ 30 g。
　　　　　　蒙药　宝日其格音 – 其其格：多入丸、散剂。

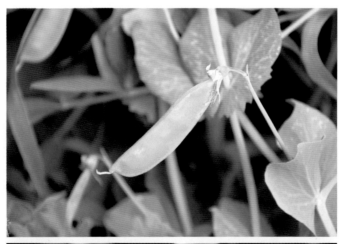

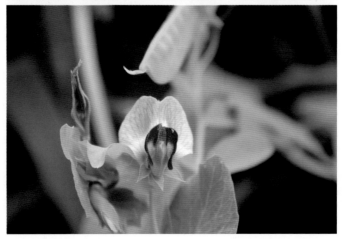

豆科 Leguminosae 草木犀属 *Melilotus*

白花草木犀 *Melilotus albus* Medikus Vorles.

|蒙 文 名|

查干－呼庆黑。

|药 材 名|

省头草（药用部位：地上部分）。

|形态特征|

一年生或二年生草本，高 70 ~ 200 cm。茎直立，圆柱形，中空，多分枝，几无毛。羽状三出复叶；托叶尖刺状锥形，长 6 ~ 10 mm，全缘；叶柄比小叶短，纤细；小叶长圆形或倒披针状长圆形，长 15 ~ 30 cm，宽（4 ~）6 ~ 12 mm，先端钝圆，基部楔形，边缘疏生浅锯齿，上面无毛，下面被细柔毛，侧脉 12 ~ 15 对，平行，直达叶缘齿尖，两面均不隆起，顶生小叶稍大，具较长小叶柄，侧生小叶的小叶柄短。总状花序长 9 ~ 20 cm，腋生，具花 40 ~ 100，排列疏松；苞片线形，长 1.5 ~ 2 mm；花长 4 ~ 5 mm；花梗短，长 1 ~ 1.5 mm；花萼钟形，长约 2.5 mm，微被柔毛，萼齿三角状披针形，短于萼筒；花冠白色，旗瓣椭圆形，稍长于翼瓣，龙骨瓣与翼瓣等长或稍短；子房卵状披针形，上部渐窄至花柱，无毛，胚珠 3 ~ 4。荚果椭圆形至长圆形，长 3 ~ 3.5 mm，

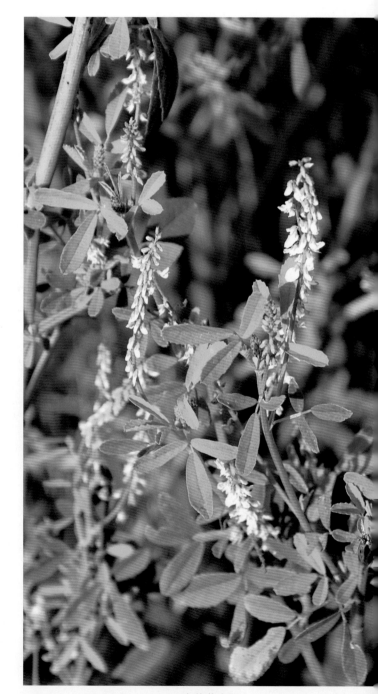

白花草木犀

先端锐尖，具尖喙，表面脉纹细，网状，棕褐色，老熟后变黑褐色，有种子 1 ~ 2；种子卵形，棕色，表面具细瘤点。花果期 7 ~ 8 月。

| **生境分布** | 生于路边、沟旁、荒地、田边、湿润的沙地、盐碱地及草甸。分布于内蒙古呼伦贝尔市（额尔古纳市、根河市、陈巴尔虎旗、鄂温克族自治旗、海拉尔区、牙克石市、鄂伦春自治旗、莫力达瓦达斡尔族自治旗、阿荣旗、扎兰屯市）、锡林郭勒盟（正镶白旗、锡林浩特市、苏尼特右旗、二连浩特市）、乌兰察布市（四子王旗、丰镇市）、呼和浩特市（土默特左旗、清水河县、和林格尔县）、包头市（达尔罕茂明安联合旗、土默特右旗、固阳县）、巴彦淖尔市（乌拉特前旗）、鄂尔多斯市（达拉特旗）、阿拉善盟（阿拉善左旗、阿拉善右旗、额济纳旗）。

| **资源情况** | 野生资源一般。药材来源于野生。

| **采收加工** | 立夏前后割取地上部分，扎成小把，晒干。

| **功能主治** | 辛、苦，凉。清热解毒，芳香化浊，清暑湿，化湿杀虫，截疟，止痢。用于暑热胸闷，口腻，口臭，头涨，头痛，疟疾，痢疾，淋证，皮肤疮疡。

| **用法用量** | 内服煎汤，4.5 ~ 9 g。

豆科 Leguminosae　草木犀属 Melilotus

细齿草木犀 *Melilotus dentatus* (Waldst. et Kit.) Pers.

| 植物别名 |

马层、臭苜蓿。

| 蒙 文 名 |

纳日音－呼庆黑。

| 药 材 名 |

细齿草木犀（药用部位：全草）。

| 形态特征 |

一年生或二年生草本，高 30 ~ 150 cm。常无毛，有时幼茎及叶具刺毛，带粉霜，有辣味。茎直立，有分枝。基生叶宽卵形至倒卵形，长 15 ~ 35 cm，先端圆钝，基部楔形，大头羽裂，具 2 ~ 3 对裂片，或不裂，边缘均有缺刻或牙齿，叶柄长 3 ~ 9 cm，具小裂片；茎下部叶较小，边缘有缺刻或牙齿，有时具圆钝锯齿，不抱茎；茎上部叶窄披针形，长 2.5 ~ 5 cm，宽 4 ~ 9 mm，边缘具不明显疏齿或全缘。总状花序顶生，花后延长；花黄色，直径 7 ~ 10 mm；花梗长 4 ~ 9 mm；萼片淡黄色，长圆状椭圆形，长 4 ~ 5 mm，直立开展；花瓣倒卵形，长 3 ~ 4 mm。长角果线形，长 3 ~ 5.5 cm，宽 2 ~ 3.5 mm，果瓣具一凸出的中脉；喙长 6 ~ 12 mm；

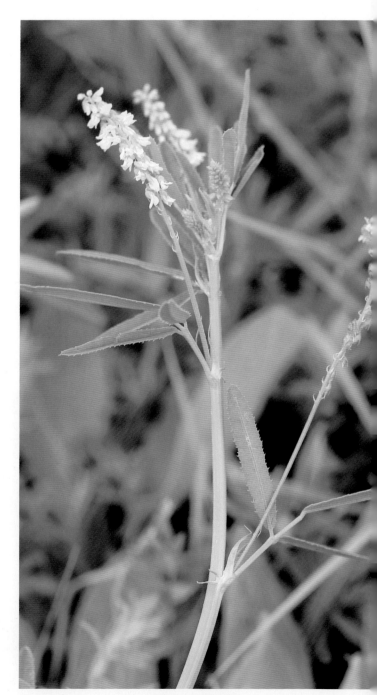

细齿草木犀

果柄长 5 ~ 15 mm；种子球形，直径约 1 mm，紫褐色。花期 5 ~ 6 月，果期 7 ~ 8 月。

| **生境分布** | 多生于低湿草甸、路旁、滩地。分布于内蒙古呼伦贝尔市（额尔古纳市、根河市、海拉尔区、新巴尔虎左旗、满洲里市）、兴安盟（科尔沁右翼中旗）、赤峰市（红山区、阿鲁科尔沁旗、巴林右旗、克什克腾旗、喀喇沁旗、敖汉旗）、乌兰察布市（凉城县）、鄂尔多斯市（准格尔旗）、阿拉善盟（阿拉善左旗）。

| **资源情况** | 野生资源一般。药材来源于野生。

| **采收加工** | 夏季采收，晒干。

| **功能主治** | 清热解毒，化湿和中，利尿，截疟。用于暑热胸闷，舌腻口臭，赤白痢，淋证，疮疖。

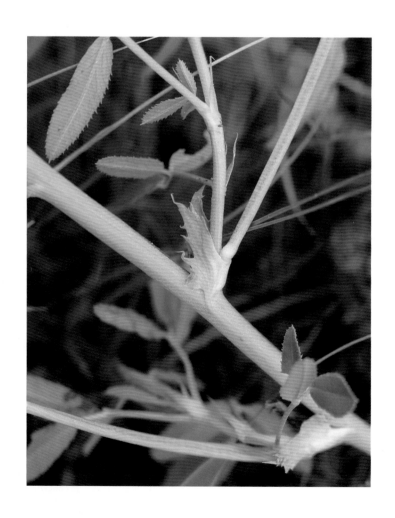

豆科 Leguminosae　草木犀属 Melilotus

草木犀 *Melilotus officinalis* (Linn.) Pall.

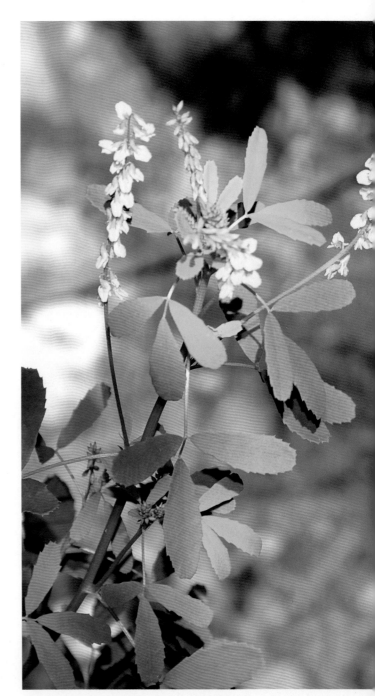

| 植物别名 |

辟汗草、黄香草木犀。

| 蒙 文 名 |

呼庆黑。

| 药 材 名 |

中药 黄零陵香（药用部位：地上部分）。
蒙药 呼庆黑（药用部位：地上部分）。

| 形态特征 |

二年生草本，高 40 ～ 100（～ 250）cm。茎
直立，粗壮，多分枝，具纵棱，微被柔毛。
羽状三出复叶；托叶镰状线形，长 3 ～ 5
（～ 7）mm，中央有 1 脉纹，全缘或基部
有 1 尖齿；叶柄细长；小叶倒卵形、阔卵形、
倒披针形至线形，长 15 ～ 25（～ 30）mm，
宽 5 ～ 15 mm，先端钝圆或截形，基部阔
楔形，边缘具不整齐疏浅齿，上面无毛，粗
糙，下面散生短柔毛，侧脉 8 ～ 12 对，平
行直达齿尖，两面均不隆起，顶生小叶稍
大，具较长的小叶柄，侧生小叶的小叶柄
短。总状花序长 6 ～ 15（～ 20）cm，腋生，
具花 30 ～ 70，初时稠密，花开后渐稀疏，
花序轴在花期显著伸展；苞片刺毛状，长约

草木犀

1 mm；花长 3.5 ~ 7 mm；花梗与苞片等长或稍长；花萼钟形，长约 2 mm，脉纹 5，甚清晰，萼齿三角状披针形，稍不等长，比萼筒短；花冠黄色，旗瓣倒卵形，与翼瓣近等长，龙骨瓣稍短，或三者均近等长；雄蕊筒在花后常宿存包于果实外；子房卵状披针形，胚珠（4 ~）6（~ 8），花柱长于子房。荚果卵形，长 3 ~ 5 mm，宽约 2 mm，先端具宿存花柱，表面具凹凸不平的横向细网纹，棕黑色，有种子 1 ~ 2；种子卵形，长 2.5 mm，黄褐色，平滑。花期 6 ~ 8 月，果期 7 ~ 10 月。

| 生境分布 | 生于河滩、沟谷、湖盆洼地、路旁、荒地、居民区附近、山坡、沙质草地及林缘。分布于内蒙古呼伦贝尔市、兴安盟（阿尔山市、科尔沁右翼中旗、科尔沁右翼前旗、扎赉特旗）、通辽市（科尔沁左翼后旗、扎鲁特旗）、赤峰市（阿鲁科尔沁旗、巴林右旗、巴林左旗、克什克腾旗）、锡林郭勒盟（锡林浩特市、苏尼特左旗、苏尼特右旗、正镶白旗、镶黄旗、太仆寺旗、二连浩特市、东乌珠穆沁旗）、乌兰察布市（集宁区、四子王旗、察哈尔右翼后旗、兴和县、凉城县、化德县、卓资县）、呼和浩特市（清水河县、武川县、托克托县、土默特左旗）、包头市（东河区、青山区、达尔罕茂明安联合旗、土默特右旗、固阳县）、巴彦淖尔市（五原县、乌拉特前旗、乌拉特后旗、磴口县）、鄂尔多斯市（准格尔旗、鄂托克旗、伊金霍洛旗）、阿拉善盟（阿拉善左旗、阿拉善右旗、额济纳旗）。

| 资源情况 | 野生资源较丰富。药材来源于野生。

| 采收加工 | **中药** 黄零陵香：夏、秋季采割，晒干。

| 功能主治 | **中药** 黄零陵香：辛，平。化湿，和中。用于暑湿胸闷，头痛头昏，恶心泛呕，皮肤伤疤，丹风，淋证，口臭，头涨，疟疾，痢疾。

蒙药 呼庆黑：清陈热，杀黏，解毒。用于虫蛇咬伤，食物中毒，咽喉肿痛，陈热症。

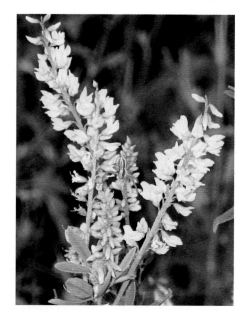

| 用法用量 | **中药** 黄零陵香：内服煎汤，3 ~ 9 g；或用粗末做成卷烟燃吸。外用适量，熬浸膏敷。

蒙药 呼庆黑：多入丸、散剂。

豆科 Leguminosae 胡卢巴属 *Trigonella*

胡卢巴

Trigonella foenum-graecum L.

| **植物别名** | 香豆、芸香、卢巴子。

| **蒙 文 名** | 扎嘎日图 – 宝日楚格。

| **药 材 名** | **中药** 胡卢巴（药用部位：种子）。
　　　　　　　　 蒙药 扎嘎日图 – 宝日楚格（药用部位：种子）。

| **形态特征** | 一年生草本，高 30 ~ 80 cm。根系发达。茎圆柱形，微被柔毛。羽状三出复叶；托叶全缘，膜质，基部与叶柄相连，先端渐尖，被毛；叶柄平展；小叶长倒卵形、卵形至长圆状披针形，近等大，先端钝，基部楔形，边缘上半部具三角形尖齿，上面无毛，下面疏被柔毛，或秃净，侧脉 5 ~ 6 对，不明显；顶生小叶具较长的小叶柄。花无

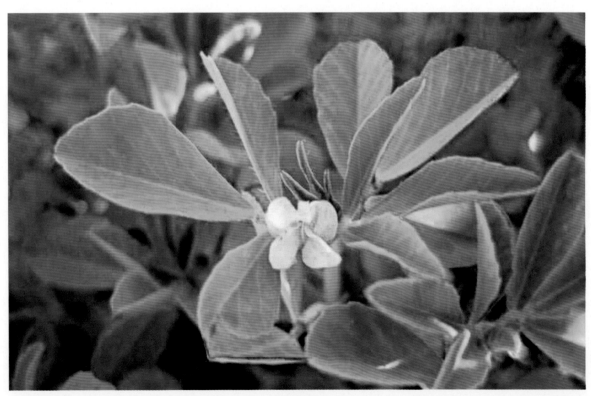

胡卢巴

梗，1 ~ 2 着生于叶腋；花萼筒状，萼齿披针形，与萼等长；花基部稍呈堇青色，旗瓣长倒卵形，先端深凹，明显地比翼瓣和龙骨瓣长；子房线形，花柱短，柱头头状，胚珠多数。荚果圆筒状，无毛或微被柔毛，先端具细长喙（包括子房上部不育部分），背缝增厚，表面有明显的纵长网纹，有种子 10 ~ 20；种子棕褐色，表面凹凸不平。花期 4 ~ 7 月，果期 7 ~ 9 月。

| **生境分布** | 内蒙古兴安盟、乌兰察布市有栽培。

| **资源情况** | 栽培资源一般。药材来源于栽培。

| **采收加工** | **中药** 胡卢巴：秋季荚果成熟时，采收种子，除去杂质，晒干。
蒙药 扎嘎日图 – 宝日楚格：同"胡卢巴"。

| **药材性状** | **中药** 胡卢巴：本品略呈扁斜方形，长 3 ~ 4 mm，厚约 2 mm。表面黄棕色至红棕色，两侧各具 1 斜沟，相交处有点状种脐。质坚硬。种皮薄，子叶 2，淡黄色。破碎时气香，味微苦。
蒙药 扎嘎日图 – 宝日楚格：同"胡卢巴"。

| **功能主治** | **中药** 胡卢巴：苦、辛，温。归肾经。补肾阳，祛寒湿，止痛。用于肾虚腰痛，阳痿，寒疝，下腹冷痛，寒湿脚气。
蒙药 扎嘎日图 – 宝日楚格：苦，平，重、糙、燥、腻。排脓，镇赫依，止泻。用于肺脓肿，腹泻，赫依病。

| **用法用量** | **中药** 胡卢巴：内服煎汤，3 ~ 9 g；或入丸、散剂。
蒙药 扎嘎日图 – 宝日楚格：多配方用。

豆科 Leguminosae 苜蓿属 Medicago

野苜蓿 *Medicago falcata* L.

| **植物别名** | 黄花苜蓿、镰荚苜蓿。

| **蒙 文 名** | 希日－查日嘎苏。

| **药 材 名** | 野苜蓿（药用部位：全草）。

| **形态特征** | 多年生草本，高（20～）40～100（～120）cm。主根粗壮，木质，须根发达。茎平卧或上升，圆柱形，多分枝。羽状三出复叶；托叶披针形至线状披针形，先端长渐尖，基部戟形，全缘或稍具锯齿，脉纹明显；叶柄细，比小叶短；小叶倒卵形至线状倒披针形，长（5～）8～15（～20）mm，宽（1～）2～5（～10）mm，先端近圆形，具刺尖，基部楔形，边缘上部1/4具锐锯齿，上面

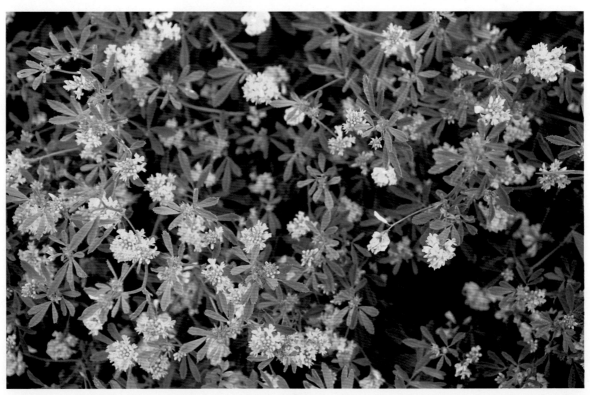

野苜蓿

无毛，下面被贴伏毛，侧脉 12 ~ 15 对，与中脉成锐角，平行直达叶边，不分叉；顶生小叶稍大。花序短总状，长 1 ~ 2 (~ 4) cm，具花 6 ~ 20 (~ 25)，稠密，花期几不伸长；总花梗腋生，挺直，与叶等长或稍长；苞片针刺状，长约 1 mm；花长 6 ~ 9 (~ 11) mm；花梗长 2 ~ 3 mm，被毛；花萼钟形，被贴伏毛，萼齿线状锥形，比萼筒长；花冠黄色，旗瓣长倒卵形，翼瓣和龙骨瓣等长，均比旗瓣短；子房线形，被柔毛，花柱短，略弯，胚珠 2 ~ 5。荚果镰形，长（ 8 ~ ）10 ~ 15 mm，宽 2.5 ~ 3.5 (~ 4) mm，脉纹细，斜向，被贴伏毛，有种子 2 ~ 4；种子卵状椭圆形，长 2 mm，宽 1.5 mm，黄褐色，胚根处凸起。花期 7 ~ 8 月，果期 8 ~ 9 月。

| **生境分布** | 生于沙质土中，多见于河滩、沟谷等低湿生境中。分布于内蒙古呼伦贝尔市（根河市、海拉尔区、陈巴尔虎旗、牙克石市、额尔古纳市、新巴尔虎左旗、鄂温克族自治旗）、兴安盟（阿尔山市、科尔沁右翼中旗）、通辽市（科尔沁区、扎鲁特旗）、赤峰市（巴林右旗、克什克腾旗、巴林左旗）、锡林郭勒盟（东乌珠穆沁旗、锡林浩特市、正镶白旗）、包头市（土默特右旗）、鄂尔多斯市（乌审旗）。

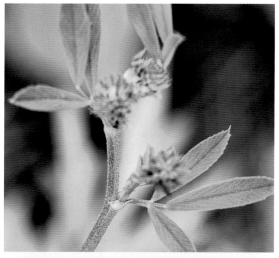

| **资源情况** | 野生资源一般。药材来源于野生。

| **采收加工** | 夏、秋季采收，除去杂质，晒干，切段。

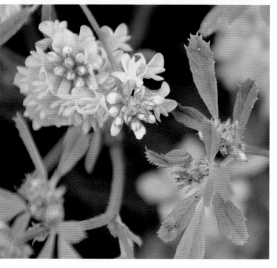

| **功能主治** | 微苦，平。归脾、胃、膀胱经。健脾补虚，利尿退黄，舒筋活络。用于脾虚腹胀，消化不良，浮肿，黄疸，风湿痹痛。

| **用法用量** | 内服煎汤，9 ~ 15 g；或研末，3 ~ 4.5 g。

豆科 Leguminosae 苜蓿属 Medicago

天蓝苜蓿 *Medicago lupulina* L.

| 植物别名 |

杂花苜蓿、黑荚苜蓿。

| 蒙 文 名 |

呼和 – 查日嘎苏。

| 药 材 名 |

中药 天蓝苜蓿（药用部位：全草）。
蒙药 呼和 – 查日嘎苏（药用部位：全草）。

| 形态特征 |

一年生、二年生或多年生草本，高 15 ～
60 cm，全株被柔毛或有腺毛。主根浅，须
根发达。茎平卧或上升，多分枝。叶茂盛，
羽状三出复叶；托叶卵状披针形，长可达
1 cm，先端渐尖，基部圆形或戟状，常齿裂；
下部叶柄较长，长 1 ～ 2 cm，上部叶柄比小
叶短；小叶倒卵形、阔倒卵形或倒心形，长
5 ～ 20 mm，宽 4 ～ 16 mm，纸质，先端多
少平截或微凹，具细尖，基部楔形，边缘在
上半部具不明显尖齿，两面均被毛，侧脉近
10 对，平行达叶边，几不分叉，上下均平坦；
顶生小叶较大，小叶柄长 2 ～ 6 mm，侧生
小叶柄甚短。花序小头状，具花 10 ～ 20；
总花梗细，挺直，比叶长，密被贴伏柔毛；

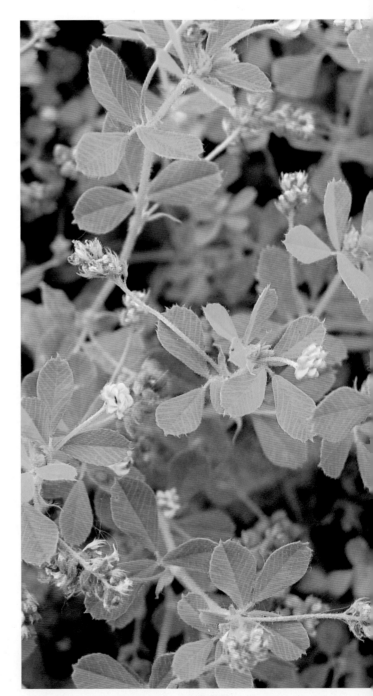

天蓝苜蓿

苞片刺毛状,甚小;花长 2 ~ 2.2 mm;花梗短,长不到 1 mm;花萼钟形,长约 2 mm,密被毛,萼齿线状披针形,稍不等长,比萼筒略长或等长;花冠黄色,旗瓣近圆形,先端微凹,翼瓣和龙骨瓣近等长,均比旗瓣短;子房阔卵形,被毛,花柱弯曲,胚珠 1。荚果肾形,长 3 mm,宽 2 mm,表面具同心弧形脉纹,被稀疏毛,熟时变黑,有种子 1;种子卵形,褐色,平滑。花期 7 ~ 8 月,果期 8 ~ 9 月。

| **生境分布** | 多生于微碱性草甸、沙质草原、田边、路旁。分布于内蒙古呼伦贝尔市(额尔古纳市、根河市、鄂温克族自治旗、牙克石市、鄂伦春自治旗、莫力达瓦达斡尔族自治旗、阿荣旗、扎兰屯市)、兴安盟(阿尔山市、科尔沁右翼前旗、科尔沁右翼中旗)、通辽市(扎鲁特旗)、赤峰市(巴林右旗、克什克腾旗)、锡林郭勒盟(锡林浩特市、太仆寺旗、苏尼特左旗、西乌珠穆沁旗、多伦县)、乌兰察布市(兴和县、丰镇市、察哈尔右翼前旗、卓资县)、呼和浩特市(和林格尔县)、包头市(九原区、固阳县、土默特右旗)、鄂尔多斯市(东胜区、鄂托克旗、达拉特旗、伊金霍洛旗、乌审旗、准格尔旗)、巴彦淖尔市(磴口县、乌拉特前旗)、阿拉善盟(阿拉善左旗)。

| **资源情况** | 野生资源较丰富。药材来源于野生。

| **采收加工** | **中药** 天蓝苜蓿:夏、秋季采收,除去杂质,晒干。
蒙药 呼和 - 查日嘎苏:同"天蓝苜蓿"。

| **功能主治** | **中药** 天蓝苜蓿:甘、微涩,平。清热利湿,凉血止血,舒筋活络。用于黄疸性肝炎,便血,痔疮出血,白血病,坐骨神经痛,风湿骨痛,腰肌劳损;外用于蛇咬伤。
蒙药 呼和 - 查日嘎苏:同"天蓝苜蓿"。

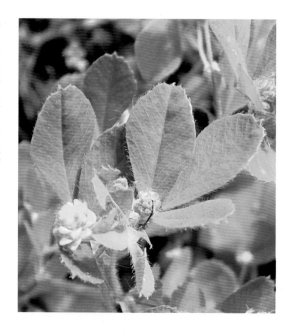

| **用法用量** | **中药** 天蓝苜蓿:内服煎汤,15 ~ 30 g。
蒙药 呼和 - 查日嘎苏:多入丸、散剂。

豆科 Leguminosae 苜蓿属 *Medicago*

花苜蓿 *Medicago ruthenica* (L.) Sojak

| 植物别名 |

扁豆子、苜蓿草、野苜蓿。

| 蒙 文 名 |

浩娃 – 其日格。

| 药 材 名 |

花苜蓿（药用部位：全草）。

| 形态特征 |

多年生草本，高 30 ～ 100 cm。主根粗壮。茎上升或直立，四棱形，有白色柔毛。三出复叶；顶生小叶卵形、狭卵形或倒卵形，长 5 ～ 12 mm，宽 3 ～ 7 mm；先端圆形或截形，微凹或有小尖头，边缘有锯齿，侧生小叶较小，叶柄长约 5 mm，有白色柔毛；托叶披针形，基部具牙齿或裂片，有伏毛。总状花序腋生，长 12 ～ 20 mm，有花 3 ～ 8，花小，花梗短，约 1 mm；花萼钟状，长约 3 mm，萼齿三角形，被白柔毛，花冠蝶形，黄色，具紫纹，旗瓣长圆状倒卵形，先端微缺，翼瓣近长圆形，先端圆而宽，基部具长爪和耳，龙骨瓣较短；雄蕊二体。荚果扁平，长圆形，长 7 ～ 10 mm，宽约 5 mm，表面有网纹，顶部有弯曲的短喙；种子 2 ～ 6，

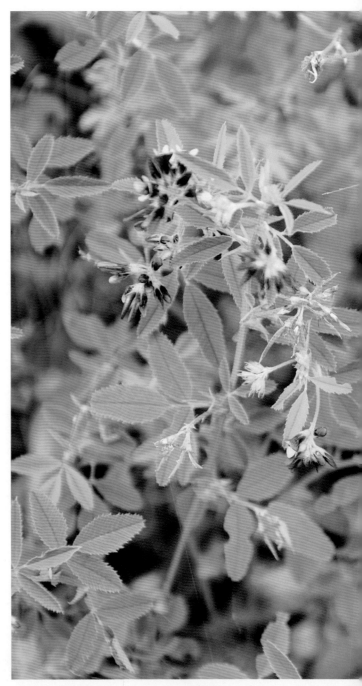

花苜蓿

黄褐色。花期 7 ~ 8 月，果期 8 ~ 9 月。

| 生境分布 | 生于草原带和森林草原带的丘陵坡地、山坡、林缘、路旁、固定或半固定沙地。分布于内蒙古呼伦贝尔市（扎兰屯市、海拉尔区、陈巴尔虎旗、鄂温克族自治旗、新巴尔虎左旗、新巴尔虎右旗、满洲里市、额尔古纳市、牙克石市）、兴安盟（阿尔山市、科尔沁右翼前旗、科尔沁右翼中旗）、通辽市（科尔沁左翼中旗、科尔沁左翼后旗、奈曼旗、库伦旗）、赤峰市（喀喇沁旗、巴林左旗、巴林右旗、林西县、克什克腾旗）、锡林郭勒盟（正镶白旗、锡林浩特市、太仆寺旗、苏尼特右旗、苏尼特左旗、二连浩特市、阿巴嘎旗、西乌珠穆沁旗、东乌珠穆沁旗、镶黄旗）、乌兰察布市（化德县、商都县、集宁区、兴和县、丰镇市、察哈尔右翼前旗、卓资县、凉城县）、呼和浩特市（和林格尔县、清水河县）、包头市（固阳县、土默特右旗、达尔罕茂明安联合旗、石拐区）、巴彦淖尔市（磴口县、乌拉特前旗、乌拉特后旗）、鄂尔多斯市（伊金霍洛旗、准格尔旗）、乌海市、阿拉善盟（阿拉善左旗）。

| 资源情况 | 野生资源一般。药材来源于野生。

| 采收加工 | 7 ~ 8 月采收，洗净，除去残叶、须根，晾干。

| 药材性状 | 本品长 20 ~ 80 cm。主根粗壮，须根多已除去。茎多分枝，具 4 棱，有稀疏的类白色短柔毛。三出复叶；托叶披针形，基部有牙齿或裂片，有伏毛；小叶 3，多皱缩或脱落，完整者展平后呈倒卵形或长圆状倒披针形，长 0.5 ~ 1.5 cm，宽 1.5 ~ 4 mm，边缘具锯齿，叶脉明显，有短柄。气微，味淡。

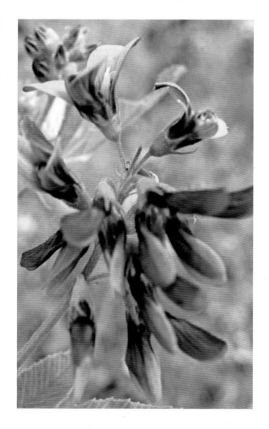

| 功能主治 | 苦，寒。归肝、肺、胃、大肠经。清热解毒，止咳，止血。用于发热，咳嗽，痢疾，外伤出血。

| 用法用量 | 内服煎汤，9 ~ 15 g。外用适量，熬膏涂。

豆科 Leguminosae 苜蓿属 Medicago

紫花苜蓿 *Medicago sativa* L.

| 植物别名 |

紫苜蓿。

| 蒙 文 名 |

宝日 – 查日嘎苏。

| 药 材 名 |

苜蓿（药用部位：全草）。

| 形态特征 |

多年生草本，高 30 ~ 100 cm。根粗壮，深入土层，根颈发达。茎直立，丛生以至平卧，四棱形，无毛或微被柔毛，枝叶茂盛。羽状三出复叶；托叶大，卵状披针形，先端锐尖，基部全缘或具 1 ~ 2 裂齿，脉纹清晰；叶柄比小叶短；小叶长卵形、倒长卵形至线状卵形，等大，或顶生小叶稍大，长（5 ~）10 ~ 25（~ 40）mm，宽 3 ~ 10 mm，纸质，先端钝圆，具由中脉伸出的长齿尖，基部狭窄，楔形，边缘 1/3 以上具锯齿，上面无毛，深绿色，下面被贴伏柔毛，侧脉 8 ~ 10对，与中脉成锐角，在近叶边处略有分叉；顶生小叶柄比侧生小叶柄略长。花序总状或头状，长 1 ~ 2.5 cm，具花 5 ~ 30；总花梗挺直，比叶长；苞片线状锥形，比花梗长或

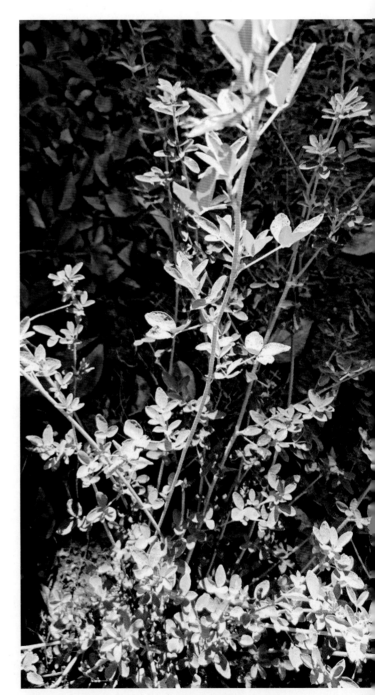

紫花苜蓿

等长；花长 6 ~ 12 mm；花梗短，长约 2 mm；花萼钟形，长 3 ~ 5 mm，萼齿线状锥形，比萼筒长，被贴伏柔毛；花冠淡黄色、深蓝色至暗紫色，花瓣均具长瓣柄，旗瓣长圆形，先端微凹，明显较翼瓣和龙骨瓣长，翼瓣较龙骨瓣稍长；子房线形，具柔毛，花柱短阔，上端细尖，柱头点状，胚珠多数。荚果螺旋状紧卷 2 ~ 4（~ 6）圈，中央无孔或近无孔，直径 5 ~ 9 mm，被柔毛或渐脱落，脉纹细，不清晰，熟时棕色，有种子 10 ~ 20；种子卵形，长 1 ~ 2.5 mm，平滑，黄色或棕色。花期 6 ~ 7 月，果期 7 ~ 8 月。

| 生境分布 | 生于田边、路旁、旷野、草原等，原产亚洲西南部的地区，为外来逸生种。分布于内蒙古呼伦贝尔市（海拉尔区、鄂伦春自治旗、新巴尔虎右旗、牙克石市、莫力达瓦达斡尔族自治旗）、兴安盟（科尔沁右翼中旗）、通辽市（科尔沁左翼中旗、科尔沁区、奈曼旗、扎鲁特旗）、赤峰市（喀喇沁旗、阿鲁科尔沁旗）、锡林郭勒盟（正镶白旗、锡林浩特市、苏尼特右旗、苏尼特左旗、二连浩特市、阿巴嘎旗、西乌珠穆沁旗）、乌兰察布市（化德县、商都县、集宁区、四子王旗、察哈尔右翼后旗、察哈尔右翼中旗）、呼和浩特市（清水河县、土默特左旗）、包头市（石拐区、九原区、白云鄂博矿区、青山区、昆都仑区、东河区、固阳县、土默特右旗）、鄂尔多斯市（东胜区、鄂托克前旗、鄂托克旗、达拉特旗、伊金霍洛旗、乌审旗）、巴彦淖尔市（磴口县、乌拉特中旗、乌拉特前旗、乌拉特后旗）。

| 资源情况 | 野生资源一般。药材来源于野生。

| 采收加工 | 夏、秋季采收，除去杂质，晾干，切段。

| 药材性状 | 本品根呈圆柱状，细长，直径 0.5 ~ 2 cm，分枝较多。根头部较粗大，有时具地上茎残基。表面灰棕色至红棕色，皮孔不明显。质坚而脆，断面刺状。气微弱，略具刺激性，味微苦。

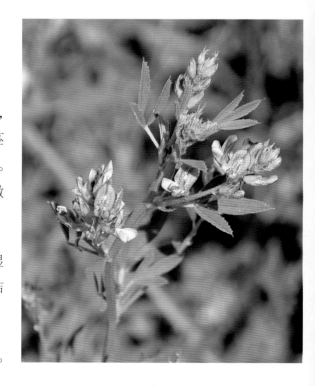

| 功能主治 | 苦，平。归脾、胃、肾经。清脾胃，清湿热，利尿，消肿。用于尿道结石，膀胱结石，水肿，淋证，消渴。

| 用法用量 | 内服捣汁，150 ~ 250 g；或研末，6 ~ 9 g。

豆科 Leguminosae　车轴草属 *Trifolium*

野火球

Trifolium lupinaster L.

| 植物别名 |

红五叶、野火荻。

| 蒙 文 名 |

禾日音 – 好希扬古日。

| 药 材 名 |

野火球（药用部位：全草）。

| 形态特征 |

多年生草本，高 30 ～ 60 cm。根粗壮，发
达，常多分叉。茎直立，单生，基部无叶，
秃净，上部具分枝，被柔毛。掌状复叶，通
常小叶 5，稀 3 或 7（～ 9）；托叶膜质，大
部分抱茎呈鞘状，先端离生部分披针状三角
形；叶柄几全部与托叶合生；小叶披针形至
线状长圆形，长 25 ～ 50 mm，宽 5 ～ 16 mm，
先端锐尖，基部狭楔形，中脉在下面隆起，
被柔毛，侧脉 50 对以上，两面均隆起，分
叉直伸出叶边成细锯齿；小叶柄短，不到
1 mm。头状花序着生于先端和上部叶腋，
具花 20 ～ 35；总花梗长 1.3 ～ 5 cm，被
柔毛；花序下端具 1 早落的膜质总苞；花
长（10 ～）12 ～ 17 mm；花萼钟形，长
6 ～ 10 mm，被长柔毛，脉纹 10，萼齿丝状

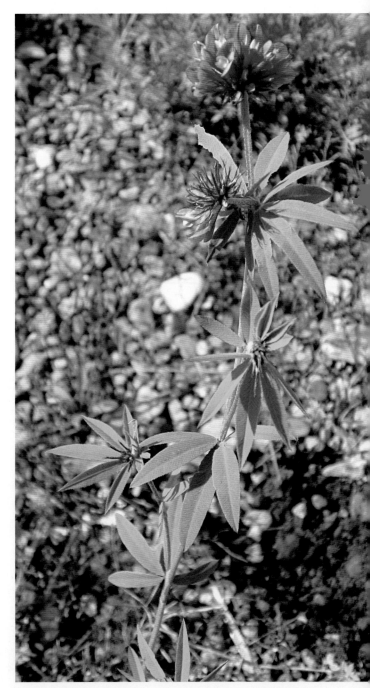

野火球

锥尖，比萼筒长 2 倍；花冠淡红色至紫红色，旗瓣椭圆形，先端钝圆，基部稍窄，几无瓣柄，翼瓣长圆形，下方有 1 钩状耳，龙骨瓣长圆形，比翼瓣短，先端具小尖喙，基部具长瓣柄；子房狭椭圆形，无毛，具柄，花柱丝状，上部弯成钩状，胚珠 5 ~ 8。荚果长圆形，长 6 mm（不包括宿存花柱），宽 2.5 mm，膜质，棕灰色，有种子（2 ~）3 ~ 6；种子阔卵形，直径 1.5 mm，榄绿色，平滑。花期 7 ~ 8 月，果期 8 ~ 9 月。

| 生境分布 | 生于低湿草地、林缘、路旁、草甸和山坡草地。分布于内蒙古呼伦贝尔市（额尔古纳市、根河市、鄂温克族自治旗、陈巴尔虎旗、新巴尔虎左旗、新巴尔虎右旗、海拉尔区、牙克石市、鄂伦春自治旗、莫力达瓦达斡尔族自治旗、阿荣旗、扎兰屯市）、兴安盟（阿尔山市、科尔沁右翼前旗、科尔沁右翼中旗、扎赉特旗）、通辽市（科尔沁区、扎鲁特旗）、赤峰市（阿鲁科尔沁旗、巴林左旗、巴林右旗、克什克腾旗、林西县、喀喇沁旗、翁牛特旗）、锡林郭勒盟（西乌珠穆沁旗、东乌珠穆沁旗、锡林浩特市、多伦县）、乌兰察布市（察哈尔右翼前旗、察哈尔右翼中旗、丰镇市、卓资县、凉城县）、呼和浩特市（武川县、和林格尔县）、包头市（固阳县）。

| 资源情况 | 野生资源丰富。药材来源于野生。

| 采收加工 | 秋季采收，除去杂质，晒干。

| 药材性状 | 本品长 30 ~ 60 cm。根多分枝。茎略呈四棱形，表面有细纵纹，质脆，易折断。掌状复叶；托叶膜质，鞘状抱茎；小叶 5，多皱缩、卷曲，完整者展平后呈披针形或狭椭圆形，长 2.5 ~ 4 cm，宽 0.5 ~ 1.2 cm，边缘具细锯齿，两面侧脉隆起，下面中脉有稀疏柔毛，近无柄。有时可见暗红紫色头状花序及线状长椭圆形荚果。气微，味淡。

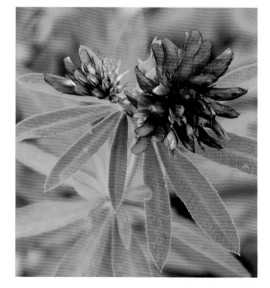

| 功能主治 | 苦，平。归肺、心、肝经。止咳，镇痛，散结。用于咳喘，淋巴结核，痔疮，体癣。

| 用法用量 | 内服煎汤，9 ~ 15 g；或浸酒。外用适量，煎汤洗；或鲜品取汁敷。

豆科 Leguminosae 车轴草属 *Trifolium*

白花野火球 *Trifolium lupinaster* L. var. *albiflorum* Ser.

| 蒙 文 名 |

查干－其其格图－禾日音－好希扬古日。

| 药 材 名 |

野火球（药用部位：全草）。

| 形态特征 |

本种与野火球的主要区别在于本种小叶较狭；花乳白色至黄色，稍小；萼齿较短。

| 生境分布 |

生于路边草地。分布于内蒙古呼伦贝尔市（额尔古纳市）。

| 资源情况 |

野生资源稀少。药材来源于野生。

| 采收加工 |

秋季割取，除去杂质，晒干。

| 功能主治 |

同"野火球"。

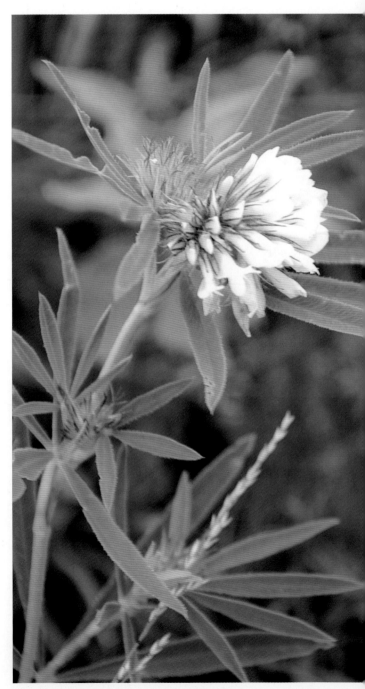

白花野火球

豆科 Leguminosae 车轴草属 Trifolium

红车轴草 *Trifolium pratense* L.

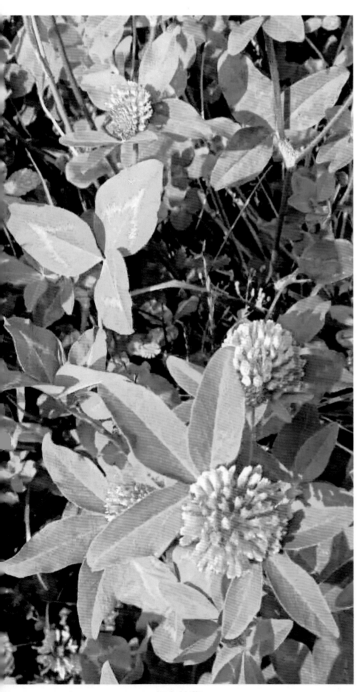

红车轴草

| 植物别名 |

红三叶、红花苜蓿、三叶草。

| 蒙 文 名 |

乌兰 – 好希扬古日。

| 药 材 名 |

红车轴草（药用部位：花序、带花枝叶）。

| 形态特征 |

短期多年生草本，生长期 2 ~ 5（~ 9）年。主根深入土层达 1 m。茎粗壮，具纵棱，直立或平卧上升，疏生柔毛或秃净。掌状三出复叶；托叶近卵形，膜质，每侧具脉纹 8 ~ 9，基部抱茎，先端离生部分渐尖，具锥刺状尖头；叶柄较长，茎上部的叶柄短，被伸展毛或秃净；小叶卵状椭圆形至倒卵形，长 1.5 ~ 3.5（~ 5）cm，宽 1 ~ 2 cm，先端钝，有时微凹，基部阔楔形，两面疏生褐色长柔毛，叶面上常有"V"字形白斑，侧脉约 15 对，呈 20° 角展开在叶边处分叉隆起，伸出形成不明显的钝齿；小叶柄短，长约 1.5 mm。花序球状或卵状，顶生；无总花梗或具甚短总花梗，包于顶生叶的托叶内，托叶扩展成焰苞状，具花 30 ~ 70，密集；花长

12 ～ 14（～ 18）mm；几无花梗；花萼钟形，被长柔毛，具脉纹 10，萼齿丝状，锥尖，比萼筒长，最下方 1 齿比其余萼齿长 1 倍，萼喉开张，具 1 多毛的加厚环；花冠紫红色至淡红色，旗瓣匙形，先端圆形，微凹缺，基部狭楔形，明显比翼瓣和龙骨瓣长，龙骨瓣比翼瓣稍短；子房椭圆形，花柱丝状细长，胚珠 1 ～ 2。荚果卵形，通常有 1 扁圆形种子。花期 6 ～ 7 月，果期 8 ～ 9 月。

| 生境分布 | 生于林缘、路边、草地等湿润处。分布于内蒙古呼伦贝尔市（牙克石市）、兴安盟（阿尔山市）。

| 资源情况 | 野生资源稀少。药材来源于野生。

| 采收加工 | 夏季采摘花序或带花嫩枝叶，阴干。

| 药材性状 | 本品头状花序呈扁球形或不规则球形，直径 2 ～ 3 cm，近无总花梗；有大型总苞，总苞卵圆形，有纵脉；花萼钟状，萼齿线状披针形，有长毛；花瓣暗紫红色，具爪。有时花序带有枝叶，三出复叶；托叶卵形，基部抱茎；小叶 3，多卷缩或脱落，完整者展平后呈卵形或长椭圆形，长 2.5 ～ 4 cm，宽 1 ～ 2 cm，叶面有浅色斑纹。气微，味淡。

| 功能主治 | 甘、苦，微寒。清热止咳，散结消肿。用于感冒，咳喘，硬肿，烫火伤。

| 用法用量 | 内服煎汤，15 ～ 30 g。外用适量，捣敷；或制成软膏涂敷。

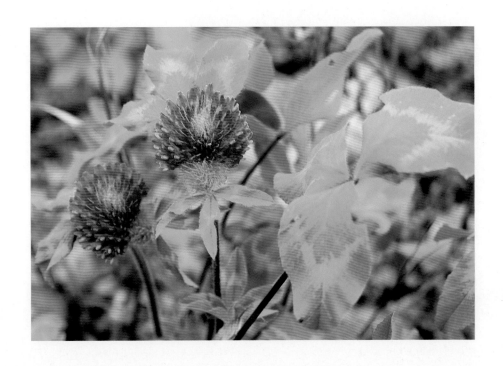

白车轴草 *Trifolium repens* L.

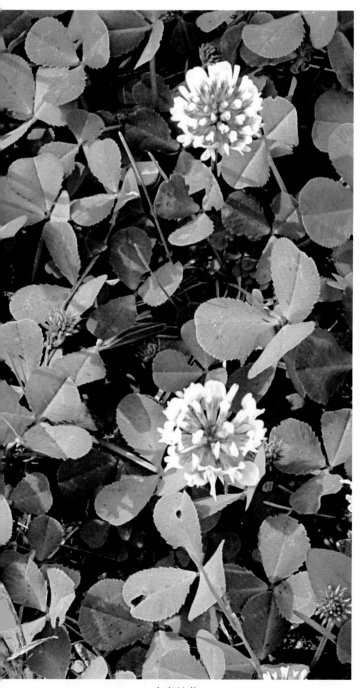

白车轴草

| 植物别名 |

白三叶、白花苜蓿、三消草。

| 蒙 文 名 |

查干-好希扬古日。

| 药 材 名 |

三消草（药用部位：全草）。

| 形态特征 |

短期多年生草本，生长期达5年，高10～30 cm。主根短，侧根和须根发达。茎匍匐蔓生，上部稍上升，节上生根，全株无毛。掌状三出复叶；托叶卵状披针形，膜质，基部抱茎呈鞘状，离生部分锐尖；叶柄较长，长10～30 cm；小叶倒卵形至近圆形，长8～20（～30）mm，宽8～16（～25）mm，先端凹头至钝圆，基部楔形渐窄至小叶柄，中脉在下面隆起，侧脉约13对，与中脉呈50°角展开，两面均隆起，近叶边分叉并伸达锯齿齿尖；小叶柄长1.5 mm，微被柔毛。花序球形，顶生，直径15～40 mm；总花梗甚长，比叶柄长近1倍，具花20～50（～80），密集；无总苞；苞片披针形，膜质，锥尖；花长7～12 mm；

花梗比花萼稍长或等长，开花立即下垂；花萼钟形，具脉纹 10，萼齿 5，披针形，稍不等长，短于萼筒，萼喉开张，无毛；花冠白色、乳黄色或淡红色，具香气；旗瓣椭圆形，比翼瓣和龙骨瓣长近 1 倍，龙骨瓣比翼瓣稍短；子房线状长圆形，花柱比子房略长，胚珠 3 ~ 4。荚果长圆形；种子通常 3，阔卵形。花期 6 ~ 7 月，果期 8 ~ 9 月。

| **生境分布** | 生于湿润草地、河岸、路边。分布于内蒙古呼伦贝尔市（根河市、额尔古纳市、海拉尔区、牙克石市、鄂伦春自治旗）、兴安盟（阿尔山市）。

| **资源情况** | 野生资源较少。药材来源于野生。

| **采收加工** | 夏、秋季花盛期采收，晒干。

| **药材性状** | 本品皱缩卷曲。茎圆柱形，多扭曲，直径 5 ~ 8 mm，表面有细皱纹，节间长 7 ~ 9 cm，节上有膜质托叶鞘。三出复叶，叶柄长 10 cm；托叶椭圆形，抱茎；小叶 3，多卷折或脱落，完整者展平后呈倒卵形或倒心形，长 1.5 ~ 2 cm，宽 1 ~ 1.5 cm，边缘具细齿，近无柄。花序头状，直径 1.5 ~ 2 cm，类白色，有总花柄，长可达 20 cm。气微，味淡。

| **功能主治** | 微甘，平。清热凉血，安神镇痛，祛痰止咳。用于癫痫，痔疮出血，硬节肿块。

| **用法用量** | 内服煎汤，15 ~ 30 g。

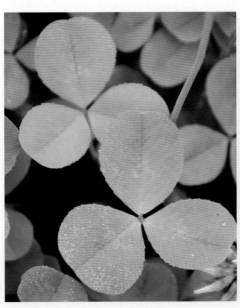
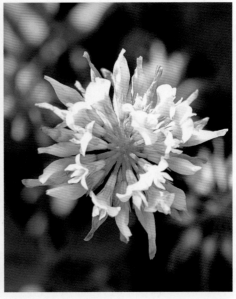

豆科 Leguminosae 沙冬青属 Ammopiptanthus

沙冬青

Ammopiptanthus mongolicus (Maxim. ex Kom.) Cheng f.

| **植物别名** | 冬青、蒙古黄花木。

| **蒙 文 名** | 萌合－哈日嘎纳。

| **药 材 名** | 沙冬青（药用部位：茎叶）。

| **形态特征** | 常绿灌木，高 1.5 ~ 2 m，粗壮。树皮黄绿色，木材褐色。茎多叉状分枝，圆柱形，具沟棱，幼被灰白色短柔毛，后渐稀疏。3 小叶，偶为单叶；叶柄长 5 ~ 15 mm，密被灰白色短柔毛；托叶小，三角形或三角状披针形，贴生叶柄，被银白色绒毛；小叶菱状椭圆形或阔披针形，长 2 ~ 3.5 cm，宽 6 ~ 20 mm，两面密被银白色绒毛，全缘，侧脉几不明显，总状花序顶生枝端，花互生，8 ~ 12 密集；

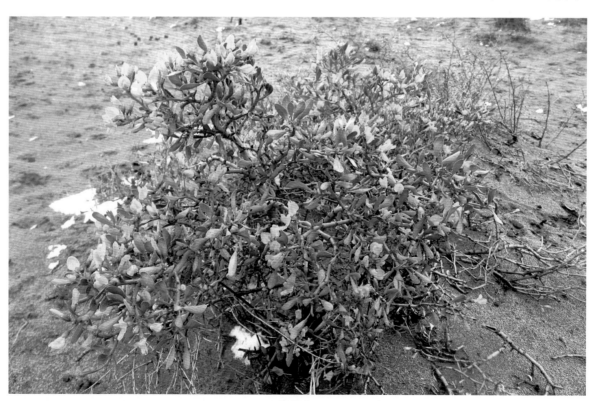

沙冬青

苞片卵形，长 5 ~ 6 mm，密被短柔毛，脱落；花梗长约 1 cm，近无毛，中部有 2 小苞片；花萼钟形，薄革质，长 5 ~ 7 mm，萼齿 5，阔三角形，上方 2 齿合生为 1 较大的齿；花冠黄色，花瓣均具长瓣柄，旗瓣倒卵形，长约 2 cm，翼瓣比龙骨瓣短，长圆形，长 1.7 cm，其中瓣柄长 5 mm，龙骨瓣分离，基部有长 2 mm 的耳；子房具柄，线形，无毛。荚果扁平，线形，长 5 ~ 8 cm，宽 15 ~ 20 mm，无毛，先端锐尖，基部具果颈，果颈长 8 ~ 10 mm，有种子 2 ~ 5；种子圆肾形，直径约 6 mm。花期 4 ~ 5 月，果期 5 ~ 6 月。

| **生境分布** | 生于荒漠区的沙质及沙砾质地、低山砾石质坡地。分布于内蒙古包头市（达尔罕茂明安联合旗）、鄂尔多斯市（鄂托克前旗、鄂托克旗）、巴彦淖尔市（磴口县、乌拉特前旗、乌拉特后旗）、乌海市（海勃湾区）、阿拉善盟（阿拉善左旗、阿拉善右旗）。

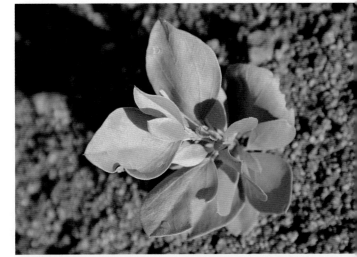

| **资源情况** | 野生资源较少。药材来源于野生。

| **采收加工** | 夏、秋季采收，鲜用或晒干。

| **功能主治** | 辛、苦，温。归心经。祛风除湿，舒筋活血。用于慢性风湿性关节痛，冻伤。

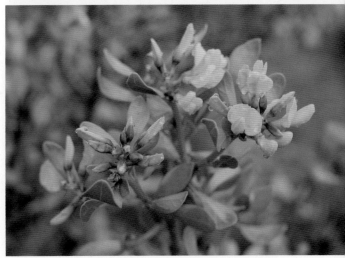

| **用法用量** | 外用适量，煎汤洗；或熬膏。

豆科 Leguminosae 野决明属 Thermopsis

披针叶野决明

Thermopsis lanceolata R. Br.

| **植物别名** | 披针叶黄华、苦豆子、面人眼睛。

| **蒙 文 名** | 他日巴干－希给日。

| **药 材 名** | 牧马豆（药用部位：全草）、牧马豆根（药用部位：根）。

| **形态特征** | 多年生草本，高 12 ~ 30（~ 40）cm。茎直立，分枝或单一，具沟棱，被黄白色贴伏或伸展柔毛。具 3 小叶；叶柄短，长 3 ~ 8 mm；托叶叶状，卵状披针形，先端渐尖，基部楔形，长 1.5 ~ 3 cm，宽 4 ~ 10 mm，上面近无毛，下面被贴伏柔毛；小叶狭长圆形、倒披针形，长 2.5 ~ 7.5 cm，宽 5 ~ 16 mm，上面通常无毛，下面多少被贴伏柔毛。总状花序顶生，长 6 ~ 17 cm，具花 2 ~ 6 轮，排列疏松；

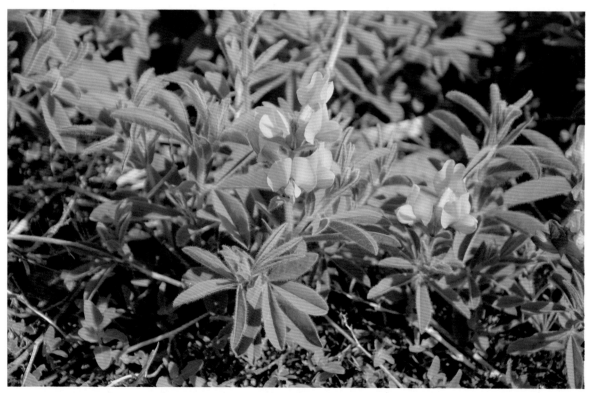

披针叶野决明

苞片线状卵形或卵形，先端渐尖，长 8 ~ 20 mm，宽 3 ~ 7 mm，宿存；花萼钟形，长 1.5 ~ 2.2 cm，密被毛，背部稍呈囊状隆起，上方 2 齿联合，三角形，下方萼齿披针形，与萼筒近等长；花冠黄色，旗瓣近圆形，长 2.5 ~ 2.8 cm，宽 1.7 ~ 2.1 cm，先端微凹，基部渐狭成瓣柄，瓣柄长 7 ~ 8 mm，翼瓣长 2.4 ~ 2.7 cm，先端有 4 ~ 4.3 mm 长的狭窄头，龙骨瓣长 2 ~ 2.5 cm，宽为翼瓣的 1.5 ~ 2 倍；子房密被柔毛，具柄，柄长 2 ~ 3 mm，胚珠 12 ~ 20。荚果线形，长 5 ~ 9 cm，宽 7 ~ 12 mm，先端具尖喙，被细柔毛，黄褐色，种子 6 ~ 14，位于中央；种子圆肾形，黑褐色，具灰色蜡层，有光泽，长 3 ~ 5 mm，宽 2.5 ~ 3.5 mm。花期 5 ~ 7 月，果期 6 ~ 10 月。

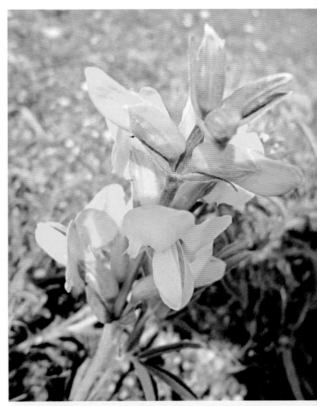

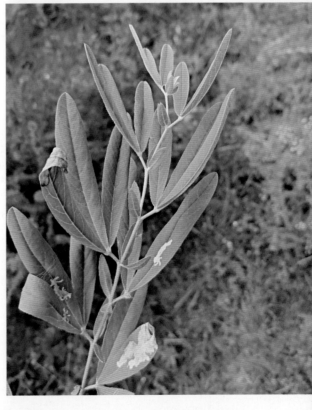

| 生境分布 | 生于草甸草原和草原带的草原化草甸、盐化草甸，也见于荒漠草原和荒漠区的河岸盐化草甸、沙质地或石质山坡。分布于内蒙古呼伦贝尔市（额尔古纳市、海拉尔区、牙克石市、鄂伦春自治旗、新巴尔虎右旗、新巴尔虎左旗）、兴安盟（科尔沁右翼中旗）、通辽市（奈曼旗、科尔沁左翼中旗）、赤峰市（阿鲁科尔沁旗、林西县）、锡林郭勒盟（二连浩特市、锡林浩特市、苏尼特左旗、西乌珠穆沁旗、多伦县、镶黄旗、阿巴嘎旗）、乌兰察布市（化德县、商都县、四子王旗、察哈尔右翼中旗、察哈尔右翼前旗、卓资县、凉城县）、呼和浩特

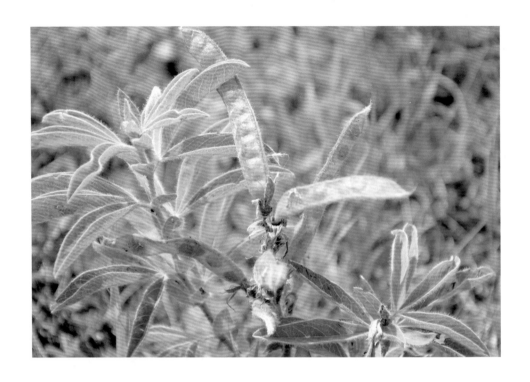

市（清水河县、土默特左旗、武川县、托克托县）、包头市（九原区、青山区、东河区、土默特右旗、达尔罕茂明安联合旗、固阳县）、巴彦淖尔市（乌拉特中旗、五原县、乌拉特前旗、乌拉特后旗）、鄂尔多斯市（东胜区、鄂托克前旗、鄂托克旗、达拉特旗、伊金霍洛旗）。

| **资源情况** | 野生资源较丰富。药材来源于野生。

| **采收加工** | 牧马豆：夏、秋季采收，除去杂质，洗净，晒干，切段。
牧马豆根：秋季采挖，洗净，晒干。

| **药材性状** | 牧马豆：本品有黄白色长柔毛。茎偶有分枝。掌状复叶，小叶 3；托叶卵状披针形，长 1.5 ～ 2.5 cm，宽 4 ～ 7 mm，基部联合；小叶多皱缩破碎，完整者展平后呈倒披针形或长圆状倒卵形，长 2.5 ～ 8.5 cm，宽 0.7 ～ 1.5 cm，有短柄。有时可见花序和荚果。花蝶形，黄色。荚果线状长圆形，长约 4 cm，先端有长喙，浅棕色，密被短柔毛，内有种子 6 ～ 14，近肾形，黑褐色，具光泽。气微，味淡，种子嚼之有豆腥气。
牧马豆根：本品根和根茎呈圆柱状长条形，弯曲，长 13 ～ 35 cm，直径 3 ～ 5 mm。表面棕黄色至棕黑色，有纵皱纹，有的外皮剥落，根茎节上有芽痕或叶基痕。质硬，易折断，断面不平整，淡黄色或淡黄绿色。气微，味微苦、涩、微腥。

| **功能主治** | 牧马豆：甘，微温；有毒。归肺经。祛痰止咳，润肠通便。用于咳嗽痰喘，大便干结。

牧马豆根：辛、微苦，凉。清热解毒，利咽。用于感冒，肺热咳嗽，咽痛。

| **用法用量** | 牧马豆：内服煎汤，6 ~ 12 g。外用适量，捣敷；或研末调敷。

牧马豆根：内服煎汤，3 ~ 9 g。

酢浆草 *Oxalis corniculata* L.

| **植物别名** | 酸浆草、三叶酸。

| **蒙 文 名** | 呼吉乐－额布苏。

| **药 材 名** | 酢浆草（药用部位：全草）。

| **形态特征** | 多年生草本，全株被短柔毛。根茎细长。茎柔弱，常匍匐或斜生，多分枝。掌状三出复叶，小叶倒心形，长 4 ~ 9 mm，宽 7 ~ 15 mm，近无柄，先端 2 浅裂，基部宽楔形，上面无毛，边缘及下面疏生伏毛；叶柄长 2.5 ~ 6.5 cm，基部具关节；托叶矩圆形或卵圆形，长约 0.5 mm，贴生于叶柄基部。花 1 或 2 ~ 5 形成腋生的伞形花序，花序梗与叶柄近等长，顶部具 2 披针形膜质的小苞片；花梗长

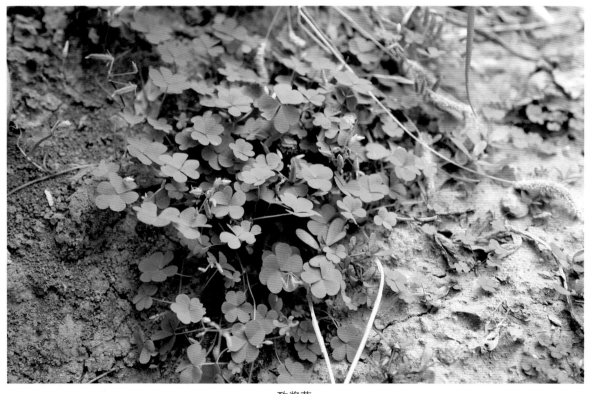

酢浆草

4 ~ 10 mm；萼片披针形或矩圆状披针形，长 3 ~ 4 mm，被柔毛，果期宿存；花瓣黄色，矩圆状倒卵形，长 6 ~ 8 mm；子房短圆柱形，被短柔毛。蒴果近圆柱状，略具 5 棱，长 0.7 ~ 1.5 cm，被柔毛，具多数种子。种子矩圆状卵形，扁平，先端尖，成熟时红棕色或褐色，表面具横条棱。花果期 6 ~ 9 月。

| 生境分布 | 生于林下、山坡、河岸、耕地或荒地。分布于内蒙古呼和浩特市（土默特左旗）。

| 资源情况 | 野生资源稀少。药材来源于野生。

| 采收加工 | 夏、秋季采收，洗净泥土，晒干。

| 药材性状 | 本品为段片状。茎、枝被疏长毛。叶纸质，皱缩或破碎，棕绿色。花黄色，萼片、花瓣均 5。蒴果近圆柱形，有 5 棱，被柔毛。种子小，扁卵形，褐色。具酸气，味咸而酸涩。

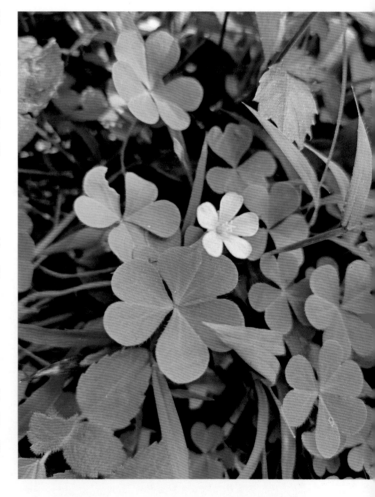

| 功能主治 | 酸，寒。归大肠、小肠经。清热解毒，利尿消肿，散瘀止痛。用于感冒，尿路感染或结石，带下，黄疸性肝炎，肠炎，跌打损伤，皮肤湿疹，疮疖痈肿，烫火伤。

| 用法用量 | 内服煎汤，10 ~ 30 g；或研末；或鲜品绞汁饮。外用适量，煎汤洗；或捣敷、捣汁涂；或煎汤漱口。

牻牛儿苗科 Geraniaceae 牻牛儿苗属 Erodium

芹叶牻牛儿苗 *Erodium cicutarium* (L.) L' Herit. ex Ait.

| 植物别名 | 红茎牻牛儿苗、鹭嘴草。

| 蒙 文 名 | 楚古日 – 那布其图 – 曼久亥。

| 药 材 名 | 牻牛儿苗（药用部位：根、叶）。

| 形态特征 | 一年生或二年生草本，高 10 ~ 20 cm。根为直根系，主根深长，侧根少。茎多数，直立、斜升或蔓生，被灰白色柔毛。叶对生或互生；托叶三角状披针形或卵形，干膜质，棕黄色，先端渐尖；基生叶具长柄，茎生叶具短柄或无柄，叶片矩圆形或披针形，长 5 ~ 12 cm，宽 2 ~ 5 cm，2 回羽状深裂，裂片 7 ~ 11 对，具短柄或几无柄，小裂片短小，全缘或具 1 ~ 2 齿，两面被灰白色伏毛。伞形花序腋生，

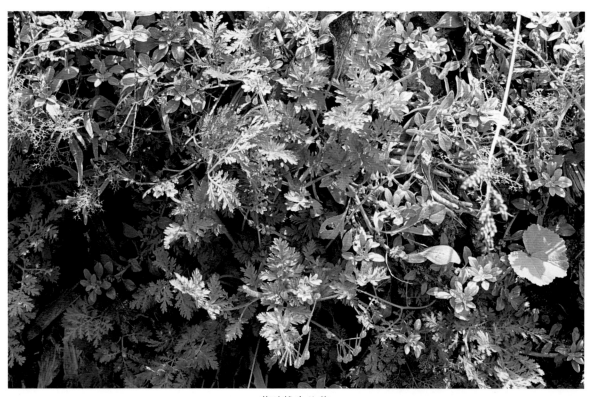

芹叶牻牛儿苗

明显长于叶，总花梗被白色早落长腺毛，每梗通常具 2 ~ 10 花；花梗与总花梗相似，长为花的 3 ~ 4 倍，花期直立，果期下折；苞片多数，卵形或三角形，合生至中部；萼片卵形，长 4 ~ 5 mm，宽 2 ~ 3 mm，具 3 ~ 5 脉，先端锐尖，被腺毛或具枯胶质糙长毛；花瓣紫红色，倒卵形，稍长于萼片，先端钝圆或凹，基部楔形，被糙毛；雄蕊稍长于萼片，花丝紫红色，中部以下扩展；雌蕊密被白色柔毛。蒴果长 2 ~ 4 cm，被短伏毛。种子卵状矩圆形，长约 3 mm，直径近 1 mm。花期 6 ~ 7 月，果期 7 ~ 9 月。

| **生境分布** | 生于山地沙砾质山坡、沙质平原草地和干河谷等处。分布于内蒙古锡林郭勒盟（正镶白旗、太仆寺旗、苏尼特右旗）、乌兰察布市（化德县、商都县、察哈尔右翼后旗、兴和县、察哈尔右翼前旗）。

| **资源情况** | 野生资源较少。药材来源于野生。

| **采收加工** | 夏、秋季采挖根，洗净，晒干；夏季采收叶，晒干。

| **功能主治** | 用于伤寒，腹痛，便秘，风湿病，痛风，水肿，血尿，宫颈炎，月经过多，皮疹，动物咬伤，催乳等。

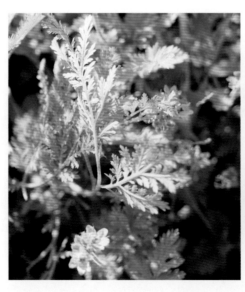 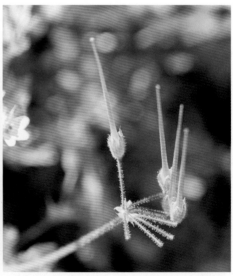

牻牛儿苗科 Geraniaceae 牻牛儿苗属 *Erodium*

西藏牻牛儿苗 *Erodium tibetanum* Edgew.

| **植物别名** | 短喙牻牛儿苗。

| **蒙文名** | 高壁音－曼久亥。

| **药材名** | **中药** 老鹳草（药用部位：地上部分）。
蒙药 高壁音－曼久亥（药用部位：地上部分）。

| **形态特征** | 一年生或二年生草本，高 2 ~ 6 cm。茎短缩不明显或无茎。叶多数，丛生，具长柄；托叶披针形，密被柔毛；叶片卵形或宽卵形，羽状深裂，裂片边缘具不规则钝齿，有时下部裂片 2 回齿裂，表面被短柔毛，背面被毛较密。总花梗多数，基生，被短柔毛，每梗具花 1 ~ 3 或通常为 2 花；萼片长椭圆形，密被灰色糙毛；花

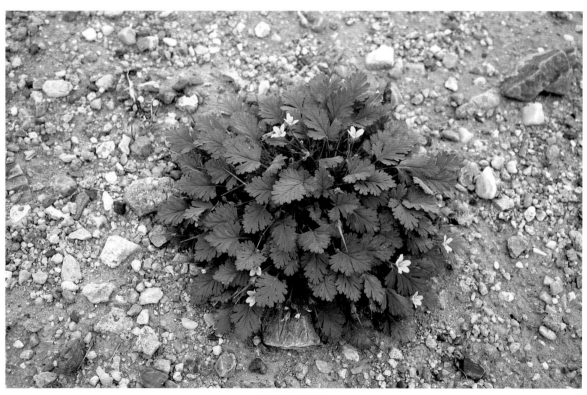

西藏牻牛儿苗

瓣紫红色，倒卵形，长为萼片的 2 倍。蒴果被短糙毛，内面基部被红棕色刚毛。种子平滑。花果期 6 ~ 8 月。

| **生境分布** | 生于荒漠草原及荒漠，较丰富于砾石质戈壁、石质沙丘及干河床等。分布于内蒙古巴彦淖尔市（乌拉特后旗、乌拉特中旗）、阿拉善盟（阿拉善左旗）。

| **资源情况** | 野生资源较少。药材来源于野生。

| **采收加工** | **中药** 老鹳草：夏、秋季采收，除去杂质，洗净，晒干。

| **功能主治** | **中药** 老鹳草：祛风湿，通经络，止泻痢。用于风湿痹痛，麻木拘挛，筋骨酸痛，泄泻，痢疾。

| **用法用量** | **中药** 老鹳草：内服煎汤，9 ~ 15 g。

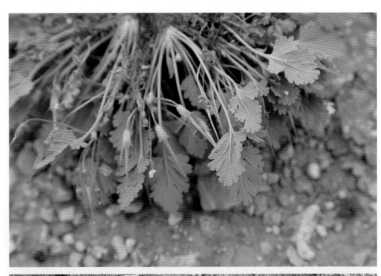

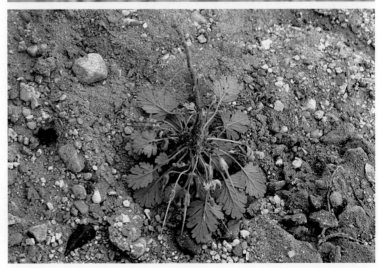

牻牛儿苗科 Geraniaceae 牻牛儿苗属 Erodium

牻牛儿苗

Erodium stephanianum Willd.

| **植物别名** | 太阳花、狼怕怕。

| **蒙 文 名** | 蔓久海。

| **药 材 名** | **中药** 老鹳草（药用部位：全草）。
蒙药 蔓久海（药用部位：全草）。

| **形态特征** | 一年生或二年生草本，高 10 ~ 50 cm。茎平铺地面或稍斜升，多分枝，具开展的长柔毛或有时近无毛。叶对生，2 回羽状深裂，长卵形或矩圆状三角形，长 6 ~ 7 cm，宽 3 ~ 5 cm，一回羽片 4 ~ 7 对，基部下延至中脉；小羽片条形，全缘或具 1 ~ 3 粗齿，两面具疏柔毛；叶柄长 4 ~ 7 cm，具开展长柔毛或近无毛；托叶条状披针形，

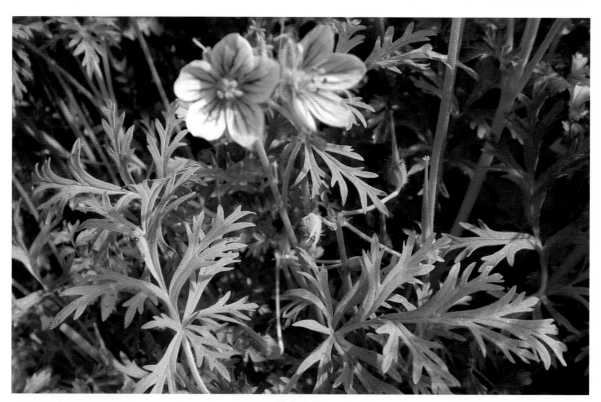

牻牛儿苗

边缘膜质，被短柔毛。伞形花序腋生，花序轴长 5 ~ 15 cm，通常有 2 ~ 5 花；花梗长 2 ~ 3 cm；萼片矩圆形或近椭圆形，长 5 ~ 8 mm，具多数脉及长硬毛，先端具长芒；花瓣淡紫色或紫蓝色，倒卵形，长约 7 mm，基部具白毛；子房被灰色长硬毛。蒴果长 4 ~ 5 cm，先端有长喙，成熟时 5 果瓣与中轴分离，喙部呈螺旋状卷曲。花期 6 ~ 7 月。果期 7 ~ 8 月。

| 生境分布 | 生于山坡、干草甸子、河岸、沙质草原、沙丘、田间、路旁。内蒙古各地均有分布。

| 资源情况 | 野生资源一般。药材来源于野生。

| 采收加工 | **中药** 老鹳草：夏、秋季采收，除去杂质，洗净，晒干，切段。
蒙药 蔓久海：同"老鹳草"。

| 药材性状 | **中药** 老鹳草：本品全株被白色柔毛。茎类圆形，长 30 ~ 50 cm 或更长，直径 1 ~ 7 mm，表面灰绿色带紫色，有分枝，节明显而稍膨大，具纵沟及稀疏茸毛，质脆，折断后纤维性。叶片卷曲皱缩，质脆易碎，完整者为 2 回羽状深裂，裂片狭线形，全缘或具 1 ~ 3 粗齿。蒴果长椭圆形，长约 4 cm，宿存花柱长 2.5 ~ 3 cm，形似鹳喙，成熟时 5 裂，向上卷曲呈螺旋。气微，味淡。
蒙药 蔓久海：同"老鹳草"。

| 功能主治 | **中药** 老鹳草：苦、微辛，平。祛风湿，活血通络，清热解毒。用于肠炎，痢疾，筋骨疼痛，腰扭伤，腹泻，月经不调。

蒙药 蔓久海：苦、微辛，平、锐、腻、糙。燥"协日乌素"，调经，活血，明目，退翳。用于关节疼痛，跌扑损伤，云翳，月经不调。

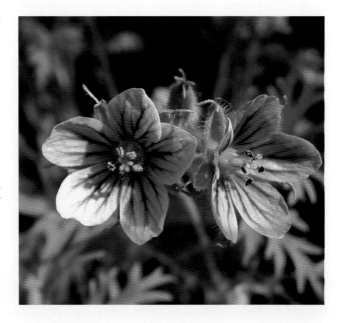

| 用法用量 | **中药** 老鹳草：内服煎汤，9 ~ 15 g；或浸酒；或熬膏。

蒙药 蔓久海：多入丸、散剂。

牻牛儿苗科 Geraniaceae 老鹳草属 Geranium

粗根老鹳草 Geranium dahuricum DC.

| **植物别名** | 块根老鹳草。

| **蒙 文 名** | 图木苏图－宝哈－额布苏。

| **药 材 名** | 老鹳草（药用部位：全草）。

| **形态特征** | 多年生草本，高 20 ～ 60 cm。根茎短，下部具 1 簇长纺锤形的粗根。
茎直立，具纵棱，被倒向伏毛，常二歧分枝。叶对生，基生叶花期
常枯萎，叶片肾状圆形，长 3 ～ 4 cm，宽 5 ～ 7 cm，掌状 7 裂几达
基部，裂片披针形或倒卵形，不规则羽状分裂，小裂片披针状条形
或条形，宽 2 ～ 3 mm，具锐尖头，上面有短硬伏毛，下面有长硬毛；
茎下部叶具长细柄，上部叶具短柄，顶部叶无柄。花序腋生，花序

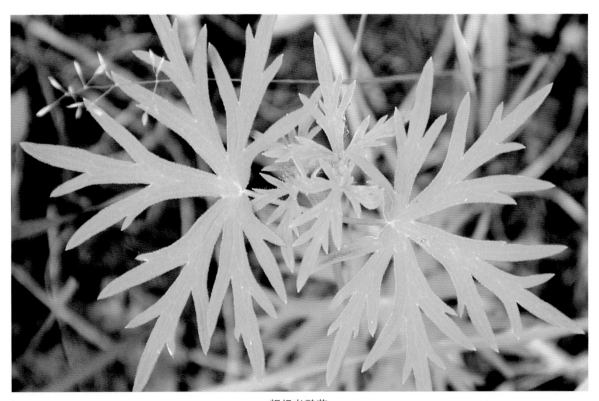

粗根老鹳草

轴长 3 ~ 6 cm，通常具 2 花；花梗纤细，长 2 ~ 3 cm，在果期顶部向上弯曲，有倒生疏柔毛；萼片卵形或披针形，长 5 ~ 7 mm，先端具芒，边缘膜质，背部具 3 ~ 5 脉，疏生柔毛；花瓣长约 1 cm，蔷薇色、淡紫红色或白色带紫色脉纹，内侧基部具白毛；花丝基部扩大部分具缘毛；花柱合生部分长 1 ~ 2 mm，花柱分枝长约 4 mm。蒴果有毛，长 1.2 ~ 2 cm。花期 7 ~ 8 月，果期 8 ~ 9 月。

| **生境分布** | 生于林下、林缘、灌丛及林缘草甸。分布于内蒙古呼伦贝尔市（额尔古纳市、根河市、鄂温克族自治旗、新巴尔虎左旗、海拉尔区、牙克石市、鄂伦春自治旗、莫力达瓦达斡尔族自治旗、阿荣旗、扎兰屯市）、兴安盟（阿尔山市、科尔沁右翼中旗、科尔沁右翼前旗、扎赉特旗）、通辽市（科尔沁左翼后旗、库伦旗、奈曼旗、扎鲁特旗）、赤峰市（巴林左旗、巴林右旗、克什克腾旗、林西县、宁城县、喀喇沁旗）、锡林郭勒盟（东乌珠穆沁旗、西乌珠穆沁旗、正镶白旗、锡林浩特市、正蓝旗）、乌兰察布市（商都县、卓资县、兴和县、凉城县）、包头市（东河区、土默特右旗）。

| **资源情况** | 野生资源较丰富。药材来源于野生。

| **采收加工** | 夏、秋季采收，除去杂质，洗净，晒干，切段。

| **功能主治** | 清湿热，祛风湿，通经络，止泻痢。用于风湿痹痛，筋骨酸痛，拘挛麻木，痈疽，跌打损伤，肠炎，泄泻，痢疾。

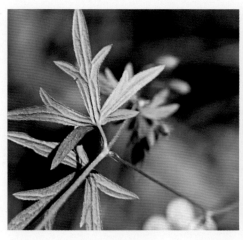
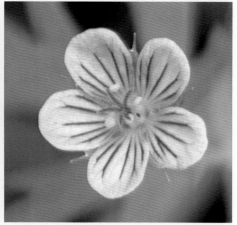

牻牛儿苗科 Geraniaceae 老鹳草属 Geranium

尼泊尔老鹳草 *Geranium nepalense* Sweet

| **植物别名** | 老鹳草、野老鹳草、短咀老鹳草。

| **蒙 文 名** | 尼泊勒－西木德格来。

| **药 材 名** | 老鹳草（药用部位：全草）。

| **形态特征** | 多年生草本，高 30 ~ 50 cm 或更高，有时很矮小。根细长，斜生。茎细弱，蔓延于地面，斜上升，近方形，常有倒生疏柔毛。叶对生；下部茎生叶的柄长于叶片；托叶狭披针形至披针形，长 0.4 ~ 1 cm，先端渐尖；叶片肾状五角形，长 2 ~ 5 cm，宽 3 ~ 5 cm；3 ~ 5 深裂不达基部，裂片宽卵形，边缘具齿状缺刻或浅裂，上面有疏伏毛，下面有疏柔毛。聚伞花序数个，腋生，各有 2 花，有时 1 花；花序

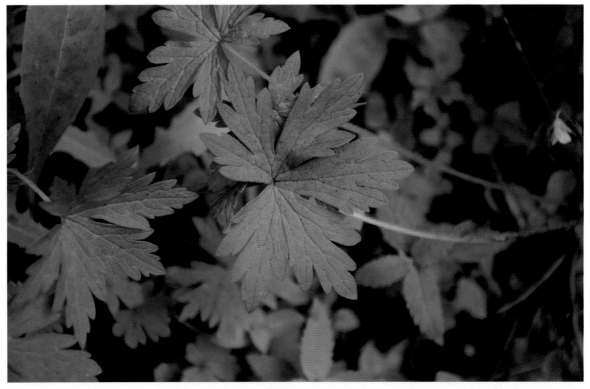

尼泊尔老鹳草

梗长 2 ~ 8 cm，无苞片，有倒生柔毛，在果期向侧弯；萼片披针形，长约 0.6 cm，先端具芒尖，边缘膜质，背面有 3 脉，沿脉具白色长毛；花瓣小，紫红色，稍长于萼片；花丝下部卵形，花药近圆形，紫红色；子房绿色，柱头紫红色，均被白毛。蒴果长约 1.7 cm，有柔毛。花期 6 ~ 7 月，果期 7 ~ 8 月。

| **生境分布** | 生于潮湿的山坡、路旁、田野、荒坡、杂草丛。分布于内蒙古乌兰察布市（集宁区）、呼和浩特市。

| **资源情况** | 野生资源较少。药材来源于野生。

| **采收加工** | 夏、秋季果实将成熟时采收，割取地上部分或连根拔起，除去泥土杂质，晒干。

| **药材性状** | 本品全草茎直径 1 ~ 3 mm，表面灰绿色或紫红色，有纵沟及稀疏毛。叶肾状五角形，掌状 3 ~ 5 深裂，边缘有缺刻，被毛。蒴果长约 1.7 cm，宿存花柱熟时 5 裂，向上反卷。

| **功能主治** | 祛风通络，活血，清热利湿。用于风湿痹痛，肌肤麻木，筋骨酸楚，跌打损伤，泄泻，痢疾，疮毒。

| **用法用量** | 内服煎汤，9 ~ 15 g；或浸酒；或熬膏。外用适量，捣烂加酒炒热外敷；或制成软膏涂敷。

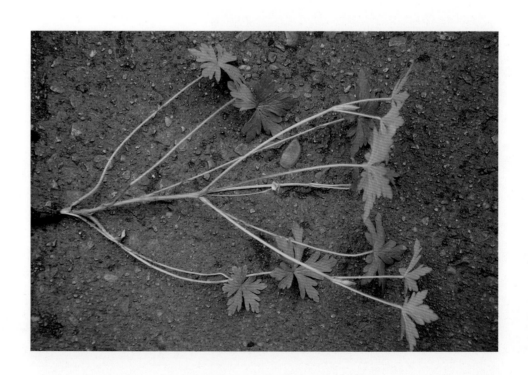

牻牛儿苗科 Geraniaceae 老鹳草属 Geranium

毛蕊老鹳草 *Geranium eriostemon* Fisch. ex DC.

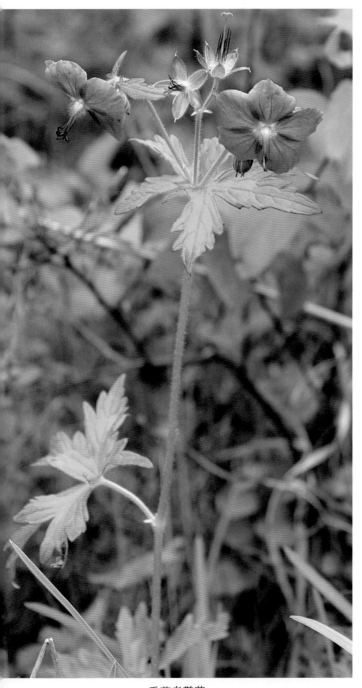

毛蕊老鹳草

| 蒙 文 名 |

乌斯图 – 西木德格来。

| 药 材 名 |

毛蕊老鹳草（药用部位：全草或地上部分）。

| 形态特征 |

多年生草本。根茎短，直立或斜上，上部被有淡棕色鳞片状膜质托叶。茎直立，高 30 ~ 80 cm，向上分枝，具开展的白毛，上部及花梗有腺毛。叶互生，肾状五角形，直径 5 ~ 10 cm，掌状 5 中裂或略深，裂片菱状卵形，边缘具浅的缺刻状或圆的粗牙齿，上面具长伏毛，下面被稀疏或较密的柔毛或仅脉上有柔毛；基生叶有长柄，长 2 ~ 3 倍于叶片；茎生叶有短柄，顶生叶无柄；托叶披针形，淡棕色。聚伞花序顶生，花序梗 2 ~ 3，出自 1 对叶状苞片腋间，先端各有 2 ~ 4 花；花梗长 1 ~ 1.5 cm，密生腺毛，果期直立；萼片卵形，长约 1 cm，背面具腺毛和开展的白毛，边缘膜质；花瓣蓝紫色，宽倒卵形，长约 2 cm，全缘，基部有须毛；花丝基部扩大部分有长毛；花柱合生部分长 4 ~ 5 mm，花柱分枝长 2.5 ~ 3 mm。蒴果长 3 ~ 3.5 cm，具腺毛和柔毛。种子褐色。

花期 6 ~ 8 月，果期 8 ~ 10 月。

| 生境分布 | 生于森林带和草原带的山地林下、林间、林缘草甸、灌丛。分布于内蒙古呼伦贝尔市（额尔古纳市、根河市、陈巴尔虎旗、鄂温克族自治旗、牙克石市、鄂伦春自治旗、莫力达瓦达斡尔族自治旗、阿荣旗、扎兰屯市）、兴安盟（阿尔山市、科尔沁右翼前旗、科尔沁右翼中旗、扎赉特旗）、通辽市（扎鲁特旗、科尔沁左翼后旗）、赤峰市（克什克腾旗、巴林左旗、巴林右旗、林西县、喀喇沁旗）、锡林郭勒盟（西乌珠穆沁旗、东乌珠穆沁旗、锡林浩特市、正蓝旗）、乌兰察布市（凉城县、兴和县）、包头市（土默特右旗、达尔罕茂明安联合旗）、鄂尔多斯市（伊金霍洛旗）。

| 资源情况 | 野生资源较丰富。药材来源于野生。

| 采收加工 | 7 ~ 8 月采收，洗净，晒干。

| 功能主治 | 微辛，微温。归肝、脾经。疏风通络，强筋健骨。用于风寒湿痹，筋骨酸软，肌肤麻木，肠炎，痢疾，痈疽，跌打损伤。

| 用法用量 | 内服煎汤，25 ~ 50 g；或研末；或浸酒。

| 附　　注 | 在 FOC 中，本种的拉丁学名被修订为 *Geranium platyanthum* Duthie。

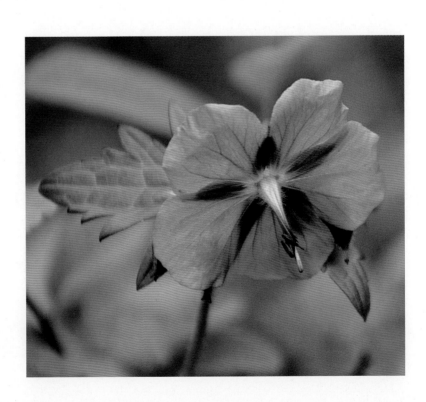

牻牛儿苗科 Geraniaceae 老鹳草属 Geranium

突节老鹳草 *Geranium krameri* Franch. et Sav.

| 蒙 文 名 | 委图 – 西木德格来。

| 药 材 名 | 老鹳草（药用部位：全草）。

| 形态特征 | 多年生草本，高 30 ~ 70 cm。根茎短粗，直生或斜生，具束生细长纺锤形块根，上部围以残存基生托叶。茎直立，2 ~ 3 簇生，具棱槽，假二叉状分枝，被倒生糙毛或下部近无毛，节部稍膨大。叶基生和茎上对生；托叶三角状卵形，长 4 ~ 6 mm，宽约 2 mm；基生叶和茎下部叶具长柄，柄长为叶片的 2 ~ 3 倍，被倒向短伏毛，近叶片处被毛密集；叶片肾圆形，长 4 ~ 6 cm，宽 6 ~ 10 cm，掌状 5 深裂近基部，裂片狭菱形或楔状倒卵形，下部全缘，上部羽状浅裂至

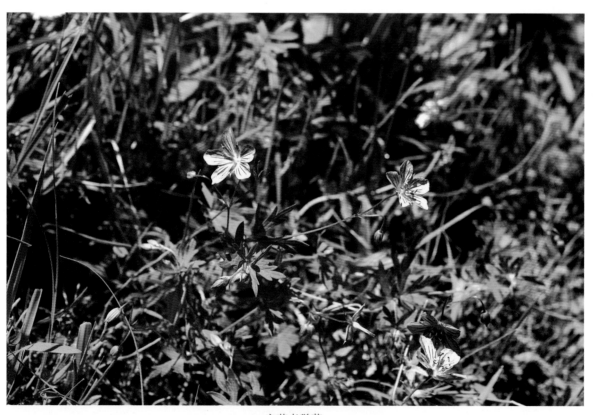

突节老鹳草

深裂，小裂片卵形或大齿状，表面被疏伏毛，背面主要沿脉被糙毛，最上部的叶近无柄，3裂，裂片狭小。花序腋生和顶生，长于叶，总花梗被倒向短糙毛，每梗具2花；苞片钻状，长2～3 mm；花梗与总花梗相似，长6～8 mm，宽约3 mm，先端具短尖头，外被短伏毛；萼片椭圆状卵形，长6～9 mm，被疏柔毛；花瓣紫红色或苍白色，倒卵形，具深紫色脉纹，长为萼片的1.5倍，先端圆形，基部楔形，具簇生白色糙毛；雄蕊与萼片近等长，花丝棕色，下部扩展，具长缘毛；雌蕊被短伏毛，花柱棕色，分枝长达5 mm。蒴果长约2.5 cm，被短糙毛。花期7～8月，果期8～9月。

| 生境分布 | 生于森林带和森林草原带的山地林缘草甸、灌丛、草甸、路旁湿地。分布于内蒙古呼伦贝尔市（鄂伦春自治旗、鄂温克族自治旗）、兴安盟（科尔沁右翼前旗、科尔沁右翼中旗、扎赉特旗）、锡林郭勒盟（西乌珠穆沁旗）、乌兰察布市（察哈尔右翼后旗、兴和县、丰镇市）、呼和浩特市（清水河县、和林格尔县）、包头市（固阳县）。

| 资源情况 | 野生资源一般。药材来源于野生。

| 采收加工 | 夏、秋季采收，除去杂质，晒干，切段。

| 功能主治 | 收敛止泻。

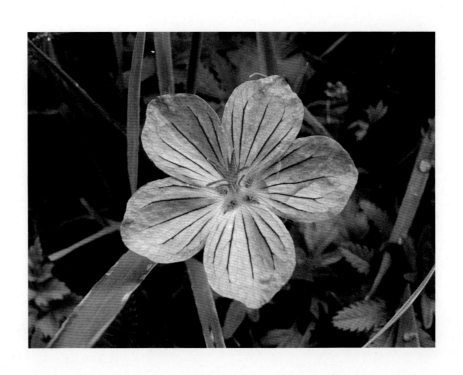

牻牛儿苗科 Geraniaceae 老鹳草属 Geranium

兴安老鹳草 *Geranium maximowiczii* Regel et Maack

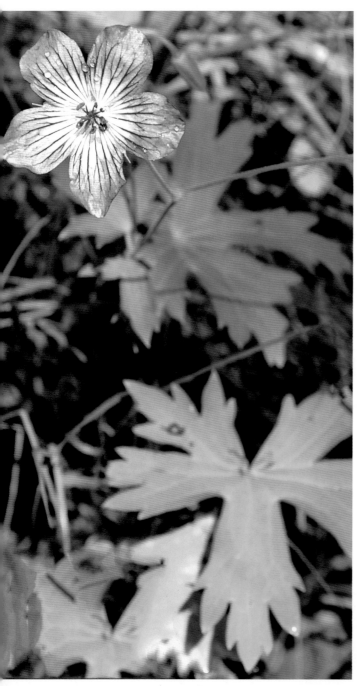

兴安老鹳草

| 蒙 文 名 |

兴安 – 西木德格来。

| 药 材 名 |

老鹳草（药用部位：全草）。

| 形 态 特 征 |

多年生草本，高 20 ～ 60 cm。根茎短粗，斜生，具束生细长纺锤形块根，上部围以残存基生托叶。茎直立，假二叉状分枝，具棱槽，下部被倒向开展的疏糙毛，上部密被开展的长糙毛。叶基生和茎上对生；托叶狭披针形，长 4 ～ 6 mm，先端长渐尖；基生叶具长柄，柄长为叶片的 3 ～ 5 倍，被倒向疏糙毛，近叶片处被毛密集，茎生叶柄较短，密被开展长糙毛，最上部叶近无柄；叶片肾圆形，基部深心形，长 4 ～ 5 cm，宽 6 ～ 8 cm，掌状 5 ～ 7 深裂近 2/3 处，裂片倒卵状宽楔形或狭菱状楔形，下部全缘，上部齿状羽裂或近 3 裂，小裂片具 1 ～ 2 齿，表面被糙伏毛，背面主要沿脉被糙毛。花序腋生和顶生，与叶近等长或稍长，被倒向短柔毛和疏长糙毛，总花梗具 2 花；苞片钻状或狭披针形，长 4 ～ 6 mm；花梗与总花梗相似，与花近等长，直立，果期叉开，花梗向上弯曲；萼

片椭圆状卵形或长卵形，长 7 ~ 8 mm，宽约 3 mm，外被长糙毛，先端具细尖头；花瓣紫红色，倒圆卵形，长为萼片的 1.5 倍或过之，先端圆形，基部楔形，被糙毛；雄蕊与萼片近等长，花丝棕色，下部扩展，被缘毛；雌蕊被短糙毛，花柱分枝棕色，长约 3 mm。蒴果长约 2.5 cm，被微毛。花期 7 ~ 8 月，果期 8 ~ 9 月。

| 生境分布 | 生于林下、林缘、灌丛间、湿草地、河岸草甸。分布于内蒙古呼伦贝尔市（额尔古纳市、根河市、陈巴尔虎旗、新巴尔虎左旗、牙克石市、鄂伦春自治旗、阿荣旗、扎兰屯市）、兴安盟（阿尔山市、科尔沁右翼前旗、科尔沁右翼中旗）、赤峰市（巴林左旗、巴林右旗）。

| 资源情况 | 野生资源一般。药材来源于野生。

| 采收加工 | 夏、秋季采收，除去杂质，洗净，晒干，切段。

| 功能主治 | 祛湿，强筋骨，活血。用于风寒湿痹，筋骨酸软，四肢麻木，冻伤。

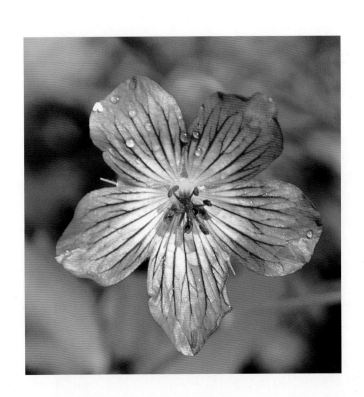

牻牛儿苗科 Geraniaceae 老鹳草属 Geranium

草地老鹳草 *Geranium pratense* L.

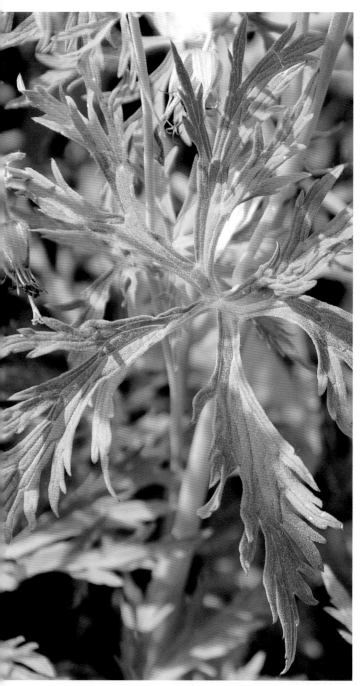

草地老鹳草

| 植物别名 |

草甸老鹳草、草原老鹳草。

| 蒙 文 名 |

塔拉音－西木提格来。

| 药 材 名 |

老鹳草（药用部位：全草或根及根茎）。

| 形态特征 |

多年生草本，高 30 ~ 50 cm。根茎粗壮，斜生，具多数纺锤形块根，上部被鳞片状残存基生托叶。茎单一或数个丛生，直立，假二叉状分枝，被倒向弯曲的柔毛和开展的腺毛。叶基生和茎上对生；托叶披针形或宽披针形，长 10 ~ 12 mm，宽 4 ~ 5 mm，外被疏柔毛；基生叶和茎下部叶具长柄，柄长为叶片的 3 ~ 4 倍，被倒向短柔毛和开展的腺毛，近叶片处被毛密集，向上叶柄渐短，明显短于叶；叶片肾圆形或上部叶五角状肾圆形，基部宽心形，长 3 ~ 4 cm，宽 5 ~ 9 cm，掌状 7 ~ 9 深裂近茎部，裂片菱形或狭菱形，羽状深裂，小裂片条状卵形，常具 1 ~ 2 齿，表面被疏伏毛，背面通常仅沿脉被短柔毛。总花梗腋生或于茎顶集为聚伞花序，长于叶，

密被倒向短柔毛和开展腺毛，每梗具 2 花；苞片狭披针形，长 12 ～ 15 mm，宽约 2 mm，花梗与总花梗相似，明显短于花，向下弯曲或果期下折；萼片卵状椭圆形或椭圆形，长 10 ～ 12 mm，宽 4 ～ 5 mm，背面密被短柔毛和开展腺毛，先端具长约 2 mm 的尖头；花瓣紫红色，宽倒卵形，长为萼片的 1.5 倍，先端钝圆，茎部楔形；雄蕊稍短于萼片，花丝上部紫红色，下部扩展，具缘毛，花药紫红色；雌蕊被短柔毛，花柱分枝紫红色。蒴果长 2.5 ～ 3 cm，被短柔毛和腺毛。花期 6 ～ 7 月，果期 8 ～ 9 月。

| 生境分布 | 生于林缘、林下、灌丛间、山坡草甸及河边湿地。分布于内蒙古呼伦贝尔市（额尔古纳市、陈巴尔虎旗、鄂温克族自治旗、新巴尔虎左旗、海拉尔区、牙克石市）、兴安盟（阿尔山市、科尔沁右翼前旗、科尔沁右翼中旗）、赤峰市（巴林左旗、巴林右旗、克什克腾旗）、通辽市（科尔沁左翼后旗）、锡林郭勒盟（西乌珠穆沁旗、锡林浩特市、正蓝旗）、乌兰察布市（察哈尔右翼中旗）、包头市（固阳县）。

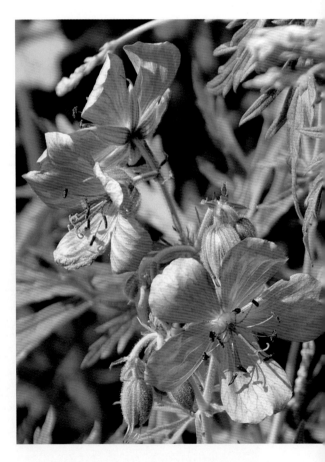

| 资源情况 | 野生资源一般。药材来源于野生。

| 采收加工 | 夏、秋季采收全草，除去杂质，晒干，切段；秋季采挖根及根茎，洗净，晒干。

| 功能主治 | 全草，祛风湿，强筋骨，活血通络，消炎止血。用于风湿痹痛，关节炎，四肢麻木，血瘀，痢疾，肠炎，咯血，胃痛，血崩，肾结核尿血。根及根茎，用于肺炎，传染病发热，感冒，水肿。

牻牛儿苗科 Geraniaceae 老鹳草属 Geranium

鼠掌老鹳草 *Geranium sibiricum* L.

| 植物别名 | 鼠掌草。

| 蒙 文 名 | 西比日 - 西木体格来。

| 药 材 名 | 老鹳草（药用部位：全草或地上部分）。

| 形态特征 | 多年生草本，高 20 ~ 100 cm。根垂直，分枝或不分枝，圆锥状圆柱形。茎细长，伏卧或上部斜向上，多分枝，被倒生毛。叶对生，肾状五角形，基部宽心形，长 3 ~ 6 cm，宽 4 ~ 8 cm，掌状 5 深裂；裂片倒卵形或狭倒卵形，上部羽状分裂或具齿状深缺刻；上部叶 8 深裂；叶片两面有疏伏毛，沿脉毛较密；基生叶及下部茎生叶有长柄，上部叶具短柄，柄皆具倒生柔毛或伏毛。花通常单生于叶腋，

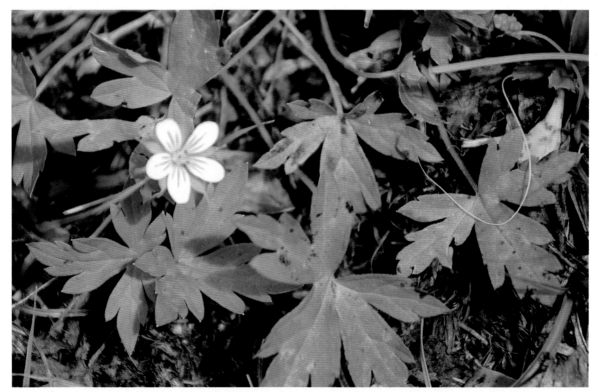

鼠掌老鹳草

花梗被倒生柔毛，近中部具 2 条状披针形苞片，果期向侧方弯曲；萼片卵状椭圆形或矩圆状披针形，具 8 脉，沿脉有疏柔毛，长 4 ~ 5 mm，先端具芒，边缘膜质；花瓣淡红色或近白色，长近于萼片，基部微有毛；花丝基部扩大部分具缘毛；花柱合生部分极短，花柱分枝长约 1 mm。蒴果长 1.5 ~ 2 cm，具短柔毛。种子具细网状隆起。花期 6 ~ 8 月，果期 8 ~ 9 月。

| **生境分布** | 生于居民点附近及河滩湿地、沟谷、林缘、山坡草地。分布于内蒙古呼伦贝尔市（额尔古纳市、根河市、新巴尔虎左旗、海拉尔区、牙克石市、鄂伦春自治旗、莫力达瓦达斡尔族自治旗、阿荣旗、扎兰屯市）、兴安盟（阿尔山市、科尔沁右翼前旗、科尔沁右翼中旗、扎赉特旗）、通辽市（扎鲁特旗、科尔沁左翼后旗、奈曼旗）、赤峰市（林西县、巴林左旗、巴林右旗、克什克腾旗、翁牛特旗、宁城县）、锡林郭勒盟（西乌珠穆沁旗、苏尼特左旗、锡林浩特市、镶黄旗、正蓝旗）、乌兰察布市（四子王旗、兴和县、丰镇市、察哈尔右翼前旗）、呼和浩特市（土默特左旗、清水河县）、包头市（固阳县）、巴彦淖尔市（乌拉特前旗、乌拉特中旗、乌拉特后旗、临河区）、鄂尔多斯市（准格尔旗）、阿拉善盟（阿拉善左旗、阿拉善右旗）。

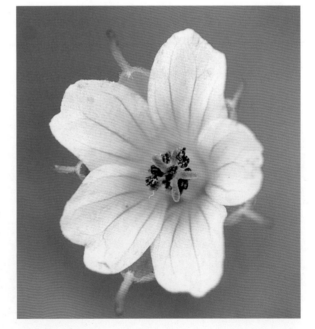

| **资源情况** | 野生资源较丰富。药材来源于野生。

| **采收加工** | 夏、秋季采收，除去杂质，晒干，切段。

| **功能主治** | 祛风除湿，活血通经，清热止泻，收敛。用于风湿关节痛，痉挛麻木，痢疾，疮口不收。

牻牛儿苗科 Geraniaceae 老鹳草属 Geranium

老鹳草 *Geranium wilfordii* Maxim.

| **植物别名** | 鸭脚草。

| **蒙 文 名** | 西木提格来。

| **药 材 名** | 老鹳草（药用部位：全草）。

| **形态特征** | 多年生草本，高 30 ~ 50 cm。根茎直生，粗壮，具簇生纤维状细长须根，上部围以残存基生托叶。茎直立，单生，具棱槽，假二叉状分枝，被倒向短柔毛，有时上部混生开展腺毛。基生叶和茎生叶对生；托叶卵状三角形或上部为狭披针形，长 5 ~ 8 mm，宽 1 ~ 3 mm，基生叶和茎下部叶具长柄，柄长为叶片的 2 ~ 3 倍，被倒向短柔毛，茎上部叶柄渐短或近无柄；基生叶叶片圆肾形，长 3 ~ 5 cm，

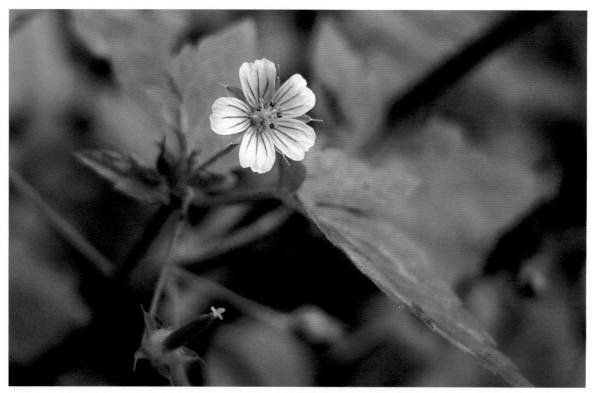

老鹳草

宽 4 ~ 9 cm，5 深裂达 2/3 处，裂片倒卵状楔形，下部全缘，上部不规则状齿裂，茎生叶 3 裂至 3/5 处，裂片长卵形或宽楔形，上部齿状浅裂，先端长渐尖，表面被短伏毛，背面沿脉被短糙毛。花序腋生和顶生，稍长于叶，总花梗被倒向短柔毛，有时混生腺毛，每梗具 2 花；苞片钻形，长 3 ~ 4 mm；花梗与总花梗相似，长为花的 2 ~ 4 倍，花果期通常直立；萼片长卵形或卵状椭圆形，长 5 ~ 6 mm，宽 2 ~ 3 mm，先端具细尖头，背面沿脉和边缘被短柔毛，有时混生开展的腺毛；花瓣白色或淡红色，倒卵形，与萼片近等长，内面基部被疏柔毛；雄蕊稍短于萼片，花丝淡棕色，下部扩展，被缘毛；雌蕊被短糙毛，花柱分枝紫红色。蒴果长约 2 cm，被短柔毛和长糙毛。花期 6 ~ 8 月，果期 8 ~ 9 月。

| 生境分布 | 生于林内、林缘、灌丛间、河岸沙地、草甸。分布于内蒙古通辽市（科尔沁左翼后旗）、赤峰市（阿鲁科尔沁旗、喀喇沁旗、翁牛特旗）、呼和浩特市（和林格尔县）。

| 资源情况 | 野生资源较少。药材来源于野生。

| 采收加工 | 夏、秋季采收，除去杂质，晒干。

| 药材性状 | 本品茎较纤细，长约 30 cm，直径 1 ~ 2 mm；节间短，多在 5 cm 以下。叶片裂片较宽。果实较小，花长 3 ~ 5 mm，嘴长 1 ~ 1.5 cm。无臭，味淡。以灰绿色、果实多、无根及泥土者为佳。

| 功能主治 | 祛风湿，通经络，止泻痢。用于风湿痹痛，麻木拘挛，筋骨酸痛，跌打损伤，痈疽，泄泻，痢疾，肠炎。

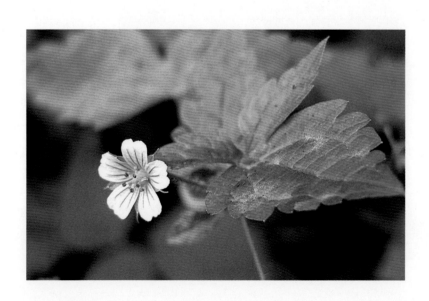

牻牛儿苗科 Geraniaceae 老鹳草属 Geranium

灰背老鹳草 *Geranium wlassowianum* Fisch. ex Link

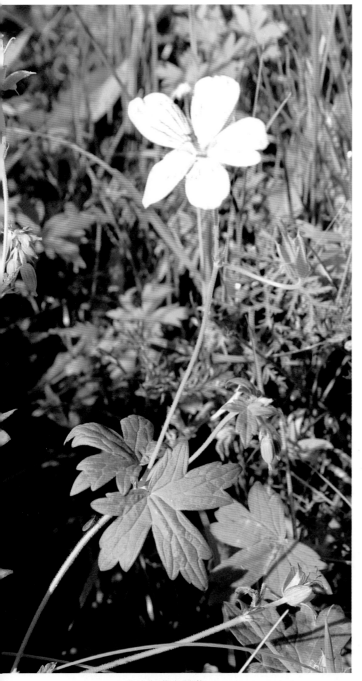

灰背老鹳草

| 蒙 文 名 |

柴布日－西木德格来。

| 药 材 名 |

老鹳草（药用部位：全草）。

| 形态特征 |

多年生草本。根茎短，倾斜或直立，具肉质粗根，植株基部具淡褐色托叶。茎高 30 ~ 70 cm，直立或斜升，具纵棱，多分枝，具伏生或倒生短柔毛。叶片肾圆形，长 3.5 cm，宽 4 ~ 7 cm，5 深裂达 2/3 ~ 3/4，上部叶 3 深裂；裂片倒卵状楔形或倒卵状菱形，上部 3 裂，中央小裂片略长，8 齿裂，其余的有 1 ~ 3 牙齿或缺刻，上面具伏柔毛，下面具较密的伏柔毛，呈灰白色；基生叶具长柄，茎生叶具短柄，顶部叶具短柄，叶柄均被开展短柔毛；托叶具缘毛。花序腋生，花序轴长 3 ~ 8 cm，通常具 2 花，花梗长 2 ~ 4 cm，果期下弯，花序轴及花梗皆被短柔毛；萼片狭卵状矩圆形，长约 1 cm，具 5 ~ 7 脉，背面密生短毛；花瓣宽倒卵形，淡紫红色或淡紫色，长约 2 cm，具深色脉纹，基部具长毛；花基部扩大部分的边缘及背部均有长毛；花柱合生部分长约 1 mm，花柱

分枝部分长 5 ~ 7 mm。蒴果长约 3 cm，具短柔毛。花期 7 ~ 8 月，果期 8 ~ 9 月。

| **生境分布** | 生于沼泽草甸、河岸湿地、沼泽地、山沟、林下。分布于内蒙古呼伦贝尔市（额尔古纳市、根河市、新巴尔虎左旗、鄂温克族自治旗、陈巴尔虎旗、海拉尔区、牙克石市、鄂伦春自治旗、莫力达瓦达斡尔族自治旗、阿荣旗、扎兰屯市）、兴安盟（阿尔山市、科尔沁右翼前旗、科尔沁右翼中旗、突泉县、扎赉特旗）、通辽市（扎鲁特旗、科尔沁左翼后旗）、赤峰市（阿鲁科尔沁旗、巴林左旗、巴林右旗、克什克腾旗、喀喇沁旗、宁城县）、锡林郭勒盟（二连浩特市、东乌珠穆沁旗、西乌珠穆沁旗、锡林浩特市、苏尼特左旗、正蓝旗）、巴彦淖尔市（乌拉特前旗、乌拉特后旗）。

| **资源情况** | 野生资源丰富。药材来源于野生。

| **采收加工** | 夏、秋季采收，除去杂质，洗净，晒干，切段。

| **功能主治** | 祛风除湿，活血通经，清热止泻。用于风寒湿痹，四肢拘挛，跌打损伤，泻痢。

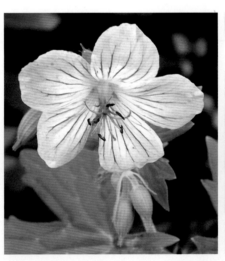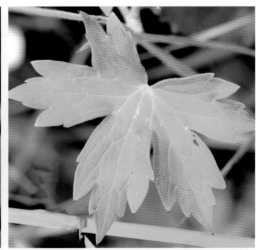

牻牛儿苗科 Geraniaceae 天竺葵属 Pelargonium

天竺葵

Pelargonium hortorum Bailey

| **植物别名** | 洋绣球、石腊红、驱蚊草。

| **蒙 文 名** | 那达巴拉－其其格。

| **药 材 名** | 石腊红（药用部位：花）。

| **形态特征** | 多年生草本。茎直立，基部木质化，上部肉质，具明显的节，密被短柔毛，具浓裂鱼腥味。叶互生，托叶宽三角形或卵形；叶片圆形或肾形，茎部心形，边缘波状浅裂，具圆形齿，两面被透明短柔毛，表面叶缘以内有暗红色马蹄形环纹。伞形花序腋生，具多花，总花梗长于叶；总苞片数枚，宽卵形；花梗芽期下垂，花期直立；萼片狭披针形，外面密被腺毛和长柔毛，花瓣宽倒卵形，基部具短爪；子房密被短柔毛。蒴果被柔毛。花期5～7月，果期6～9月。

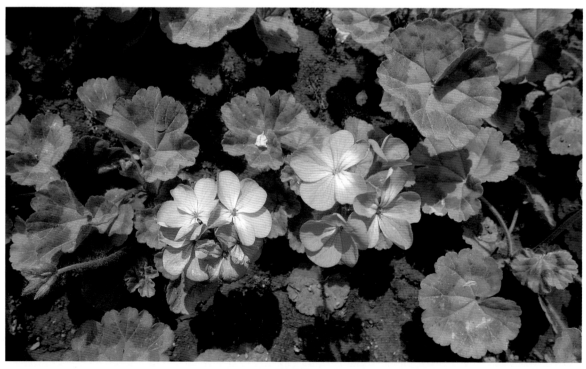

天竺葵

| **生境分布** | 内蒙古阴山地区园林有栽培。

| **资源情况** | 栽培资源较少。药材来源于栽培。

| **采收加工** | 春、夏季采摘，鲜用。

| **功能主治** | 清热解毒。用于中耳炎。

| **用法用量** | 外用适量，榨汁滴耳。

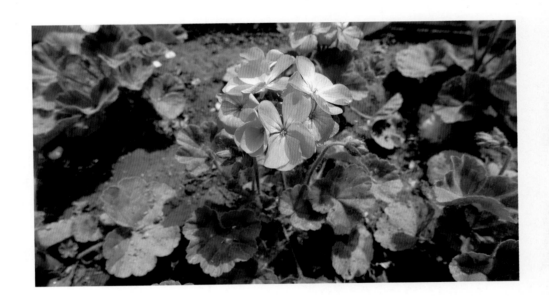

旱金莲科 Tropaeolaceae 旱金莲属 Tropaeolum

旱金莲 *Tropaeolum majus* L.

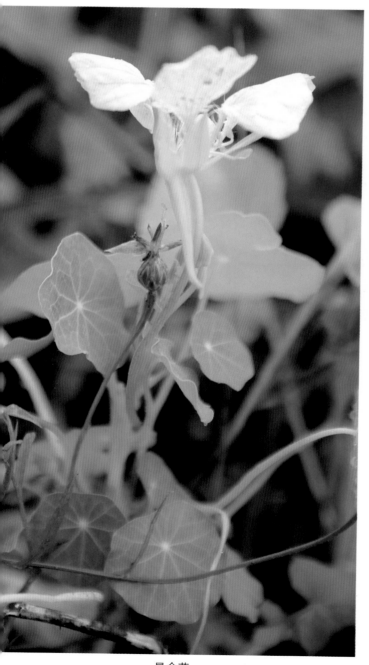

旱金莲

| 植物别名 |

荷叶七、旱莲花。

| 蒙 文 名 |

给勒巴拉吉勒 – 其其格。

| 药 材 名 |

旱莲花（药用部位：全草）。

| 形态特征 |

蔓生一年生草本。叶互生，叶柄向上扭曲，盾状，叶圆形，具波状浅缺刻，下面疏被毛或有乳点。花黄色、紫色、橘红色或杂色；花托杯状；萼片 5，长椭圆状披针形，基部合生，其中 1 成长距；花瓣 5，常圆形，边缘具缺刻，上部 2 全缘，着生于距的开口处，下部 3 基部具爪，近爪处边缘具睫毛；雄蕊 8，长短互间，分离。果实扁球形，成熟时分裂成 3 个，具 1 种子。花期 6 ～ 10 月，果期 7 ～ 11 月。

| 生境分布 |

盆栽或露地观赏花卉，有时逸生。内蒙古阴山地区园林有栽培。

| **资源情况** | 栽培资源较少。药材来源于栽培。 |

| **采收加工** | 生长盛期采收,鲜用或晒干。 |

| **功能主治** | 清热解毒。用于眼结膜炎,痈疖肿毒。 |

| **用法用量** | 外用适量。 |

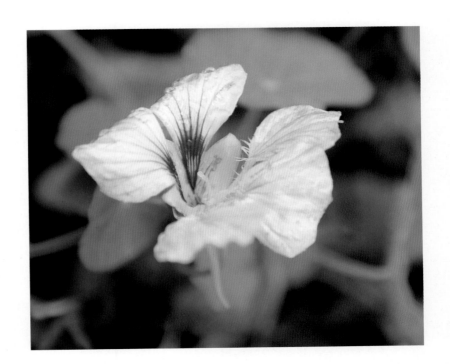

蒺藜科 Zygophyllaceae 白刺属 Nitraria

小果白刺 *Nitraria sibirica* Pall .

| **植物别名** | 西伯利亚白刺、哈蟆儿。

| **蒙文名** | 西伯日－哈日莫格。

| **药材名** | **中药** 小果白刺（药用部位：种子、果实）。
蒙药 西伯日－哈日莫格（药用部位：果实）。

| **形态特征** | 灌木，高 0.5 ~ 1 m。多分枝，弯曲或直立，有时横卧，被沙埋压形成小沙丘，枝上生不定根；小枝灰白色，尖端刺状。叶在嫩枝上多为 4 ~ 6 簇生，倒卵状匙形，长 0.6 ~ 1.5 cm，宽 2 ~ 5 mm，全缘，先端圆钝，具小突尖，基部窄楔形，无毛或嫩时被柔毛；无柄。花小，黄绿色，排成顶生蝎尾状花序；萼片 5，绿色，三角形；花瓣 5，

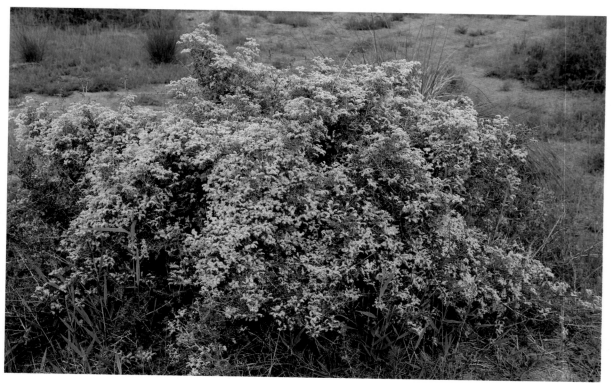

小果白刺

白色，矩圆形；雄蕊 10 ~ 15；子房 3 室。核果近球形或椭圆形，两端钝圆，长 6 ~ 8 mm，熟时暗红色，果汁暗蓝紫色；果核卵形，先端尖，长 4 ~ 5 mm。花期 5 ~ 6 月，果期 7 ~ 8 月。

| **生境分布** | 生于草原带的轻度盐渍化低地、湖盆边缘、干河床边，可成为优势种并形成群落。分布于内蒙古呼伦贝尔市（海拉尔区、新巴尔虎右旗）、通辽市（扎鲁特旗）、赤峰市（克什克腾旗）、锡林郭勒盟（二连浩特市、东乌珠穆沁旗、锡林浩特市、苏尼特左旗）、乌兰察布市（化德县、商都县、四子王旗）、呼和浩特市（土默特左旗）、包头市（土默特右旗、达尔罕茂明安联合旗）、鄂尔多斯市（东胜区、鄂托克前旗、乌审旗）、巴彦淖尔市（乌拉特后旗、磴口县、五原县）、阿拉善盟（阿拉善左旗、阿拉善右旗）。

| **资源情况** | 野生资源一般。药材来源于野生。

| **采收加工** | **中药** 小果白刺：秋季果实成熟时采集果实，取出种子，晒干。
蒙药 西伯日 – 哈日莫格：秋季果实成熟时采收，除去杂质，晒干。

| **功能主治** | **中药** 小果白刺：果实，甘、酸、微咸，温。健脾胃，滋补强壮，调经活血。用于身体瘦弱，气血两亏，脾胃不和，消化不良，月经不调，腰腿疼痛。种子，调经活血，消食健脾。
蒙药 西伯日 – 哈日莫格：甘、酸，温。健脾胃，安神，解表，下乳。用于脾胃虚弱，消化不良，神经衰弱，感冒。

| **用法用量** | **中药** 小果白刺：内服煎汤，9 ~ 15 g。
蒙药 西伯日 – 哈日莫格：多入丸、散剂。

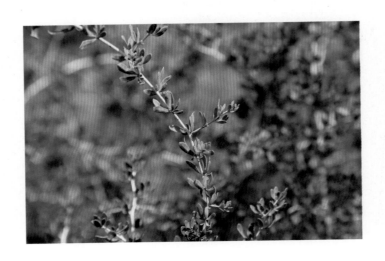

蒺藜科 Zygophyllaceae 白刺属 Nitraria

白刺
Nitraria tangutorum Bobrov

| 植物别名 | 大白刺、唐古特白刺。

| 蒙 文 名 | 唐古特－哈日莫格。

| 药 材 名 | 白刺（药用部位：果实）。

| 形态特征 | 灌木，高1～2m。枝开展或平卧，斜上；小枝灰白色，先端常呈刺状。叶肉质，常2～8簇生，宽倒披针形或长椭圆状匙形，长1.8～2.5cm，宽3～6mm，先端常圆钝，很少锐尖，全缘。花序顶生，花黄白色，具短梗。核果浆果状，卵形或椭圆形，熟时深红色，长0.8～1.2cm；果核卵形，上部渐尖，长5～8mm，宽3～4mm。花期5～6月，果期7～8月。

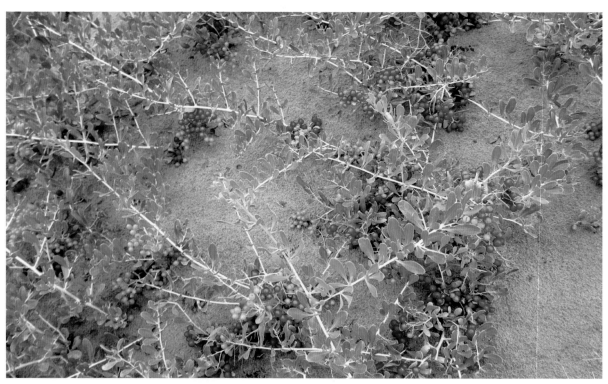

白刺

| **生境分布** | 生于荒漠草原、荒漠地带沙地、古河床阶地、内陆湖盆边缘、盐化低洼地的芨芨草滩外围。分布于内蒙古锡林郭勒盟（太仆寺旗、二连浩特市、阿巴嘎旗）、乌兰察布市（察哈尔右翼前旗）、呼和浩特市（和林格尔县）、鄂尔多斯市（乌审旗、鄂托克旗、杭锦旗）、巴彦淖尔市（乌拉特前旗、乌拉特中旗、乌拉特后旗、杭锦后旗、磴口县）、乌海市（海勃湾区）、阿拉善盟（阿拉善左旗、阿拉善右旗、额济纳旗）。

| **资源情况** | 野生资源一般。药材来源于野生。

| **采收加工** | 秋季果实成熟时采收，晒干。

| **功能主治** | 甘、酸，温。健脾胃，滋补强壮，调经活血，催乳。用于脾胃虚弱，消化不良，神经衰弱，高血压，感冒，乳汁不下。

| **用法用量** | 内服煎汤，30～60 g；或研末浸酒服。

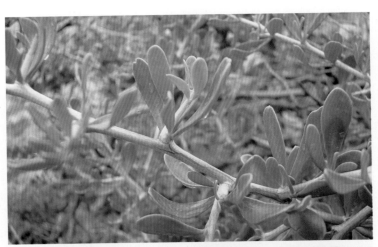

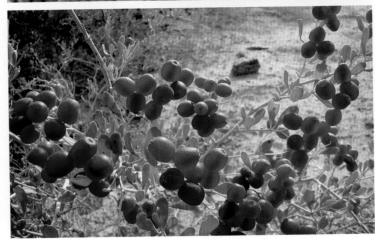

蒺藜科 Zygophyllaceae 骆驼蓬属 Peganum

骆驼蓬 Peganum harmala L.

| 植物别名 | 苦苦菜、臭草、沙蓬豆豆。

| 蒙 文 名 | 乌莫黑 – 额布苏。

| 药 材 名 | 骆驼蓬（药用部位：全草或种子）。

| 形态特征 | 多年生草本，高 30 ～ 70 cm，无毛。根多数，直径达 2 cm。茎直立或开展，由基部多分枝。叶互生，卵形，全裂为 3 ～ 5 条形或披针状条形裂片，裂片长 1 ～ 3.5 cm，宽 1.5 ～ 3 mm。花单生于枝端，与叶对生；萼片 5，裂片条形，长 1.5 ～ 2 cm，有时仅先端分裂；花瓣黄白色，倒卵状矩圆形，长 1.5 ～ 2 cm，宽 6 ～ 9 mm；雄蕊 15，花丝近基部宽展；子房 3 室，花柱 3。蒴果近球形，种子三

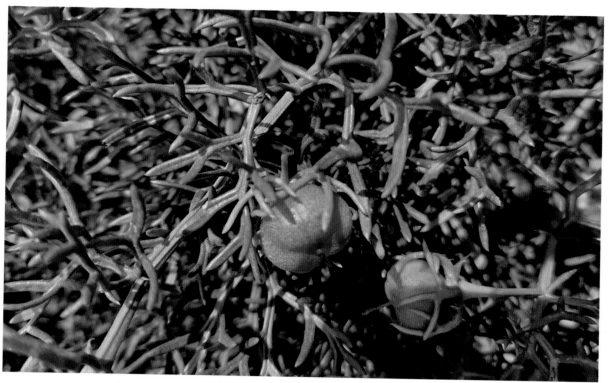

骆驼蓬

棱形，稍弯，黑褐色，表面被小瘤状突起。花期 5 ~ 6 月，果期 7 ~ 9 月。

| 生境分布 |　生于荒漠地带干旱草地、绿洲边缘轻盐渍化荒地、土质低山坡。分布于内蒙古包头市（固阳县）、鄂尔多斯市（乌审旗）、阿拉善盟（阿拉善左旗）。

| 资源情况 |　野生资源较少。药材来源于野生。

| 采收加工 |　夏、秋季采收全草，种子成熟时采收种子，晒干或鲜用。

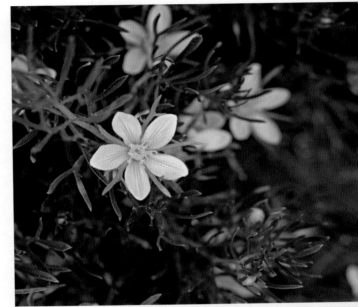

| 药材性状 |　本品种子呈圆锥状三角形四面体，长 2 ~ 4 mm，中部直径 1 ~ 2 mm，先端较狭而尖，可见脐点，下端钝圆，表面粗糙，棕色至褐色。置放大镜下可见表面皱缩成蜂窝状，用水浸泡后膨胀，表面平滑。气微，味苦。

| 功能主治 |　全草，辛、苦，平；有毒。归心、肝、肺经。止咳平喘，祛风湿，消肿毒。用于咳嗽气喘，风湿痹痛，无名肿毒，皮肤瘙痒。种子，用于咳嗽，小便不利，四肢麻木，关节酸痛。

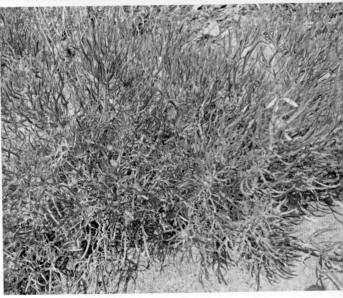

| 用法用量 |　全草，内服煎汤，3 ~ 6 g。外用适量，鲜品煎汤洗；或捣敷。种子，内服研末，1.5 ~ 3 g；或榨油。外用适量，榨油涂。

多裂骆驼蓬
Peganum harmala L. var. *multisecta* Maxim.

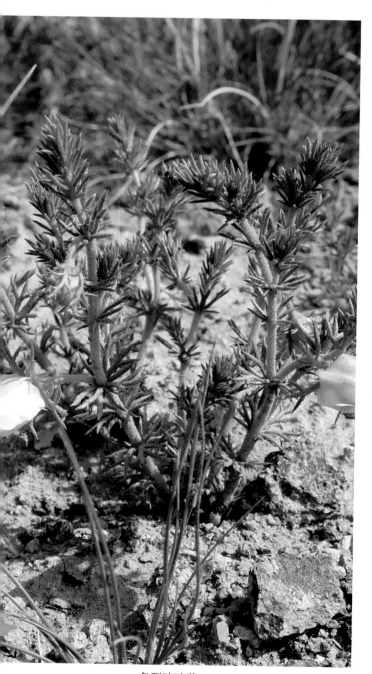

多裂骆驼蓬

| 植物别名 |

骆驼蓬、沙蓬豆豆。

| 蒙 文 名 |

奥尼图-乌莫黑-额布苏。

| 药 材 名 |

骆驼蓬（药用部位：全草）。

| 形态特征 |

多年生草本，嫩时被毛。茎平卧。叶2~3回深裂，基部裂片与叶轴近垂直。萼片3~5深裂；花瓣淡黄色，倒卵状矩圆形；雄蕊15，短于花瓣，基部宽展。蒴果近球形，顶部稍平扁；种子多数，略呈三角形，稍弯，黑褐色，表面有小瘤状突起。花期5~7月，果期6~9月。

| 生境分布 |

生于荒漠带的畜群饮水点附近和休息地、路旁、过度放牧地。分布于内蒙古乌兰察布市、鄂尔多斯市（乌审旗、鄂托克旗、鄂托克前旗、杭锦旗）、巴彦淖尔市（乌拉特后旗、杭锦后旗、磴口县）、乌海市、阿拉善盟（阿拉善右旗、阿拉善左旗）。

| **资源情况** | 野生资源较丰富。药材来源于野生。

| **采收加工** | 夏、秋季采收，晒干。

| **功能主治** | 止咳平喘，祛风湿，消肿毒。用于咳嗽气喘，风湿痹痛，无名肿毒，皮肤瘙痒。

| **用法用量** | 内服煎汤，3 ~ 6 g。外用适量，鲜品煎汤洗；或捣敷。

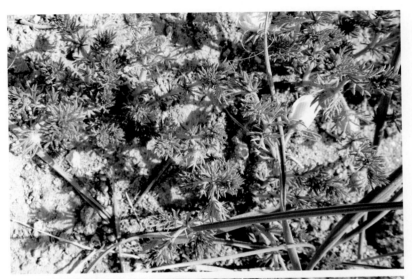

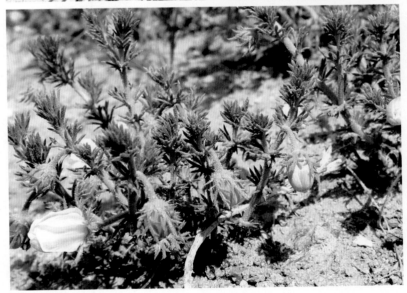

蒺藜科 Zygophyllaceae 骆驼蓬属 *Peganum*

驼驼蒿
Peganum nigellastrum Bunge

| **植物别名** | 匍根骆驼蓬、细叶骆驼蓬。

| **蒙 文 名** | 哈日－乌莫黑－额布苏。

| **药 材 名** | 骆驼蒿（药用部位：全草或种子）。

| **形态特征** | 多年生草本，高 10 ～ 25 cm，密被短硬毛。茎直立或开展，自基部多分枝。叶 2 ～ 3 回深裂，裂片条形，长 0.7 ～ 10 mm，宽不到1 mm，先端渐尖。花单生于茎端或叶腋，花梗被硬毛；萼片 5，披针形，长达 1.5 cm，5 ～ 7 条状深裂，裂片长约 1 cm，宽约 1 mm，宿存；花瓣淡黄色，倒披针形，长 1.2 ～ 1.5 cm；雄蕊 15，花丝基部扩展；子房 3 室。蒴果近球形，黄褐色。种子多数，纺锤形，黑

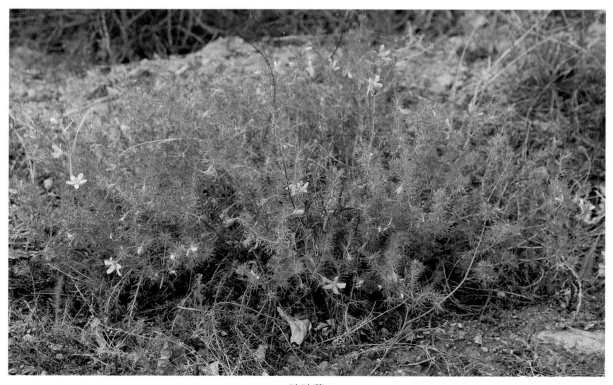

驼驼蒿

褐色，表面有瘤状突起。花期 5 ~ 7 月，果期 7 ~ 9 月。

| **生境分布** | 生于草原带和荒漠带的居民点附近、旧舍地、水井旁、路旁、白刺堆、芨芨草植丛中。分布于内蒙古锡林郭勒盟（镶黄旗、苏尼特左旗、苏尼特右旗）、呼和浩特市（托克托县）、包头市（达尔罕茂明安联合旗）、鄂尔多斯市（达拉特旗、杭锦旗、鄂托克旗）、巴彦淖尔市（乌拉特后旗、乌拉特前旗、磴口县）、乌海市（海勃湾区）、阿拉善盟（阿拉善左旗、阿拉善右旗）。

| **资源情况** | 野生资源一般。药材来源于野生。

| **采收加工** | 夏、秋季采收全草，种子成熟时采收种子，晒干。

| **功能主治** | 全草，苦、辛，凉；有毒。祛湿解毒，活血止痛，宣肺止咳。用于关节炎，月经不调，支气管炎，头痛。种子，活筋骨，祛风湿。用于咳嗽气喘，小便不利，癔病，瘫痪及筋骨酸痛。

| **用法用量** | 内服煎汤，9 ~ 15 g。外用适量，研末，调水湿敷。

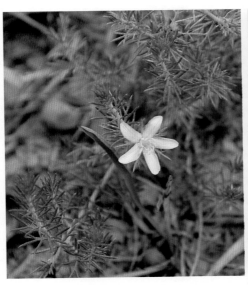 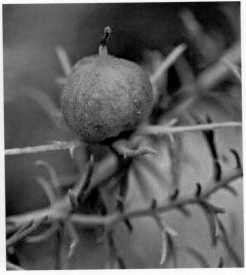

蒺藜科 Zygophyllaceae 驼蹄瓣属 *Zygophyllum*

石生驼蹄瓣
Zygophyllum rosovii Bunge

| 植物别名 | 石生霸王、若氏霸王。

| 蒙 文 名 | 海日－宝日查格里格－浩迪日。

| 药 材 名 | 蹄瓣根（药用部位：根）。

| 形态特征 | 多年生草本，高 15 ～ 20 cm。茎多分枝，通常开展，具沟棱，无毛。小叶 1 对，近圆形或矩圆形，偏斜，先端圆，长 1.5 ～ 2.5 cm，宽 0.7 ～ 1.2 cm，先端钝，蓝绿色；叶柄长 2 ～ 7 mm，先端有时具白色膜质的披针形突起；托叶离生，卵形，长 2 ～ 3 mm，白色膜片状，先端有细锯齿。花通常 1 ～ 2 腋生，直立；萼片 5，椭圆形，边缘膜质，长 5 ～ 7 mm，宽 3 ～ 5 mm；花瓣 5，与萼片近等长，

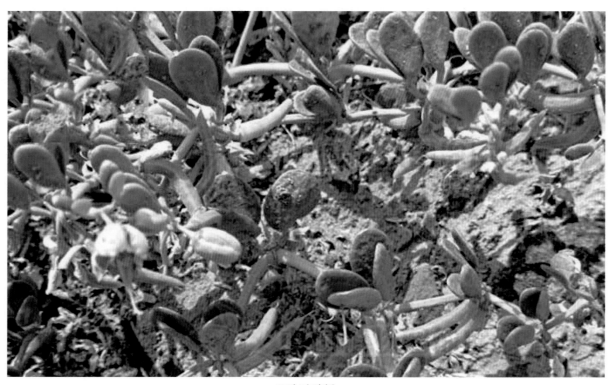

石生驼蹄瓣

倒卵形，上部圆钝，带白色，下部橙黄色，基部楔形；雄蕊10，长于花瓣，橙黄色，鳞片矩圆状长椭圆形，上部有锯齿或全缘，长度可超过花丝的一半。蒴果弯垂，具5棱，圆柱形，基部钝，上端渐尖，常弯曲如镰状，长1～2.5 cm，宽约4 mm。花期5～7月，果期6～8月。

| **生境分布** | 生于荒漠带和草原化荒漠带的砾石质山坡、峭壁、碎石质地及沙地上。分布于内蒙古锡林郭勒盟（苏尼特右旗）、巴彦淖尔市（乌拉特后旗、临河区）、阿拉善盟（阿拉善左旗、阿拉善右旗、额济纳旗）。

| **资源情况** | 野生资源较少。药材来源于野生。

| **采收加工** | 夏、秋季采挖，除去杂质及茎枝，洗净，晒干。

| **功能主治** | 辛、甘，平。归肺经。止咳祛痰，止痛消炎。用于支气管炎，感冒，咳嗽，多痰胸闷，顽固性头痛，牙痛。

| **用法用量** | 内服煎汤，9～15 g。

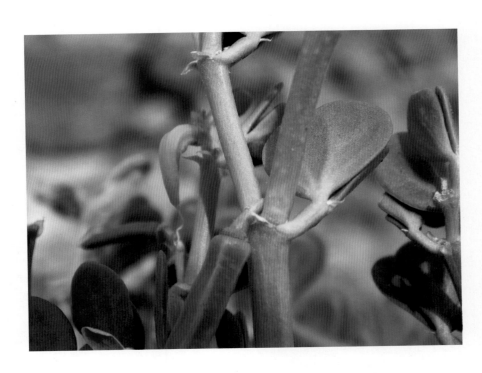

蒺藜科 Zygophyllaceae　驼蹄瓣属 Zygophyllum

蝎虎驼蹄瓣 *Zygophyllum mucronatum* Maxim.

| 植物别名 | 蝎虎霸王、蝎虎草、草霸王。

| 蒙 文 名 | 额布森－宝日查格里格－浩迪日。

| 药 材 名 | 蹄瓣根（药用部位：根）。

| 形态特征 | 多年生草本，高 10 ~ 30 cm。茎自基部多分枝，开展，具沟棱，有稀疏、粗糙的小刺。小叶 2 ~ 3 对，条形或条状矩圆形，先端具刺尖，基部钝，有粗糙的小刺，长 0.5 ~ 1.5 cm，宽约 2 mm，绿色；叶轴有翼，扁平，有时与小叶等宽。花 1 ~ 2 腋生，直立；萼片 5，矩圆形或窄倒卵形，绿色，边缘膜质，长 5 ~ 8 mm，宽 3 ~ 4 mm；花瓣 5，倒卵形，上部带白色，下部黄色，基部渐狭成爪，长 6 ~ 8 mm，宽约 3 mm；雄蕊长于花瓣，花药矩圆形，

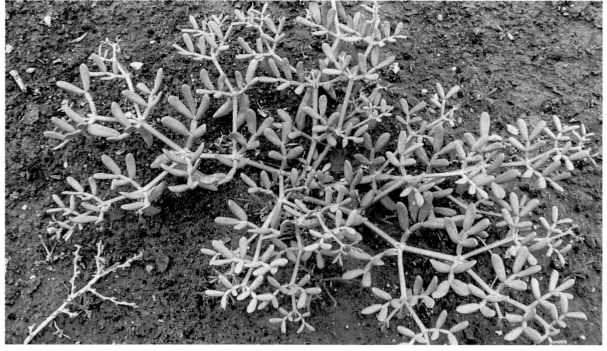

蝎虎驼蹄瓣

黄色，花丝绿色，鳞片白膜质，倒卵形至圆形，长可达花丝长度的一半。蒴果弯垂，具 5 棱，圆柱形，基部钝，先端渐尖，上部常弯。花果期 5 ~ 8 月。

| 生境分布 | 生于荒漠带和草原化荒漠带的干河床、砾石质坡地及沙地上。分布于内蒙古巴彦淖尔市（乌拉特后旗、磴口县、临河区）、鄂尔多斯市（杭锦旗、鄂托克旗）、乌海市、阿拉善盟（阿拉善左旗、阿拉善右旗）。

| 资源情况 | 野生资源较少。药材来源于野生。

| 采收加工 | 夏、秋季采挖，除去杂质及茎枝，洗净，晒干。

| 功能主治 | 同"石生驼蹄瓣"。

| 用法用量 | 同"石生驼蹄瓣"。

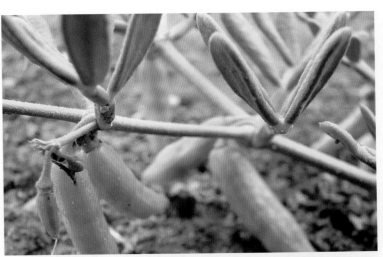

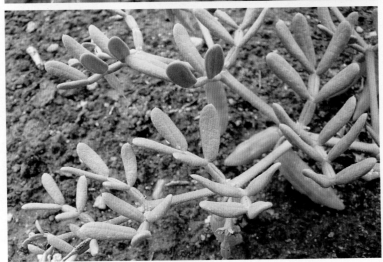

蒺藜科 Zygophyllaceae 驼蹄瓣属 Zygophyllum

翼果驼蹄瓣
Zygophyllum pterocarpum Bunge

| 植物别名 | 翼果霸王。

| 蒙文名 | 哲仁 - 宝日查格里格 - 浩迪日。

| 药材名 | 蹄瓣根（药用部位：根）。

| 形态特征 | 多年生草本，高 10 ~ 20 cm。茎多数，疏展，具沟棱，无毛。小叶 2 ~ 3 对，条状矩圆形或披针形，长 0.5 ~ 1.5 cm，宽 1.5 ~ 3 mm，先端稍尖或圆，灰绿色；叶柄长 4 ~ 6 mm，扁平，边缘具翼；托叶长 1 ~ 2 mm，绿色，边缘白膜质，卵形或披针形。花 1 ~ 2 腋生，直立，花梗长 5 ~ 7 mm，果期伸长；萼片 5，椭圆形，长 5 ~ 7 mm，宽 3 ~ 4 mm；花瓣 5，矩圆状倒卵形，稍长于萼片，上部圆钝，带

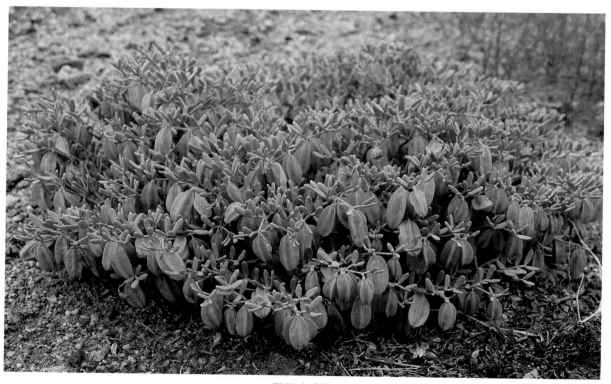

翼果驼蹄瓣

白色，下部橙黄色，基部狭窄成长爪；雄蕊 10，稍短于花瓣，橙黄色，鳞片矩圆状披针形，长约为花丝长的 1/3，上半部深裂成流苏状。蒴果弯垂，矩圆状卵形或卵形，两端圆，多渐尖，长 10 ~ 20 mm，宽 6 ~ 10 mm，具 5 翅，翅宽 2 ~ 3 mm，膜质。花期 6 ~ 7 月，果期 7 ~ 9 月。

| 生境分布 | 生于荒漠带和草原化荒漠带的石质残丘坡地、砾石质戈壁、干河床。分布于内蒙古巴彦淖尔市（乌拉特后旗）、阿拉善盟（阿拉善左旗、阿拉善右旗）。

| 资源情况 | 野生资源较少。药材来源于野生。

| 采收加工 | 夏、秋季采挖，除去杂质及茎枝，洗净，晒干。

| 功能主治 | 同"石生驼蹄瓣"。

| 用法用量 | 同"石生驼蹄瓣"。

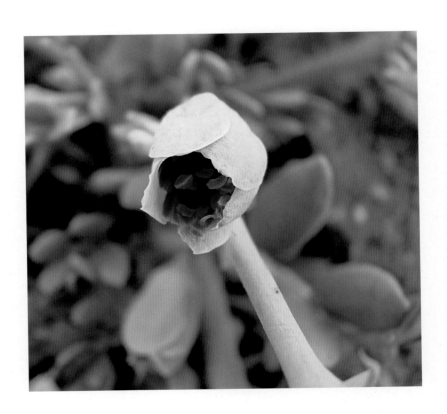

蒺藜科 Zygophyllaceae 霸王属 Sarcozygium

霸王 *Sarcozygium xanthoxylum* (Bunge) Maxim.

| 蒙 文 名 | 浩迪日。

| 药 材 名 | 浩王根（药用部位：根）。

| 形态特征 | 灌木，高 70 ～ 150 cm。枝疏展，弯曲，皮淡灰色，木材黄色，小枝先端刺状。叶在老枝上簇生，在嫩枝上对生；具明显的叶柄，叶柄长 0.8 ～ 2.5 cm；小叶 2，椭圆状条形或长匙形，长 0.8 ～ 2.5（～ 4.5）cm，宽 3 ～ 5 mm，先端圆，基部渐狭。萼片 4，倒卵形，绿色，边缘膜质，长 4 ～ 7 mm；花瓣 4，黄白色，倒卵形或近圆形，先端圆，基部渐狭成爪，长 7 ～ 11 mm；雄蕊 8，长于花瓣，褐色，鳞片倒披针形，先端浅裂，长约为花丝长度的 2/5。蒴果通常具 3 宽翅，偶见有 4 翅或 5 翅者，宽椭圆形或近圆形，不开裂，

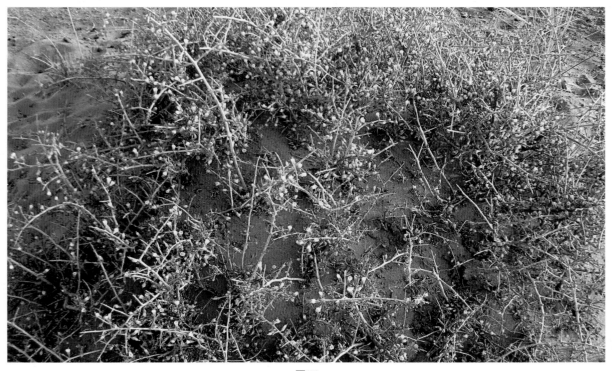

霸王

长 1.8 ~ 3.5 cm，宽 1.7 ~ 3.2 cm，通常具 8 室，每室 1 种子。种子肾形，黑褐色。
花期 5 ~ 6 月，果期 6 ~ 7 月。

| 生境分布 | 生于荒漠、草原化荒漠及荒漠化草原地带。分布于内蒙古锡林郭勒盟（苏尼特左旗、苏尼特右旗、二连浩特市）、乌兰察布市（四子王旗）、包头市（达尔罕茂明安联合旗）、鄂尔多斯市（鄂托克前旗、伊金霍洛旗、杭锦旗）、巴彦淖尔市（磴口县、乌拉特中旗、乌拉特后旗）、乌海市（海勃湾区）、阿拉善盟（阿拉善左旗、阿拉善右旗、额济纳旗）。

| 资源情况 | 野生资源一般。药材来源于野生。

| 采收加工 | 春、秋季采挖，洗净，晒干，切段。

| 功能主治 | 辛，温。归胃经。行气散滞，止痛。用于气滞腹胀，胃寒作痛。

| 用法用量 | 内服煎汤，3 ~ 6 g。

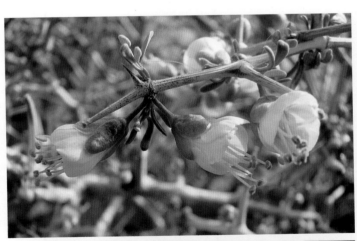

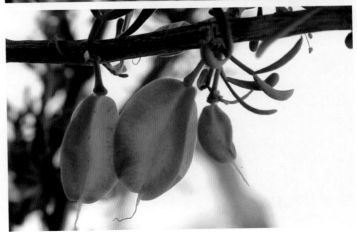

蒺藜科 Zygophyllaceae 蒺藜属 Tribulus

蒺藜

Tribulus terrestris L.

| **植物别名** | 硬蒺藜、白蒺藜。

| **蒙文名** | 伊曼－章古。

| **药材名** | **中药** 刺蒺藜（药用部位：果实）。
　　　　　　 蒙药 伊曼－章古（药用部位：果实）。

| **形态特征** | 一年生草本。茎自基部分枝，平铺于地面，深绿色至淡褐色，长可达1 m，全株被绢状柔毛。偶数羽状复叶，长1.5 ~ 5 cm；小叶5 ~ 7对，对生，矩圆形，长6 ~ 15 mm，宽2 ~ 5 mm，先端锐尖或钝，基部稍偏斜、近圆形，全缘，上面深绿色，较平滑，下面色略淡，毛被较密。萼片卵状披针形；花瓣倒卵形，长约7 mm；雄蕊10；子房卵形，有浅槽，突起面密被长毛，花柱单一，短而膨大，柱头

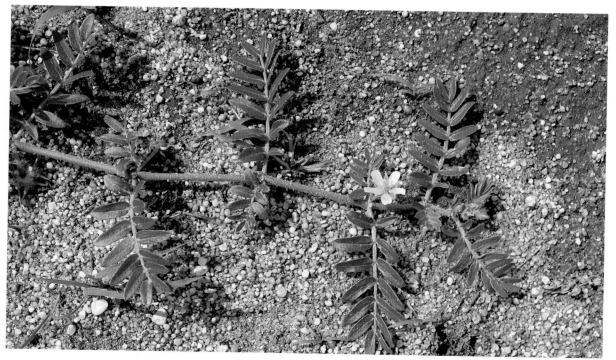

蒺藜

5，下延。果实由5分果瓣组成，每果瓣具长、短棘刺各1对；背面有短硬毛及瘤状突起。花果期5～9月。

| 生境分布 | 生于荒地、山坡、路旁、田间、居民点附近，在荒漠区亦见于石质残丘坡地、白刺堆间沙地及干河床边。分布于内蒙古呼伦贝尔市（新巴尔虎左旗、新巴尔虎右旗、陈巴尔虎旗）、兴安盟（科尔沁右翼中旗）、通辽市（科尔沁左翼中旗、奈曼旗、扎鲁特旗、库伦旗、科尔沁区）、赤峰市（阿鲁科尔沁旗、巴林左旗、巴林右旗、林西县、宁城县、翁牛特旗、喀喇沁旗）、锡林郭勒盟（正镶白旗、锡林浩特市、苏尼特右旗、苏尼特左旗、阿巴嘎旗、西乌珠穆沁旗、二连浩特市）、乌兰察布市（丰镇市、兴和县、化德县、商都县、凉城县、卓资县、四子王旗、察哈尔右翼前旗、察哈尔右翼后旗）、呼和浩特市（武川县、清水河县、和林格尔县、托克托县、土默特左旗）、包头市（石拐区、九原区、青山区、昆都仑区、东河区、固阳县、土默特右旗、达尔罕茂明安联合旗）、巴彦淖尔市（磴口县、五原县、乌拉特中旗、乌拉特后旗）、鄂尔多斯市（鄂托克前旗、鄂托克旗、达拉特旗、伊金霍洛旗）、阿拉善盟（阿拉善左旗）。

资源情况 野生资源一般。药材来源于野生。

采收加工 中药 刺蒺藜：秋季果实成熟时采收，除去杂质，晒干，炒黄，去刺。
蒙药 伊曼－章古：同"刺蒺藜"。

药材性状 中药 刺蒺藜：果实由5分果组成，呈放射状排列，直径7～12 mm。常裂为单一的分果瓣，分果瓣呈斧状，长3～6 mm；背部黄绿色，隆起，有纵棱及多数小刺，并有对称的长刺和短刺各1对，质坚硬。味苦、辛。
蒙药 伊曼－章古：同"刺蒺藜"。

功能主治 中药 刺蒺藜：辛、苦，微温；有小毒。归肝经。平肝，解郁，明目，祛风。用于头痛，眩晕，胸胁胀痛，乳房胀痛，癥瘕，目赤翳障，风疹瘙痒，白癜风，痈疽，瘰疬。
蒙药 伊曼－章古：补肾助阳，利尿消肿。用于阳痿，肾寒，淋证，小便不利。

用法用量 中药 刺蒺藜：内服煎汤，6～9 g；或入丸、散剂。外用适量，煎汤洗；或研末调敷。
蒙药 伊曼－章古：多入丸、散剂。

疾藜科 Zygophyllaceae 四合木属 Tetraena

四合木
Tetraena mongolica Maxim.

| 植物别名 | 油柴。

| 蒙 文 名 | 诺朔嘎纳。

| 药 材 名 | 四合木（药用部位：叶）。

| 形态特征 | 灌木，高 40 ～ 80 cm。茎自基部分枝，老枝弯曲，黑紫色或棕红色，光滑，一年生枝黄白色，被叉状毛。托叶卵形，膜质，白色；叶近无柄，老枝叶近簇生，当年生枝叶对生；叶片倒披针形，长 5 ～ 7 mm，宽 2 ～ 3 mm，先端锐尖，有短刺尖，两面密被伏生叉状毛，呈灰绿色，全缘。花单生于叶腋，花梗长 2 ～ 4 mm；萼片 4，卵形，长约 2.5 mm，表面被叉状毛，呈灰绿色；花瓣 4，白色，长约 3 mm；雄蕊 8，2 轮，外轮较短，花丝近基部有白色膜质附属物，

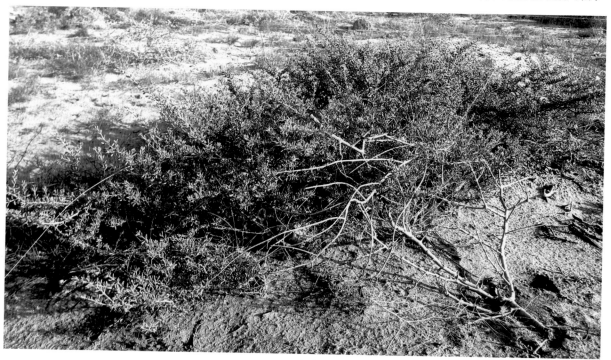

四合木

具花盘；子房上位，4裂，被毛，4室。果实4瓣裂，果瓣长卵形或新月形，两侧扁，长5~6mm，灰绿色，花柱宿存。种子矩圆状卵形，表面被小疣状突起，无胚乳。花期5~6月，果期7~8月。

| **生境分布** | 生于草原化荒漠黄河阶地、低山山坡。分布于内蒙古鄂尔多斯市（杭锦旗、鄂托克旗、乌审旗）、巴彦淖尔市（磴口县）、乌海市（海勃湾区）、阿拉善盟（阿拉善左旗）。

| **资源情况** | 野生资源较少。药材来源于野生。

| **采收加工** | 夏季采收，晒干。

| **功能主治** | 抗炎，免疫抑制。

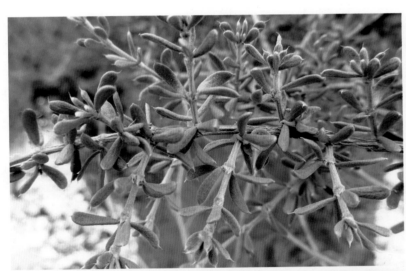

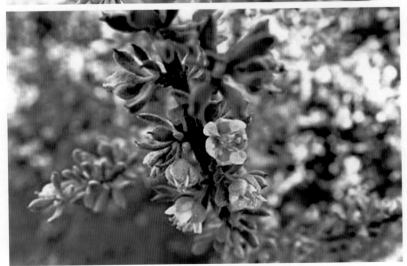

亚麻科 Linaceae 亚麻属 Linum

野亚麻 *Linum stelleroides* Planch.

| **植物别名** | 山胡麻。

| **蒙 文 名** | 哲日力格 – 麻嘎领古。

| **药 材 名** | **中药** 亚麻子（药用部位：成熟种子。别名：亚麻仁、胡麻子）、
亚麻（药用部位：根、茎叶。别名：鸦麻、胡麻饭、山脂麻）。
蒙药 麻嘎领古（药用部位：种子。别名：萨日玛、迪勒玛日）。

| **形态特征** | 一年生或二年生草本，高 20 ～ 90 cm。茎直立，圆柱形，基部木
质化，有凋落的叶痕点，不分枝或自中部以上多分枝，无毛。叶互
生，线形、线状披针形或狭倒披针形，长 1 ～ 4 cm，宽 1 ～ 4 mm，
基部渐狭，无柄，全缘，两面无毛，6 脉 3 基出。单花或多花组成
聚伞花序；花梗长 3 ～ 15 mm，花直径约 1 cm；萼片 5，绿色，长

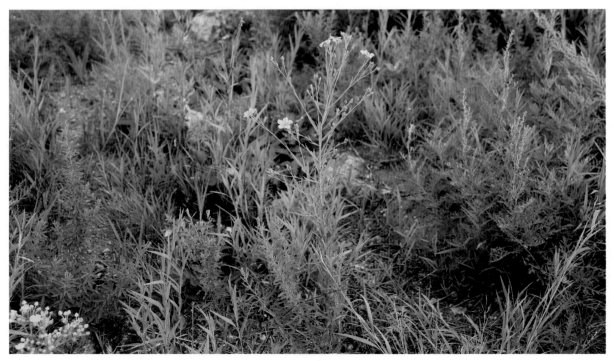

野亚麻

椭圆形或阔卵形，长 3 ~ 4 mm，顶部锐尖，基部有不明显的 3 脉，边缘稍为膜质并有易脱落的黑色头状带柄的腺点，宿存；花瓣 5，倒卵形，长达 9 mm，先端啮蚀状，基部渐狭，淡红色；雄蕊 5，与花柱等长，基部合生；子房 5 室；花柱 5，中下部结合或分离，柱头头状，干后黑褐色。蒴果球形或扁球形，直径 3 ~ 5 mm，有纵沟 5，室间开裂；种子长圆形。花果期 6 ~ 8 月。

| **生境分布** | 生于干燥山坡、路旁。分布于内蒙古呼伦贝尔市（陈巴尔虎旗、额尔古纳市、鄂温克族自治旗、根河市、满洲里市、海拉尔区、新巴尔虎左旗）、兴安盟（阿尔山市、科尔沁右翼中旗、科尔沁右翼前旗、突泉县、乌兰浩特市、扎赉特旗）、通辽市（库伦旗、科尔沁左翼后旗、奈曼旗、扎鲁特旗）、赤峰市（阿鲁科尔沁旗、敖汉旗、巴林左旗、巴林右旗、克什克腾旗、喀喇沁旗、宁城县、翁牛特旗）、锡林郭勒盟（多伦县、正蓝旗）、乌兰察布市（四子王旗、卓资县）、呼和浩特市（土默特左旗、武川县）、阿拉善盟（阿拉善右旗）、鄂尔多斯市（鄂托克旗、准格尔旗）、巴彦淖尔市（杭锦后旗、临河区）。

| **资源情况** | 野生资源一般。药材来源于野生。

| **采收加工** | **中药** 亚麻子：秋季果实成熟时采收植株，晒干，打下种子，除去杂质，再晒干。
亚麻：秋季采挖根，洗净，切片，晒干；夏季采收茎叶，鲜用或晒干。
蒙药 麻嘎领古：同"亚麻子"。

| **功能主治** | **中药** 亚麻子：甘，平。归肺、肝、大肠经。补益肝肾，养血润燥，祛风。用于病后虚弱，虚风，眩晕，便秘，皮肤瘙痒，疮痈肿毒，麻风等。
亚麻：根，甘、辛，平。归肝、胃、大肠经。平肝，补虚活血。用于肝风头痛，跌打损伤，痈肿疔疮。茎叶，辛，平。祛风解毒，止血。用于疮痈肿毒。
蒙药 麻嘎领古：甘、微苦，温，腻、软、重。祛赫依，润燥，排脓。用于赫依病，便秘，皮肤瘙痒，老年皮肤粗糙，疮疖，睾丸肿痛，痛风。

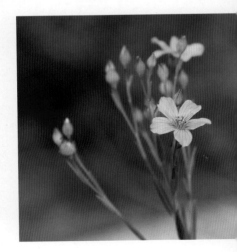

| **用法用量** | **中药** 亚麻子：内服煎汤，9 ~ 15 g；或入丸、散剂。外用适量，榨油涂。
亚麻：根，内服煎汤，15 ~ 30 g。茎叶，外用适量，鲜品捣敷；或研末调敷。
蒙药 麻嘎领古：内服煎汤，单用 1.5 ~ 3 g；或入丸、散剂。

亚麻科 Linaceae 亚麻属 Linum

亚麻 *Linum usitatissimum* L.

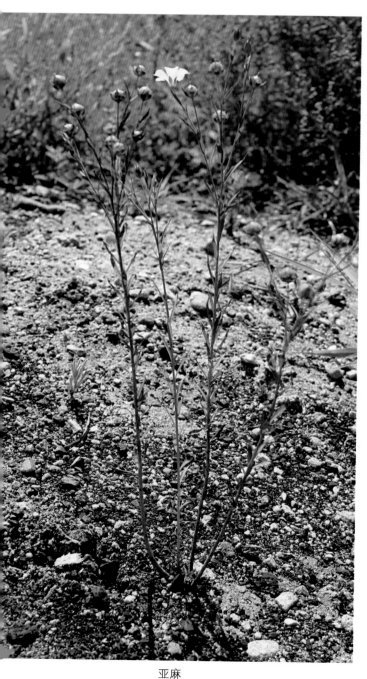

亚麻

| 植物别名 |

鸦麻、壁虱胡麻、山西胡麻。

| 蒙 文 名 |

麻嘎领古。

| 药 材 名 |

中药 亚麻子（药用部位：成熟种子。别名：亚麻仁、胡麻子）、亚麻（药用部位：根、茎叶。别名：鸦麻、胡麻饭、山脂麻）。
蒙药 麻嘎领古（药用部位：种子。别名：萨日玛、迪勒玛日）。

| 形态特征 |

一年生草本。茎直立，高 30 ~ 120 cm，多在上部分枝，有时自茎基部亦有分枝，但密植则不分枝，基部木质化，无毛，韧皮部纤维具强韧弹性，构造如棉。叶互生；叶片线形、线状披针形或披针形，长 2 ~ 4 cm，宽 1 ~ 5 mm，先端锐尖，基部渐狭。花单生于枝顶或枝的上部叶腋，组成疏散的聚伞花序；花直径 15 ~ 20 mm；花梗长 1 ~ 3 cm，直立；萼片 5，卵形或卵状披针形，长 5 ~ 8 mm，先端凸尖或长尖，有 3 (~ 5) 脉，中央 1 脉明显凸起，边缘膜质，无腺点，全缘；花瓣 5，倒卵形，长 8 ~ 12 mm，蓝色或紫蓝色，先端啮蚀状；雄蕊 5，花丝基部合生；子房 5 室，花柱 5，分离，柱头比花柱微粗，细线状或棒状，长于或几等于雄蕊。蒴果球形，干后棕黄色；种子长圆形，棕褐色。花期 6 ~ 8 月，果期 7 ~ 10 月。

| 生境分布 | 内蒙古无野生分布。内蒙古各地均有栽培。

| 资源情况 | 无野生资源，栽培资源丰富。药材来源于栽培。

| 采收加工 | **中药** 亚麻子：秋季果实成熟时采收植株，晒干，打下种子，除去杂质，再晒干。
亚麻：秋季采挖根，洗净，切片，晒干；夏季采收茎叶，鲜用或晒干。
蒙药 麻嘎领古：同"亚麻子"。

| 药材性状 | **中药** 亚麻子：本品呈扁平卵圆形，一端钝圆，另一端尖而略偏斜，长 4 ~ 6 mm，宽 2 ~ 3 mm。表面红棕色或灰褐色，平滑，有光泽，种脐位于尖端的凹入处；种脊浅棕色，位于一侧边缘。种皮薄，胚乳棕色，薄膜状；子叶 2，黄白色，富油性。气微，嚼之有豆腥味。

| 功能主治 | **中药** 亚麻子：甘，平。归肺、肝、大肠经。补益肝肾，养血润燥，祛风。用于病后虚弱，虚风，眩晕，便秘，皮肤瘙痒，疮痈肿毒，麻风等。
亚麻：根，甘、辛，平。归肝、胃、大肠经。平肝，补虚活血。用于肝风头痛，跌打损伤，痈肿疔疮。茎叶，辛，平。祛风解毒，止血。用于疮痈肿毒。
蒙药 麻嘎领古：甘、微苦，温，腻、软、重。祛赫依，润燥，排脓。用于赫依病，便秘，皮肤瘙痒，老年皮肤粗糙，疮疖，睾丸肿痛，痛风。

| 用法用量 | **中药** 亚麻子：内服煎汤，9 ~ 15 g；或入丸、散剂。外用适量，榨油涂。
亚麻：根，内服煎汤，15 ~ 30 g。茎叶，外用适量，鲜品捣敷；或研末调敷。
蒙药 麻嘎领古：内服煎汤，单用 1.5 ~ 3 g；或入丸、散剂。

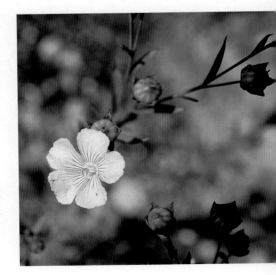

| 附 注 | 本种为 2020 年版《中国药典》收载的亚麻子药材的基原植物。喜凉爽湿润气候。耐寒，怕高温。

亚麻科 Linaceae 亚麻属 *Linum*

宿根亚麻 *Linum perenne* L.

| 植物别名 | 豆麻。

| 蒙 文 名 | 塔拉音－麻嘎领古。

| 药 材 名 | **中药** 宿根亚麻（药用部位：花、果实。别名：豆麻、多年生亚麻）。
蒙药 麻嘎领古（药用部位：种子。别名：萨日玛、迪勒玛日）。

| 形态特征 | 多年生草本，高 20 ~ 70 cm。主根垂直，粗壮，木质化。茎基部丛
生，直立或稍斜生，分枝，通常有或无不育枝。叶互生，条形或条
状披针形，基部狭窄，先端尖，具 1 脉，平或边缘稍卷，无毛；下
部叶有时较小，鳞片状；不育枝上的叶较密，条形，长 7 ~ 12 mm，
宽 0.5 ~ 1 mm。聚伞花序，花通常多数，暗蓝色或蓝紫色，直径约

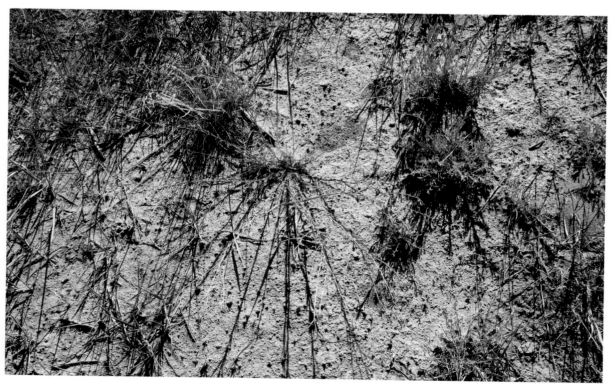

宿根亚麻

2 cm；花梗细长，稍弯曲，偏向一侧，长 1 ~ 2.5 cm；萼片卵形，长 3 ~ 5 mm，宽 2 ~ 3 mm，下部有 5 凸出脉，边缘膜质，先端尖；花瓣倒卵形，长约 1 cm，基部楔形；雄蕊与花柱异长，稀等长。蒴果近球形，直径 6 ~ 7 mm，草黄色，开裂；种子矩圆形，长约 4 mm，宽约 2 mm，栗色。花期 6 ~ 8 月，果期 8 ~ 9 月。

| **生境分布** | 生于草原带的沙砾质地、山坡，为草原伴生植物。分布于内蒙古呼伦贝尔市（阿荣旗、莫力达瓦达斡尔族自治旗、陈巴尔虎旗、满洲里市、扎赉诺尔区、额尔古纳市、牙克石市、海拉尔区、鄂温克族自治旗、新巴尔虎左旗、新巴尔虎右旗）、兴安盟（乌兰浩特市、突泉县、科尔沁右翼前旗、科尔沁右翼中旗）、通辽市（科尔沁区、科尔沁左翼中旗、科尔沁左翼后旗）、赤峰市（巴林左旗、林西县、松山区、阿鲁科尔沁旗、巴林右旗、克什克腾旗）、锡林郭勒盟（锡林浩特市、二连浩特市、东乌珠穆沁旗、西乌珠穆沁旗、太仆寺旗、镶黄旗、多伦县、正蓝旗、正镶白旗）、乌兰察布市（丰镇市、化德县、商都县、兴和县、察哈尔右翼中旗、察哈尔右翼后旗）、呼和浩特市（赛罕区）、包头市（土默特右旗、固阳县、达尔罕茂明安联合旗）、鄂尔多斯市（鄂托克前旗、准格尔旗、鄂托克旗、东胜区、康巴什区）、巴彦淖尔市（乌拉特中旗）、阿拉善盟（阿拉善右旗）。

| **资源情况** | 野生资源一般。药材来源于野生。

| **采收加工** | **中药** 宿根亚麻：6 ~ 8 月采收花，8 ~ 9 月采收果实，以纸遮蔽，晒干。

蒙药 麻嘎领古：秋季果实成熟时采收植株，晒干，打下种子，除去杂质，再晒干。

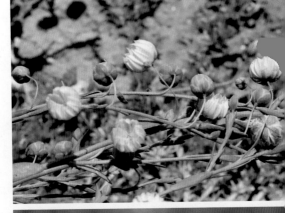

| **功能主治** | **中药** 宿根亚麻：淡，平。通经活血。用于血瘀经闭。

蒙药 麻嘎领古：甘、微苦，温，腻、软、重。祛赫依，润燥，排脓。用于赫依病，便秘，皮肤瘙痒，老年皮肤粗糙，疮疖，睾丸肿痛，痛风。

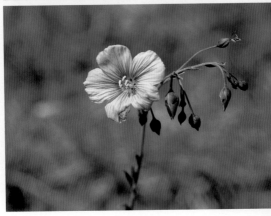

| **用法用量** | **中药** 宿根亚麻：内服研末，3 ~ 9 g。

蒙药 麻嘎领古：内服煎汤，单用 1.5 ~ 3 g；或入丸、散剂。

亚麻科 Linaceae 亚麻属 Linum

黑水亚麻 *Linum amurense* Alef.

| 蒙 文 名 | 阿木日－麻嘎领古。

| 药 材 名 | **中药** 宿根亚麻（药用部位：花、果实。别名：豆麻、多年生亚麻）。
蒙药 麻嘎领古（药用部位：种子。别名：萨日玛、迪勒玛日）。

| 形态特征 | 多年生草本，高 25 ～ 60 cm。根为直根系，根颈木质化。茎多数，丛生，直立，中部以上分枝，基部木质化；具密集线形叶的不育枝。叶互生或散生，狭条形或条状披针形，长 15 ～ 20 mm，宽约 2 mm，先端锐尖，边缘稍卷或平展，具 1 脉。花多数，排成稀疏的聚伞花序；花梗纤细；萼片 5，卵形或椭圆形，长 4 ～ 5 mm，先端有短尖，基部有明显凸起的 5 脉，侧脉仅至中部或上部；花瓣蓝紫色，倒卵形，长 12 ～ 15 mm，宽 4 ～ 5 mm，先端圆形，基部楔形，

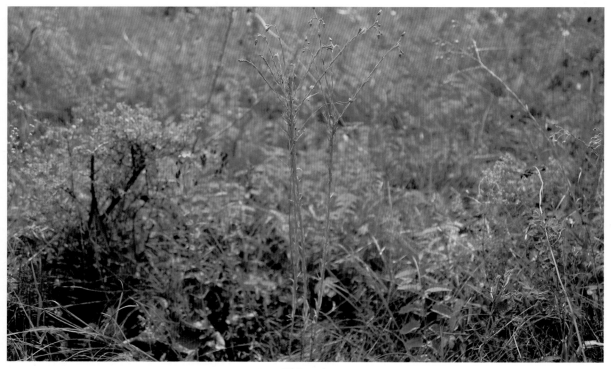

黑水亚麻

脉纹显著；雄蕊 5，花丝近基部扩展，基部耳形；子房卵形，花柱基部联合，上部分离（未见花）。蒴果近球形，直径约 7 mm，草黄色，果梗向下弯垂。花期 6 ～ 7 月，果期 8 月。

| **生境分布** | 生于草原带的草地、沙地、山坡。分布于内蒙古锡林郭勒盟（西乌珠穆沁旗）。

| **资源情况** | 野生资源一般。药材来源于野生。

| **采收加工** | **中药** 宿根亚麻：6 ～ 7 月采收花，8 月采收果实，以纸遮蔽，晒干。

蒙药 麻嘎领古：秋季果实成熟时采收植株，晒干，打下种子，除去杂质，再晒干。

| **功能主治** | **中药** 宿根亚麻：淡，平。通经活血。用于血瘀经闭。

蒙药 麻嘎领古：甘、微苦，温，腻、软、重。祛赫依，润燥，排脓。用于赫依病，便秘，皮肤瘙痒，老年皮肤粗糙，疮疡，睾丸肿痛，痛风。

| **用法用量** | **中药** 宿根亚麻：内服研末，3 ～ 9 g。

蒙药 麻嘎领古：内服煎汤，单用 1.5 ～ 3 g；或入丸、散剂。

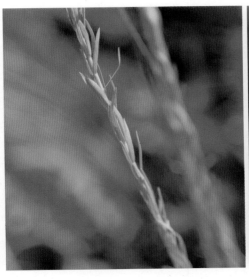
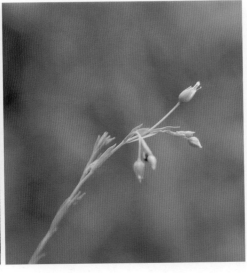

大戟科 Euphorbiaceae 铁苋菜属 Acalypha

铁苋菜 *Acalypha australis* L.

| **植物别名** | 海蚌含珠、蚌壳草。

| **蒙 文 名** | 特木日 – 色日布勒吉。

| **药 材 名** | 铁苋菜（药用部位：全草。别名：血见愁、海蚌含珠、叶里藏珠）。

| **形态特征** | 一年生草本，高 0.2 ~ 0.5 m。小枝细长，被平伏柔毛，毛逐渐稀疏。叶膜质，长卵形、近菱状卵形或阔披针形，长 3 ~ 9 cm，宽 1 ~ 5 cm，先端短渐尖，基部楔形，稀圆钝，边缘具圆锯齿，上面无毛，下面沿中脉具柔毛。雌雄花同序，花序腋生，稀顶生；花序梗长 0.5 ~ 3 cm，花梗长 0.5 mm；雌花苞片 1 ~ 2（~ 4），卵状心形，花后增大，长 1.4 ~ 2.5 cm，宽 1 ~ 2 cm，边缘具三角形齿，外面沿掌状脉具疏柔毛；雄花生于花序上部，排列成穗状或头状，雄花苞片

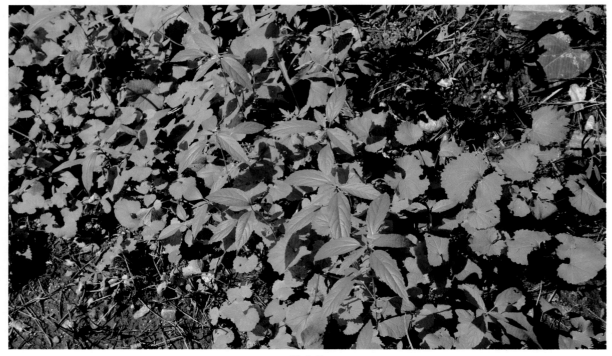

铁苋菜

卵形，长约 0.5 mm，苞腋具雄花 5 ～ 7，簇生。蒴果直径 4 mm，具 3 分果爿，果皮具疏生毛和毛基变厚的小瘤体；种子近卵状，种皮平滑，假种阜细长。花期 8 ～ 9 月，果期 9 月。

| **生境分布** | 生于田间、路旁、山坡。分布于内蒙古呼伦贝尔市（扎兰屯市、莫力达瓦达斡尔族自治旗、陈巴尔虎旗）、通辽市（霍林郭勒市、开鲁县）、赤峰市（元宝山区、松山区、红山区、喀喇沁旗、宁城县、敖汉旗）、呼和浩特市、包头市（青山区）、鄂尔多斯市（鄂托克旗）。

| **资源情况** | 野生资源稀少。药材来源于野生。

| **采收加工** | 7 ～ 10 月采收全草，晒干或趁鲜切段晒干。

| **药材性状** | 本品全草长 20 ～ 40 cm。茎细，单一或分枝，棕绿色，有纵条纹，具灰白色细柔毛。单叶互生，具柄；叶片膜质，卵形、卵状菱形或近椭圆形，长 2.5 ～ 5.5 cm，宽 1.2 ～ 3 cm，先端稍尖，基部广楔形，边缘有钝齿，表面棕绿色，两面略粗糙，均有白色细柔毛。花序自叶腋抽出，单性，无花瓣；苞片呈三角状肾形。蒴果小，三角状半圆形，直径 3 ～ 4 mm，表面淡褐色，被粗毛。气微，味苦、涩。

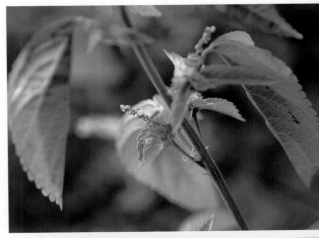

| **功能主治** | 苦、涩，凉。归心、肺、大肠、小肠经。清热解毒，利湿消积，收敛止血。用于肠炎，细菌性痢疾，阿米巴痢疾，小儿疳积，吐血，衄血，尿血，便血，子宫出血，痈疖疮疡，外伤出血，湿疹，皮炎，毒蛇咬伤等。

| **用法用量** | 内服煎汤，10 ～ 15 g，鲜品 30 ～ 60 g；或研末，每日 2 ～ 3 次，每次 3 g。外用适量，煎汤洗或捣敷。

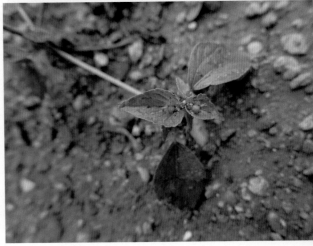

大戟科 Euphorbiaceae 蓖麻属 Ricinus

蓖麻 *Ricinus communis* L.

| **植物别名** | 大麻子、丹达。

| **蒙文名** | 阿拉嘎－麻吉。

| **药材名** | **中药** 蓖麻子（药用部位：种子。别名：草麻子、蓖麻仁、大麻子）、蓖麻油（药材来源：种子所榨取的脂肪油）、蓖麻根（药用部位：根）、蓖麻叶（药用部位：叶）。
蒙药 阿拉嘎－麻吉（药用部位：种子。别名：丹日哈、阿拉格－巴豆）。

| **形态特征** | 一年生粗壮草本或草质灌木，高达 5 m，全株常被白霜。叶互生，近圆形，直径 15 ~ 60 cm，掌状 7 ~ 11 裂，裂片卵状披针形或长

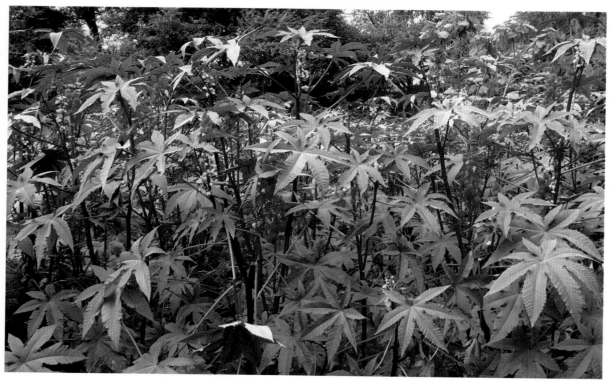

蓖麻

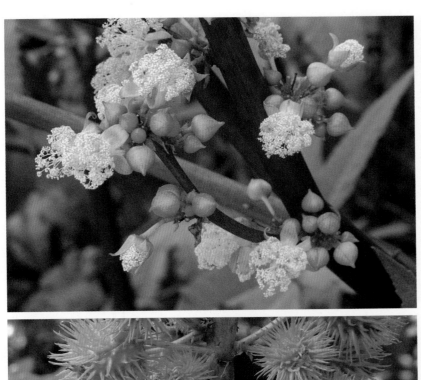

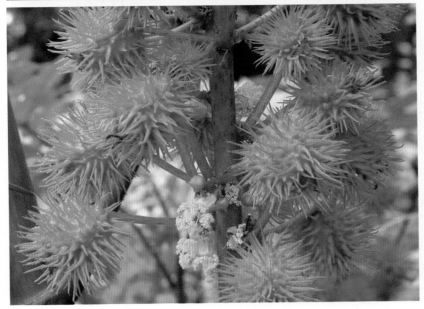

圆形，具锯齿；叶柄粗，长达 40 cm，中空，盾状着生，先端具 2 盘状腺体，基部具腺体，托叶长三角形，合生，长 2 ~ 3 cm，早落。雌雄同株，无花瓣，无花盘；总状或圆锥花序，顶生，后与叶对生，雄花生于花序下部，雌花生于花序上部；花梗细长；雄花花萼裂片 3 ~ 5，镊合状排列，花丝合成多数雄蕊束，花药 2 室；雌花萼片 5，子房密生软刺或无刺，3 室，每室 1 胚珠，花柱 3，顶部 2 裂，密生乳头状突起。蒴果卵球形或近球形，长 1.5 ~ 2.5 cm，具软刺或平滑；种子椭圆形，长 1 ~ 1.8 cm，光滑，具淡褐色或灰白色斑纹，胚乳肉质，种阜大。花期 7 ~ 8 月，果期 9 ~ 10 月。

| **生境分布** | 内蒙古无野生分布。内蒙古各地有少量栽培。

| **资源情况** | 无野生资源，栽培资源较少。药材来源于栽培。

| **采收加工** | **中药** 蓖麻子：秋季采摘成熟果实，晒干，除去果壳，收集种子。
蓖麻油：取种仁榨取并精制，得到脂肪油。
蓖麻根：夏、秋季采挖，晒干或鲜用。
蓖麻叶：夏、秋季采收，晒干或鲜用。
蒙药 阿拉嘎 – 麻吉：同"蓖麻子"。

| **药材性状** | **中药** 蓖麻子：本品呈椭圆形或卵形，稍扁，长 0.9 ~ 1.8 cm，宽 0.5 ~ 1 cm。表面光滑，有灰白色与黑褐色或黄棕色与红棕色相间的花斑纹。一面较平，另一面较隆起，较平的一面有一隆起的种脊；一端有灰白色或浅棕色凸起的种阜。种皮薄而脆。胚乳肥厚，白色，富油性，子叶 2，菲薄。气微，味微苦、辛。
蓖麻油：本品为几乎无色或微带黄色的澄清黏稠液体。气微，味淡而后微辛。

| **功能主治** | **中药** 蓖麻子：甘、辛，平；有毒。归大肠、肺经。泻下通滞，消肿拔毒。用于大便燥结，痈疽肿毒，喉痹，瘰疬。
蓖麻油：甘、辛，平；有毒。归大肠、肺经。滑肠，润肤。用于肠内积滞，腹胀，便秘，疥癣癣疮，烫伤。
蓖麻根：辛，平；有小毒。归心、肝经。祛风解痉，活血消肿。用于破伤风，癫痫，风湿痹痛，痈肿瘰疬，跌打损伤，脱肛，子宫脱垂。
蓖麻叶：苦、辛，平；有小毒。归大肠、肺、脾、肝经。祛风除湿，拔毒消肿。用于脚气，风湿痹痛，痈疮肿毒，疥癣瘙痒，子宫下垂，脱肛，咳嗽痰喘。
蒙药 阿拉嘎 – 麻吉：甘、辛，平，锐；有毒。除巴达干，泻下，消肿，拔毒。用于巴达干病，痞症，浮肿，虫疾，疮疡，痈疖，跌扑肿痛，宝日病，便秘，水肿，难产，胎盘不下。

| **用法用量** | **中药** 蓖麻子：内服煎汤，2 ~ 5 g；或入丸剂。外用适量，捣敷。
蓖麻油：内服 10 ~ 20 ml，顿服。外用适量，涂敷。
蓖麻根：内服煎汤，15 ~ 30 g。外用适量，捣敷。

蓖麻叶：内服煎汤，2～6 g；或入丸、散剂。外用适量，煎汤熏洗；或捣敷。

蒙药 阿拉嘎－麻吉：3～5 g，多入丸、散剂。

| **附 注** | 本种为 2020 年版《中国药典》收载的蓖麻子、蓖麻油药材的基原植物。喜高温，不耐霜，酸碱适应性强。

大戟科 Euphorbiaceae 地构叶属 Speranskia

地构叶 *Speranskia tuberculata* (Bunge) Baill.

| **植物别名** | 珍珠透骨草、海地透骨草、瘤果地构叶。

| **蒙 文 名** | 侵娃音 – 浩日。

| **药 材 名** | 透骨草（药用部位：全草。别名：珍珠透骨草、竹格叉、吉盖草）。

| **形态特征** | 多年生草本，高 25 ～ 50 cm。叶披针形或卵状披针形，长 1.8 ～ 5.5 cm，宽 0.5 ～ 2.5 cm，先端渐尖，基部宽楔形，疏生腺齿及缺刻，两面疏被柔毛；叶柄长不及 5 mm。花序长 6 ～ 15 cm，上部具雄花 20 ～ 30，下部具雌花 6 ～ 10。雄花 2 ～ 4 聚生于苞腋，花梗长约 1 mm；花萼裂片卵形，长约 1.5 cm，疏被长柔毛；花瓣倒心形，具爪，长约 0.5 mm；雄蕊 8 ～ 15。雌花 1 ～ 2 生于苞腋；花梗长约

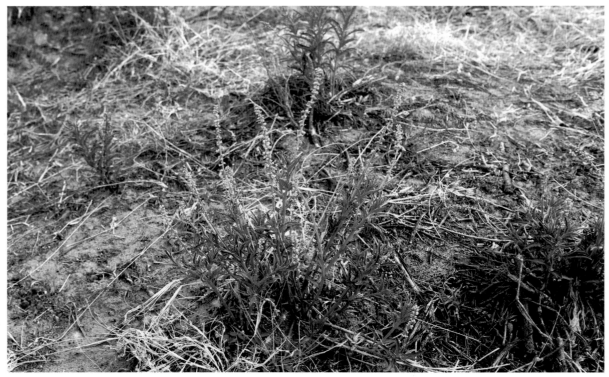

地构叶

1 mm；花萼裂片卵状披针形，长约 1.5 mm，疏被长柔毛；花瓣较短。蒴果扁球形，直径约 6 mm，具瘤状突起；果梗长达 5 mm，常下弯；种子卵形，长约 2 mm。花期 6 月，果期 7 月。

| 生境分布 | 多生于落叶阔叶林区和森林草原区的石质山坡，也生于草原区的山地。分布于内蒙古兴安盟（科尔沁右翼前旗、科尔沁右翼中旗）、通辽市（科尔沁左翼中旗、库伦旗、奈曼旗、扎鲁特旗）、赤峰市（红山区、元宝山区、阿鲁科尔沁旗、巴林左旗、巴林右旗、翁牛特旗、林西县、喀喇沁旗、敖汉旗）、乌兰察布市（丰镇市）、呼和浩特市（和林格尔县、清水河县）、包头市（固阳县）、鄂尔多斯市（达拉特旗、准格尔旗、伊金霍洛旗、乌审旗、鄂托克前旗）、巴彦淖尔市（乌拉特后旗）。

| 资源情况 | 野生资源一般。药材来源于野生。

| 采收加工 | 6 ～ 7 月采收，除去杂质，鲜用或晒干。

| 药材性状 | 本品茎呈圆柱形或微有棱，长 10 ～ 20 cm，直径 1 ～ 4 mm，多分枝；表面淡绿色或灰紫色，被有灰白色柔毛；质脆，易折断，断面外圈具紫色环。单叶互生，多皱缩破碎或脱落，呈灰绿色，两面密被灰白色柔毛。蒴果三棱状扁圆形或呈 3 瓣裂；种子类球形，表面有点状突起。气微，味淡而微苦。

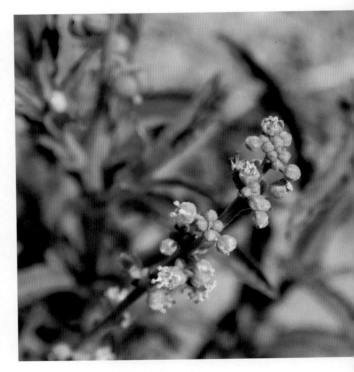

| 功能主治 | 辛，温。归肺、肝经。祛风除湿，舒筋活血，散瘀消肿，解毒止痛。用于风湿痹痛，筋骨挛缩，寒湿脚气，腰部扭伤，瘫痪，闭经，阴囊湿疹，疮疖肿毒。

| 用法用量 | 内服煎汤，9 ～ 15 g。外用适量，煎汤熏洗；或捣敷。

大戟科 Euphorbiaceae 大戟属 Euphorbia

地锦
Euphorbia humifusa Willd.

| 植物别名 | 铺地锦、铺地红、红头绳。

| 蒙 文 名 | 马拉干－扎拉－额布斯。

| 药 材 名 | **中药** 地锦草（药用部位：全草。别名：奶浆草、铺地锦、铺地红）。
蒙药 马拉干－扎拉－额布斯（药用部位：全草。别名：毕日达萨金、乌兰－乌塔素－额布斯、特尔根－札拉）。

| 形态特征 | 一年生草本。根纤细，常不分枝。茎匍匐，自基部以上多分枝，基部常红色或淡红色，长达 20（～30）cm，直径 1～3 mm，被柔毛或疏柔毛。叶对生，矩圆形或椭圆形，长 5～10 mm，宽 3～6 mm，先端钝圆，基部偏斜，边缘常于中部以上具细锯齿；叶面绿色，叶

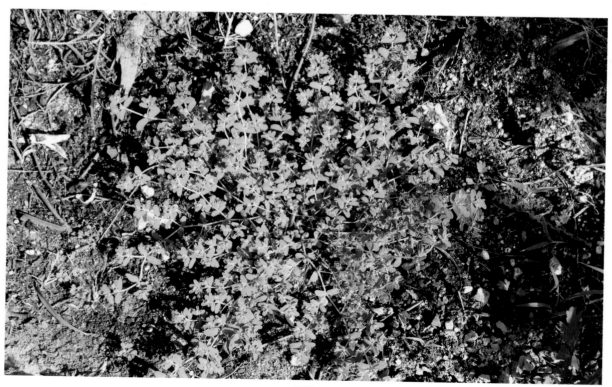

地锦

背淡绿色，有时淡红色，两面被疏柔毛。花序单生于叶腋，基部具长 1 ~ 3 mm 的短柄；总苞陀螺状，边缘 4 裂，裂片三角形；腺体 4，矩圆形，边缘具白色或淡红色附属物。雄花数枚，与总苞边缘近等长；雌花 1，子房柄伸出至总苞边缘；子房三棱状卵形，光滑无毛；花柱 3，分离；柱头 2 裂。蒴果三棱状卵球形，成熟时分裂为 3 分果片，花柱宿存；种子三棱状卵球形，灰色，每个棱面无横沟，无种阜。花期 6 ~ 7 月，果期 8 ~ 9 月。

| 生境分布 | 生于田野、路旁、河滩及固定沙地。内蒙古各地均有分布。

| 资源情况 | 野生资源一般。药材来源于野生。

| 采收加工 | **中药** 地锦草：夏、秋季采收，除去杂质，晒干。
蒙药 马拉干 – 扎拉 – 额布斯：同 "地锦草"。

| 药材性状 | **中药** 地锦草：本品常皱缩卷曲，根细小。茎细，呈叉状分枝，表面带紫红色，光滑无毛或疏生白色细柔毛；质脆，易折断，断面黄白色，中空。单叶对生，具淡红色短柄或几无柄；叶片多皱缩或已脱落，展平后呈长椭圆形，长 5 ~ 10 mm，宽 4 ~ 6 mm；绿色或带紫红色，通常无毛或疏生细柔毛；先端钝圆，基部偏斜，边缘具小锯齿或呈微波状。杯状聚伞花序腋生，细小。蒴果三棱状球形，表面光滑；种子细小，卵形，褐色。气微，味微涩。

| 功能主治 | **中药** 地锦草：辛，平。归肝、大肠经。清热解毒，凉血止血，利湿退黄。用于痢疾，泄泻，咯血，尿血，便血，崩漏，疮疖痈肿，湿热黄疸。
蒙药 马拉干 – 扎拉 – 额布斯：苦，平，钝、浮。止血，燥黄水，愈伤，清脑，清热，排脓。用于肺脓肿，内伤，便血，尿血，创伤出血，吐血，肺脓溃疡，咳脓血痰，白脉病，中风，结喉，发症。

| 用法用量 | **中药** 地锦草：内服煎汤，9 ~ 20 g。外用鲜品适量，捣敷；或研末撒。
蒙药 马拉干 – 扎拉 – 额布斯：内服煎汤，单用 1.5 ~ 3 g；或研末冲服；或入丸、散剂。

| 附　　注 | 本种为 2020 年版《中国药典》收载的地锦草药材的基原植物之一。

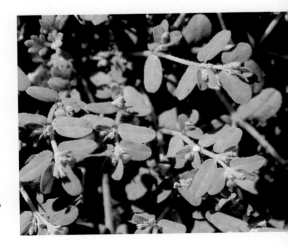

| 大戟科 | Euphorbiaceae | 大戟属 | *Euphorbia*

斑地锦 *Euphorbia maculata* L.

| **植物别名** | 血筋草。

| **蒙 文 名** | 道勒布图－马拉干－扎拉－额布苏。

| **药 材 名** | 地锦草（药用部位：全草。别名：奶浆草、铺地锦、铺地红）。

| **形态特征** | 一年生草本。根纤细，长 4 ～ 7 cm，直径约 2 mm。茎匍匐，被白色疏柔毛。叶对生，长椭圆形至肾状长圆形，长 6 ～ 12 mm，宽 2 ～ 4 mm，基部偏斜，不对称，边缘中部以下全缘，中部以上常具细小疏锯齿；叶面绿色，中部常具有 1 紫色斑点，叶背淡绿色或灰绿色，新鲜时可见紫色斑点，干时不清楚，两面无毛；托叶钻状，不分裂，边缘具睫毛。花序单生于叶腋，总苞狭杯状，边缘 5 裂，

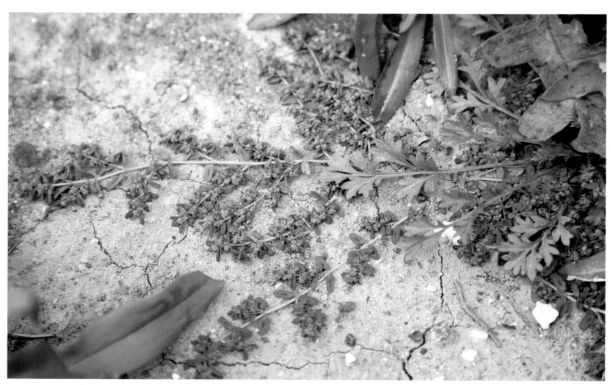

斑地锦

裂片三角状圆形；腺体 4，黄绿色，横椭圆形，边缘具白色附属物；雄花 4 ~ 5，雌花 1，子房被疏柔毛；花柱短，近基部合生；柱头 2 裂。蒴果三角状卵形，被稀疏柔毛，成熟时易分裂为 3 分果片；种子卵状四棱形，灰色或灰棕色，每个棱面具 5 横沟，无种阜。花果期 4 ~ 9 月。

| 生境分布 | 逸生于校园草坪、路旁。分布于内蒙古赤峰市（红山区、元宝山区、松山区）、呼和浩特市（土默特左旗）。

| 资源情况 | 野生资源稀少。药材来源于野生。

| 采收加工 | 夏、秋季采收，除去杂质，晒干。

| 药材性状 | 本品叶上表面具 1 紫斑。蒴果疏被柔毛；种子卵形，有棱。

| 功能主治 | 辛，平。归肝、大肠经。清热解毒，凉血止血，利湿退黄。用于痢疾，泄泻，咯血，尿血，便血，崩漏，疮疖痈肿，湿热黄疸。

| 用法用量 | 内服煎汤，9 ~ 20 g。外用鲜品适量，捣敷；或研末撒。

| 附　注 | 本种为 2020 年版《中国药典》收载的地锦草药材的基原植物之一。

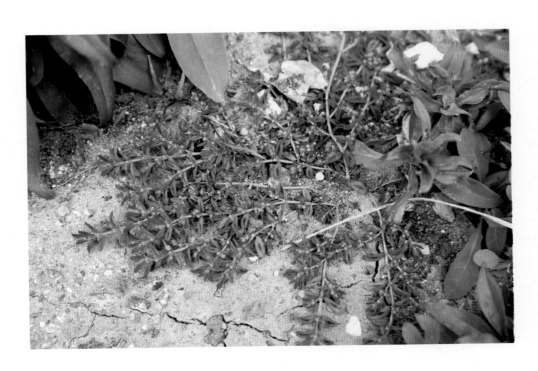

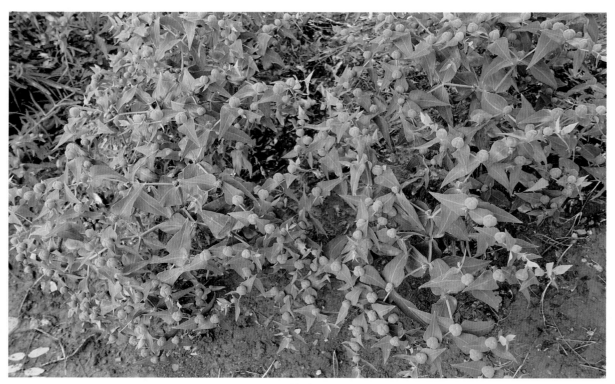

大戟科 Euphorbiaceae 大戟属 Euphorbia

续随子 *Euphorbia lathylris* L.

| **植物别名** | 千金子、小巴豆。

| **蒙 文 名** | 陶存 – 塔日努。

| **药 材 名** | 千金子（药用部位：成熟种子）。

| **形态特征** | 二年生草本。根柱状，侧根多而细。茎直立，基部单一，略带紫红色，顶部二歧分枝，灰绿色，高可达 1 m。叶交互对生，线状披针形，长 6 ~ 10 cm，宽 4 ~ 7 mm，先端渐尖或尖，基部半抱茎，全缘；侧脉不明显；无叶柄；总苞叶和茎叶均为 2，卵状长三角形，基部近平截或半抱茎，全缘，无柄。花序单生，近钟状；腺体 4，新月形，两端具短角，暗褐色；雄花多数，伸出总苞边缘；雌花 1，

续随子

子房柄几与总苞近等长；子房光滑无毛，直径 3 ~ 6 mm；花柱 3，细长，分离；柱头 2 裂。蒴果三棱状球形，长与直径各约 1 cm，光滑无毛，花柱早落，成熟时不开裂；种子柱状至卵球状，长 6 ~ 8 mm，直径 4.5 ~ 6 mm，褐色或灰褐色，无皱纹，具黑褐色斑点；种阜无柄，极易脱落。花期 4 ~ 7 月，果期 6 ~ 9 月。

| 生境分布 | 生于向阳山坡。内蒙古地区有少量栽培。

| 资源情况 | 野生资源稀少，栽培资源稀少。药材来源于野生和栽培。

| 采收加工 | 夏、秋季果实成熟时采收，除去杂质，干燥。

| 药材性状 | 本品呈椭圆形或倒卵形，长约 5 mm，直径约 4 mm。表面灰棕色或灰褐色，具不规则网状皱纹，网孔凹陷处灰黑色，形成细斑点。一侧有纵沟状种脊，先端为凸起的合点，下端为线形种脊，基部有类白色凸起的种阜或具脱落后的疤痕。种皮薄脆，种仁白色或黄白色，富油质。气微，味辛。

| 功能主治 | 辛，温。归肝、肾、大肠经。泻下逐水，破血消癥；外用疗癣蚀疣。用于二便不通，水肿，痰饮，积滞胀满，血瘀经闭；外用于顽癣，赘疣。

| 用法用量 | 内服多入丸、散剂，1 ~ 2 g，去壳、去油用。外用适量，捣敷。

| 附　　注 | 本种为 2020 年版《中国药典》收载的千金子药材的基原植物。喜光。

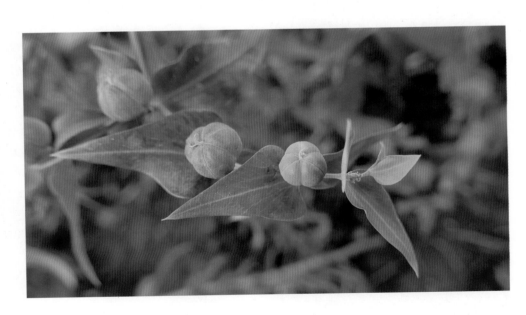

大戟科 Euphorbiaceae 大戟属 Euphorbia

狼毒

Euphorbia fischeriana Steud.

| **植物别名** | 猫眼草。 |

| **蒙文名** | 浩日图 - 塔日奴。 |

| **药材名** | **中药** 狼毒（药用部位：根。别名：续毒、绵大戟、山萝卜）。 |
| | **蒙药** 塔日奴（药用部位：根）。 |

| **形态特征** | 多年生草本，高 30 ~ 40 cm。根肥厚肉质，圆柱形，外皮红褐色或褐色。茎单一、粗壮，无毛，直立，直径 4 ~ 6 mm。茎基部的叶为鳞片状，膜质，黄褐色，覆瓦状排列，向上逐渐增大，互生，披针形或卵状披针形，无柄，具疏柔毛或无毛，中上部的叶常 3 ~ 5 轮生，卵状矩圆形，先端钝或稍尖，基部圆形，全缘。花序顶生， |

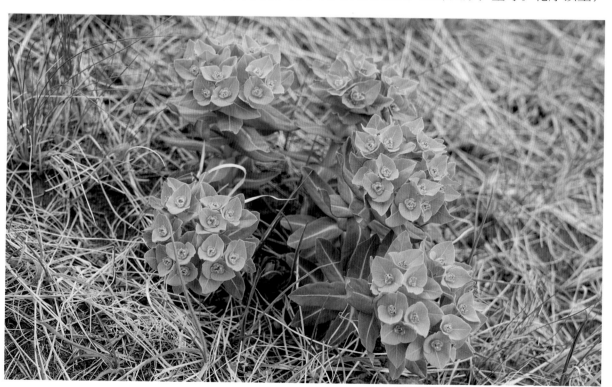

狼毒

伞梗 5 ～ 6；基部苞叶 5，轮生，卵状矩圆形，每伞梗先端具 3 长卵形小苞叶，上面再抽出 2 ～ 3 小伞梗，先端有 2 三角状卵形的小苞片及 1 ～ 3 杯状聚伞花序；总苞广钟状，外被白色长柔毛，先端 5 浅裂；腺体 5，肾形，子房扁圆形，3 室，外被白色柔毛，花柱 3，先端 2 裂。蒴果宽卵形，成熟时 3 瓣裂；种子椭圆状卵形，长约 4 mm，淡褐色。花期 6 月，果期 7 月。

| 生境分布 | 生于森林草原带和草原带的石质山地向阳山坡。分布于内蒙古呼伦贝尔市（海拉尔区、牙克石市、扎兰屯市、额尔古纳市、根河市、阿荣旗、鄂伦春自治旗、莫力达瓦达斡尔族自治旗、陈巴尔虎旗、新巴尔虎右旗、满洲里市、扎赉诺尔区）、兴安盟（乌兰浩特市、阿尔山市、科尔沁右翼前旗、科尔沁右翼中旗、扎赉特旗、突泉县）、通辽市（霍林郭勒市）、赤峰市（阿鲁科尔沁旗、巴林左旗、巴林右旗、林西县、克什克腾旗、翁牛特旗、宁城县、元宝山区、松山区）、锡林郭勒盟（锡林浩特市、阿巴嘎旗、苏尼特右旗、西乌珠穆沁旗、太仆寺旗、正蓝旗、多伦县）。

| 资源情况 | 野生资源较丰富。药材来源于野生。

| 采收加工 | **中药** 狼毒：春、秋季采挖，除去残茎，洗净泥土，晒干切片。
蒙药 塔日奴：同"狼毒"。

| 药材性状 | **中药** 狼毒：本品外皮呈棕黄色，切面纹理或环纹显黑褐色。水浸后有黏性，撕开可见黏丝。

| 功能主治 | **中药** 狼毒：辛，平；有毒。归肝、脾经。散结，杀虫。外用于淋巴结结核，皮癣；灭蛆。
蒙药 塔日奴：辛，温，稀、钝、糙、动；有毒。泻下，消肿，消奇哈，杀虫，燥黄水。用于结喉，发症，疖肿，黄水疮，疥癣，水肿，痛风，游病症，黄水病。

| 用法用量 | **中药** 狼毒：外用适量，熬膏外敷。
蒙药 塔日奴：多入丸、散剂。

| 附　注 | 本种为 2020 年版《中国药典》收载的狼毒药材的基原植物之一。

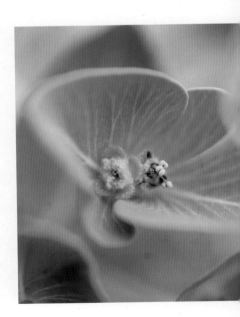

大戟科 Euphorbiaceae 大戟属 *Euphorbia*

大戟
Euphorbia pekinensis Rupr.

| 植物别名 | 京大戟、猫儿眼、猫眼草。

| 蒙文名 | 巴嘎－塔日奴。

| 药材名 | **中药** 京大戟（药用部位：根。别名：大戟、龙虎草、天平一枝香）。
蒙药 巴嘎－塔日奴（药用部位：根。别名：罕布、塔日琼、吉吉格－塔日努）。

| 形态特征 | 多年生草本。根圆柱状，茎高达 80（～ 90）cm。叶互生，椭圆形，稀披针形或披针状椭圆形，先端尖或渐尖，基部楔形、近圆形或近平截，全缘，两面无毛或有时下面具柔毛；总苞叶 4 ～ 7，长椭圆形；伞幅 4 ～ 7，长 2 ～ 5 cm；苞叶 2，近圆形。花序单生于二歧分枝

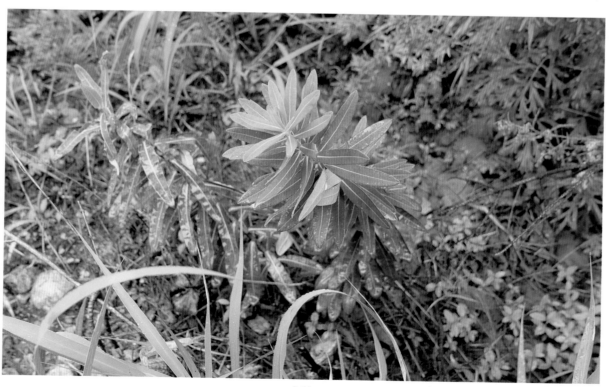

大戟

先端，无梗；总苞杯状，直径 3.5 ~ 4 mm，边缘 4 裂，裂片半圆形；腺体 4，半圆形或肾状圆形，淡褐色；雄花多数，伸出总苞；雌花 1，子房柄长 3 ~ 5（~ 6） mm。蒴果球形，直径 4 ~ 4.5 mm，疏被瘤状突起，成熟时分裂为 3 分果片；花柱宿存且易脱落；种子长球状，长约 2.5 mm，直径 1.5 ~ 2 mm，暗褐色或微光亮，腹面具浅色条纹；种阜近盾状，无柄。花期 6 月，果期 7 月。

| 生境分布 | 生于山沟、田边。分布于内蒙古兴安盟（科尔沁右翼中旗）、通辽市（扎鲁特旗）、乌兰察布市（集宁区、化德县、商都县、凉城县）、呼和浩特市（赛罕区）、包头市（土默特右旗）。

| 资源情况 | 野生资源稀少。药材来源于野生。

| 采收加工 | **中药** 京大戟：秋、冬季采挖，除去残茎及须根，洗净泥土，晒干。
蒙药 巴嘎－塔日奴：同"京大戟"。

| 药材性状 | **中药** 京大戟：本品呈不整齐的长圆锥形，略弯曲，常有分枝，长 10 ~ 20 cm，直径 1.5 ~ 4 cm。表面灰棕色或棕褐色，粗糙，有纵皱纹、横向皮孔样突起及支根痕。先端略膨大，有多数茎基及芽痕。质坚硬，不易折断，断面类白色或淡黄色，具纤维性。气微，味微苦涩。

| 功能主治 | **中药** 京大戟：苦，寒；有毒。归肺、脾、肾经。泻水逐饮。用于水肿胀满，胸腹积水，痰饮积聚，气逆咳喘，二便不利。

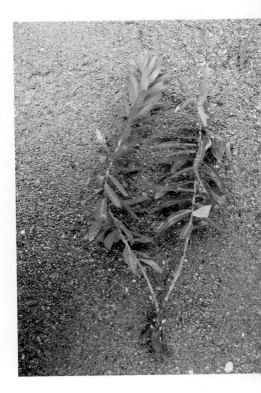

蒙药 巴嘎－塔日奴：辛，温，钝、稀、动、糙；有小毒。泻下，清希日。用于黏刺痛，白喉，炭疽，黄疸，希日病，肉毒症。

| 用法用量 | **中药** 京大戟：内服煎汤，1.5 ~ 3 g；或入丸、散剂，每次 1 g；内服醋制用。外用适量，生用。

蒙药 巴嘎－塔日奴：内服 1 ~ 3 g，多入丸、散剂。外用适量，制膏。

| 附 注 | 本种为 2020 年版《中国药典》收载的京大戟药材的基原植物。

乳浆大戟 *Euphorbia esula* L.

| 植物别名 | 猫儿眼、烂疤眼、鸡肠狼毒。

| 蒙 文 名 | 查干 – 塔日奴。

| 药 材 名 | **中药** 乳浆大戟（药用部位：全草。别名：猫儿眼、烂疤眼、鸡肠狼毒）。
蒙药 查干 – 塔日奴（药用部位：全草）。

| 形态特征 | 多年生草本。根圆柱状。茎高达 60 cm，不育枝常发自基部。叶线形或卵形，长 2 ～ 7 cm，宽 4 ～ 7 mm，先端尖或钝尖，基部楔形或平截；无叶柄；不育枝叶常为松针状，长 2 ～ 3 cm，直径约 1 mm，无柄；总苞叶 3 ～ 5；伞幅 3 ～ 5，长 2 ～ 4（～ 5）cm；

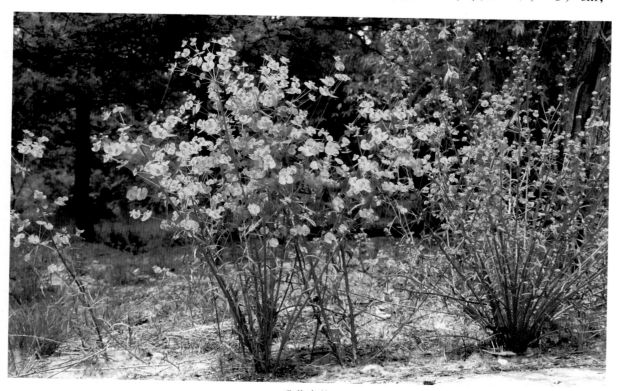

乳浆大戟

苞叶 2，肾形，长 0.4 ～ 1.2 cm。花序单生于二歧分枝先端，无梗；总苞钟状，高约 3 mm，边缘 5 裂，裂片半圆形至三角形，边缘及内侧被毛；腺体 4，新月形，两端具角，角长而尖或短而钝，褐色；雄花多枚；雌花 1，子房柄伸出总苞；子房无毛，花柱分离。蒴果三棱状球形，长 5 ～ 6 mm，具 3 纵沟；花柱宿存；种子卵圆形，长 2.5 ～ 3 mm，黄褐色；种阜盾状，无柄。花期 5 ～ 7 月，果期 7 ～ 8 月。

| **生境分布** | 生态幅度较宽，多零散分布于草原、山坡、干燥沙地和路旁。内蒙古各地均有分布。

| **资源情况** | 野生资源较丰富。药材来源于野生。

| **采收加工** | **中药** 乳浆大戟：春、秋季采收，洗净泥土，晒干，切段。
蒙药 查干－塔日奴：同"乳浆大戟"。

| **药材性状** | **中药** 乳浆大戟：本品全草长 20 ～ 50 cm；根细长，褐色，质硬脆，易折断。茎圆柱形，分枝；绿色，下部带淡紫色，光滑，具纵沟。单叶密生，多皱缩或脱落，展平后呈条形或披针状条形，全缘，无柄。蒴果三棱状球形，具 3 沟；种子卵形，灰褐色。气微，味淡而微苦、辛。

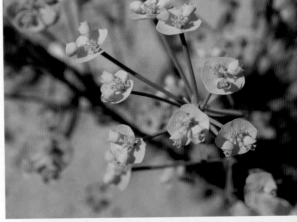

| **功能主治** | **中药** 乳浆大戟：苦、辣、麻，微寒；有毒。利尿消肿，拔毒止痒。用于四肢浮肿，小便不利，疟疾；外用于颈淋巴结结核，疮癣瘙痒，肿毒，疥癣等。
蒙药 查干－塔日奴：破瘀，排脓，利胆，催吐。用于肠胃湿热，黄疸；外用于疥癣痈疮。

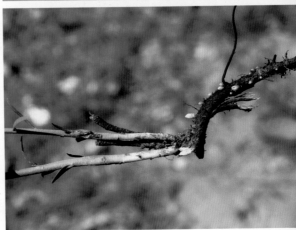

| **用法用量** | **中药** 乳浆大戟：内服煎汤，3 ～ 6 g。外用适量，熬膏外敷；或研末香油调敷。
蒙药 查干－塔日奴：多入丸、散剂。

大戟科 Euphorbiaceae 白饭树属 Flueggea

一叶萩
Flueggea suffruticosa (Pall.) Baill.

| **植物别名** | 叶底珠、叶下珠、狗杏条。

| **蒙文名** | 诺亥－扫依日。

| **药材名** | 一叶萩（药用部位：嫩枝叶、根。别名：小粒蒿、横子、粉条）。

| **形态特征** | 灌木，高 1 ~ 3 m。多分枝；小枝浅绿色，近圆柱形，有棱槽，有不明显的皮孔；全株无毛。叶片纸质，椭圆形或长椭圆形，稀倒卵形，长 1.5 ~ 8 cm，宽 1 ~ 3 cm，全缘或偶有不整齐的波状齿或细锯齿；托叶卵状披针形，长约 1 mm，宿存。花小，雌雄异株，簇生于叶腋。雄花：3 ~ 18 簇生；萼片通常 5，椭圆形；雄蕊 5，花药卵圆形；花盘腺体 5；退化雌蕊圆柱形，先端 2 ~ 3 裂。雌花：

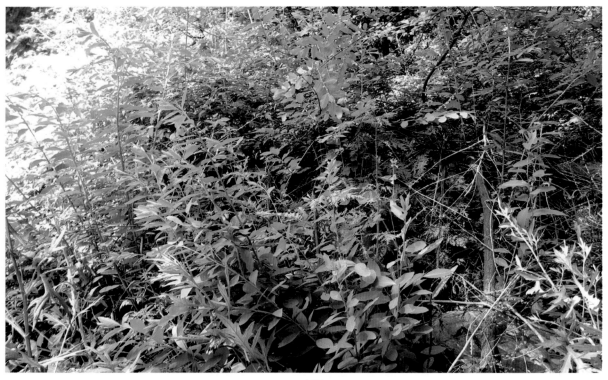

一叶萩

萼片 5，椭圆形至卵形，背部呈龙骨状凸起；花盘盘状，全缘或近全缘；子房卵圆形，（2～）3 室，花柱 3。蒴果三棱状扁球形，直径约 5 mm，成熟时淡红褐色，有网纹，3 片裂；果梗长 2～15 mm，基部常有宿存的萼片；种子卵形，长约 3 mm，褐色而有小疣状突起。花期 6～7 月，果期 8～9 月。

| 生境分布 | 生于落叶阔叶林带及草原带的山地灌丛、石质山坡、沟谷。分布于内蒙古呼伦贝尔市（海拉尔区、扎兰屯市、额尔古纳市、鄂伦春自治旗、鄂温克族自治旗、莫力达瓦达斡尔族自治旗、陈巴尔虎旗）、兴安盟（阿尔山市、扎赉特旗、科尔沁右翼前旗、科尔沁右翼中旗）、通辽市（科尔沁区、科尔沁左翼中旗、扎鲁特旗、奈曼旗）、赤峰市（阿鲁科尔沁旗、巴林左旗、巴林右旗、林西县、克什克腾旗）、锡林郭勒盟（西乌珠穆沁旗、太仆寺旗）、乌兰察布市（丰镇市）、包头市（土默特右旗）、鄂尔多斯市（鄂托克旗、准格尔旗）、巴彦淖尔市（乌拉特中旗）。

| 资源情况 | 野生资源一般。药材来源于野生。

| 采收加工 | 春末至夏初采收嫩枝叶，割取连叶的绿色嫩枝，扎成小把，阴干；全年均可采挖根，除去泥沙，洗净，切片，晒干。

| 药材性状 | 本品嫩枝条呈圆柱形，略具棱角，长 25～40 cm，粗端直径约 2 cm。表面暗绿黄色，具纵向细纹理。叶多皱缩破碎，有时尚有黄色花朵或灰黑色果实。质脆，断面中央白色，四周纤维状。气微，味微辛而苦。
本品根呈不规则分枝，圆柱形，表面红棕色，有细纵皱，疏生凸起的小点或横向皮孔。质脆，断面不整齐，木质部淡黄白色。气微，味淡转涩。

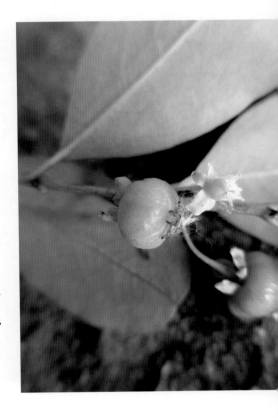

| 功能主治 | 辛、苦，微温；有小毒。祛风活血，益肾强筋。用于风湿腰痛，四肢麻木，阳痿，小儿疳积，面神经麻痹，脊髓灰质炎后遗症。

| 用法用量 | 内服煎汤，6～9 g。

芸香科 Rutaceae 拟芸香属 Haplophyllum

北芸香 *Haplophyllum dauricum* (L.) G. Don

| **植物别名** | 假芸香、单叶芸香、草芸香。

| **蒙文名** | 呼吉－额布苏。

| **药材名** | 北芸香（药用部位：根皮）。

| **形态特征** | 多年生草本。茎的地下部分颇粗壮，木质，地上部分的茎枝密集成束状或松散，小枝细长，长 10 ~ 20 cm，初时被短细毛且散生油点。叶狭披针形至线形，长 5 ~ 20 mm，宽 1 ~ 5 mm，位于枝下部的叶片较小，油点甚多，中脉不明显，几无叶柄。伞房状聚伞花序顶生，通常多花，苞片细小，线形；萼片 5，基部合生，边缘被短柔毛；花瓣 5，黄色，边缘薄膜质，淡黄色或白色，长圆形，散生半透明、

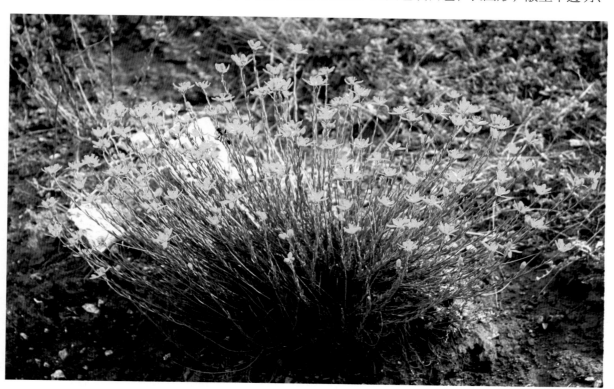

北芸香

颇大的油点；雄蕊 10，与花瓣等长或较短，花丝中部以下增宽，花药长椭圆形，药隔先端有一大而稍凸起的油点；子房球形而略伸长，3 室，稀 2 或 4 室，花柱细长，柱头略增大。成熟果实自顶部开裂，在果梗处分离而脱落，每分果瓣有 2 种子；种子肾形，褐黑色。花期 6 ~ 7 月，果期 8 ~ 9 月。

| **生境分布** | 生于草原和森林草原地区，亦见于荒漠草原区的山地，为草原群落的伴生种。分布于内蒙古呼伦贝尔市（额尔古纳市、鄂温克族自治旗、陈巴尔虎旗、新巴尔虎左旗、新巴尔虎右旗、海拉尔区）、兴安盟（乌兰浩特市、阿尔山市、科尔沁右翼前旗、扎赉特旗）、通辽市（科尔沁区、奈曼旗、扎鲁特旗）、赤峰市（阿鲁科尔沁旗、巴林左旗、巴林右旗、林西县、克什克腾旗、翁牛特旗）、锡林郭勒盟（阿巴嘎旗、锡林浩特市、二连浩特市、苏尼特右旗、太仆寺旗、东乌珠穆沁旗、西乌珠穆沁旗、正蓝旗、镶黄旗、多伦县、苏尼特左旗）、乌兰察布市（集宁区、化德县、商都县、察哈尔右翼前旗、察哈尔右翼中旗、察哈尔右翼后旗、四子王旗）、呼和浩特市（武川县、土默特左旗）、包头市（土默特右旗、固阳县、达尔罕茂明安联合旗）、鄂尔多斯市（东胜区、达拉特旗、鄂托克前旗、鄂托克旗、伊金霍洛旗）、巴彦淖尔市（磴口县、乌拉特前旗、乌拉特中旗）。

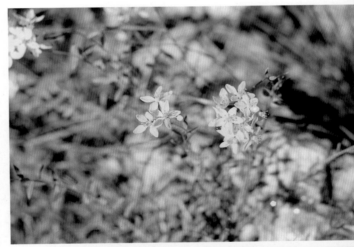

| **资源情况** | 野生资源较丰富。药材来源于野生。

| **采收加工** | 夏季采收，洗净，切片，晒干。

| **功能主治** | 辛、微苦，凉。祛风除湿。用于腰背痛。

| **用法用量** | 内服煎汤，15 ~ 30 g；或浸酒，9 ~ 15 g。

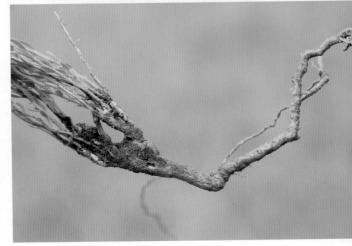

芸香科 Rutaceae 黄檗属 Phellodendron

黄檗
Phellodendron amurense Rupr.

| **植物别名** | 黄菠萝树、黄檗木、黄柏。

| **蒙 文 名** | 珠扎干 – 浩宝鲁。

| **药 材 名** | **中药** 关黄柏（药用部位：树皮。别名：檗木、檗皮、黄檗）。
蒙药 希拉毛都（药用部位：树皮。别名：哲日顺、哲日瓦）。

| **形态特征** | 落叶乔木，高达 30 m，胸径约 1 m。枝扩展，成年树的树皮有厚木栓层，浅灰色或灰褐色，深沟状或不规则网状开裂，内皮薄，鲜黄色，味苦，黏质，小枝暗紫红色，无毛。叶轴及叶柄均纤细，有小叶 5 ~ 13，小叶薄纸质或纸质，卵状披针形或卵形，长 6 ~ 12 cm，宽 2.5 ~ 4.5 cm，顶部长渐尖，基部阔楔形，一侧斜尖，或为圆形，

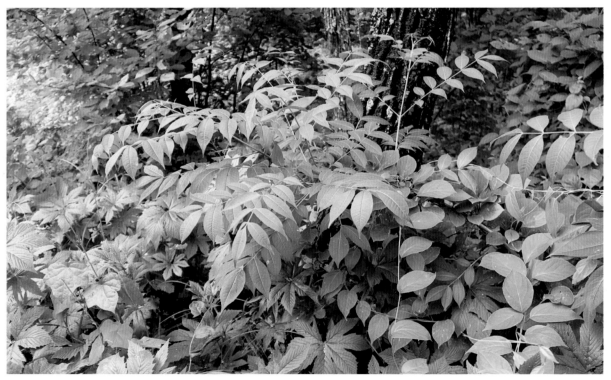

黄檗

叶缘有细钝齿和缘毛，叶面无毛或中脉有疏短毛，叶背仅基部中脉两侧密被长柔毛，秋季落叶前叶色由绿转黄而明亮，毛被大多脱落。花序顶生；萼片细小，阔卵形，长约 1 mm；花瓣紫绿色，长 3 ~ 4 mm；雄花的雄蕊比花瓣长，退化雌蕊短小。果实圆球形，直径约 1 cm，蓝黑色，通常有 5 ~ 8（~ 10）浅纵沟，干后较明显；种子通常 5。花期 6 ~ 7 月，果期 8 ~ 9 月。

| **生境分布** | 生于落叶阔叶林带的杂木林中。分布于内蒙古呼伦贝尔市（扎兰屯市、阿荣旗、鄂伦春自治旗）、兴安盟（科尔沁右翼前旗、扎赉特旗）、通辽市（科尔沁左翼中旗、科尔沁左翼后旗）、赤峰市（宁城县、巴林左旗）。

| **资源情况** | 野生资源较少。药材来源于野生。

| **采收加工** | **中药** 关黄柏：剥取树皮，除去粗皮（栓皮），晒干。
蒙药 希拉毛都：同"关黄柏"。

| **药材性状** | **中药** 关黄柏：本品呈板片状或浅槽状，长宽不一，厚 2 ~ 4 mm。外表面黄绿色或淡棕黄色，较平坦，有不规则的纵裂纹，皮孔痕小而少见，偶有灰白色的粗皮残留；内表面黄色或黄棕色。体轻，质较硬，断面呈纤维性，有的呈裂片状分层，鲜黄色或黄绿色。气微，味极苦，嚼之有黏性。

| **功能主治** | **中药** 关黄柏：苦，寒。归肾、膀胱经。清热燥湿，泻火除蒸，解毒疗疮。用于湿热泻痢，黄疸尿赤，带下阴痒，热淋涩痛，脚气痿躄，骨蒸劳热，盗汗，遗精，疮疡肿毒，湿疹湿疮。
蒙药 希拉毛都：苦，凉，糙、钝、稀。燥"协日乌素"，清热，解毒，明目，止血，止泻。用于"协日乌素"病，黄水疮，疥癣，秃疮，皮肤瘙痒，麻风病，各种出血症，陈热症，痢疾，眼白斑，结膜炎，肾热，尿频，遗精，毒热等。

| **用法用量** | **中药** 关黄柏：内服煎汤，3 ~ 12 g；或入丸、散剂。外用适量，研末调敷或油调涂。
蒙药 希拉毛都：内服煮散剂，3 ~ 5 g；或入丸、散剂。

| **附 注** | 本种在内蒙古资源稀少，为国家二级重点保护野生植物。本种为 2020 年版《中国药典》收载的关黄柏药材的基原植物。

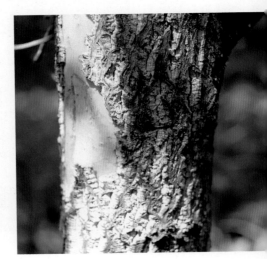

苦木科 Simaroubaceae 臭椿属 Ailanthus

臭椿 *Ailanthus altissima* (Mill.) Swingle

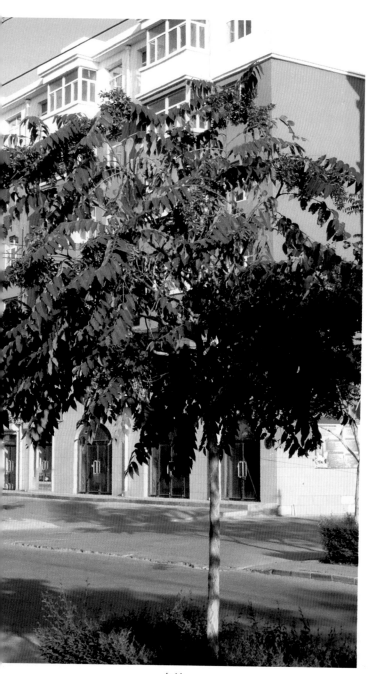

臭椿

| 植物别名 |

樗。

| 蒙 文 名 |

乌莫黑 – 尼楚根 – 浩宝鲁。

| 药 材 名 |

中药 椿皮（药用部位：根皮或干皮。别名：臭椿、椿根皮、樗白皮）。

蒙药 乌莫黑 – 尼楚根 – 浩宝鲁（药用部位：木材）。

| 形态特征 |

落叶乔木，高可达 20 余米，树皮平滑而有直纹；嫩枝有髓，幼时被黄色或黄褐色柔毛，后脱落。叶为奇数羽状复叶，长 40 ～ 60 cm，叶柄长 7 ～ 13 cm，有小叶 13 ～ 27；小叶对生或近对生，纸质，卵状披针形，长 7 ～ 13 cm，宽 2.5 ～ 4 cm，两侧各具 1 或 2 粗锯齿，齿背有腺体 1，叶面深绿色，背面灰绿色，揉碎后具臭味。圆锥花序长 10 ～ 30 cm；花淡绿色，萼片 5，覆瓦状排列，花瓣 5，长 2 ～ 2.5 mm，基部两侧被硬粗毛；雄蕊 10，花丝基部密被硬粗毛，雄花中的花丝长于花瓣，雌花中的花丝短

于花瓣；花药长圆形，长约 1 mm；心皮 5，花柱黏合，柱头 5 裂。翅果长椭圆形，长 3 ~ 4.5 cm，宽 1 ~ 1.2 cm；种子位于翅的中间，扁圆形。花期 6 ~ 7 月，果熟期 9 ~ 10 月。

| **生境分布** | 生于黄土丘陵坡地、村舍附近。分布于内蒙古赤峰市（宁城县、敖汉旗）、呼和浩特市（回民区、新城区、玉泉区、赛罕区）、鄂尔多斯市（鄂托克前旗、杭锦旗、准格尔旗、乌审旗、东胜区）、巴彦淖尔市（磴口县）、乌海市（海勃湾区、海南区、乌达区）。

| **资源情况** | 野生资源稀少。内蒙古西部有栽培，用于园林绿化。药材来源于野生和栽培。

| **采收加工** | **中药** 椿皮：全年均可剥取，晒干或刮去粗皮晒干。
蒙药 乌莫黑-尼楚根-浩宝鲁：秋季采伐木材，除去粗皮，锯成块段，劈成薄片，阴干。

| **药材性状** | **中药** 椿皮：本品根皮呈不整齐的片状或卷片状，大小不一，厚 0.3 ~ 1 cm。外表面灰黄色或黄褐色，粗糙，有多数纵向皮孔样突起和不规则纵、横裂纹，除去粗皮者显黄白色。内表面淡黄色，较平坦，密布梭形小孔或小点。质硬而脆，断面外层呈颗粒性，内层呈纤维性。气微，味苦。干皮呈不规则板片状，大小不一，厚 0.5 ~ 2 cm。外表面灰黑色，极粗糙，有深裂纹。

| **功能主治** | **中药** 椿皮：苦、涩，寒。归大肠、胃、肝经。清热燥湿，收涩止带，止泻，止血。用于赤白带下，湿热泻痢，久泻久痢，便血，崩漏。
蒙药 乌莫黑-尼楚根-浩宝鲁：苦，凉。止咳，化热，调元。用于感冒发热，温病初起，风热，咳嗽，气喘。

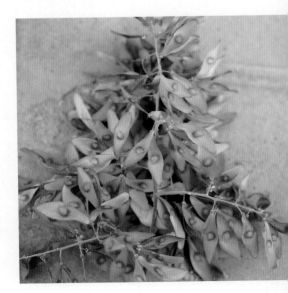

| **用法用量** | **中药** 椿皮：内服煎汤，6 ~ 9 g；或入丸、散剂。外用适量，煎汤洗。
蒙药 乌莫黑-尼楚根-浩宝鲁：内服煎汤，单用 1.5 ~ 3 g；或入丸、散剂。

| **附 注** | 本种为 2020 年版《中国药典》收载的椿皮药材的基原植物。

远志科 Polygalaceae 远志属 Polygala

远志 *Polygala tenuifolia* Willd.

| **植物别名** | 小草、细叶远志、细草。

| **蒙 文 名** | 吉如很 – 其其格。

| **药 材 名** | **中药** 远志（药用部位：根。别名：小草、细草、小鸡腿）。
蒙药 吉如很 – 其其格（药用部位：根。别名：朱日合讷、乌那干 – 苏勒、巴雅格萨瓦）。

| **形态特征** | 多年生草本，高 15 ～ 50 cm。主根粗壮，韧皮部肉质，浅黄色。茎多数丛生，直立或倾斜，具纵棱槽，被短柔毛。单叶互生，叶片纸质，线形至线状披针形，全缘，反卷，无毛或极疏被微柔毛。总状花序生于小枝先端，长 5 ～ 7 cm，少花，稀疏；苞片 3，披针形，

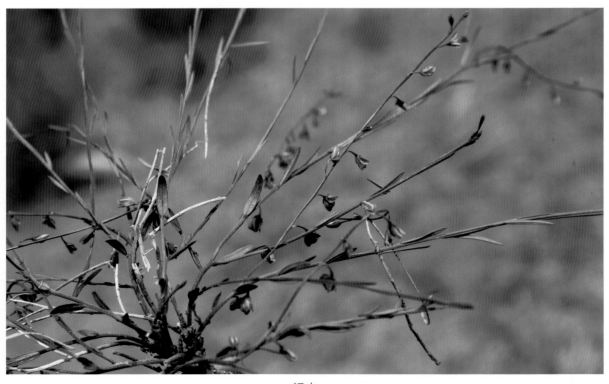

远志

早落；萼片 5，外面 3 线状披针形，里面 2 花瓣状，倒卵形或长圆形，周围膜质，带紫堇色，基部具爪；花瓣 3，紫色，侧瓣斜长圆形，长约 4 mm，基部与龙骨瓣合生，龙骨瓣较侧瓣长，具流苏状附属物；雄蕊 8，花丝 3/4 以下合生成鞘，具缘毛，3/4 以上两侧各 3 合生；子房扁圆形，花柱弯曲，先端呈喇叭形，柱头内藏。蒴果圆形，直径约 4 mm，先端微凹，具狭翅，无缘毛；种子卵形，黑色，密被白色柔毛。花期 7 ~ 8 月，果期 8 ~ 9 月。

| 生境分布 | 生于石质草原及山坡、草地、灌丛下。除额济纳旗外，内蒙古各地均有分布。

| 资源情况 | 野生资源较丰富。药材来源于野生。

| 采收加工 | **中药** 远志：春、秋季采挖，除去须根和泥沙，晒干。
蒙药 吉如很 – 其其格：春、秋季采挖，除去须根和泥沙，晒干。

| 药材性状 | **中药** 远志：本品根呈圆柱形，略弯曲，长 3 ~ 15 cm，直径 0.3 ~ 0.8 cm。表面灰黄色至灰棕色，有较密并深陷的横皱纹、纵皱纹及裂纹，老根的横皱纹较密且更深陷，略呈结节状。质硬而脆，易折断，断面皮部棕黄色，木部黄白色，皮部易与木部剥离。气微，味苦、微辛，嚼之有刺喉感。

| 功能主治 | **中药** 远志：苦、辛，温。归心、肾、肺经。安神益智，交通心肾，祛痰，消肿。用于心肾不交引起的失眠多梦、健忘惊悸、神志恍惚，咳痰不爽，疮疡肿毒，乳房肿痛。
蒙药 吉如很 – 其其格：甘、苦、辛，平，软、柔、浮。排脓，化痰，润肺，锁脉，消肿，愈伤。用于肺脓肿，痰多咳嗽，脉伤。

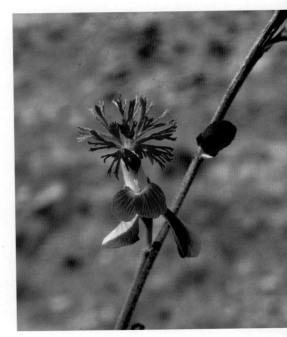

| 用法用量 | **中药** 远志：内服煎汤，3 ~ 10 g；或入丸、散剂。
蒙药 吉如很 – 其其格：内服煎汤，单用 1.5 ~ 3 g；或研末冲服；或入丸、散剂。

| 附 注 | 本种为 2020 年版《中国药典》收载的远志药材的基原植物之一。

远志科 Polygalaceae 远志属 Polygala

西伯利亚远志 *Polygala sibirica* L.

| **植物别名** | 卵叶远志。

| **蒙 文 名** | 西伯日－吉如很－其其格。

| **药 材 名** | **中药** 远志（药用部位：根。别名：小草、细草、小鸡腿）。
蒙药 吉如很－其其格（药用部位：根。别名：朱日合讷、乌那干－苏勒、巴雅格萨瓦）。

| **形态特征** | 多年生草本，高 15 ～ 20 cm。茎、枝直立或外倾，绿褐色或绿色。单叶互生，叶片厚纸质，卵形或卵状披针形，稀狭披针形，叶面绿色，叶背淡绿色，两面无毛或被短柔毛，主脉上面凹陷，背面隆起，侧脉 3 ～ 5 对，两面凸起，并被短柔毛。总状花序与叶对生，或腋

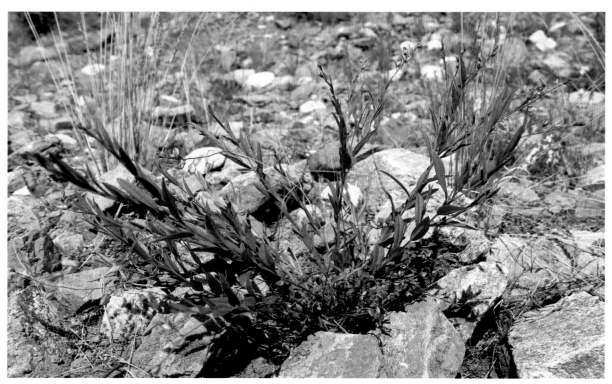

西伯利亚远志

外生，最上 1 花序低于茎顶；萼片 5，宿存，外面 3 披针形，长约 4 mm，外面被短柔毛，里面 2 花瓣状，卵形至长圆形，先端圆形，具短尖头，基部具爪；花瓣 3，白色至紫色，基部合生，基部内侧被短柔毛，龙骨瓣舟状；雄蕊 8，花丝长约 6 mm，全部合生成鞘，鞘 1/2 以下与花瓣贴生，且具缘毛，花药无柄，顶孔开裂；子房倒卵形，柱头 2，间隔排列。蒴果圆形；种子 2，卵形，黑色。花期 6 ~ 7 月，果期 8 ~ 9 月。

| **生境分布** | 生于山坡、草地、林缘、灌丛。分布于内蒙古呼伦贝尔市（额尔古纳市、根河市、牙克石市、扎兰屯市、鄂伦春自治旗）、兴安盟（阿尔山市、科尔沁右翼前旗、扎赉特旗）、通辽市（奈曼旗）、赤峰市（阿鲁科尔沁旗、林西县、元宝山区、松山区、巴林右旗、翁牛特旗、喀喇沁旗、宁城县、敖汉旗）、锡林郭勒盟（锡林浩特市、西乌珠穆沁旗）、乌兰察布市（兴和县、四子王旗）、呼和浩特市（土默特左旗）、包头市（固阳县、土默特右旗）、鄂尔多斯市（乌审旗、准格尔旗）、巴彦淖尔市（乌拉特前旗）、阿拉善盟（阿拉善左旗、阿拉善右旗）。

| **资源情况** | 野生资源一般。药材来源于野生。

| **采收加工** | **中药** 远志：春、秋季采挖，除去须根和泥沙，晒干。
蒙药 吉如很－其其格：春、秋季采挖，除去须根和泥沙，晒干。

| **药材性状** | **中药** 远志：本品根长 4 ~ 18 cm，直径 2 ~ 8 mm，根头部茎基 2 ~ 5。表面粗糙，横沟纹较少，支根多，长 2 ~ 5 cm。质较硬，不易折断，断面皮部薄，木心较大。味微。西伯利亚远志肉薄，质次。

| **功能主治** | **中药** 远志：苦、辛，温。归心、肾、肺经。安神益智，交通心肾，祛痰，消肿。用于心肾不交引起的失眠多梦、健忘惊悸、神志恍惚，咳痰不爽，疮疡肿毒，乳房肿痛。
蒙药 吉如很－其其格：甘、苦、辛，平，软、柔、浮。排脓，化痰，润肺，锁脉，消肿，愈伤。用于肺脓肿，痰多咳嗽，脉伤。

| **用法用量** | **中药** 远志：内服煎汤，3 ~ 10 g；或入丸、散剂。
蒙药 吉如很－其其格：内服煎汤，单用 1.5 ~ 3 g；或研末冲服；或入丸、散剂。

| **附　注** | 本种为 2020 年版《中国药典》收载的远志药材的基原植物之一。

漆树科 Anacardiaceae 盐肤木属 Rhus

火炬树 *Rhus typhina* L.

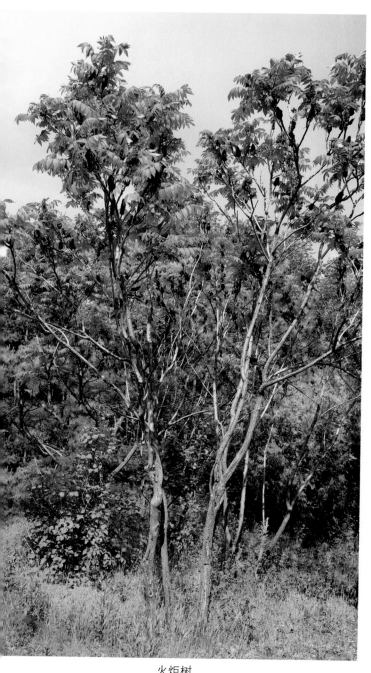

火炬树

| 植物别名 |

鹿角漆、火炬漆、加拿大盐肤木。

| 蒙 文 名 |

乌兰－您巴。

| 药 材 名 |

火炬树（药用部位：树皮、根皮）。

| 形态特征 |

灌木或小乔木，高可达 10 m。小枝、叶轴、花序轴皆密被淡褐色茸毛和腺体。叶互生，奇数羽状复叶，小叶 11 ~ 31，对生，叶片矩圆状披针形，先端渐尖或长渐尖，基部倒心形或近圆形，边缘具锯齿，有疏缘毛。花单性，雌雄异株；圆锥花序密集，顶生；苞片密被长柔毛；雌花序变为深红色，形如火炬。雄花：萼片条状披针形，具毛；花瓣矩圆形，先端兜状，有退化雄蕊。雌花：萼片条形或条状披针形，具深红色长柔毛，果期宿存；花瓣条状矩圆形，等长或稍短于萼片，先端兜状，早落；子房圆球形，被短毛；花柱 3；柱头头状，有退化雄蕊。核果球形，外面密被深红色长单毛和腺点。花期 5 ~ 7月，果期 8 ~ 9 月。

| **生境分布** | 内蒙古无野生分布。内蒙古西部广泛栽培，用于园林绿化。

| **资源情况** | 无野生资源，栽培资源丰富。药材来源于栽培。

| **功能主治** | 止血。用于外伤出血。

| **附　　注** | 本种喜光，耐寒，对土壤的适应性强，耐旱，耐瘠薄，耐水湿，耐盐碱。

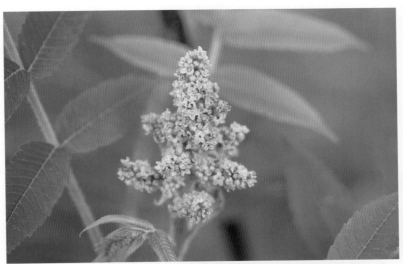

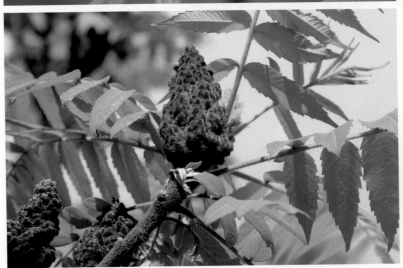

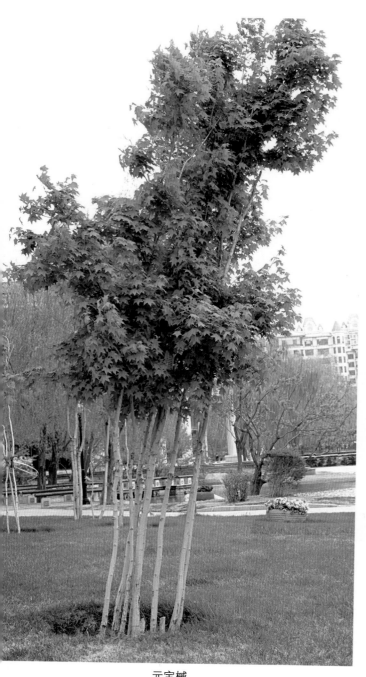

元宝槭

槭树科 Aceraceae 槭属 Acer

元宝槭 *Acer truncatum* Bunge

| 植物别名 |

华北五角槭、五角枫。

| 蒙 文 名 |

哈图－查干。

| 药 材 名 |

元宝槭（药用部位：根皮。别名：槭、五角枫、元宝树）。

| 形态特征 |

落叶乔木，高8～10 m。树皮灰褐色或深褐色，深纵裂。小枝淡黄褐色，无毛。单叶对生，掌状5裂，有时3裂或中央裂片又3裂，长4～8 cm，宽6～10 cm，先端渐尖，基部截形，裂片长三角形，全缘，上面深绿色，光滑，下面淡绿色，主脉5，在上面显著，下面微凸；叶柄长3～7 cm，光滑，上面有槽。伞房状聚伞花序顶生；花黄绿色，杂性同株；萼片5；花瓣5，黄色或白色，长椭圆形；雄蕊8，生于花盘外侧；子房上位，2室。翅果淡黄色或淡褐色，果翅与小坚果近等长，两果开展为直角或钝角；小坚果扁平光滑。花期6月上旬，果熟期9月。

生境分布	生于落叶阔叶林带的阴坡、半阴坡及沟谷底部。分布于内蒙古通辽市（库伦旗、奈曼旗）、赤峰市（阿鲁科尔沁旗、林西县、巴林右旗、喀喇沁旗、宁城县、敖汉旗）、包头市（东河区、青山区、固阳县）、鄂尔多斯市（达拉特旗、鄂托克旗、准格尔旗、杭锦旗）、乌海市（海勃湾区、海南区、乌达区）、阿拉善盟（阿拉善左旗）。
资源情况	野生资源较少。内蒙古西部有栽培，用于园林绿化。药材来源于野生和栽培。
采收加工	夏、秋季采挖根，剥取根皮，洗净泥土，鲜用或晒干，切段。
功能主治	苦、微辛，微温。祛风除湿，舒筋活络。用于腰背疼痛。
用法用量	内服煎汤，15 ~ 30 g；或浸酒，9 ~ 15 g。

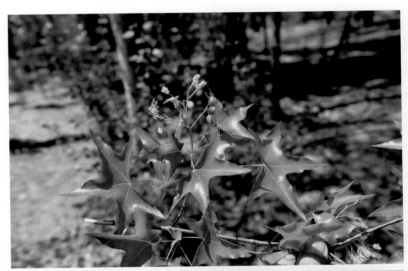

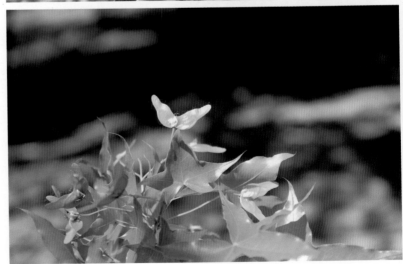

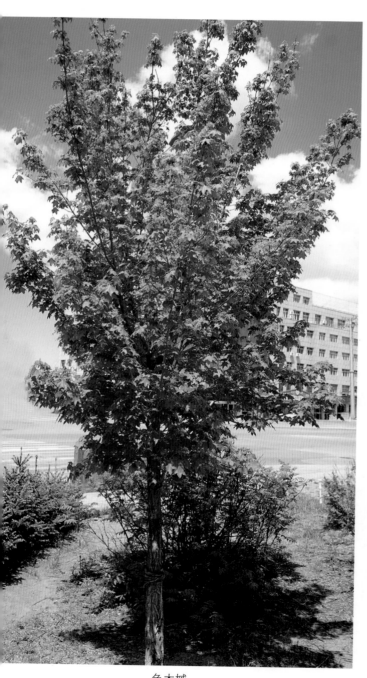

色木槭

槭树科 Aceraceae **槭属** Acer

色木槭 *Acer mono* Maxim.

| 植物别名 |

地锦槭、五角枫。

| 蒙 文 名 |

奥存－巴图查干。

| 药 材 名 |

地锦槭（药用部位：枝、叶。别名：红枫叶、
色木、五龙皮）。

| 形态特征 |

落叶乔木，高达 15 ~ 20 m。树皮粗糙，灰
色，稀深灰色或灰褐色。叶纸质，近椭圆形，
长 6 ~ 8 cm，宽 9 ~ 11 cm，常 5 裂，有时
3 裂及 7 裂的叶生于同一植株上；裂片卵形，
全缘，裂片间的凹缺常锐尖，深达叶片的中
段。花多数，杂性，雄花与两性花同株，多
数常成无毛的顶生圆锥状伞房花序，长与宽
均约 4 cm，花的开放与叶的生长同时进行；
萼片 5，黄绿色，长圆形；花瓣 5，淡白色，
椭圆形或椭圆状倒卵形；雄蕊 8，无毛，比
花瓣短，位于花盘内侧的边缘，花药黄色，
椭圆形；子房无毛或近无毛，在雄花中不发
育，花柱无毛，柱头 2 裂，反卷。翅果嫩时
紫绿色，成熟时淡黄色；翅连同小坚果长

2 ～ 2.5 cm，张开成锐角或近钝角。花期 6 月上旬，果熟期 9 月。

| **生境分布** | 生于落叶阔叶林带和森林草原带的林下、林缘、河谷、岸旁、杂木林中。分布于内蒙古呼伦贝尔市（扎兰屯市）、兴安盟（阿尔山市、科尔沁右翼中旗、乌兰浩特市、突泉县、科尔沁右翼前旗）、通辽市（霍林郭勒市、开鲁县）、赤峰市（元宝山区、松山区、阿鲁科尔沁旗、巴林左旗、巴林右旗、林西县、克什克腾旗、翁牛特旗、喀喇沁旗、宁城县、敖汉旗）、锡林郭勒盟（西乌珠穆沁旗、正镶白旗、正蓝旗）、鄂尔多斯市（准格尔旗）。

| **资源情况** | 野生资源稀少。栽培资源较少。药材来源于野生和栽培。

| **采收加工** | 夏季采收枝、叶，鲜用或晒干。

| **功能主治** | 辛、苦，温。祛风除湿，活血止痛。用于偏正头痛，风寒湿痹，跌打瘀痛，湿疹，疥癣。

| **用法用量** | 内服煎汤，10 ～ 15 g，鲜品加倍。外用适量，煎汤洗。

| **附　　注** | 在 FOC 中，本种被修订为五角枫 *Acer pictum* subsp. *mono* (Maxim.) H. Ohashi。

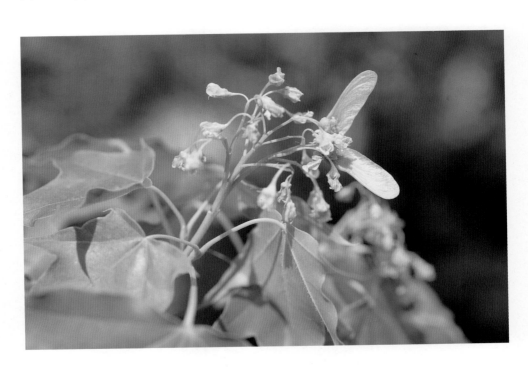

槭树科 Aceraceae 槭属 Acer

茶条槭
Acer ginnala Maxim. subsp. *ginnala*

| 植物别名 | 黑枫、茶条。

| 蒙文名 | 额日波黑 – 柴。

| 药材名 | 桑芽（药用部位：幼芽及嫩叶。别名：青桑头、桑条、青桑）。

| 形态特征 | 落叶灌木或小乔木，高 5 ~ 6 m。树皮粗糙、灰色，稀深灰色或灰褐色。小枝细瘦，近圆柱形，无毛。叶纸质，叶片长圆状卵形或长圆状椭圆形，常 3 ~ 5 深裂；中央裂片锐尖，侧裂片通常钝尖，各裂片的边缘均具不整齐的钝尖锯齿；上面深绿色，无毛，下面淡绿色，近无毛。伞房花序长约 6 cm，无毛；花杂性，雄花与两性花同株；萼片 5，卵形，黄绿色，外侧近边缘被长柔毛；花瓣 5，长

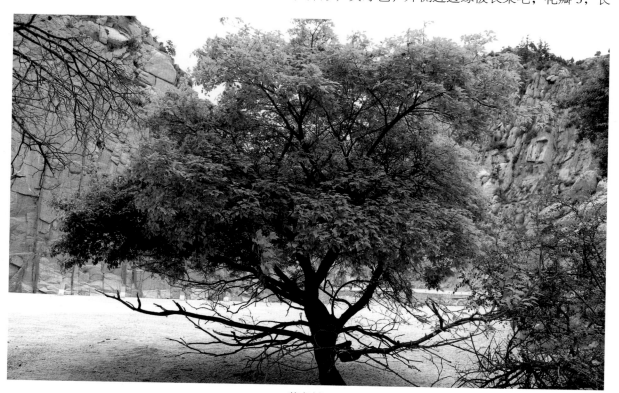

茶条槭

圆状卵形，白色，较长于萼片；雄蕊 8，与花瓣近等长，花丝无毛，花药黄色；花盘无毛，位于雄蕊外侧；子房密被长柔毛（在雄花中不发育）；花柱无毛，先端 2 裂。果实黄绿色或黄褐色；翅连同小坚果长 2.5 ~ 3 cm，宽 8 ~ 10 cm，中段较宽或两侧近平行，张开近直立或成锐角。花期 6 月上旬，果熟期 9 月。

| 生境分布 | 生于草原带山地的半阳坡、半阴坡及杂木林。分布于内蒙古呼伦贝尔市（扎兰屯市、阿荣旗、莫力达瓦达斡尔族自治旗）、兴安盟（扎赉特旗）、通辽市（科尔沁区）、赤峰市（巴林左旗、林西县、阿鲁科尔沁旗、巴林右旗、克什克腾旗、喀喇沁旗、敖汉旗）、锡林郭勒盟（锡林浩特市、二连浩特市、西乌珠穆沁旗）、乌兰察布市（凉城县）、呼和浩特市（武川县）、包头市（东河区、土默特右旗）、巴彦淖尔市（乌拉特前旗、乌拉特后旗）、鄂尔多斯市（伊金霍洛旗）。

| 资源情况 | 野生资源一般。栽培资源较少。药材来源于野生和栽培。

| 采收加工 | 春季萌芽时采收，置锅中，微火炒焙数分钟，使嫩叶变软，取出用手揉搓至均匀后，晒干。

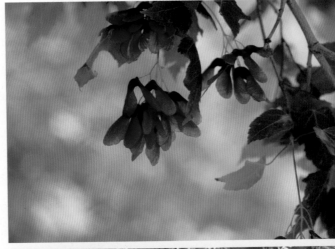

| 药材性状 | 本品幼芽及嫩叶多卷曲皱缩或裂成碎片状，完整的较少，深绿色或黑绿色，表面具短毛。常掺有嫩枝。刚萌发的叶芽，鳞片上密布银白色长柔毛。气香，味稍苦。

| 功能主治 | 微苦、微甘，寒。归肝经。清热明目。用于肝热目赤，昏花，风热头胀。

| 用法用量 | 内服煎汤，10 ~ 15 g；或开水冲泡代茶饮。

| 附　注 | 在 FOC 中，本种被修订为茶条枫 *Acer tataricum* subsp. *ginnala* (Maximowicz) Wesmael。

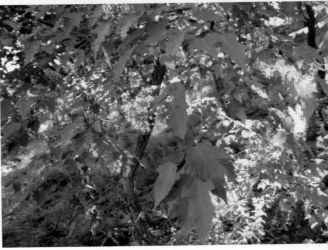

槭树科 Aceraceae 槭属 Acer

梣叶槭

Acer negundo L.

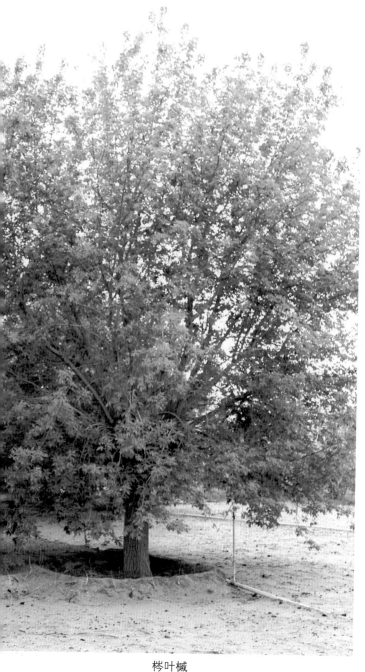

梣叶槭

| 植物别名 |

复叶槭、糖槭、白蜡槭。

| 蒙 文 名 |

阿格其。

| 药 材 名 |

梣叶槭（药用部位：果实）。

| 形态特征 |

落叶乔木，高达 20 m。树皮黄褐色或灰褐色。小枝圆柱形，无毛，当年生枝绿色，多年生枝黄褐色。冬芽小，鳞片 2，镊合状排列。羽状复叶，小叶纸质，卵形或椭圆状披针形，先端渐尖，基部钝形或阔楔形，边缘常有 3 ~ 5 粗锯齿，稀全缘，上面深绿色，无毛，下面淡绿色，除脉腋有丛毛外，其余部分无毛；主脉和 5 ~ 7 对侧脉均在下面显著。雄花的花序聚伞状，雌花的花序总状，均由无叶的小枝旁边生出，常下垂，花小，黄绿色，开于叶前，雌雄异株，无花瓣及花盘，雄蕊 4 ~ 6，花丝很长，子房无毛。小坚果凸起，近长圆形或长圆状卵形，无毛；翅宽 8 ~ 10 mm，稍向内弯，张开成锐角或近直角。花期 5 月，果熟期 9 月。

| **生境分布** | 生于草原带山地的半阳坡、半阴坡及杂木林。内蒙古各地均有栽培。

| **资源情况** | 野生资源较少。栽培资源一般。药材来源于野生和栽培。

| **采收加工** | 秋季果实成熟时采摘，晒干。

| **功能主治** | 用于腹疾。

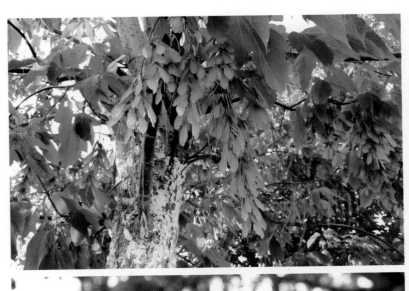

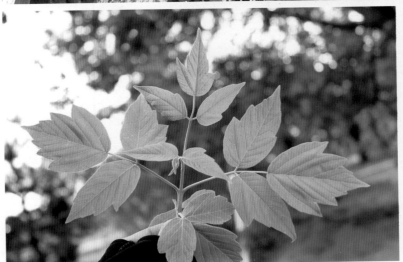

无患子科 Sapindaceae 栾树属 Koelreuteria

栾树 *Koelreuteria paniculata* Laxm.

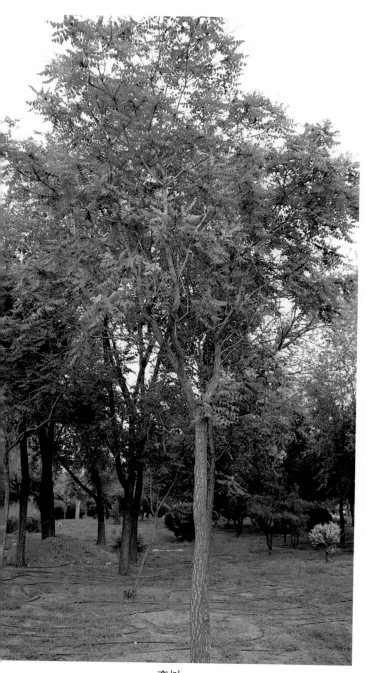

栾树

| 植物别名 |

乌拉、黑色叶树、石栾树。

| 蒙 文 名 |

栾－毛杜。

| 药 材 名 |

栾华（药用部位：花）。

| 形态特征 |

落叶乔木或灌木。树皮厚，灰褐色至灰黑色，老时纵裂。一回或不完全二回或偶为二回羽状复叶，小叶无柄或柄极短，对生或互生，卵形、宽卵形或卵状披针形，先端短尖或短渐尖，齿端具小尖头，上面中脉散生皱曲柔毛，下面脉腋具髯毛，有时小叶下面被茸毛。聚伞圆锥花序长达 40 cm，密被微柔毛，分枝长而广展；苞片窄披针形，被粗毛；花淡黄色，稍芳香；萼裂片卵形，具腺状缘毛，呈啮蚀状；花瓣 4，被长柔毛，瓣片基部的鳞片初时黄色，花时橙红色，被疣状皱曲毛；雄蕊 8，雄花的长 7 ~ 9 mm，雌花的长 4 ~ 5 mm，花丝下部密被白色长柔毛。蒴果圆锥形，具 3 棱，长 4 ~ 6 cm，先端渐尖，果瓣卵形，有网纹；种子近球形，直径

6 ～ 8 mm。花期 5 ～ 6 月，果期 8 ～ 9 月。

| **生境分布** | 内蒙古无野生分布。赤峰市南部、呼和浩特市、包头市有栽培。

| **资源情况** | 无野生资源，栽培资源较少。药材来源于栽培。

| **采收加工** | 5 ～ 6 月采花，阴干或晒干。

| **功能主治** | 苦，寒。清肝明目。用于目赤肿痛，多泪。

| **用法用量** | 内服煎汤，3 ～ 6 g。

| **附　　注** | 耐旱，耐瘠薄，对环境的适应性强，适宜生长于石灰质土壤中。

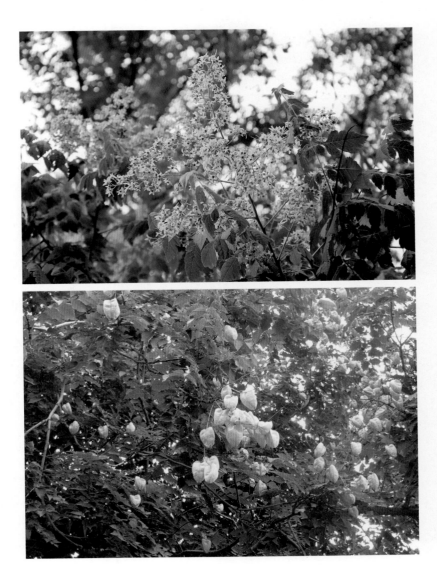

凤仙花 *Impatiens balsamina* L.

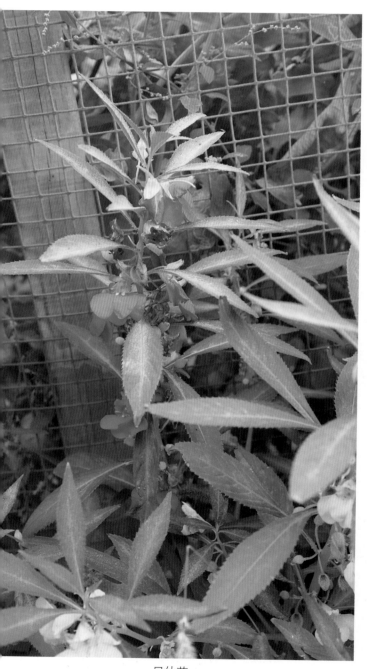

凤仙花

|植物别名|

急性子、指甲花、海纳。

|蒙 文 名|

浩木森－宝都格－其其格。

|药 材 名|

中药 急性子（药用部位：种子。别名：透骨草、凤仙花、指甲花）、凤仙透骨草（药用部位：茎。别名：透骨草、凤仙梗、凤仙花梗）、凤仙花（药用部位：花。别名：金凤花、灯盏花、指甲花）。

蒙药 浩木森－宝都格－其其格（药用部位：花）。

|形态特征|

一年生草本，高 60 ～ 100 cm。茎粗壮，肉质，直立，不分枝或有分枝，无毛或幼时被疏柔毛，具多数纤维状根，下部节常膨大。叶互生，最下部叶有时对生；叶片披针形、狭椭圆形或倒披针形；叶柄长 1 ～ 3 cm，上面有浅沟，两侧具数对具柄的腺体。花单生或 2 ～ 3 簇生于叶腋，无总花梗，白色、粉红色或紫色，单瓣或重瓣；花梗长 2 ～ 2.5 cm，密被柔毛；苞片线形，位于花梗的

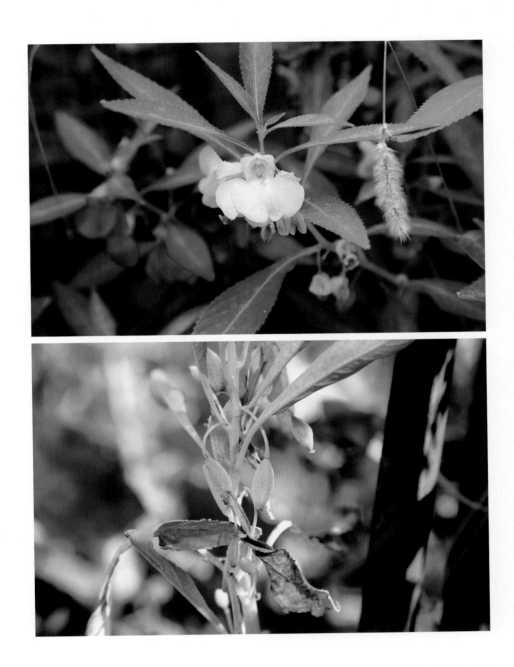

基部；侧生萼片 2，卵形或卵状披针形，长 2 ～ 3 mm，唇瓣深舟状，长 13 ～ 19 mm，宽 4 ～ 8 mm，被柔毛，基部急尖成长 1 ～ 2.5 cm、内弯的距；子房纺锤形，密被柔毛。蒴果宽纺锤形，密被柔毛。花期 7 ～ 8 月，果期 8 ～ 9 月。

| 生境分布 |　内蒙古无野生分布。内蒙古地区偶见栽培。

| 资源情况 | 无野生资源，栽培资源较少。药材来源于栽培。

| 采收加工 | **中药** 急性子：夏、秋季果实即将成熟时采收，晒干，除去果皮和杂质。

凤仙透骨草：夏、秋季植株生长茂盛时割取地上部分，除去叶及花果，洗净，晒干。

凤仙花：夏、秋季开花时采收，鲜用或阴干、烘干。

蒙药 浩木森－宝都格－其其格：同"凤仙花"。

| 药材性状 | **中药** 急性子：本品呈椭圆形、扁圆形或卵圆形，长 2～3 mm，宽 1.5～2.5 mm。表面棕褐色或灰褐色，粗糙，有稀疏的白色或浅黄棕色小点，种脐位于狭端，稍凸出。质坚实，种皮薄，子叶灰白色，半透明，油质。气微，味淡、微苦。

凤仙透骨草：本品茎呈长柱形，有少数分枝，长 30～60 cm，直径 3～8 mm，下端直径可达 2 cm。表面黄棕色至红棕色，干瘪皱缩，具明显的纵沟，节部膨大，叶痕深棕色。体轻质脆，易折断，断面中空，或有白色、膜质的髓部。气微，味微酸。以色红棕、不带叶者为佳。

凤仙花：本品为干燥皱缩的花朵，先端卷曲，表面红色或白色，单瓣或重瓣。花萼 3，1 枚形大如花瓣。花瓣 5，旗瓣圆形，先端凹入；翼瓣各在一侧合生成 2 片。雄蕊 5，雌蕊柱形，先端裂。气微，味微酸。

| 功能主治 | **中药** 急性子：微苦、辛，温；有小毒。归肺、肝经。破血，软坚，消积。用于癥瘕痞块，经闭，噎膈。

凤仙透骨草：苦、辛，温；有小毒。祛风湿，活血止痛，解毒。用于风湿痹痛，跌打肿痛，闭经，痛经，痈肿，丹毒，鹅掌风，蛇虫咬伤。

凤仙花：甘、苦，微温。祛风除湿，活血止痛，解毒杀虫。用于风湿肢体痿废，腰胁疼痛，妇女经闭腹痛，产后瘀血未尽，跌打损伤，骨折，痈疽疮毒，毒蛇咬伤，带下，鹅掌风，灰指甲。

蒙药 浩木森－宝都格－其其格：利尿，消肿，治伤，燥"协日乌素"。用于浮肿，慢性肾炎，膀胱炎，关节疼痛等。

| 用法用量 | **中药** 急性子：内服煎汤，3～5 g。

凤仙透骨草：内服煎汤，3～9 g；或鲜品捣汁。外用适量，鲜品捣敷；或煎汤熏洗。

凤仙花：内服煎汤，1.5 ～ 3 g，鲜品可用至 3 ～ 9 g；或研末；或浸酒。外用适量，鲜品研烂涂；或煎汤洗。

蒙药 浩木森 – 宝都格 – 其其格：与其他药配方用。

| **附 注** | 本种为 2020 年版《中国药典》收载的急性子药材的基原植物。喜光，怕湿，耐热，不耐寒。适宜生长于疏松、肥沃的土壤中，而在较贫瘠的土壤中也可生长。

凤仙花科 Balsaminaceae 凤仙花属 Impatiens

水金凤 *Impatiens noli-tangere* L.

| **植物别名** | 辉菜花。

| **蒙 文 名** | 扎干乃 – 哈马日 – 其其格。

| **药 材 名** | **中药** 水金凤（药用部位：全草）。
　　　　　　　 蒙药 和格仁 – 浩木森 – 宝都格 – 其其格（药用部位：全草。别名：
　　　　　　　 札乃 – 哈玛尔 – 其其格、郎那莫德格）。

| **形态特征** | 一年生草本，高 40 ~ 70 cm。茎较粗壮，肉质，直立，上部多分枝，
　　　　　　　 无毛，下部节常膨大，有多数纤维状根。叶互生；叶片卵形或卵状
　　　　　　　 椭圆形，先端钝，稀急尖，基部圆钝或宽楔形，边缘有粗圆齿状齿，
　　　　　　　 齿端具小尖，两面无毛，上面深绿色，下面灰绿色；叶柄纤细，除

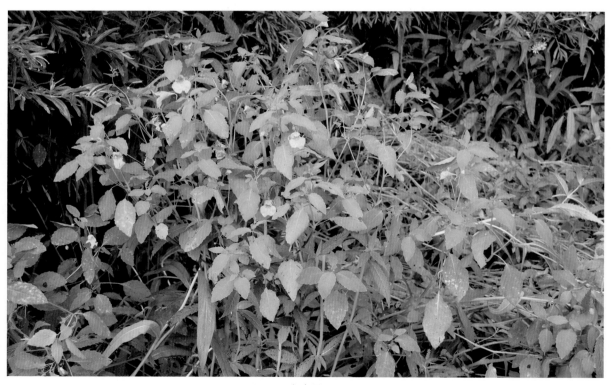

水金凤

最上部的叶柄外，长 2 ~ 5 cm，最上部的叶柄更短或近无柄。总花梗长 1 ~
1.5 cm，具 2 ~ 4 花，排列成总状花序；花梗长 1.5 ~ 2 mm，中上部有 1 苞片；
苞片草质，披针形，长 3 ~ 5 mm，宿存；花黄色；侧生 2 萼片卵形或宽卵形，
长 5 ~ 6 mm，先端急尖；雄蕊 5，花丝线形，上部稍膨大，花药卵球形，先
端尖；子房纺锤形，直立，具短喙尖。蒴果线状圆柱形，长 1.5 ~ 2.5 cm；种
子多数，长圆球形，长 3 ~ 4 mm，褐色，光滑。花期 7 ~ 8 月，果期 8 ~ 9 月。

| 生境分布 | 生于森林带和森林草原带的林下、林缘湿地。分布于内蒙古呼伦贝尔市（牙克
石市、扎兰屯市、额尔古纳市、根河市）、兴安盟（阿尔山市、扎赉特旗、科
尔沁右翼前旗、科尔沁右翼中旗）、通辽市（库伦旗、扎鲁特旗）、赤峰市（阿
鲁科尔沁旗、巴林右旗、克什克腾旗、喀喇沁旗、宁城县）、锡林郭勒盟（东
乌珠穆沁旗、正蓝旗）、乌兰察布市（卓资县、兴和县、凉城县）、呼和浩特
市（武川县）。

| 资源情况 | 野生资源一般。药材来源于野生。

| 采收加工 | 中药　水金凤：夏、秋季采收，洗净，鲜用或晒干。
蒙药　和格仁 – 浩木森 – 宝都格 – 其其格：夏、秋季采收，洗净泥土，晒干。

| 药材性状 | 中药　水金凤：本品主根短，多直根，肉质。完整叶片卵形、椭圆形或卵状披
针形，边缘具疏大钝齿。蒴果圆柱形，长 1 ~ 2 cm；种子近椭圆形，长 2.5 ~
3 mm，深褐色，表面具蜂窝状凹眼。

| 功能主治 | 中药　水金凤：甘，温。活血调经，祛风
除湿。用于月经不调，痛经，经闭，跌打
损伤，风湿痹痛，脚气肿痛，阴囊湿疹，
癣疮，癞疮。
蒙药　和格仁 – 浩木森 – 宝都格 – 其其格：
甘，凉。利尿消肿。用于浮肿，水肿，尿闭，
慢性肾炎，膀胱炎等。

| 用法用量 | 中药　水金凤：内服煎汤，9 ~ 15 g。外用
适量，煎汤熏洗；或鲜品捣敷。
蒙药　和格仁 – 浩木森 – 宝都格 – 其其格：
内服煎汤，单用 1.5 ~ 3 g；或入丸、散剂。

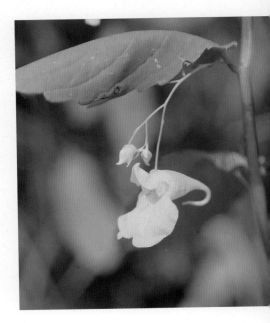

卫矛科 Celastraceae 卫矛属 Euonymus

白杜

Euonymus maackii Rupr.

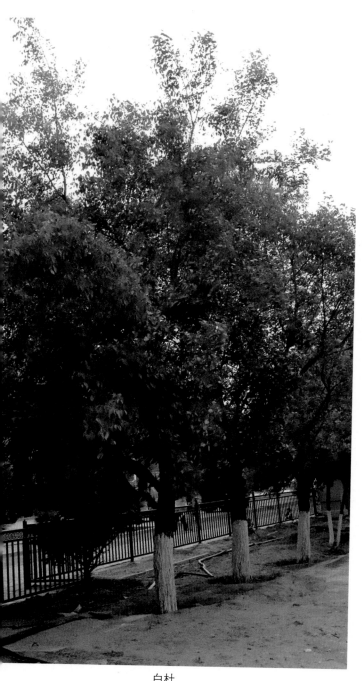

白杜

| 植物别名 |

丝棉木、明开夜合、华北卫矛。

| 蒙 文 名 |

额莫根 – 查干。

| 药 材 名 |

丝棉木（药用部位：根和树皮。别名：鸡血兰、白桃树、野杜仲）、丝棉木叶（药用部位：叶）。

| 形态特征 |

小乔木，高达 6 m。叶卵状椭圆形、卵圆形或窄椭圆形，长 4 ~ 8 cm，宽 2 ~ 5 cm，先端长渐尖，基部阔楔形或近圆形，边缘具细锯齿，有时极深而锐利；叶柄通常细长，常为叶片的 1/4 ~ 1/3，但有时较短。聚伞花序 3 至多花，花序梗略扁，长 1 ~ 2 cm；花 4 基数，淡白绿色或黄绿色，直径约 8 mm；小花梗长 2.5 ~ 4 mm；雄蕊花药紫红色，花丝细长，长 1 ~ 2 mm。蒴果倒圆心状，4 浅裂，长 6 ~ 8 mm，直径 9 ~ 10 mm，成熟后果皮粉红色；种子长椭圆状，长 5 ~ 6 mm，直径约 4 mm，种皮棕黄色，假种皮橙红色，全包种子，成熟后先端常有

小口。花期 6 月，果熟期 8 月。

| 生境分布 | 生于草原带的山地、沟坡、沙丘，属喜光的深根性树种。分布于内蒙古呼伦贝尔市（海拉尔区、牙克石市、扎兰屯市、额尔古纳市、鄂伦春自治旗、莫力达瓦达斡尔族自治旗、鄂温克族自治旗）、兴安盟（乌兰浩特市、科尔沁右翼前旗）、通辽市（科尔沁区、科尔沁左翼中旗、开鲁县、奈曼旗）、赤峰市（红山区、元宝山区、松山区、阿鲁科尔沁旗、巴林右旗、喀喇沁旗、宁城县、敖汉旗）、锡林郭勒盟（苏尼特右旗、正蓝旗、多伦县）、鄂尔多斯市（准格尔旗、达拉特旗、乌审旗、伊金霍洛旗）。

| 资源情况 | 野生资源一般。药材来源于野生。

| 采收加工 | 丝棉木：全年均可采收，洗净，切片，晒干。
丝棉木叶：春季采收，晒干。

| 功能主治 | 丝棉木：苦、辛，凉。归肝、脾、肾经。祛风湿，活血通络，解毒止血。用于风湿性关节炎，腰痛，跌打损伤，血栓闭塞性脉管炎，肺痈，衄血，疮疡肿毒。
丝棉木叶：苦，寒。清热解毒。用于漆疮，痈肿。

| 用法用量 | 丝棉木：内服煎汤，15 ～ 30 g，鲜品加倍；或浸酒；或入散剂。外用适量，煎汤熏洗。
丝棉木叶：外用适量，煎汤熏洗。

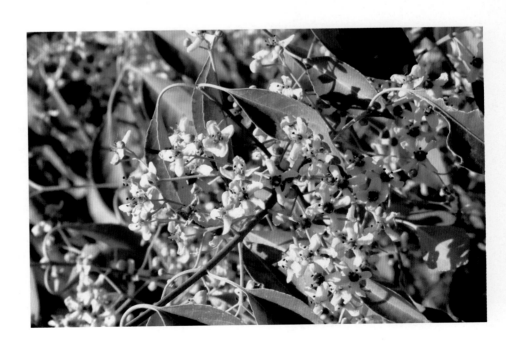

卫矛科 Celastraceae 卫矛属 Euonymus

栓翅卫矛 *Euonymus phellomanus* Loes.

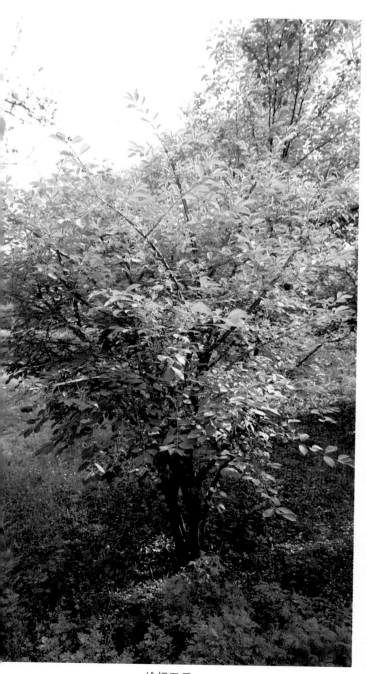

栓翅卫矛

| 蒙 文 名 |

达拉布其图－额莫根－查干。

| 药 材 名 |

翅卫矛（药用部位：枝皮。别名：栓翅卫矛、鬼箭羽、八肋木）。

| 形 态 特 征 |

灌木，高 3 ～ 4 m。枝条硬直，常具 4 纵列木栓厚翅，在老枝上宽可达 5 ～ 6 mm。叶长椭圆形或略呈椭圆状倒披针形，长 6 ～ 11 cm，宽 2 ～ 4 cm，先端窄长渐尖，边缘具细密锯齿；叶柄长 8 ～ 15 mm。聚伞花序 2 ～ 3 次分枝，有花 7 ～ 15；花序梗长 10 ～ 15 mm，第 1 次分枝长 2 ～ 3 mm，第 2 次分枝极短或近无；小花梗长达 5 mm；花白绿色，直径约 8 mm，4 基数；雄蕊花丝长 2 ～ 3 mm；花柱短，长 1 ～ 1.5 mm，柱头圆钝不膨大。蒴果具 4 棱，倒圆心状，长 7 ～ 9 mm，直径约 1 cm，粉红色；种子椭圆状，长 5 ～ 6 mm，直径 3 ～ 4 mm，种脐、种皮棕色，假种皮橘红色，全包种子。花期 7 月，果期 9 ～ 10 月。

| **生境分布** | 内蒙古无野生分布。包头市区偶见栽培，用于园林绿化。 |

| **资源情况** | 无野生资源，栽培资源较少。药材来源于栽培。 |

| **采收加工** | 7～8月采枝，刮取外皮，洗净，切段，晒干。 |

| **功能主治** | 苦，寒。归肝、肺经。活血调经，散瘀止痛。用于月经不调，产后瘀阻腹痛，跌打损伤，风湿痹痛。 |

| **用法用量** | 内服煎汤，6～10 g；或浸酒；或入丸、散剂。 |

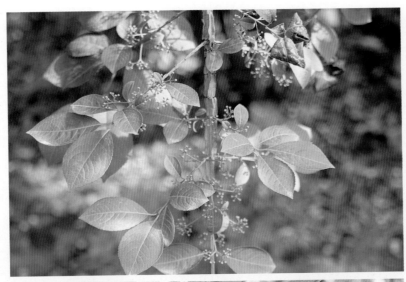

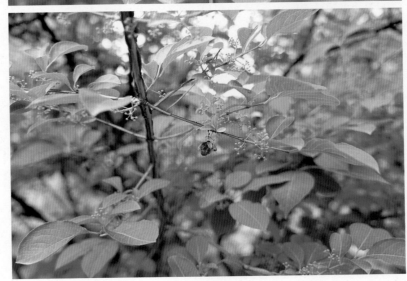

卫矛

Euonymus alatus (Thunb.) Sieb.

| **植物别名** | 鬼箭羽、毛脉卫矛。

| **蒙 文 名** | 乌斯图－额莫根－查干。

| **药 材 名** | 鬼箭羽（药用部位：具翅状物的枝条或翅状附属物。别名：卫矛、鬼箭、六月凌）。

| **形态特征** | 落叶灌木，高达 3 m。小枝具 2 ~ 4 列宽木栓翅。叶对生，纸质，卵状椭圆形或窄长椭圆形，稀倒卵形，长 2 ~ 8 cm，宽 1 ~ 3 cm，具细锯齿，先端尖，基部楔形或钝圆，两面无毛，侧脉 7 ~ 8 对；叶柄长 1 ~ 3 mm。聚伞花序有 1 ~ 3 花；花序梗长约 1 cm，花 4 基数，白绿色，直径约 8 mm；花萼裂片半圆形；花瓣近圆形；花

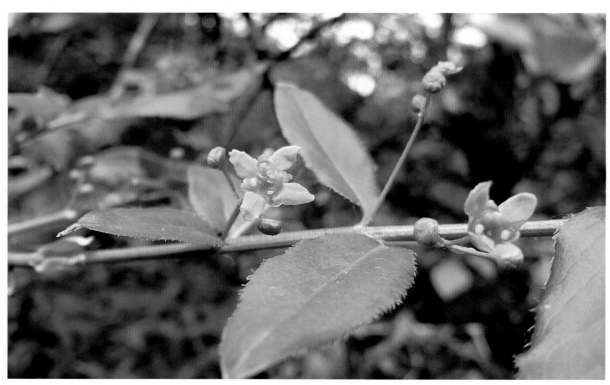

卫矛

盘近方形，雄蕊生于边缘，花丝极短。蒴果 1 ~ 4 深裂，裂瓣椭圆形，长 7 ~ 8 mm，每瓣具 1 ~ 2 种子；种子红棕色，椭圆形或宽椭圆形，种皮褐色或浅棕色，假种皮橙红色，全包种子。花期 6 ~ 7 月，果期 9 ~ 10 月。

| **生境分布** | 生于草原带的山地林缘、疏林中。分布于内蒙古呼伦贝尔市（鄂伦春自治旗）、通辽市（科尔沁左翼后旗）、赤峰市（巴林左旗、阿鲁科尔沁旗、巴林右旗、克什克腾旗、喀喇沁旗、宁城县、敖汉旗）、锡林郭勒盟（西乌珠穆沁旗、正镶白旗、多伦县）。

| **资源情况** | 野生资源较少。药材来源于野生。

| **采收加工** | 全年均可采收，割取枝条后，取其嫩枝，晒干；或收集其翅状物，晒干。

| **药材性状** | 本品为具翅状物的圆柱形枝条，先端多分枝，长 40 ~ 60 cm，枝条直径 2 ~ 6 mm，表面较粗糙，暗灰绿色至灰黄绿色，有纵纹及皮孔，皮孔纵生，灰白色，略凸起而微向外反卷，翅状物扁平状，靠近基部处稍厚，向外渐薄，翅极易剥落，枝条上常见断痕。枝坚硬而韧，难折断，断面淡黄白色，粗纤维性。气微，味微苦。另外也有用木栓翅的，木栓翅为破碎、扁平的薄片，长短大小不一，表面土棕黄色，微有光泽，两面均有微细密致的纵条纹或呈波状弯曲，有时可见横向凹陷槽纹，质轻而脆，易折断，断面平整，暗红色，气微，味微涩。用枝者，以枝梗嫩、条均匀、翅状物凸出而齐全者为佳。用翅状物者，以纯净、色红褐、无枝条、无杂质、干燥者为佳。

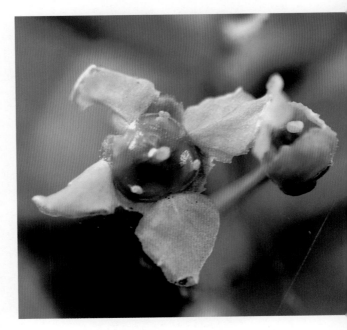

| **功能主治** | 苦、辛，寒。归肝经。破血，止痛，通经，泻下，杀虫。用于月经不调，产后瘀血腹痛，跌打损伤肿痛等。

| **用法用量** | 内服煎汤，4 ~ 9 g；或浸酒；或入丸、散剂。外用适量，捣敷；或煎汤洗；或研末调敷。

黄杨科 Buxaceae 黄杨属 Buxus

小叶黄杨

Buxus sinica var. *parvifolia* M. Cheng

| 蒙 文 名 | 吉吉格－那布其图－囊给亚德－希日。

| 药 材 名 | 黄杨木（药用部位：茎枝及叶。别名：山黄杨、小黄杨、细叶黄杨）。

| 形态特征 | 低矮灌木，枝条密集。叶薄革质，阔椭圆形或阔卵形，长 7 ~ 10 mm，宽 5 ~ 7 mm，叶面无光或光亮，侧脉明显凸出。花序腋生，头状，花密集，被毛，苞片阔卵形，背部多少有毛。雄花：约 10，无花梗，外萼片卵状椭圆形，内萼片近圆形，无毛，不育雌蕊有棒状柄，末端膨大。雌花：萼片长约 3 mm，子房较花柱稍长，无毛，花柱粗扁，柱头倒心形，下延至花柱中部。蒴果无毛。花期 3 月，果期 5 ~ 6 月。

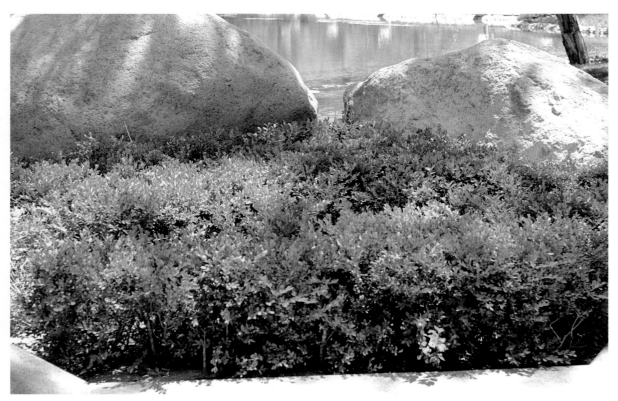

小叶黄杨

| **生境分布** | 内蒙古无野生分布。内蒙古西部有少量栽培，用于园林绿化。

| **资源情况** | 无野生资源，栽培资源一般。药材来源于栽培。

| **采收加工** | 全年均可采收茎枝，趁鲜采收叶，鲜用或晒干。

| **功能主治** | 苦，平。归心、肝、肾经。祛风除湿，理气，止痛。用于风湿痹痛，胸腹气胀，疝气疼痛，牙痛，跌打伤痛。

| **用法用量** | 内服煎汤，9 ~ 15 g；或浸酒。外用适量，鲜品捣敷。

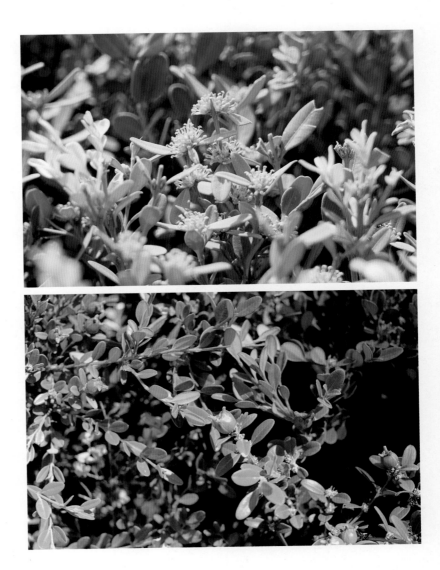

鼠李科 Rhamnaceae 鼠李属 Rhamnus

黑桦树
Rhamnus maximovicziana J. Vass.

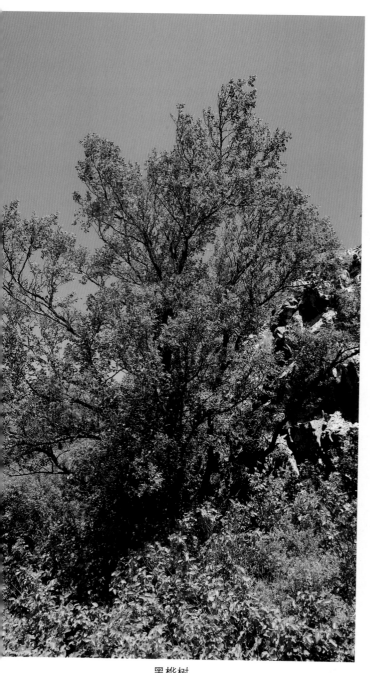

黑桦树

| 植物别名 |

钝叶鼠李、毛脉鼠李。

| 蒙 文 名 |

乌苏图 - 雅西拉。

| 药 材 名 |

鼠李（药用部位：果实）、鼠李皮（药用部位：树皮或根皮）。

| 形 态 特 征 |

多分枝灌木，高达 2.5 m。小枝对生或近对生，枝端及分叉处常具刺，桃红色或紫红色，后变紫褐色，被微毛或无毛，有光泽或稍粗糙。叶近革质，在长枝上对生或近对生，在短枝上端簇生。花单性，雌雄异株，通常数个至 10 余个簇生于短枝端，4 基数。核果倒卵状球形，基部有宿存萼筒，具 2 或 3 分核，红色，成熟时变黑色；种子背面具倒心形的宽沟，宽沟长为种子的 1/2~3/5。花果期 6 ~ 9 月。

| 生 境 分 布 |

生于草原带或草原化荒漠带的砂砾质山坡、林缘或灌丛中。分布于内蒙古锡林郭勒盟

（西乌珠穆沁旗）、包头市（固阳县、土默特右旗）、巴彦淖尔市（乌拉特前旗、乌拉特中旗）。

| 资源情况 | 野生资源一般。药材来源于野生。

| 采收加工 | 鼠李：秋季采收，除去杂质，干燥。

鼠李皮：春季采收树皮，刮去粗皮，晒干；秋季采收根皮，除去杂质，干燥。

| 功能主治 | 鼠李：清热利湿，消积杀虫，止咳祛痰。用于咳喘，水肿胀满，瘰疬，疥癣，智齿冠周炎，痛疖。

鼠李皮：清热解毒，凉血，杀虫。用于风热瘙痒，疥疮，湿疹，腹痛，跌打损伤，肾囊风。

| 用法用量 | 鼠李：内服煎汤，5 ～ 10 g；或研末、熬膏冲服。外用适量，鲜品捣敷。

鼠李皮：内服煎汤，10 ～ 30 g。外用适量，鲜品捣敷；或研末调敷。

| 附　　注 | 本种为旱中生植物。

鼠李科 Rhamnaceae　鼠李属 Rhamnus

小叶鼠李

Rhamnus parvifolia Bunge

| 植物别名 | 黑格令。

| 蒙 文 名 | 牙黑日 – 牙西拉。

| 药 材 名 | 琉璃枝（药用部位：果实。别名：挠胡子、鼠李子、黑格令）。

| 形态特征 | 灌木，高 1.5 ~ 2 m。小枝对生或近对生，初被柔毛，后无毛，枝端及分叉处有刺。芽具鳞片。叶纸质，对生或近对生，稀兼互生，或在短枝上簇生，菱状倒卵形或菱状椭圆形，稀倒卵状圆形或近圆形，长 1.2 ~ 4 cm，先端钝尖或近圆，稀突尖，具细圆齿，上面无毛或被疏柔毛，下面干后灰白色，无毛或脉腋窝孔内有疏微毛，侧脉 2 ~ 4 对，两面凸起；叶柄长 0.4 ~ 1.5 cm，上面沟内有细柔毛，托叶

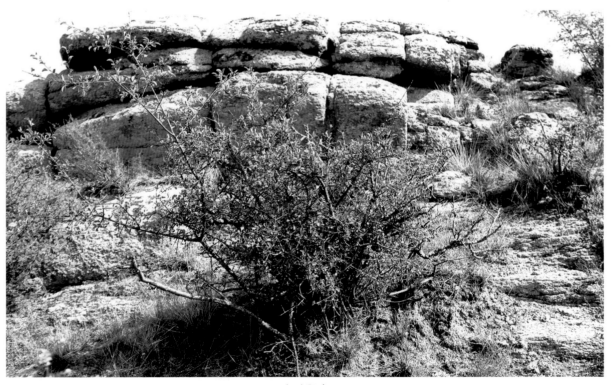

小叶鼠李

钻状，有微毛。花单性异株，黄绿色，4基数，有花瓣，常数个簇生于短枝上；花梗长 4～6 mm，无毛：雌花花柱2裂。核果倒卵状球形，直径 4～5 mm，成熟时黑色，具2分核，萼筒宿存；种子长圆状倒卵圆形，褐色，背侧有长为种子 4/5 的纵沟。花期5月，果熟期 7～9 月。

| **生境分布** | 生于森林草原带和草原带的向阳石质干山坡、沟谷、丘间地、灌丛中。分布于内蒙古呼伦贝尔市（根河市）、兴安盟（突泉县、科尔沁右翼前旗）、通辽市（霍林郭勒市、科尔沁左翼后旗、科尔沁左翼中旗、奈曼旗）、赤峰市（林西县、敖汉旗、元宝山区、松山区、阿鲁科尔沁旗、巴林左旗、巴林右旗、克什克腾旗、翁牛特旗、喀喇沁旗、宁城县）、锡林郭勒盟（锡林浩特市、太仆寺旗、正镶白旗、正蓝旗、多伦县、镶黄旗）、乌兰察布市（兴和县、察哈尔右翼前旗、四子王旗）、呼和浩特市（新城区、土默特左旗）、包头市（固阳县、达尔罕茂明安联合旗）、鄂尔多斯市（准格尔旗）。

| **资源情况** | 野生资源较丰富。药材来源于野生。

| **采收加工** | 果实成熟后采收，鲜用或晒干。

| **功能主治** | 辛，凉；有小毒。归肺、大肠经。清热泻下，消瘰疬。用于腹满便秘，疥癣瘰疬。

| **用法用量** | 内服煎汤，1.5～3 g。外用适量，捣敷。

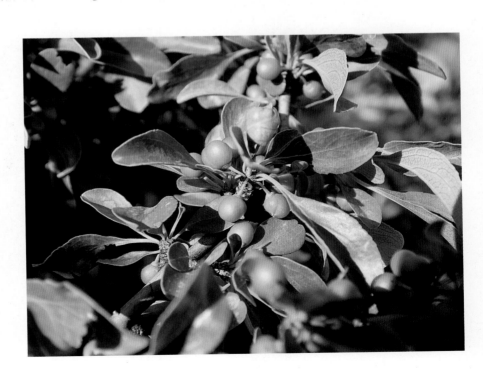

鼠李科 Rhamnaceae 鼠李属 Rhamnus

土默特鼠李
Rhamnus tumerica Grub.

| 蒙 文 名 | 土默特 – 牙西拉。

| 药 材 名 | 小叶鼠李（药用部位：果实）。

| 形态特征 | 灌木，高达 1 m。树皮灰色，片状剥落。分枝密集，小枝细，当年生枝灰褐色，老枝黑褐色，末端为针刺。单叶，叶厚，齿端具黑色腺点，两面散生短柔毛，侧脉 2 ～ 3 对，呈平行弧状弯曲。花单性，小型，黄绿色，排成聚伞花序，1 ～ 3 聚生于叶腋；萼片 4；花瓣 4；雄蕊 4。核果成熟时黑色，具 2 核；种子侧扁，光滑，栗褐色，背面有种沟，种沟开口占种子全长的 4/5。花期 5 月，果期 7 ～ 9 月。

| 生境分布 | 生于草原带的山地沟谷。分布于内蒙古乌兰察布市（察哈尔右翼前

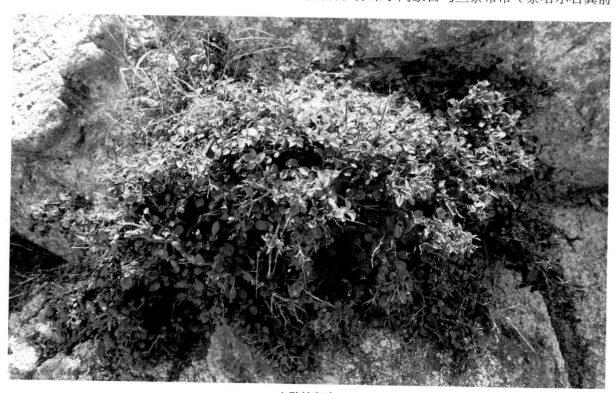

土默特鼠李

旗）、呼和浩特市（土默特左旗）、包头市（土默特右旗）。

| **资源情况** | 野生资源一般。药材来源于野生。

| **采收加工** | 秋季采收果实，除去杂质，干燥。

| **功能主治** | 清热泻下，解毒消瘰。用于热结便秘，瘰疬，疥癣，疮毒。

| **用法用量** | 内服煎汤，1.5 ~ 3 g。外用适量，捣敷。

| **附　　注** | 本种为旱中生植物。

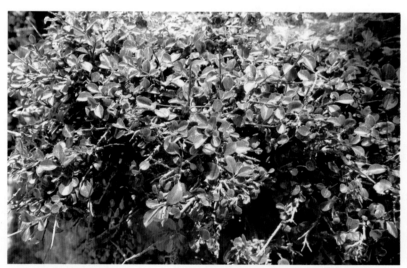

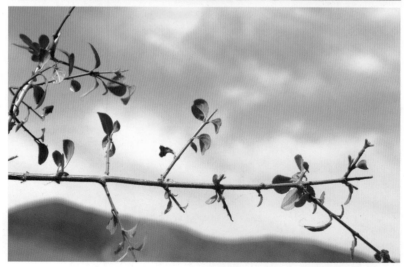

鼠李科 Rhamnaceae 鼠李属 Rhamnus

锐齿鼠李
Rhamnus arguta Maxim.

| 植物别名 | 老乌眼、尖齿鼠李、牛李子。

| 蒙 文 名 | 乌兰 - 牙西拉。

| 药 材 名 | 锐齿鼠李（药用部位：茎叶）。

| 形态特征 | 灌木或小乔木，高 2 ～ 3 m。树皮灰褐色，小枝常对生或近对生，暗紫色或紫红色，光滑无毛，枝端有时具针刺；顶芽较大，长卵形，紫黑色，具数个鳞片，鳞片边缘具缘毛。叶薄纸质或纸质，近对生或对生，或兼互生，卵状心形或卵圆形，长 1.5 ～ 6（～ 8）cm，宽 1.5 ～ 4.5（～ 6）cm，边缘具密锐锯齿。花单性，雌雄异株，4基数，具花瓣；雄花 10 ～ 20 簇生于短枝先端或长枝下部叶腋，花

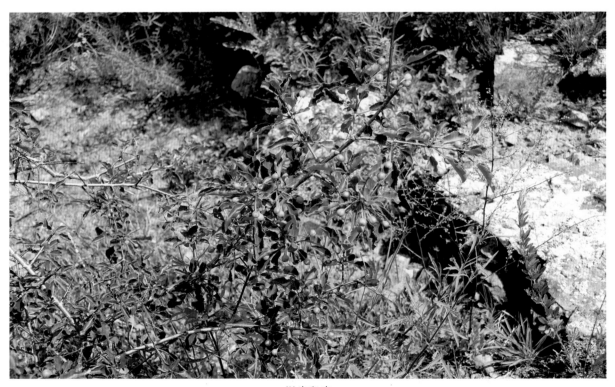

锐齿鼠李

梗长 8 ～ 12 mm；雌花数朵簇生于叶腋，花梗长达 2 cm，子房球形，3 ～ 4 室，每室有 1 胚珠，花柱 3 ～ 4 裂。核果球形或倒卵状球形，基部有宿存的萼筒，具 3 ～ 4 分核，成熟时黑色；种子矩圆状卵圆形，淡褐色，背侧有长为种子 4/5 或全长的纵沟。花期 4 ～ 5 月，果期 7 ～ 8 月。

| **生境分布** | 生于落叶阔叶林带的林缘或杂木林中。分布于内蒙古兴安盟（科尔沁右翼前旗）、通辽市（科尔沁左翼后旗）、赤峰市（红山区、松山区、林西县、翁牛特旗、阿鲁科尔沁旗、巴林右旗、喀喇沁旗、宁城县、敖汉旗）。

| **资源情况** | 野生资源稀少。药材来源于野生。

| **采收加工** | 夏、秋季采收，晒干。

| **功能主治** | 杀虫，可作杀虫剂。

| **用法用量** | 外用适量，榨汁。

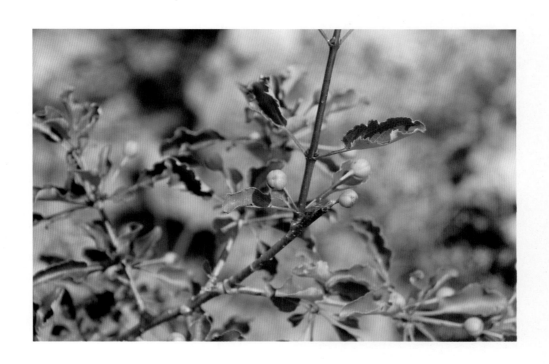

鼠李科 Rhamnaceae 鼠李属 Rhamnus

鼠李 *Rhamnus davurica* Pall.

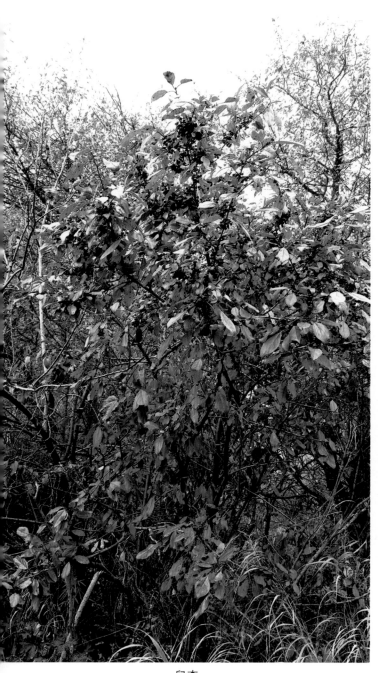

鼠李

| 植物别名 |

老鹳眼、臭李子、大绿。

| 蒙 文 名 |

牙西拉。

| 药 材 名 |

鼠李（药用部位：果实、树皮或根皮。别名：牛李、皂李、山李子）。

| 形态特征 |

灌木或小乔木，高达 10 m。具顶芽，顶芽及腋芽长 5 ~ 8 mm，鳞片有白色缘毛。叶纸质，对生或近对生，宽椭圆形、卵圆形或倒卵状椭圆形，长 4 ~ 13 cm，先端突尖、短渐尖或渐尖，基部楔形或近圆形，具细圆齿，齿端常有红色腺体，侧脉 4 ~ 5（~ 6）对，两面凸起，网脉明显；叶柄长 1.5 ~ 4 cm。花单性异株，4 基数，有花瓣；雌花 1 ~ 3 腋生或数朵至 20 余朵簇生于短枝；花梗长 7 ~ 8 mm。核果球形，黑色，直径 5 ~ 6 mm，具 2 分核，萼筒宿存；果梗长 1 ~ 1.2 cm；种子背侧有与种子等长的窄纵沟。花期 5 ~ 6 月，果期 8 ~ 9 月。

| 生境分布 | 生于森林带和森林草原带的山地沟谷、林缘、杂木林间、低山山坡、丘间地。分布于内蒙古呼伦贝尔市（海拉尔区、牙克石市、扎兰屯市、额尔古纳市、根河市、鄂伦春自治旗、新巴尔虎左旗）、兴安盟（阿尔山市、科尔沁右翼前旗、扎赉特旗、突泉县）、通辽市（科尔沁左翼中旗）、赤峰市（巴林右旗、林西县、阿鲁科尔沁旗、克什克腾旗、翁牛特旗、喀喇沁旗、宁城县、敖汉旗）、锡林郭勒盟（锡林浩特市、西乌珠穆沁旗、正蓝旗、多伦县）、乌兰察布市（察哈尔右翼前旗、察哈尔右翼后旗）。

| 资源情况 | 野生资源较丰富。药材来源于野生。

| 采收加工 | 秋季果实成熟时采收果实，除去果梗，鲜用或微火烘干；春、夏季采剥树皮，鲜用或晒干；秋、冬季采挖根，剥取根皮。

| 药材性状 | 本品干燥果实呈近球形，外表面黑紫色，具光泽而有皱缩纹。果肉疏松，内层坚硬，通常有果核2；果核卵圆形，背面有狭沟。

| 功能主治 | 果实，苦、甘，凉。归肝、肾经。清热利湿，消积通便。用于水肿腹胀，疝瘕，瘰疬，疮疡，便秘。树皮或根皮，苦，寒。清热解毒，凉血，杀虫。用于风热瘙痒，疥疮，湿疹，腹痛，跌打损伤，肾囊风。

| 用法用量 | 果实，内服煎汤，6～12 g；或研末、熬膏冲服。外用适量，研末油调敷。树皮或根皮，内服煎汤，10～30 g。外用适量，鲜品捣敷；或研末调敷。

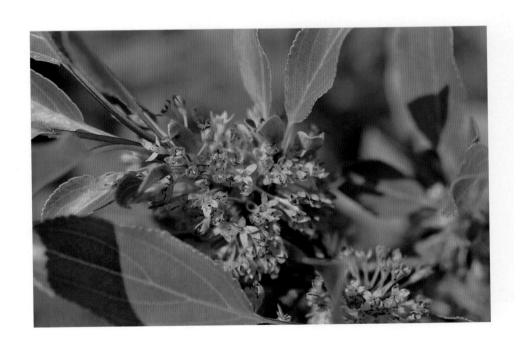

鼠李科 Rhamnaceae 鼠李属 Rhamnus

柳叶鼠李

Rhamnus erythroxylum Pallas

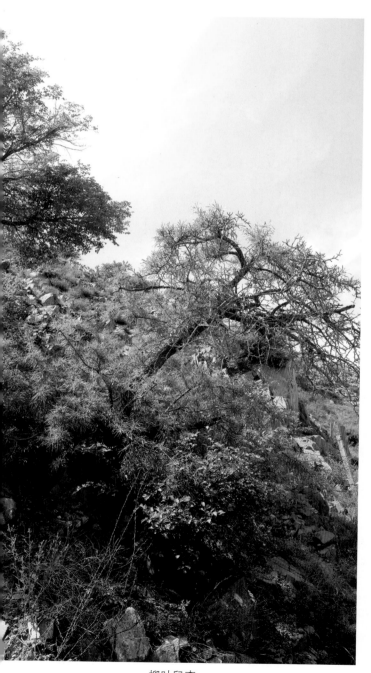

柳叶鼠李

| 植物别名 |

黑格兰、红木鼠李。

| 蒙 文 名 |

哈日－牙西拉。

| 药 材 名 |

窄叶鼠李（药用部位：叶。别名：茶叶树、黑格兰、家茶）。

| 形态特征 |

灌木，稀乔木，高达 2 m；幼枝红褐色或红紫色，平滑无毛，小枝互生，先端具针刺。叶纸质，互生或在短枝上簇生，线形或线状披针形，边缘有疏细锯齿，两面无毛，侧脉每边 4 ~ 6，不明显，中脉上面平，下面明显凸起；叶柄无毛或有微毛；托叶钻状，早落。花单性，雌雄异株，黄绿色，4 基数，有花瓣；雄花数朵簇生于短枝端，宽钟状，萼片三角形；雌花萼片狭披针形，有退化雄蕊。核果球形，成熟时黑色，通常有 2 分核，稀 3，基部有宿存的萼筒；种子倒卵圆形，淡褐色，背侧有长为种子 4/5、上宽下窄的纵沟。花期 5 月，果期 6 ~ 7 月。

生境分布	生于草原带和荒漠草原带的丘陵山坡、丘间地、灌丛中。分布于内蒙古呼伦贝尔市（新巴尔虎右旗）、赤峰市（翁牛特旗）、锡林郭勒盟（锡林浩特市、阿巴嘎旗、苏尼特左旗、正镶白旗）、乌兰察布市（四子王旗）、包头市（土默特右旗、固阳县、达尔罕茂明安联合旗）、鄂尔多斯市（鄂托克旗、乌审旗、准格尔旗、达拉特旗、伊金霍洛旗）、巴彦淖尔市（乌拉特前旗、乌拉特中旗）、阿拉善盟（阿拉善左旗）。
资源情况	野生资源一般。药材来源于野生。
采收加工	夏、秋季采收，晒干。
功能主治	甘，寒。清热除烦，消食化积。用于低热不退，心烦口渴，消化不良，腹泻。
用法用量	内服煎汤，15 ～ 30 g；或开水泡服。

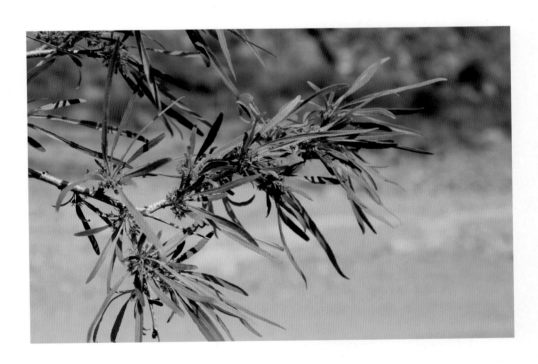

鼠李科 Rhamnaceae 枣属 Ziziphus

枣
Ziziphus jujuba Mill.

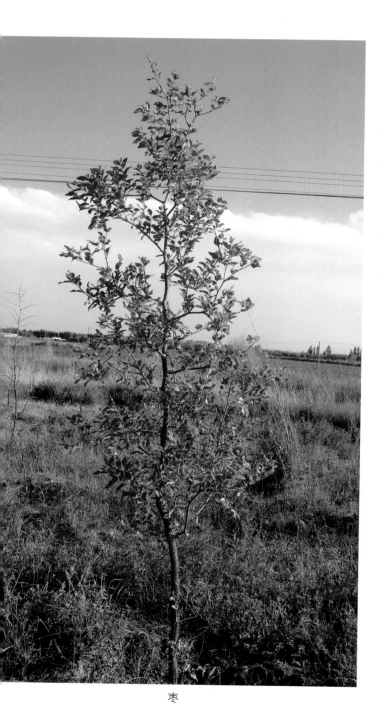

枣

| 植物别名 |

大枣、红枣树、枣子。

| 蒙 文 名 |

乌兰－查巴嘎。

| 药 材 名 |

中药 大枣（药用部位：成熟果实。别名：干枣、美枣、红枣）、枣核（药用部位：果核）、枣叶（药用部位：叶）、枣树皮（药用部位：树皮）、枣树根（药用部位：树根）。
蒙药 查巴嘎（药用部位：成熟果实）。

| 形态特征 |

落叶小乔木，稀灌木，高达10 m。树皮褐色或灰褐色；有长枝，短枝和无芽小枝比长枝光滑，紫红色或灰褐色，呈"之"字形曲折；短枝短粗，矩状，自老枝发出；当年生小枝绿色，下垂，单生或2～7簇生于短枝上。叶纸质，卵形、卵状椭圆形或卵状矩圆形；先端钝或圆形，稀锐尖，具小尖头，基部稍不对称，近圆形，边缘具圆齿状锯齿，上面深绿色，无毛，下面浅绿色，基生三出脉；叶柄长1～6 mm，无毛或有疏微毛；花黄绿色，两性，5基数，

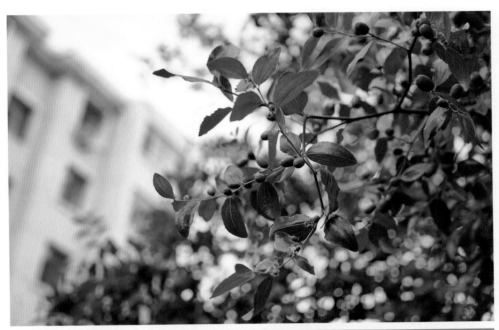

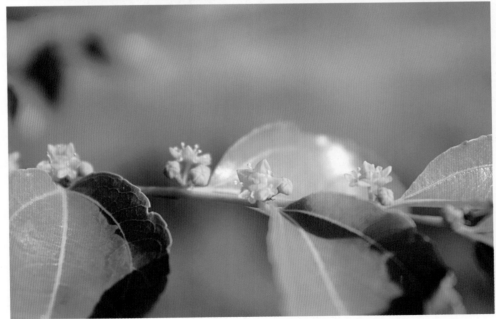

无毛，具短总花梗，单生或2~8密集成腋生聚伞花序；花瓣倒卵圆形，基部有爪，与雄蕊等长；子房下部藏于花盘内，与花盘合生。核果矩圆形或长卵圆形，成熟时红色，后变红紫色；种子扁椭圆形。花期5~7月，果期8~9月。

| **生境分布** | 内蒙古无野生分布。栽培资源分布于内蒙古锡林郭勒盟（二连浩特市）、包头市（东河区、青山区、土默特右旗）、鄂尔多斯市（达拉特旗、鄂托克前旗、鄂托克旗、准格尔旗、杭锦旗）。 |

| **资源情况** | 无野生资源，栽培资源一般。药材来源于栽培。 |

| **采收加工** | **中药** 大枣：秋季果实成熟时采收，除去杂质，晒干。 |

枣核：加工枣肉食品时收集。

枣叶：春、夏季采收，鲜用或晒干。

枣树皮：全年均可采收，春季最佳，用月牙形镰刀从枣树主干将老皮刮下，晒干。

枣树根：秋后采挖，鲜用或切片晒干。

蒙药 查巴嘎：同"大枣"。

| **药材性状** | **中药** 大枣：本品呈椭圆形或球形，长 2 ~ 3.5 cm，直径 1.5 ~ 2.5 cm。表面暗红色，略带光泽，有不规则皱纹。基部凹陷，有短果梗。外果皮薄，中果皮棕黄色或淡褐色，肉质，柔软，富糖性而油润。果核纺锤形，两端锐尖，质坚硬。气微香，味甜。 |

| **功能主治** | **中药** 大枣：甘，温。归脾、胃、心经。补中益气，养血安神。用于脾虚食少，乏力便溏，妇人脏躁。 |

枣核：苦，平。解毒，敛疮。用于臁疮，牙疳。

枣叶：甘，温。清热解毒。用于小儿发热，疮疖，热痱，烂脚，烫火伤。

枣树皮：苦、涩，温。涩肠止泻，镇咳止血。用于泄泻，痢疾，咳嗽，崩漏，外伤出血，烫火伤。

枣树根：甘，温。调经止血，祛风止痛，补脾止泻。用于月经不调，不孕，崩漏，吐血，胃痛，痹痛，脾虚泄泻，风疹，丹毒。

蒙药 查巴嘎：调和诸药，益气，养营。用于营养不良，体虚，失眠。

| **用法用量** | **中药** 大枣：内服煎汤，6 ~ 15 g；或入酒剂。 |

枣核：外用适量，烧后研末敷。

枣叶：内服煎汤，3 ~ 10 g。

枣树皮：内服煎汤，6 ~ 9 g。

枣树根：内服煎汤，10 ~ 30 g。

蒙药 查巴嘎：单用 6 ~ 15 g；或入丸、散剂。

| **附 注** | 本种为 2020 年版《中国药典》收载的大枣药材的基原植物。

酸枣

Ziziphus jujuba Mill. var. *spinosa* (Bunge) Hu ex H. F. Chow

| 植物别名 | 棘、酸枣树、硬枣。

| 蒙 文 名 | 哲日力格 – 查巴嘎。

| 药 材 名 | **中药** 酸枣仁（药用部位：成熟种子。别名：山枣仁、山酸枣）、
酸枣肉（药用部位：果肉）、棘刺花（药用部位：花。别名：刺原、
马朐、棘花）、棘叶（药用部位：叶）、棘针（药用部位：棘刺。
别名：白棘、棘刺、赤龙爪）、酸枣树皮（药用部位：树皮）、酸
枣根（药用部位：树根）。
蒙药 哲日力格 – 查巴嘎（药用部位：成熟种子）。

| 形态特征 | 灌木或小乔木，高达 4 m。小枝弯曲呈"之"字形，紫褐色，具柔

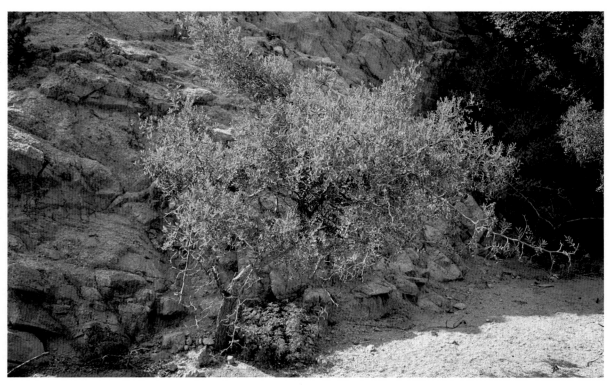

酸枣

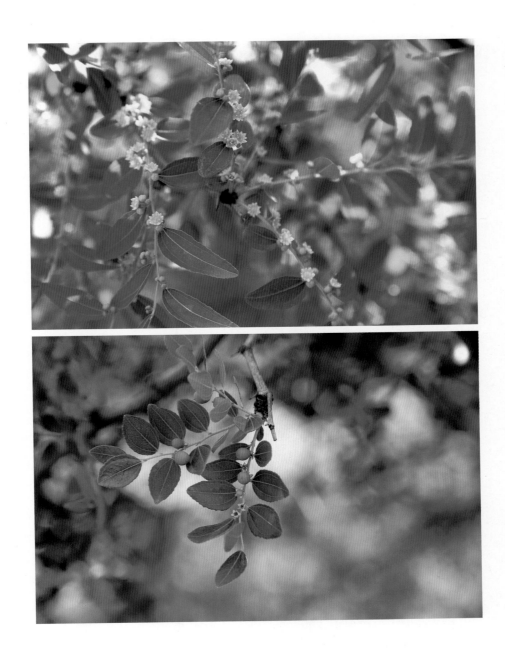

毛，有细长的刺，刺有 2 种：一种是狭长刺，有时可达 3 cm，另一种呈弯钩状。单叶互生，长椭圆状卵形至卵状披针形，长 1 ~ 4（~ 5）cm，先端钝或微尖，基部偏斜，有三出脉，边缘有钝锯齿，齿端具腺点，上面暗绿色，无毛，下面浅绿色，沿脉有柔毛，叶柄长 0.1 ~ 0.5 cm，具柔毛。花黄绿色，2 ~ 3 簇生于叶腋，花梗短，花萼 5 裂；花瓣 5；雄蕊 5，与花瓣对生，比花瓣稍长；具明显的花盘。核果暗红色，后变黑色，卵形至长圆形，长 0.7 ~ 1.5 cm，具短梗，核先端钝。花期 5 ~ 6 月，果熟期 9 ~ 10 月。

| **生境分布** | 生于海拔 1 000 m 以下的向阳干燥平原、丘陵、山麓、山沟，常形成灌丛。分布于内蒙古通辽市（奈曼旗、霍林郭勒市、库伦旗）、赤峰市（红山区、松山区、元宝山区、翁牛特旗、喀喇沁旗、宁城县、敖汉旗）、包头市（东河区、青山区、石拐区、九原区、白云鄂博矿区、土默特右旗）、鄂尔多斯市（准格尔旗、达拉特旗）、巴彦淖尔市（乌拉特前旗、乌拉特中旗、乌拉特后旗）、乌海市（海勃湾区、乌达区、海南区）。

| **资源情况** | 野生资源较丰富，栽培资源较少。药材来源于野生和栽培。

| **采收加工** | **中药** 酸枣仁：秋末冬初采收成熟果实，除去果肉和核壳，收集种子，晒干。

酸枣肉：秋后果实成熟时采收，除去果核，晒干。

棘刺花：花初开时采收，阴干或烘干。

棘叶：春、夏季采收，鲜用或晒干。

棘针：全年均可采收，晒干。

酸枣树皮：全年均可采剥，洗净，晒干。

酸枣根：全年均可采挖，洗净，鲜用或切片晒干。

蒙药 哲日力格 – 查巴嘎：同"酸枣仁"。

| **药材性状** | **中药** 酸枣仁：本品呈扁圆形或扁椭圆形，长 5 ~ 9 mm，宽 5 ~ 7 mm，厚约 3 mm。表面紫红色或紫褐色，平滑有光泽，有的有裂纹。有的两面均呈圆隆状凸起。有的一面较平坦，中间有一隆起的纵线纹；另一面稍凸起。一端凹陷，可见线形种脐；另一端有细小、凸起的合点。种皮较脆，胚乳白色，子叶 2，浅黄色，富油性。气微，味淡。

| **功能主治** | **中药** 酸枣仁：甘、酸，平。归肝、胆、心经。养心补肝，宁心安神，敛汗，生津。用于虚烦不眠，惊悸多梦，体虚多汗，津伤口渴。

酸枣肉：酸、甘，平。止血止泻。用于出血，腹泻。

棘刺花：苦，平。敛疮，明目。用于金刃创伤，瘘管，目昏不明。

棘叶：苦，平。敛疮解毒。用于臁疮。

棘针：辛，寒。清热解毒，消肿止痛。用于痈肿，喉痹，尿血，腹痛，腰痛。

酸枣树皮：涩，平。敛疮生肌，解毒止血。用于烫火伤，外伤出血，崩漏。

酸枣根：涩，温。安神。用于失眠，神经衰弱。

蒙药 哲日力格 – 查巴嘎：甘、酸，平。养肝，宁心，安神，敛汗。用于失眠，神经衰弱，多梦，健忘，虚汗，心烦，心悸，易惊。

| 用法用量 | **中药** 酸枣仁：内服煎汤，10 ~ 15 g；或研末睡前吞服，每次 3 ~ 5 g；或入丸、散剂。

酸枣肉：内服煎汤，9 ~ 15 g；或入丸、散剂。

棘刺花：内服煎汤，3 ~ 6 g。外用适量，捣敷。

棘叶：外用适量，捣敷；或研末调敷。

棘针：内服煎汤，3 ~ 6 g；或入丸、散剂。外用适量，煎汤涂；或研末鼻嗅。

酸枣树皮：内服煎汤，15 ~ 30 g。外用适量，研末，撒布或调涂；或浸酒搽；或煎汤喷涂；或熬膏涂。

酸枣根：内服煎汤，15 ~ 30 g。

蒙药 哲日力格 – 查巴嘎：单用 6 ~ 15 g；或入丸、散剂。

| 附 注 | 本种为 2020 年版《中国药典》收载的酸枣仁药材的基原植物。耐旱。

葡萄科 Vitaceae 地锦属 Parthenocissus

地锦

Parthenocissus tricuspidata (Sieb. et Zucc.) Planch.

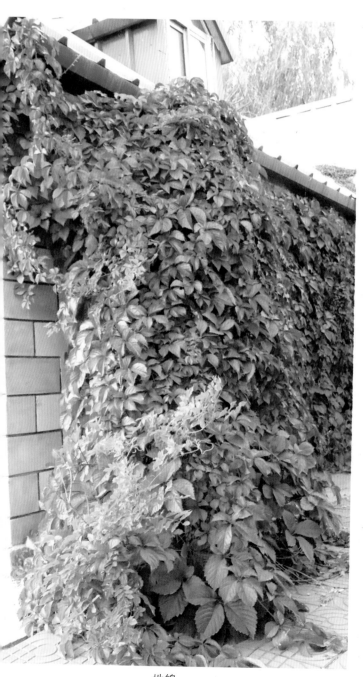

地锦

| 植物别名 |

爬山虎、红葡萄藤、土鼓藤。

| 蒙 文 名 |

乌兰－乌塔苏－额布苏。

| 药 材 名 |

爬山虎（药用部位：藤茎、根。别名：地噤、常春藤、爬墙虎）。

| 形态特征 |

木质藤本。小枝圆柱形，几无毛或微被疏柔毛。卷须 5 ～ 9 分枝，相隔 2 节间断与叶对生。卷须先端嫩时膨大成圆珠形，后遇附着物扩大成吸盘。叶为单叶，通常着生在短枝上者为 3 浅裂，时有着生在长枝上者小型不裂，叶片通常倒卵圆形，先端裂片急尖，基部心形，边缘有粗锯齿。多歧聚伞花序，长 2.5 ～ 12.5 cm，主轴不明显；花蕾倒卵状椭圆形，高 2 ～ 3 mm，先端圆形；花萼碟形，全缘或边缘呈波状，无毛；花瓣 5，长椭圆形，高 1.8 ～ 2.7 mm，无毛；雄蕊 5，花药长椭圆状卵形，花盘不明显；子房椭球形，花柱明显，基部粗，柱头不扩大。果实球形，有种子 1 ～ 3；种子倒卵圆形，先端圆形，

基部急尖成短喙。花期 7 ~ 8 月，果期 9 ~ 10 月。

| 生境分布 | 内蒙古无野生分布。内蒙古各地均有栽培。

| 资源情况 | 无野生资源，栽培资源较丰富。药材来源于栽培。

| 采收加工 | 秋季采收藤茎，除去叶片，切段；冬季挖取根，切片，晒干或鲜用。

| 药材性状 | 本品藤茎呈圆柱形，灰绿色，光滑，外表面有细纵条纹，并有细圆点状凸起的皮孔，呈棕褐色。节略膨大，节上常有叉状分枝的卷须。叶互生，常脱落。断面中央有类白色的髓，木部黄白色，皮部呈纤维片状剥离。气微，味淡。

| 功能主治 | 辛、微涩，温。祛风止痛，活血通络。用于风湿痹痛，中风半身不遂，偏正头痛，产后血瘀，跌打肿伤，蛇伤，带状疱疹，溃疡不敛。

| 用法用量 | 内服煎汤，15 ~ 30 g；或浸酒。外用适量，煎汤洗；或磨汁涂；或捣敷。

| 附　　注 | 本种适应性强，喜阴湿环境，但不怕强光，耐寒，耐旱，耐贫瘠。

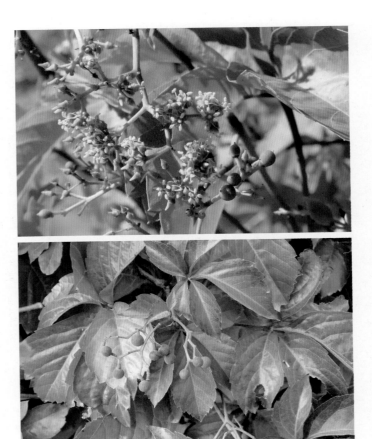

葡萄科 Vitaceae 蛇葡萄属 Ampelopsis

乌头叶蛇葡萄 *Ampelopsis aconitifolia* Bge.

| **植物别名** | 草白蔹、乌头叶白蔹、过山龙。

| **蒙文名** | 额布苏力格 - 毛盖 - 乌吉母。

| **药材名** | 过山龙（药用部位：根皮。别名：羊葡萄蔓、草葡萄）。

| **形态特征** | 木质藤本，长达 7 m。小枝有纵棱纹，被疏柔毛。卷须 2 ~ 3 叉分枝。掌状 5 小叶；小叶 3 ~ 5 羽裂或呈粗锯齿状，披针形或菱状披针形，长 4 ~ 9 cm，基部楔形，两面无毛或下面被疏柔毛，侧脉 3 ~ 6 对；叶柄长 1.5 ~ 2.5 cm，小叶几无柄；托叶褐色、膜质。伞房状复二歧聚伞花序疏散，花序梗长 1.5 ~ 4 cm；花萼碟形，波状浅裂或近全缘；花瓣宽卵形；花盘发达，边缘波状；子房下部与花盘合生，

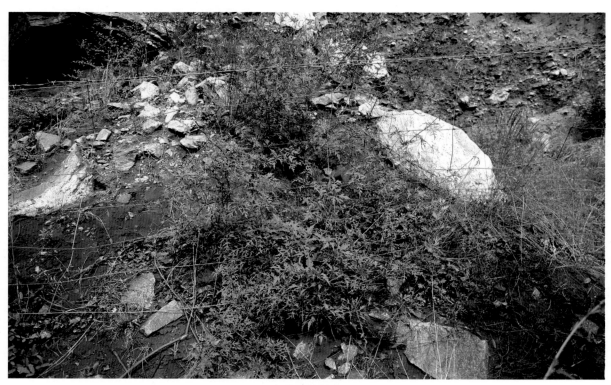

乌头叶蛇葡萄

花柱钻形。果实近球形，直径 6～8 mm，有种子 2～3；种子腹面两侧洼穴向上达种子上部 1/3 处。花期 6～7 月，果期 8～10 月。

| **生境分布** | 生于草原带的石质山地和丘陵沟谷灌丛中。分布于内蒙古通辽市（科尔沁左翼中旗）、赤峰市（阿鲁科尔沁旗）、乌兰察布市（兴和县）、呼和浩特市（土默特左旗）、包头市（土默特右旗）、鄂尔多斯市（准格尔旗、达拉特旗）、巴彦淖尔市（乌拉特前旗）。

| **资源情况** | 野生资源较少。药材来源于野生。

| **采收加工** | 全年均可采收，挖出根部，除去泥土及细根，刮去表皮栓皮，剥离皮部，鲜用或晒干。

| **功能主治** | 辛，热。祛风除湿，散瘀消肿。用于风寒湿痹，跌打瘀肿，痈疽肿痛。

| **用法用量** | 内服煎汤，10～15 g；研末吞服，1.5～3 g。外用适量，捣敷。

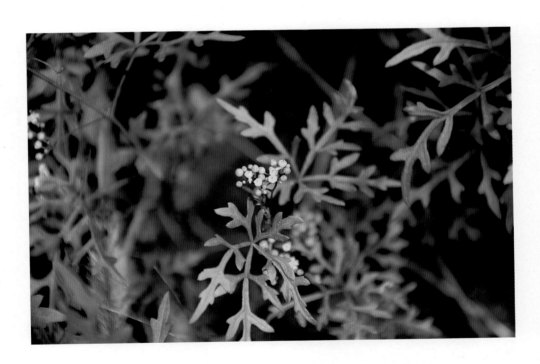

葡萄科 Vitaceae 蛇葡萄属 Ampelopsis

掌裂草葡萄

Ampelopsis aconitifolia Bge. var. *palmiloba* (Carr.) Rehd.

| 植物别名 | 光叶草葡萄。

| 蒙 文 名 | 阿拉嘎丽格 – 毛盖 – 乌吉母。

| 药 材 名 | 过山龙（药用部位：根皮。别名：羊葡萄蔓、草葡萄）。

| 形态特征 | 木质藤本。小枝有纵棱纹，被疏柔毛。小叶大多不分裂，边缘锯齿通常较深而粗，或混生有浅裂叶者，光滑无毛或叶下面微被柔毛。伞房状复二歧聚伞花序疏散；花萼碟形，波状浅裂或近全缘；花瓣宽卵形；花盘发达，边缘波状；子房下部与花盘合生，花柱钻形。果实近球形，种子腹面两侧洼穴向上达种子上部1/3处。花期5～8月，果期7～9月。

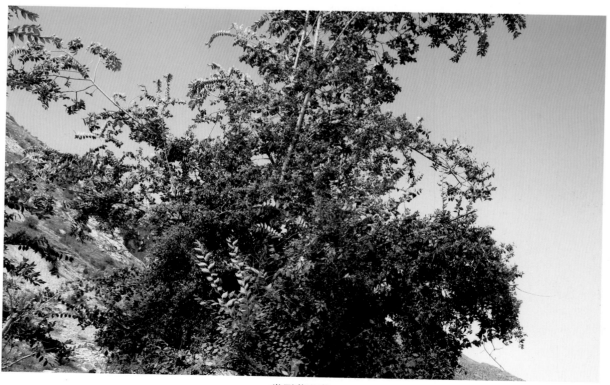

掌裂草葡萄

| 生境分布 | 生于草原带的沟谷灌丛中。分布于内蒙古包头市（土默特右旗）、鄂尔多斯市（准格尔旗、达拉特旗）。

| 资源情况 | 野生资源较少。药材来源于野生。

| 采收加工 | 全年均可采收，挖出根部，除去泥土及细根，刮去表皮栓皮，剥离皮部，鲜用或晒干。

| 功能主治 | 辛，热。祛风除湿，散瘀消肿。用于风寒湿痹，跌打瘀肿，痈疽肿痛。

| 用法用量 | 内服煎汤，10 ～ 15 g；研末吞服，1.5 ～ 3 g。外用适量，捣敷。

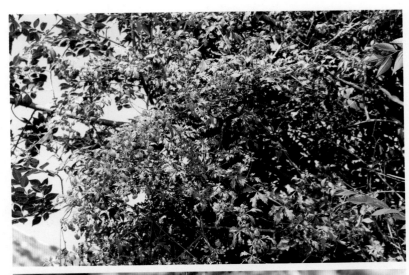

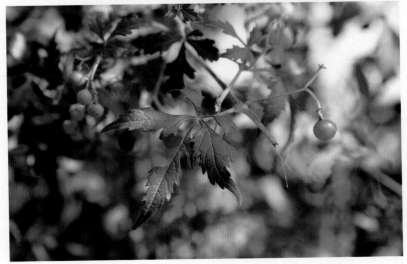

葛萄科 Vitaceae 蛇葛萄属 Ampelopsis

掌裂蛇葡萄

Ampelopsis delavayana Planch. var. *glabra* (Diels et Gilg) C. L. Li

| 蒙 文 名 | 德拉歪－矛盖－乌吉母。

| 药 材 名 | 掌裂蛇葡萄（药用部位：块根。别名：独脚蟾蜍）。

| 形态特征 | 木质藤本。小枝圆柱形，有纵棱纹，无毛。卷须2～3叉分枝，相隔2节间断与叶对生。叶为3～5小叶；中央小叶披针形或椭圆状披针形，先端渐尖，基部近圆形；侧生小叶卵状椭圆形或卵状披针形，基部不对称，近截形，边缘有粗锯齿。多歧聚伞花序与叶对生；花蕾卵形，先端圆形；花萼碟形，边缘呈波状浅裂，无毛；花瓣5，卵状椭圆形；雄蕊5，花药卵圆形；花盘明显，5浅裂；子房下部与花盘合生，花柱明显，柱头不明显扩大。果实近球形，含种子2～3；种子倒卵圆形，先端近圆形，基部有短喙，种脐在种子背

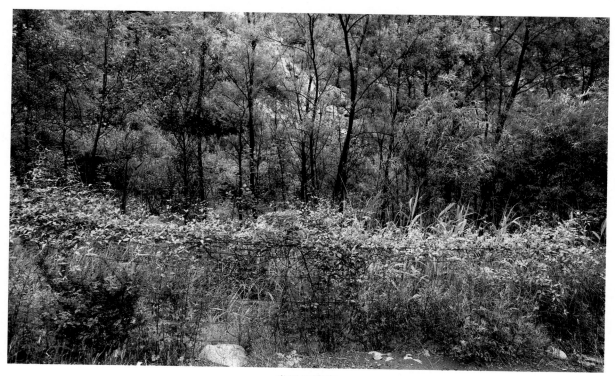

掌裂蛇葡萄

面中部向上渐狭、呈卵状椭圆形，先端种脊凸出，腹面中棱脊凸出，两侧洼穴呈沟状楔形，上部宽，斜向上达种子中部以上。花期 6 ~ 7 月，果期 7 ~ 9 月。

| **生境分布** | 生于草原带的沟谷灌丛中。分布于内蒙古兴安盟（科尔沁右翼前旗、科尔沁右翼中旗、扎赉特旗）、通辽市（科尔沁左翼后旗）、赤峰市（阿鲁科尔沁旗、喀喇沁旗、宁城县、敖汉旗）、锡林郭勒盟（西乌珠穆沁旗）、乌兰察布市（卓资县、凉城县）、呼和浩特市（回民区、新城区、土默特左旗、武川县）、包头市（石拐区、九原区、土默特右旗、固阳县）、鄂尔多斯市（准格尔旗、达拉特旗、鄂托克旗）、巴彦淖尔市（乌拉特前旗）。

| **资源情况** | 野生资源较少。药材来源于野生。

| **采收加工** | 全年均可采收，挖取块根，晒干。

| **功能主治** | 甘、苦，寒。清热解毒，豁痰。用于结核性脑膜炎，痰多胸闷，疮疡痈肿。

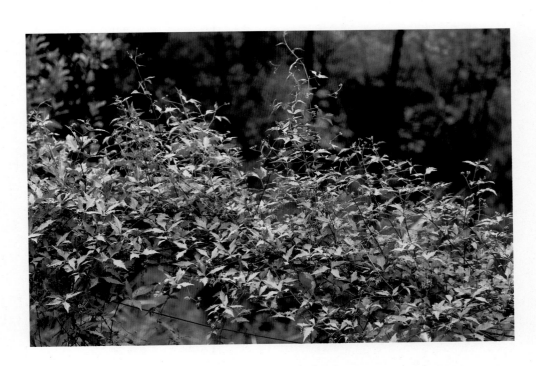

葡萄科 Vitaceae 葡萄属 Vitis

山葡萄
Vitis amurensis Rupr.

| **植物别名** | 阿穆尔葡萄。

| **蒙文名** | 哲日力格－乌吉母。

| **药材名** | 山葡萄（药用部位：根、藤、果实）。

| **形态特征** | 木质藤本。小枝圆柱形，无毛，嫩枝疏被蛛丝状绒毛。卷须 2 ～ 3 分枝，每隔 2 节间断与叶对生。叶阔卵圆形，长 6 ～ 24 cm，宽 5 ～ 21 cm，3（稀 5）浅裂或中裂，或不分裂，叶基部心形，边缘有粗锯齿；叶柄长 4 ～ 14 cm；托叶膜质，褐色。圆锥花序疏散，与叶对生；花萼碟形，高 0.2 ～ 0.3 mm，几全缘，无毛；花瓣 5，呈帽状粘合脱落；雄蕊 5，花丝丝状，花药黄色，在雌花内雄蕊显

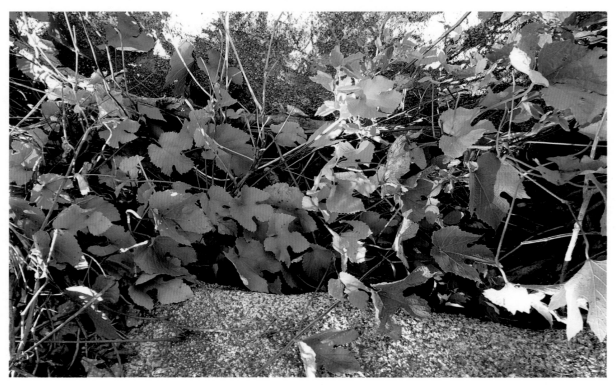

山葡萄

著短而败育；花盘发达，5 裂；雌蕊 1，子房锥形，花柱明显，基部略粗，柱头微扩大。果实直径 1 ~ 1.5 cm；种子倒卵圆形，先端微凹，基部有短喙，种脐在种子背面中部呈椭圆形，腹面中棱脊微凸起，两侧洼穴狭窄、呈条形，向上达种子中部或近先端。花期 6 月，果期 8 ~ 9 月。

| 生境分布 | 零星生于落叶阔叶林带和草原带的山地林缘和湿润的山坡。分布于内蒙古呼伦贝尔市（扎兰屯市）、兴安盟（扎赉特旗、科尔沁右翼前旗）、赤峰市（喀喇沁旗、阿鲁科尔沁旗、巴林右旗、宁城县、敖汉旗）、锡林郭勒盟（多伦县）。

| 资源情况 | 野生资源较少，栽培资源较少。药材来源于野生和栽培。

| 采收加工 | 春、秋季采挖根，洗净泥土，晒干，切段；夏季采收藤，晒干，切段；秋季采收果实，鲜用或晒干。

| 功能主治 | 根、藤，祛风止痛。用于外伤痛、风湿骨痛、胃癌、腹痛、神经性头痛、术后疼痛。果实，甘、酸，凉。清热利尿。用于烦热口渴，尿路感染，小便不利。

| 用法用量 | 根、藤，内服煎汤，15 ~ 30 g。外用适量，煎汤洗。果实，内服煎汤，15 ~ 30 g；或捣汁；或熬膏；或浸酒。

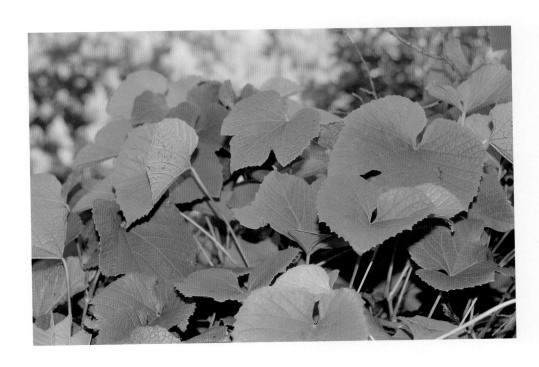

葡萄科 | Vitaceae | 葡萄属 | Vitis

葡萄
Vitis vinifera L.

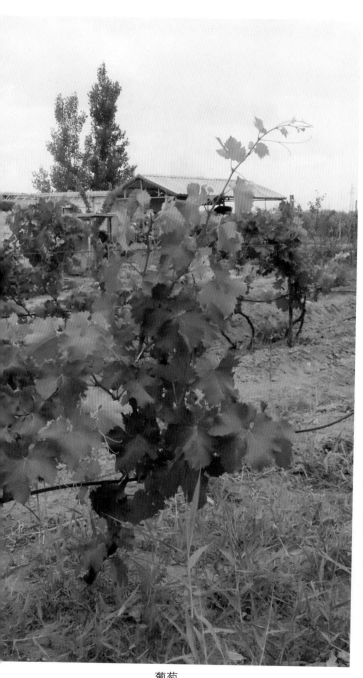

葡萄

| 植物别名 |

蒲陶、草龙珠、赐紫樱桃。

| 蒙 文 名 |

乌吉母。

| 药 材 名 |

中药 葡萄（药用部位：果实、根、藤、叶）。
蒙药 乌珠玛（药用部位：果实）。

| 形态特征 |

木质藤本。小枝圆柱形，有纵棱纹，无毛或被稀疏柔毛。卷须二叉分枝，每隔 2 节间断与叶对生。叶卵圆形，显著 3 ~ 5 浅裂或中裂，基部深心形，边缘有锯齿，齿深而粗大，上面绿色，下面浅绿色，无毛或被疏柔毛。圆锥花序密集或疏散，多花，与叶对生，基部分枝发达；花蕾倒卵圆形，高 2 ~ 3 mm，先端近圆形；花萼浅碟形，边缘呈波状，外面无毛；花瓣 5，呈帽状粘合脱落；雄蕊 5，花丝丝状，花药黄色，卵圆形，在雌花内显著短而败育或完全退化；花盘发达，5 浅裂；雌蕊 1，在雄花中完全退化，子房卵圆形，花柱短，柱头扩大。果实球形或椭圆形，直径 1.5 ~ 2 cm；种子倒卵状椭圆形，先端近圆形，基部有短喙，种脐在种子背面中部呈椭圆形。花期 6 月，果期 8 月至 10 月上旬。

| **生境分布** | 内蒙古无野生分布。内蒙古各地均有栽培。

| **资源情况** | 无野生资源，栽培资源较丰富。药材来源于栽培。

| **采收加工** | **中药**　葡萄：夏末秋初采收成熟果实，阴干，或制成葡萄干；夏、秋季采收根、藤、叶，除去杂质，洗净泥土，晒干。

　　　　　　蒙药　乌珠玛：夏末秋初果实成熟时采收，阴干，或制成葡萄干。

| **药材性状** | **中药**　葡萄：本品果实呈类圆形、矩圆形至椭圆形，长 0.8 ~ 1.5 cm，直径 2 ~ 5 mm；表面黑紫色、黄绿色或黄棕色，有明显的皱纹，半透明，两端钝圆，先端有点状花柱残迹，基部有果梗或残留的短果梗。质柔软，断面胶质样。气微香，味甜。

| **功能主治** | **中药**　葡萄：果实，甘、酸，平。归肺、脾、肾经。补气血，强筋骨，利小便。用于气血虚弱，肺虚咳嗽，心悸盗汗，烦渴，风湿痹痛，淋病，水肿，痘疹不透。根，甘，平。祛风通络，利湿消肿，解毒。用于风湿痹痛，肢体麻木，跌打损伤，水肿，小便不利，痈肿疔毒。藤、叶，甘，平。祛风除湿，利水消肿，解毒。用于风湿痹痛，水肿，腹泻，风热目赤，痈肿疔疮。

　　　　　　蒙药　乌珠玛：甘、微涩，凉，重、软、柔、稀。清肺，止咳，平喘，透疹，生津。用于老年气喘，肺热咳嗽，慢性支气管炎。

| **用法用量** | **中药**　葡萄：果实，内服煎汤，15 ~ 30 g；或捣汁；或熬膏；或浸酒。外用适量，浸酒涂擦；或捣汁含咽；或研末撒。根，内服煎汤，15 ~ 30 g；或炖肉。外用适量，捣敷；或煎汤洗。藤、叶，内服煎汤，10 ~ 15 g；或捣汁。外用适量，捣敷。

　　　　　　蒙药　乌珠玛：单用 3 ~ 5 g；或入丸、散剂。

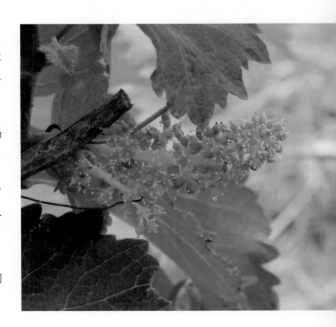

| **附　　注** | 本种喜温暖气候，喜光，对土壤的适应性较强，宜选壤土栽培。

葡萄科 Vitaceae 葡萄属 Vitis

美洲葡萄
Vitis labrusca L.

| **植物别名** | 狐葡萄、巨峰葡萄。

| **蒙文名** | 乌斯图 - 乌吉母。

| **药材名** | 美洲葡萄（药用部位：果实、根、藤、叶）。

| **形态特征** | 木质藤本。具肉质粗根。一年生枝暗褐色，圆柱状，密被绒毛；卷须连续性（每节具卷须或花序），具 2 ～ 3 分枝。叶宽心形或近圆形，顶部稍 3 裂或不裂，稀深裂，先端渐尖，基部心形或弯缺，边缘具不整齐的牙齿，上面暗绿色，下面密被绒毛，白色或浅红色。圆锥花序少分枝。果实椭圆形或球形，紫黑色或黄绿色，少白色或粉红色，果皮厚，果肉稀黏，有狐臭味，与种子不易分离，含种子 2 ～ 4。

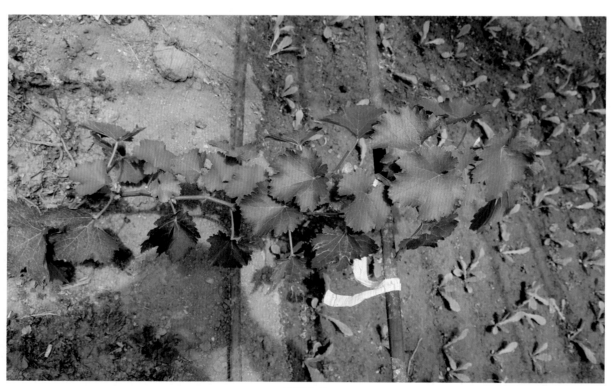

美洲葡萄

花期 6 月，果期 8 ～ 9 月。

| **生境分布** | 内蒙古无野生分布。内蒙古有少量栽培。

| **资源情况** | 无野生资源，栽培资源一般。药材来源于栽培。

| **采收加工** | 夏末秋初采收成熟果实，阴干，或制成葡萄干；夏、秋季采收根、藤、叶，除去杂质，洗净泥土，晒干。

| **功能主治** | 果实，滋养强壮，透疹，利尿，安胎。根、藤、叶，祛风湿，利小便。

| **用法用量** | 果实，内服煎汤；或捣汁。根、藤、叶，外用适量，捣敷。

| **附　　注** | 本种为中生木质藤本。原产于加拿大东南部，为北美种。

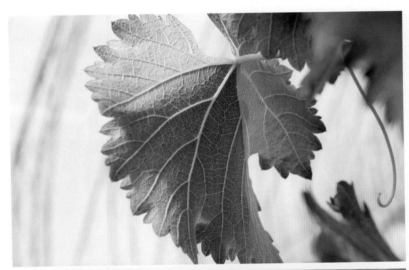

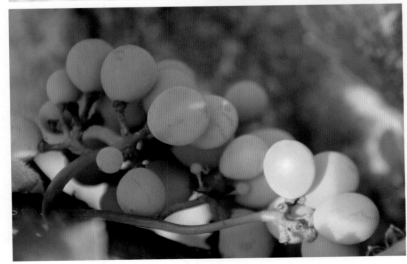

锦葵科 Malvaceae 锦葵属 Malva

锦葵
Malva sinensis Cavan.

| 植物别名 | 钱葵、荆葵。

| 蒙文名 | 昭森 – 其其格。

| 药材名 | **中药** 锦葵（药用部位：花、叶、茎。别名：荆葵、钱葵、淑气花）。
蒙药 额莫 – 占巴（药用部位：果实。别名：札占巴、毛占巴）。

| 形态特征 | 二年生或多年生直立草本，高 50 ～ 90 cm，分枝多，疏被粗毛。叶圆心形或肾形，具 5 ～ 7 圆齿状钝裂片，长 5 ～ 12 cm，宽几相等，基部近心形至圆形，边缘具圆锯齿，两面均无毛或仅脉上疏被短糙伏毛；叶柄长 4 ～ 8 cm，近无毛，但上面槽内被长硬毛；托叶偏斜，卵形，具锯齿，先端渐尖。花 3 ～ 11 簇生，花梗长 1 ～ 2 cm，无

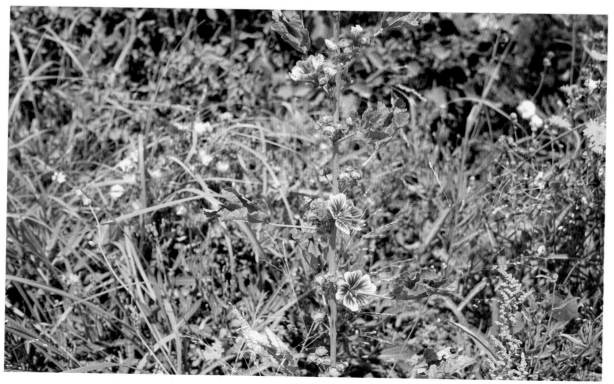

锦葵

毛或疏被粗毛；小苞片 3，长圆形，先端圆形，疏被柔毛；花萼杯状，长 6 ～ 7 mm，萼裂片 5，宽三角形，两面均被星状疏柔毛；花紫红色或白色，直径 3.5 ～ 4 cm，花瓣 5，匙形，长 2 cm，先端微缺，爪具髯毛；雄蕊柱长 8 ～ 10 mm，被刺毛，花丝无毛；花柱分枝 9 ～ 11，被微细毛。果实扁圆形，直径 5 ～ 7 mm，分果片 9 ～ 11，肾形，被柔毛；种子黑褐色，肾形，长约 2 mm。花期 5 ～ 10 月。

| **生境分布** | 内蒙古无野生分布。内蒙古各地均有栽培。

| **资源情况** | 无野生资源，栽培资源较少。药材来源于栽培。

| **采收加工** | **中药** 锦葵：夏、秋季采收，晒干。
蒙药 额莫－占巴：秋季果实成熟时采摘，晒干。

| **药材性状** | **蒙药** 额莫－占巴：本品果实呈扁圆形，直径 5 ～ 7mm，分果背部有放射状纹理及柔毛，每分果内含 1 种子，种子肾形。气微，味涩。

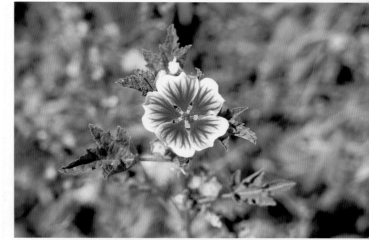

| **功能主治** | **中药** 锦葵：咸，寒。利尿通便，清热解毒。用于大小便不畅，带下，淋巴结结核，咽喉肿痛。
蒙药 额莫－占巴：甘、涩，凉，重、锐、干。开脉窍，利尿，燥脓，止泻，止渴。用于尿闭，膀胱结石。

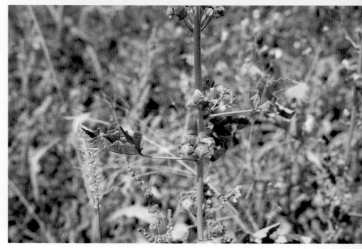

| **用法用量** | **中药** 锦葵：内服煎汤，3 ～ 9 g；或研末，1 ～ 3 g。
蒙药 额莫－占巴：内服煮散剂，3 ～ 5 g；或入丸、散剂。

| **附　注** | 本种适应性强，在各种土壤中均能生长，其中以砂质土壤最为适宜，耐寒，耐旱，生长势强，喜光。

野葵

Malva verticillata L.

| 植物别名 | 冤葵、冬苋菜。

| 蒙 文 名 | 额布勒珠日 – 其其格。

| 药 材 名 | **中药** 冬葵子（药用部位：果实。别名：葵子、葵菜子）、冬葵叶（药用部位：叶。别名：冬葵苗叶、冬苋菜、棋盘叶）、冬葵根（药用部位：根。别名：葵根、土黄耆）。
蒙药 萨嘎日木克 – 扎木巴（药用部位：果实。别名：玛宁占巴、尼嘎）。

| 形态特征 | 二年生草本，高 50 ～ 100 cm。茎干被星状长柔毛。叶肾形或圆形，直径 5 ～ 11 cm，通常为掌状 5 ～ 7 裂，裂片三角形，具钝尖头，边缘具钝齿，两面被极疏糙伏毛或近无毛；叶柄长 2 ～ 8 cm，近无毛，上面槽内被绒毛；托叶卵状披针形，被星状柔毛。花 3 至多朵

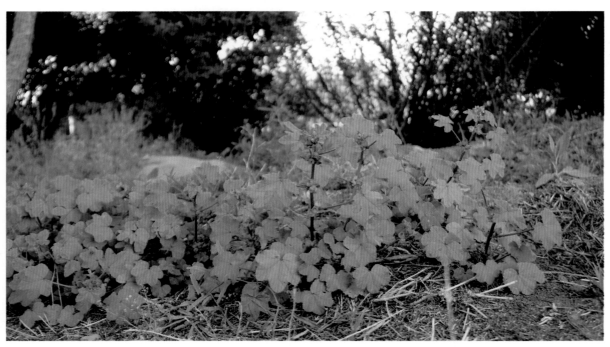

野葵

簇生于叶腋，具极短柄至近无柄；小苞片3，线状披针形，长5～6 mm，被纤毛；花萼杯状，萼裂片5，广三角形，疏被星状长硬毛；花冠稍长于萼片，淡白色至淡红色，花瓣5，长6～8 mm，先端凹入，爪无毛或具少数细毛；雄蕊柱长约4 mm，被毛；花柱分枝10～11。果实扁球形，直径5～7 mm；分果爿10～11，背面平滑，厚约1 mm，两侧具网纹；种子肾形，直径约1.5 mm，无毛，紫褐色。花期7～9月，果期8～10月。

| 生境分布 | 生于田野、路旁、村边、山坡。内蒙古各地均有分布。

| 资源情况 | 野生资源较丰富。药材来源于野生。

| 采收加工 | **中药** 冬葵子：秋季果实成熟时采收，除去杂质，晒干。

冬葵叶：夏、秋季采收，鲜用。

冬葵根：夏、秋季采挖，洗净，鲜用或晒干。

蒙药 萨嘎日木克－扎木巴：同"冬葵子"。

| 药材性状 | **中药** 冬葵子：本品由10～11小分果组成，呈扁平圆盘状，底部有宿存萼。分果呈橘瓣状或肾形，直径1.5～2 mm，较薄的一边中央凹下。果皮外表为棕黄色，背面较光滑，两侧面靠凹下处各有一微凹下的圆点，由圆点向外有放射性条纹。种子橘瓣状肾形，种皮黑色至棕褐色。质坚硬，破碎后子叶呈心形，2片重叠折曲。气微，味涩。

| 功能主治 | **中药** 冬葵子：甘，寒。归大肠、小肠、膀胱经。利尿，下乳，通便。用于淋病，水肿，小便不利，乳汁不通，乳房肿痛。

冬葵叶：甘，寒。归大肠、小肠、膀胱经。清热，利湿，滑肠，通乳。用于肺热咳嗽，咽喉肿痛，热毒下痢，湿热黄疸，二便不通，乳汁不下，疮疖痈肿，丹毒。

冬葵根：甘，寒。归脾、膀胱经。清热利水，解毒。用于水肿，热淋，带下，乳痈，疳疮，蛇虫咬伤。

蒙药 萨嘎日木克－扎木巴：甘、涩，凉，锐、重、燥。通脉，利尿消肿，祛希日，燥脓，止泻，止渴。用于肾热，膀胱热，尿闭，膀胱结石，浮肿，水肿，渴症，疮疡。

| 用法用量 | **中药** 冬葵子：内服煎汤，6～15 g；或入丸、散剂。

冬葵叶：内服煎汤，10～30 g，鲜品可用至60 g；或捣汁。外用适量，捣敷；或研末调敷；或煎汤含漱。

冬葵根：内服煎汤，15～30 g；或捣汁。外用适量，研末调敷。

蒙药 萨嘎日木克－扎木巴：内服煮散剂，3～5 g；或入丸、散剂。

锦葵科 Malvaceae 蜀葵属 Althaea

蜀葵 *Althaea rosea* (L.) Cavan.

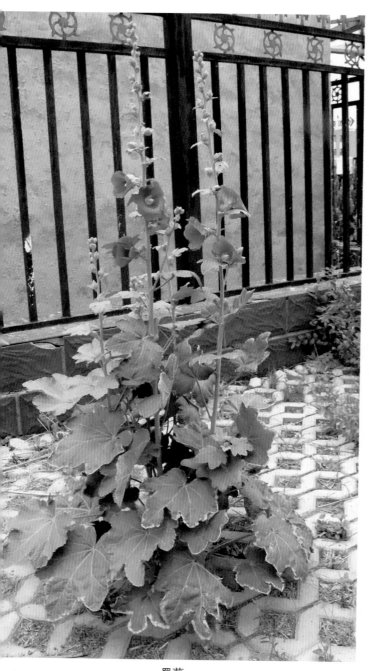

蜀葵

| 植物别名 |

蜀季花、大熟钱、淑气花。

| 蒙 文 名 |

哈鲁-其其格。

| 药 材 名 |

中药 蜀葵花（药用部位：花。别名：吴葵华、白淑气花、棋盘花）、蜀葵苗（药用部位：茎叶。别名：葵茎、赤葵茎）、蜀葵子（药用部位：种子）、蜀葵根（药用部位：根。别名：葵花根、土黄者、棋盘花根）。
蒙药 额热-占巴（药用部位：花。别名：哈老莫德格、扎布吉拉哈-苏荣-达日雅干、炮札木）。

| 形态特征 |

二年生直立草本，高达 2 m。茎枝密被刺毛。叶近圆心形，上面疏被星状柔毛，粗糙；叶柄长 5 ~ 15 cm，被星状长硬毛。花腋生，单生或近簇生，排列成总状花序式，具叶状苞片；花萼钟状，直径 2 ~ 3 cm，5 齿裂，裂片卵状三角形，长 1.2 ~ 1.5 cm，密被星状粗硬毛；花大，直径 6 ~ 10 cm，有红色、紫色、白色、粉红色、黄色和黑紫色等色，

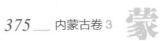

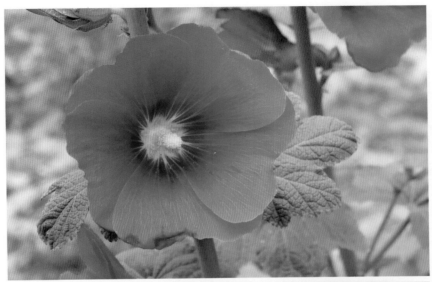

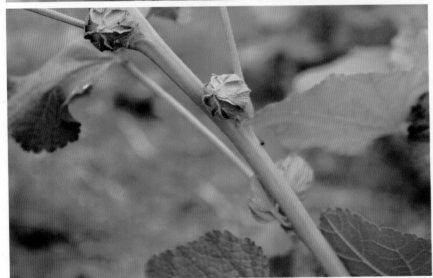

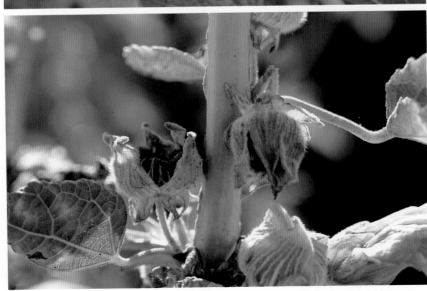

单瓣或重瓣，花瓣倒卵状三角形，长约 4 cm，先端凹缺，基部狭，爪被长髯毛；雄蕊柱无毛，长约 2 cm，花丝纤细，长约 2 mm，花药黄色；花柱分枝多数，微被细毛。果实盘状，直径约 2 cm，被短柔毛，分果爿近圆形，多数，背部厚达 1 mm，具纵槽。花期 2 ~ 8 月。

| **生境分布** | 内蒙古无野生分布。内蒙古各地广泛栽培，用于园林绿化。

| **资源情况** | 无野生资源，栽培资源较丰富。药材来源于栽培。

| **采收加工** | **中药** 蜀葵花、蜀葵苗：夏、秋季采收，晒干。

蜀葵子：秋季果实成熟后摘取果实，晒干，打下种子，筛去杂质，再晒干。

蜀葵根：冬季挖取，刮去栓皮，洗净，切片，晒干。

蒙药 额热-占巴：夏季采收，阴干。

| **药材性状** | **中药** 蜀葵花：本品卷曲，呈不规则的圆柱状，长 2 ~ 4.5 cm。有的带有花萼和副萼，花萼杯状，5 裂，裂片三角形，长 1.2 ~ 1.5 cm，副萼 6 ~ 7 裂，长 5 ~ 10 mm，两者均呈黄褐色，并被有较密的星状毛。花瓣皱缩卷折，平展后呈倒卵状三角形，爪有长毛状物。雄蕊多数，花丝联合成筒状。花柱上部分裂成丝状。质柔韧而稍脆。气微香，味淡。

蜀葵根：本品呈圆锥形，略弯曲，长 5 ~ 20 cm，直径 0.5 ~ 1 cm；表面土黄色，栓皮易脱落。质硬，不易折断，断面不整齐，呈纤维状，切面淡黄色或黄白色。气淡，味微甘。

| **功能主治** | **中药** 蜀葵花：甘、咸，凉。和血止血，解毒散结。用于吐血，月经过多，赤白带下，二便不通，小儿风疹，疟疾，痈疽疖肿，烫火伤。

蜀葵苗：甘，凉。归肺、大肠、膀胱经。清热利湿，解毒。用于热毒下痢，淋证，无名肿毒，水火烫伤，金疮。

蜀葵子：甘，寒。利尿通淋，解毒排脓，润肠。用于水肿，淋证，带下，乳汁不通，疮疥，无名肿毒。

蜀葵根：甘、咸，寒。归心、肺、大肠、膀胱经。清热利湿，凉血止血，解毒排脓。用于淋证，带下，痢疾，吐血，血崩，外伤出血，疮疡肿毒，烫火伤。

蒙药 额热-占巴：咸、甘，寒。清热，利尿，消肿，涩精，止血。用于淋病，尿路感染，肾炎，膀胱炎等。

| **用法用量** | **中药** 蜀葵花：内服煎汤，3 ~ 9 g；或研末，1 ~ 3 g。外用适量，研末调敷；

或鲜品捣敷。

蜀葵苗：内服煎汤，6～18 g；或煮食；或捣汁。外用适量，捣敷；或烧存性研末调敷。

蜀葵子：内服煎汤，3～9 g；或研末。外用适量，研末调敷。

蜀葵根：内服煎汤，9～15 g。外用适量，捣敷。

蒙药　额热－占巴：内服煎汤，单用 1.5～3 g；或入丸、散剂。

| **附　注** | 在 FOC 中，本种的拉丁学名被修订为 *Alcea rosea* Linnaeus。喜光，耐半阴，忌涝。

锦葵科 Malvaceae 苘麻属 Abutilon

苘麻 *Abutilon theophrasti* Medicus

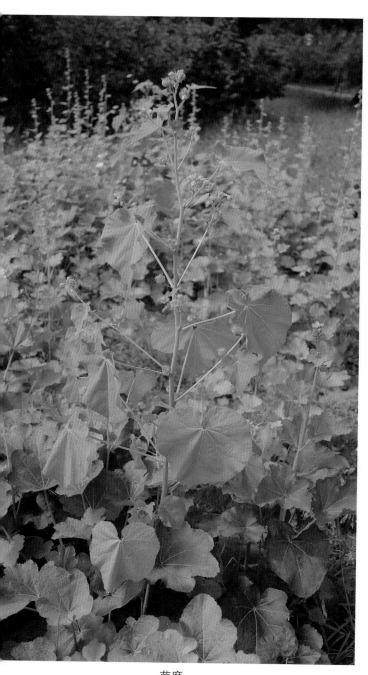

苘麻

植物别名

青麻、白麻、车轮草。

蒙 文 名

黑麻。

药 材 名

中药 苘麻（药用部位：全草或叶。别名：白麻、青麻、野棉花）、苘麻子（药用部位：种子。别名：青麻子、野棉花子、白麻子）。
蒙药 黑衣麻 - 乌热（药用部位：种子。别名：扫玛然砸）。

形态特征

一年生亚灌木状直立草本，高达 1 ~ 2 m。茎枝被柔毛。叶互生，圆心形，长 3 ~ 12 cm，先端长渐尖，基部心形，具细圆锯齿，两面密被星状柔毛；叶柄长 3 ~ 12 cm，被星状柔毛；托叶披针形，早落。花单生于叶腋；花梗长 0.5 ~ 3 cm，被柔毛，近先端具节；花萼杯状，密被绒毛，裂片 5，卵形，长约 6 mm；花冠黄色，花瓣 5，倒卵形，长约 1 cm；雄蕊柱无毛；心皮 15 ~ 20，先端平截，轮状排列，密被软毛。蒴果半球形，直径约 2 cm，长约 1.2 cm，分果爿被粗毛，先端具 2 长芒，芒长 3 mm 以上；种子肾形，黑褐色，被星状柔毛。花果期 7 ~ 9 月。

| 生境分布 | 生于田野、路旁、荒地和河岸等处。内蒙古各地均有分布。

| 资源情况 | 野生资源一般。药材来源于野生。

| 采收加工 | **中药** 苘麻：夏季采收全草或叶，鲜用或晒干。

苘麻子：秋季采收成熟果实，晒干，打下种子，除去杂质。

| 药材性状 | **中药** 苘麻子：本品呈三角状肾形，长 3.5 ~ 6 mm，宽 2.5 ~ 4.5 mm，厚 1 ~ 2 mm。表面灰黑色或暗褐色，有白色稀疏绒毛，凹陷处有类椭圆状种脐，淡棕色，四周有放射状细纹。种皮坚硬，子叶 2，重叠折曲，富油性。气微，味淡。

| 功能主治 | **中药** 苘麻：苦，平。清热利湿，解毒开窍。用于痢疾，中耳炎，耳鸣，耳聋，睾丸炎，化脓性扁桃体炎，痈疽肿毒。

苘麻子：苦，平。归大肠、小肠、膀胱经。清热解毒，利湿，退翳。用于赤白痢疾，淋证涩痛，痈肿疮毒，目生翳膜。

蒙药 黑衣麻 - 乌热：甘、涩，平，轻、燥、浮。燥黄水，杀虫。用于黄水病，麻风病，癣，疥，秃疮，黄水疮，痛风，游痛症，青腿病，浊热，风湿性关节炎，创伤。

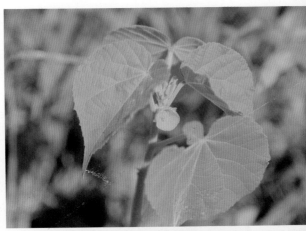

| 用法用量 | **中药** 苘麻：内服煎汤，10 ~ 30 g。外用适量，捣敷。

苘麻子：内服煎汤，3 ~ 9 g；或入散剂。

蒙药 黑衣麻 - 乌热：内服煎汤，单用 1.5 ~ 3 g；或入丸、散剂。

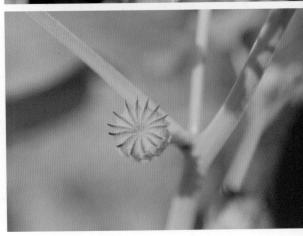

| 附　注 | 本种为 2020 年版《中国药典》收载的苘麻子药材的基原植物。

锦葵科 Malvaceae 秋葵属 Abelmoschus

咖啡黄葵
Abelmoschus esculentus (L.) Moench

| **植物别名** | 羊角豆、糊麻、秋葵。

| **蒙 文 名** | 考啡 – 希日 – 哈鲁。

| **药 材 名** | 秋葵（药用部位：根、叶、花、种子。别名：毛茄、黄蜀葵）。

| **形态特征** | 一年生草本，高1～2m。茎圆柱形，疏生散刺。叶掌状3～7裂，直径10～30cm，裂片阔至狭，边缘具粗齿及凹缺，两面均被疏硬毛；叶柄长7～15cm，被长硬毛；托叶线形，长7～10mm，被疏硬毛。花单生于叶腋，花梗长1～2cm，疏被糙硬毛；小苞片8～10，线形，长约1.5cm，疏被硬毛；花萼钟形，长于小苞片，密被星状短绒毛；花黄色，内面基部紫色，直径5～7cm，花瓣倒卵形，长4～5cm。蒴果筒状尖塔形，长10～25cm，直径1.5～2cm，先端

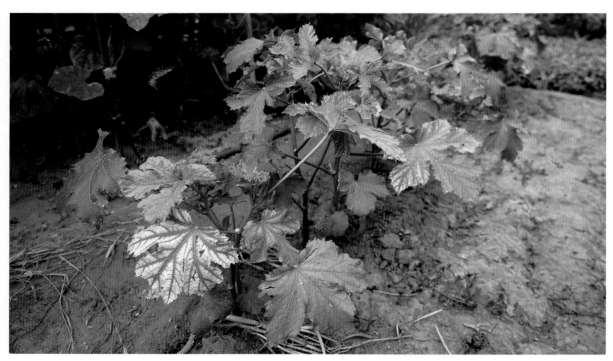

咖啡黄葵

具长喙，疏被糙硬毛；种子球形，多数，直径 4 ～ 5 mm，具毛脉纹。花期 5 ～ 9 月。

| **生境分布** | 内蒙古无野生分布。内蒙古各地均有少量栽培。

| **资源情况** | 无野生资源，栽培资源较少。药材来源于栽培。

| **采收加工** | 11 月至翌年 2 月挖取根，抖去泥土，晒干或炕干；9 ～ 10 月采收叶，晒干；5 ～ 9 月采摘花，晒干；9 ～ 10 月采摘成熟果实，脱粒，晒干。

| **功能主治** | 淡，寒。利咽，通淋，下乳，调经。用于咽喉肿痛，小便淋涩，产后乳汁稀少，月经不调。

| **用法用量** | 内服煎汤，9 ～ 15 g。

| **附　　注** | 本种喜温暖，不耐寒，适宜栽培于土壤深厚肥沃、光照充足之地。

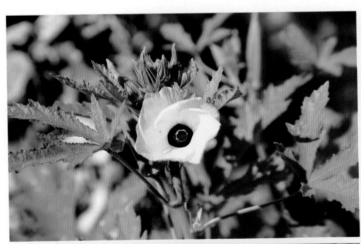

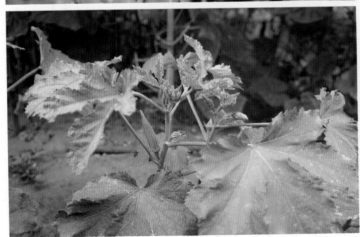

锦葵科 Malvaceae 木槿属 Hibiscus

野西瓜苗 *Hibiscus trionum* L.

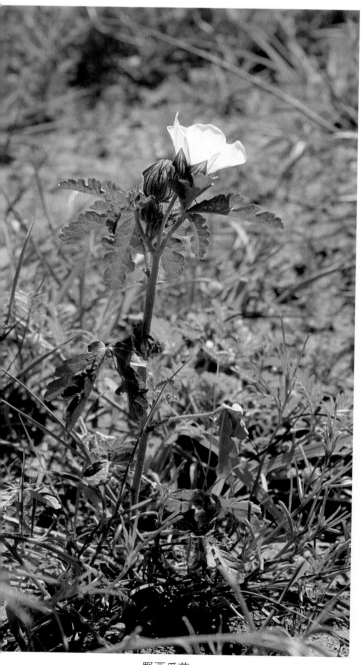

野西瓜苗

| 植物别名 |

和尚头、香铃草。

| 蒙 文 名 |

塔古－闹高。

| 药 材 名 |

野西瓜苗（药用部位：全草或根。别名：小秋葵、打瓜花、山西瓜秧）、野西瓜苗子（药用部位：种子）。

| 形态特征 |

一年生直立或平卧草本，高 25 ～ 70 cm。茎柔软，被白色星状粗毛。叶二型，下部的叶圆形，不分裂，上部的叶掌状 3 ～ 5 深裂，裂片倒卵形至长圆形，通常羽状全裂，上面疏被粗硬毛或无毛，下面疏被星状粗刺毛；托叶线形，长约 7 mm，被星状粗硬毛。花单生于叶腋，花梗被星状粗硬毛；小苞片12，线形，长约 8 mm，被粗长硬毛，基部合生；花萼钟形，淡绿色，长 1.5 ～ 2 cm，被粗长硬毛，裂片 5，膜质，三角形，具纵向紫色条纹，中部以上合生；花淡黄色，内面基部紫色，直径 2 ～ 3 cm，花瓣 5，倒卵形，外面疏被极细柔毛。蒴果长圆状球形，直径约 1 cm，被粗硬毛，果爿 5，果皮薄，黑色；种子肾形，黑色，具腺状突起。花期 6 ~ 9 月，果期 7 ~ 10 月。

| **生境分布** | 生于田野、路旁、村边、山谷等处。内蒙古各地均有分布。

| **资源情况** | 野生资源一般。药材来源于野生。

| **采收加工** | 野西瓜苗：夏、秋季采收，除去杂质，洗净泥土，晒干。
野西瓜苗子：秋季果实成熟时采摘果实，晒干，打下种子筛净，再晒干。

| **药材性状** | 野西瓜苗：本品茎软，长 30 ~ 60 cm。表面具星状粗毛。单叶互生，叶柄长 2 ~ 4 cm；完整叶片掌状 3 ~ 5 深裂，直径 3 ~ 6 cm，裂片倒卵形，通常羽状分裂，两面有粗刺毛，质脆。气微，味甘、淡。

| **功能主治** | 野西瓜苗：甘，寒。归肺、肝、肾经。清热解毒，利咽止咳。用于咽喉肿痛，咳嗽，泻痢，烫伤，疮毒。
野西瓜苗子：辛，平。润肺止咳，补肾。用于肺痨咳嗽，肾虚头晕，耳鸣耳聋。

| **用法用量** | 野西瓜苗：内服煎汤，15 ~ 30 g，鲜品 30 ~ 60 g。外用适量，鲜品捣敷；或干品研末油调涂。
野西瓜苗子：内服煎汤，9 ~ 15 g。

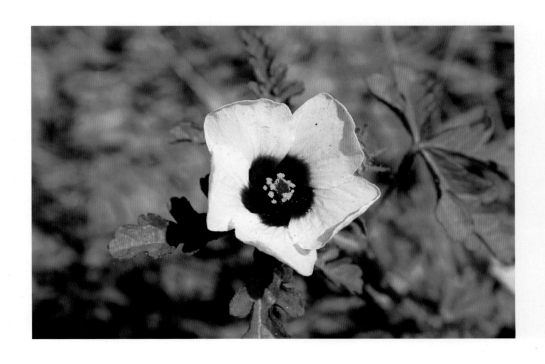

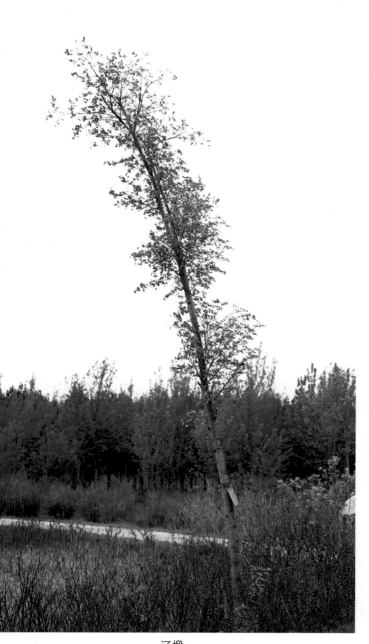

辽椴

椴树科 Tiliaceae 椴树属 Tilia

辽椴
Tilia mandshurica Rupr. et Maxim.

| 植物别名 |

糠椴、大叶椴、菩提树。

| 蒙 文 名 |

希日－导木。

| 药 材 名 |

糠椴（药用部位：花）。

| 形态特征 |

乔木，高约 20 m，直径约 50 cm。树皮暗灰色；嫩枝被灰白色星状茸毛，顶芽有茸毛。叶卵圆形，长 8 ~ 10 cm，宽 7 ~ 9 cm，先端短尖，基部斜心形或截形，上面无毛，下面密被灰色星状茸毛，侧脉 5 ~ 7 对，边缘有三角形锯齿；叶柄长 2 ~ 5 cm，圆柱形，较粗大，初时有茸毛，很快变秃净。聚伞花序长 6 ~ 9 cm，有花 6 ~ 12，花序梗有毛；花梗长 4 ~ 6 mm，有毛；苞片窄长圆形或窄倒披针形，长 5 ~ 9 cm，宽 1 ~ 2.5 cm，上面无毛，下面有星状柔毛，先端圆，基部钝，下半部 1/3 ~ 1/2 与花序梗合生，基部有柄，长 4 ~ 5 mm；萼片长约 5 mm，外面有星状柔毛，内面有长丝毛；花瓣长 7 ~ 8 mm；退化雄蕊花瓣状，稍短小；雄

蕊与萼片等长；子房有星状茸毛，花柱无毛。果实球形，长 7 ~ 9 mm，有 5 不明显的棱。花期 8 月，果期 9 月。

| **生境分布** | 生于阔叶林带和森林草原带的山地杂木林中。分布于内蒙古赤峰市（红山区、松山区、克什克腾旗、喀喇沁旗、宁城县、敖汉旗）、锡林郭勒盟（锡林浩特市、多伦县）。

| **资源情况** | 野生资源稀少，栽培资源稀少。药材来源于野生和栽培。

| **采收加工** | 夏季花未开放前采摘，阴干。

| **功能主治** | 苦，寒。发汗，镇静，解热。用于感冒，淋病，口舌生疮，咽喉肿痛。

| **用法用量** | 内服煎汤，5 ~ 10 g。

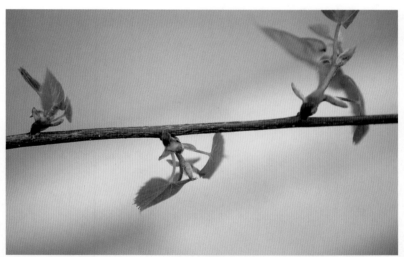

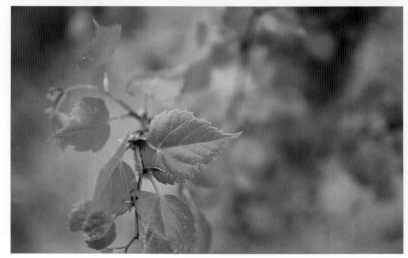

椴树科 Tiliaceae 椴树属 Tilia

蒙椴
Tilia mongolica Maxim.

| 植物别名 | 小升椴。

| 蒙 文 名 | 查干－导木。

| 药 材 名 | 糠椴（药用部位：花）。

| 形态特征 | 乔木，高约 10 m。树皮淡灰色，有不规则薄片状脱落；嫩枝无毛，顶芽卵形，无毛。叶阔卵形或圆形，长 4 ～ 6 cm，宽 3.5 ～ 5.5 cm，先端渐尖，常出现 3 裂，基部微心形或斜截形，上面无毛，下面仅脉腋内有毛丛，侧脉 4 ～ 5 对，边缘有粗锯齿，齿尖凸出；叶柄长 2 ～ 3.5 cm，无毛，纤细。聚伞花序长 5 ～ 8 cm，有花 6 ～ 12，花序梗无毛；花梗长 5 ～ 8 mm，纤细；苞片窄长圆形，长 3.5 ～ 6 cm，

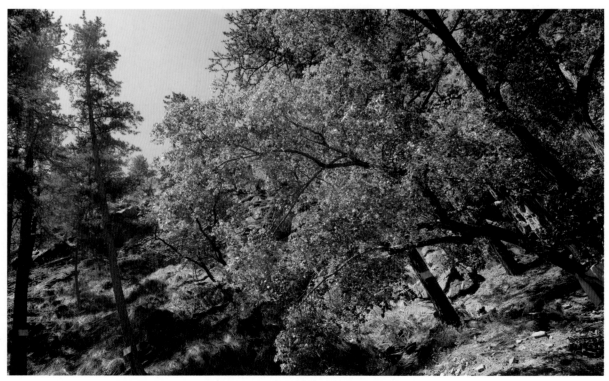

蒙椴

宽 6 ～ 10 mm，两面均无毛，下半部与花序梗合生，基部有柄，长约 1 cm；萼片披针形，长 4 ～ 5 mm，外面近无毛；花瓣长 6 ～ 7 mm；退化雄蕊花瓣状，稍窄小；雄蕊与萼片等长；子房有毛，花柱秃净。果实倒卵形，长 6 ～ 8 mm，被毛，有棱，有时棱不明显。花期 7 ～ 8 月，果期 8 ～ 9 月。

| 生境分布 | 生于山地杂木林及山坡。分布于内蒙古兴安盟（科尔沁右翼前旗、科尔沁右翼中旗）、赤峰市（阿鲁科尔沁旗、巴林右旗、林西县、克什克腾旗、翁牛特旗、喀喇沁旗、宁城县、敖汉旗）、呼和浩特市（和林格尔县）。

| 资源情况 | 野生资源一般。药材来源于野生。

| 采收加工 | 夏季花未开放前采摘，阴干。

| 功能主治 | 苦，寒。发汗，镇静，解热。用于感冒，淋病，口舌生疮，咽喉肿痛。

| 用法用量 | 内服煎汤，5 ～ 10 g。

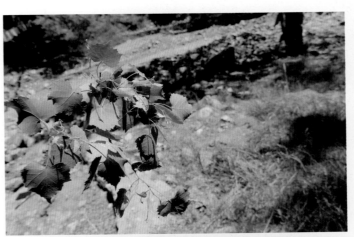
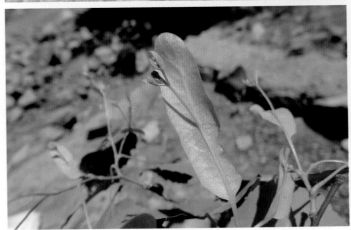

椴树科 Tiliaceae 椴树属 *Tilia*

紫椴
Tilia amurensis Rupr.

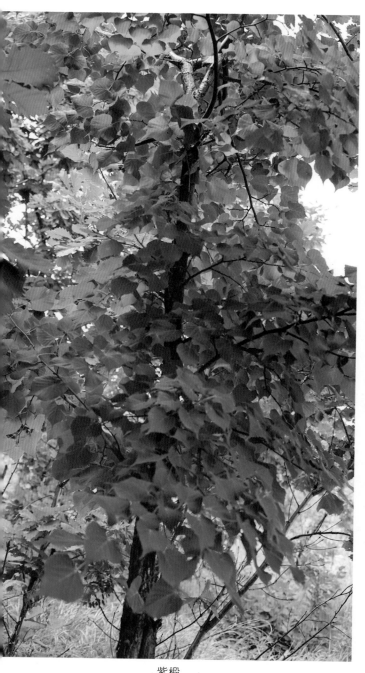

紫椴

| 植物别名 |

籽椴、小叶椴、椴树。

| 蒙 文 名 |

宝日－导木。

| 药 材 名 |

紫椴（药用部位：花）。

| 形态特征 |

乔木，高约 25 m，直径达 1 m。树皮暗灰色，片状脱落；嫩枝初时有白丝毛，很快变秃净，顶芽无毛，有鳞苞 3。叶阔卵形或卵圆形，长 4.5 ～ 6 cm，宽 4 ～ 5.5 cm，先端急尖或渐尖，基部心形，稍整正，有时斜截形，上面无毛，下面浅绿色，边缘有锯齿。聚伞花序长 3 ～ 5 cm，纤细，无毛，有花 3 ～ 20；花梗长 7 ～ 10 mm；苞片狭带形，长 3 ～ 7 cm，宽 5 ～ 8 mm，两面均无毛，下半部或下部 1/3 与花序梗合生，基部有柄，长 1 ～ 1.5 cm；萼片阔披针形，长 5 ～ 6 mm，外面有星状柔毛；花瓣长 6 ～ 7 mm；退化雄蕊不存在；雄蕊较少，约 20，长 5 ～ 6 mm；子房有毛，花柱长约 5 mm。果实卵圆形，长 5 ～ 8 mm，被星状茸毛，有棱，

有时棱不明显。花期 7 月，果期 8 月。

| **生境分布** | 生于山地杂木林及山坡。分布于内蒙古呼伦贝尔市（鄂伦春自治旗、莫力达瓦达斡尔族自治旗）、通辽市（扎鲁特旗、科尔沁左翼后旗）、赤峰市（阿鲁科尔沁旗、巴林右旗、林西县、喀喇沁旗、宁城县）。

| **资源情况** | 野生资源较少。药材来源于野生。

| **采收加工** | 7 月开花时采收，烘干或晾干。

| **功能主治** | 辛，凉。解表，清热。用于感冒发热，口腔炎，喉炎，肾盂肾炎。

| **用法用量** | 内服煎汤，3 ～ 10 g。

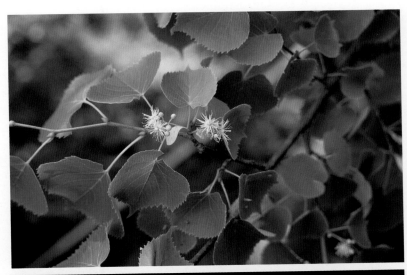

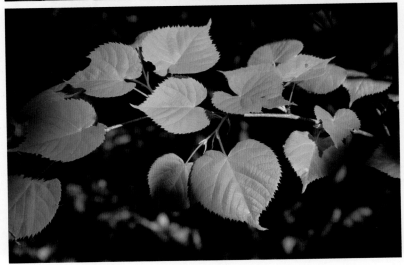

瑞香科 Thymelaeaceae 草瑞香属 Diarthron

草瑞香

Diarthron linifolium Turcz.

| **植物别名** | 粟麻、元棍条。

| **蒙文名** | 浩苏乐高那。

| **药材名** | 草瑞香（药用部位：根皮）。

| **形态特征** | 一年生草本，高 10 ～ 40 cm。多分枝，扫帚状，小枝纤细，圆柱形，淡绿色，无毛，茎下部淡紫色。叶互生，稀近对生，散生于小枝上，草质，线形至线状披针形或狭披针形；叶柄极短或无，长达 0.6 mm。花绿色，顶生总状花序；无苞片；花梗短，长约 1 mm，先端膨大，萼筒细小，筒状，长 2.2 ～ 3 mm，无毛或微被丝状柔毛，裂片 4，卵状椭圆形，长约 0.8 mm，渐尖，直立或微开展；雄蕊 4，稀

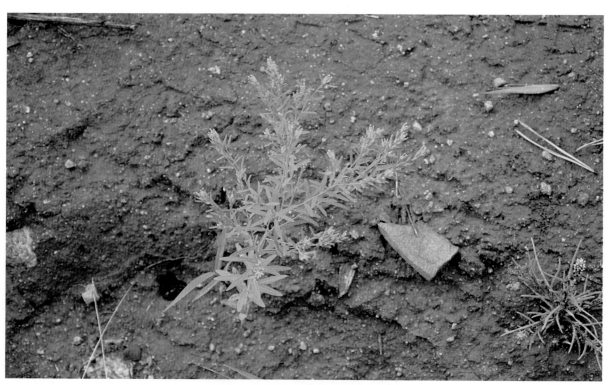

草瑞香

5，1 轮，着生于萼筒中部以上，不伸出，花丝长约 0.5 mm，花药极小，宽卵形；花盘不明显；子房具柄，椭圆形，无毛，长约 0.8 mm，花柱纤细，长 0.8 ～ 1 mm，柱头棒状略膨大。果实卵形或圆锥状，黑色。花果期 7 ～ 8 月。

| **生境分布** | 生于森林草原带和草原带的山坡草地、林缘、灌丛。分布于内蒙古兴安盟（科尔沁右翼中旗）、通辽市（科尔沁左翼中旗、科尔沁左翼后旗、奈曼旗）、赤峰市（红山区、阿鲁科尔沁旗、巴林左旗、巴林右旗、林西县、克什克腾旗、喀喇沁旗、宁城县）、锡林郭勒盟（苏尼特左旗、太仆寺旗、正镶白旗）、乌兰察布市（化德县、察哈尔右翼前旗）、呼和浩特市（托克托县、武川县）、包头市（土默特右旗）、鄂尔多斯市（东胜区、准格尔旗、达拉特旗、乌审旗、伊金霍洛旗）。

| **资源情况** | 野生资源较少。药材来源于野生。

| **采收加工** | 夏季采收，洗净，切片，晒干。

| **功能主治** | 活血止痛。用于风湿痛。

| **用法用量** | 外用适量，煎汤洗；或研末敷。

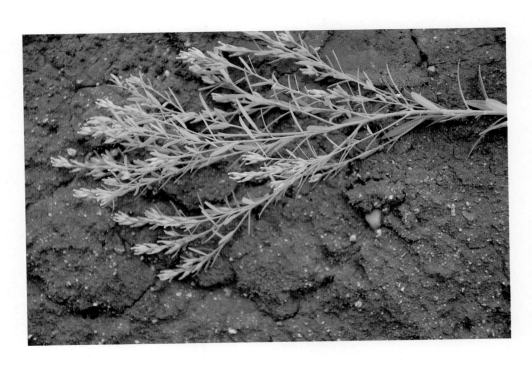

瑞香科 Thymelaeaceae 狼毒属 Stellera

狼毒
Stellera chamaejasme L.

| 植物别名 | 断肠草、小狼毒、红火柴头花。

| 蒙 文 名 | 达兰－图茹。

| 药 材 名 | **中药** 瑞香狼毒（药用部位：根）。
蒙药 达兰－图茹（药用部位：根。别名：热扎格、少格兴）。

| 形态特征 | 多年生草本，高 20 ～ 50 cm。根粗大，木质，外表棕褐色。茎丛生，直立，不分枝，光滑无毛。叶较密生，椭圆状披针形，长 1 ～ 3 cm，宽 2 ～ 8 mm，先端渐尖，基部钝圆或楔形，两面无毛。顶生头状花序，萼筒细瘦，长 8 ～ 12 mm，宽约 2 mm，下部常为紫色，具明显纵纹，先端 5 裂，裂片近卵圆形，长 2 ～ 3 mm，具紫红色网纹，雄

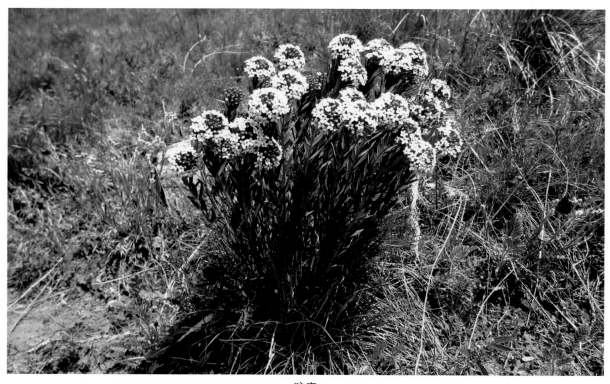

狼毒

蕊 10，2 轮，着生于萼喉部与萼筒中部，花丝极短；子房椭圆形，1 室，上部密被淡黄色细毛，花柱极短，近头状；子房基部一侧有长约 1 mm、矩圆形的蜜腺。小坚果卵形，长约 4 mm，棕色，上半部被细毛，果皮膜质，为花萼管基部所包藏。花期 6 ~ 7 月。果期 8 ~ 9 月。

| 生境分布 | 生于草原。除阿拉善盟外，内蒙古各地均有分布。

| 资源情况 | 野生资源丰富。药材来源于野生。

| 采收加工 | **中药** 瑞香狼毒：春、秋季采挖，除去茎叶，洗净泥土，晒干。
蒙药 达兰 - 图茹：同"瑞香狼毒"。

| 药材性状 | **中药** 瑞香狼毒：本品呈膨大的纺锤形、圆锥形或长圆柱形，稍弯曲，有的有分枝。根头部有地上茎残迹，表面棕色至棕褐色，有扭曲的纵沟及横生隆起的皮孔和侧根痕，栓皮剥落处露出白色、柔软的纤维。体轻，质韧，不易折断，断面呈纤维状。皮部类白色，木部淡黄色。气微，味微辛。

| 功能主治 | **中药** 瑞香狼毒：苦、辛，平；有毒。归肺、心、肾经。泻水逐饮，破积杀虫。用于水肿腹胀，痰食虫积，心腹疼痛，癥瘕积聚，结核，疥癣。
蒙药 达兰 - 图茹：苦、辛，平，糙、动、轻；有毒。杀虫，逐泻，消奇哈，止腐消肿。用于各种奇哈症，疖痛。

| 用法用量 | **中药** 瑞香狼毒：内服煎汤，0.3 ~ 1 g；或入丸、散剂。外用适量，煎汤洗；磨汁涂或醋磨汁涂；或取鲜根去皮捣敷。
蒙药 达兰 - 图茹：内服研末，0.5 ~ 1 g；或入丸、散剂。外用适量，研末敷。

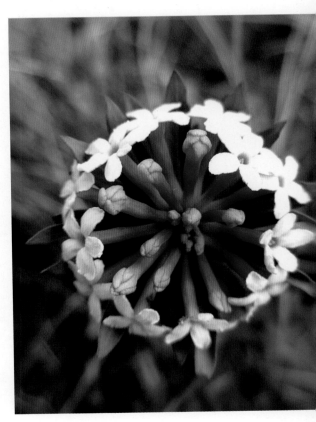

| 附　注 | 本种广泛分布于草原地区，为草原群落的伴生种。

胡颓子科 Elaeagnaceae 胡颓子属 Elaeagnus

沙枣
Elaeagnus angustifolia L.

| **植物别名** | 银柳、七里香、金玲花。

| **蒙 文 名** | 吉格德。

| **药 材 名** | 沙枣（药用部位：果实。别名：四味果、红豆、吉格达）、沙枣花
（药用部位：花）、沙枣叶（药用部位：叶）、沙枣树皮（药用部
位：树皮、根皮）。

| **形态特征** | 落叶乔木或小乔木，高 5 ~ 10 m。无刺或具刺，棕红色，发亮；
幼枝密被银白色鳞片，老枝鳞片脱落，红棕色，光亮。叶薄纸质，
矩圆状披针形至线状披针形，长 3 ~ 7 cm，宽 1 ~ 1.3 cm，先端
钝尖或钝形，基部楔形，全缘，上面幼时具银白色圆形鳞片，成熟

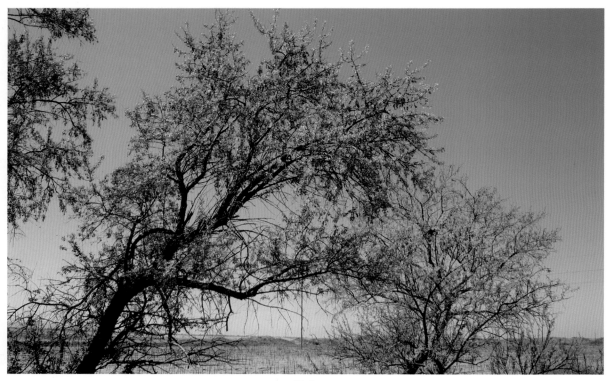

沙枣

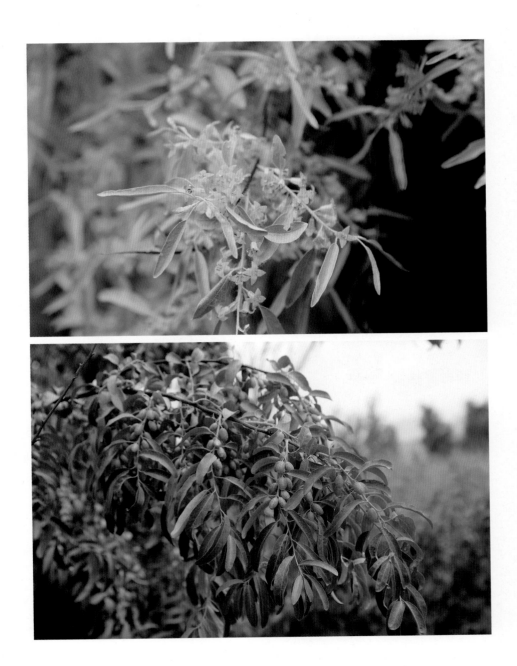

后部分脱落，带绿色，下面灰白色，密被白色鳞片，有光泽，侧脉不甚明显；叶柄纤细，银白色，长 5 ~ 10 mm。花银白色，密被银白色鳞片，芳香；萼筒钟形，长 4 ~ 5 mm，内面被白色星状柔毛；雄蕊几无花丝，花药淡黄色，矩圆形，长约 2.2 mm；花柱直立，无毛，上端甚弯曲；花盘明显，圆锥形，包围花柱的基部，无毛。果实椭圆形，粉红色，密被银白色鳞片；果肉乳白色，粉质。花期 5 ~ 6 月，果期 9 月。

| 生境分布 | 生于荒漠区河岸，常与胡杨组成荒漠河岸林。分布于内蒙古锡林郭勒盟（二连浩特市、苏尼特左旗、苏尼特右旗、正镶白旗）、乌兰察布市（化德县）、呼和浩特市（土默特左旗、托克托县）、包头市（昆都仑区、东河区、青山区、固阳县、达尔罕茂明安联合旗）、鄂尔多斯市（达拉特旗、鄂托克前旗、准格尔旗）、巴彦淖尔市（磴口县、乌拉特前旗、乌拉特中旗、乌拉特后旗、杭锦后旗）、乌海市（海勃湾区、海南区、乌达区）、阿拉善盟（阿拉善左旗、阿拉善右旗、额济纳旗）。 |

| 资源情况 | 野生资源一般，栽培资源较丰富。药材来源于野生和栽培。 |

| 采收加工 | 沙枣：秋季果实成熟时分批采摘，鲜用或烘干。
沙枣花：花盛开时采收，晒干。
沙枣叶：夏季采收，阴干。
沙枣树皮：春季采收树皮，除去外层栓皮，剥取内皮，晒干；全年均可采收根皮，晒干。 |

| 药材性状 | 沙枣：本品呈矩圆形或近球形，长 1 ~ 2.5 cm，直径 0.7 ~ 1.5 cm。表面黄色、黄棕色或红棕色，具光泽，被稀疏银白色鳞毛。一端具果梗或果梗痕，另一端略凹陷，两端各有 8 放射状短沟纹，密被鳞毛。果肉淡黄色，疏松，细颗粒状。果核卵形，表面有灰白色至灰棕色棱线和褐色条纹 8，纵向相间排列，一端有小突尖，质坚硬，剖开后内面有银白色鳞毛及长绢毛。种子 1。气微香，味甜、酸、涩。 |

| 功能主治 | 沙枣：养肝益肾，健脾调经。用于肝虚目眩，肾虚腰痛，脾虚腹泻，消化不良，带下，月经不调。
沙枣花：甘、涩，温。归肺经。止咳，平喘。用于咳嗽，喘促。
沙枣叶：甘、微涩，凉。清热解毒。用于痢疾，腹泻，肠炎。
沙枣树皮：涩、微苦，凉。归心、肝、脾经。清热止咳，利湿止痛，解毒，止血。用于慢性支气管炎，胃痛，肠炎，急性肾炎，黄疸性肝炎，带下，烫火伤，外伤出血。 |

| 用法用量 | 沙枣：内服煎汤，15 ~ 30 g。
沙枣花：内服煎汤，3 ~ 6 g；或入丸、散剂。
沙枣叶：内服煎汤，15 ~ 30 g。 |

沙枣树皮：内服煎汤，9 ～ 15 g。外用适量，煎汤涂；或研末敷。

| 附　注 | 本种为耐盐的潜水旱生植物，在栽培条件下，最适宜生长于通气良好的砂质土壤中。

胡颓子科 Elaeagnaceae 胡颓子属 Elaeagnus

东方沙枣

Elaeagnus angustifolia L. var. *orientalis* (L.) Kuntze

| 植物别名 | 大沙枣。

| 蒙 文 名 | 道日那 – 吉格德。

| 药 材 名 | 沙枣（药用部位：果实。别名：四味果、红豆、吉格达）、沙枣花（药
用部位：花）、沙枣叶（药用部位：叶）、沙枣树皮（药用部位：树皮）。

| 形态特征 | 落叶乔木或小乔木，高 5 ～ 10 m。无刺或具刺，棕红色，发亮；幼
枝密被银白色鳞片，老枝鳞片脱落，红棕色，光亮。叶薄纸质，矩
圆状披针形至线状披针形，长 3 ～ 7 cm，宽 10 ～ 13 mm，全缘，
上面幼时具银白色圆形鳞片，成熟后部分脱落，带绿色，下面灰白
色，密被白色鳞片，有光泽；叶柄纤细，银白色，长 5 ～ 10 mm；

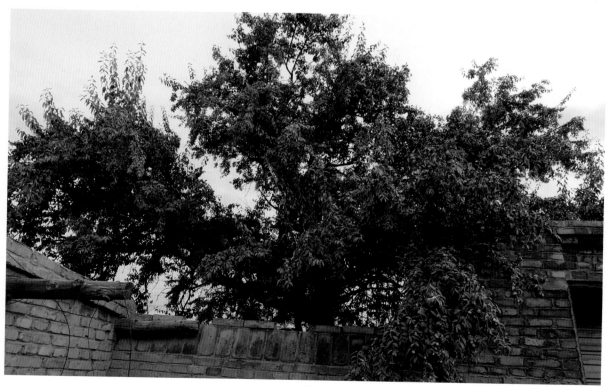

东方沙枣

花枝下部叶片阔椭圆形，宽 18 ~ 32 mm，两端钝形或先端圆形，上部的叶片披针形或椭圆形。花银白色，直立或近直立，密被银白色鳞片，芳香；萼筒钟形，内面被白色星状柔毛；雄蕊几无花丝，花药淡黄色，矩圆形；花盘明显，圆锥形，包围花柱的基部，无毛或有时微被小柔毛。果实阔椭圆形，长 15 ~ 25 mm，栗红色或黄色，密被银白色鳞片；果肉乳白色，粉质。花期 5 ~ 6 月，果期 9 月。

| 生境分布 | 生于荒漠区河岸。内蒙古鄂尔多斯市（杭锦旗）、阿拉善盟（阿拉善左旗、阿拉善右旗、额济纳旗）有栽培。

| 资源情况 | 野生资源较少，栽培资源较少。药材来源于野生和栽培。

| 采收加工 | 沙枣：秋季果实成熟时分批采摘，鲜用或烘干。

沙枣花：花盛开时采收，晒干。

沙枣叶：夏季采收，阴干。

沙枣树皮：春季采收树皮，除去外层栓皮，剥取内皮，晒干；根皮全年均可采收，晒干。

| 药材性状 | 同"沙枣"比较，本品果实为宽椭圆形，较大。

| 功能主治 | 沙枣：养肝益肾，健脾调经。用于肝虚目眩，肾虚腰痛，脾虚腹泻，消化不良，带下，月经不调。

沙枣花：甘、涩，温。归肺经。止咳，平喘。用于咳嗽，喘促。

沙枣叶：甘、微涩，凉。清热解毒。用于痢疾，腹泻，肠炎。

沙枣树皮：涩、微苦，凉。归心、肝、脾经。清热止咳，利湿止痛，解毒，止血。用于慢性支气管炎，胃痛，肠炎，急性肾炎，黄疸性肝炎，带下，烫火伤，外伤出血。

| 用法用量 | 沙枣：内服煎汤，15 ~ 30 g。

沙枣花：内服煎汤，3 ~ 6 g；或入丸、散剂。

沙枣叶：内服煎汤，15 ~ 30 g。

沙枣树皮：内服煎汤，9 ~ 15 g。外用适量，煎汤涂；或研末敷。

| 附　注 | 本种为耐盐的潜水旱生植物，在栽培条件下，最适宜生长于通气良好的砂质土壤中。

胡颓子科 Elaeagnaceae 沙棘属 Hippophae

中国沙棘

Hippophae rhamnoides L. subsp. *sinensis* Rousi

| 植物别名 | 酸刺、黑刺、酸刺柳。

| 蒙 文 名 | 齐齐日干。

| 药 材 名 | **中药** 沙棘（药用部位：果实）。
蒙药 其查日嘎纳（药用部位：果实）。

| 形态特征 | 落叶乔木或灌木，高 1 ～ 5 m，生于高山沟谷的可达 18 m，具粗壮棘刺，顶生或侧生。嫩枝褐绿色，密被银白色而带褐色的鳞片或有时具白色星状柔毛，老枝灰黑色，粗糙；芽大，金黄色或锈色。叶互生或近对生，条形至条状披针形，背面密被淡白色鳞片；叶柄极短、几无或长 1 ～ 1.5 mm。花先叶开放，雌雄异株；短总状花序腋

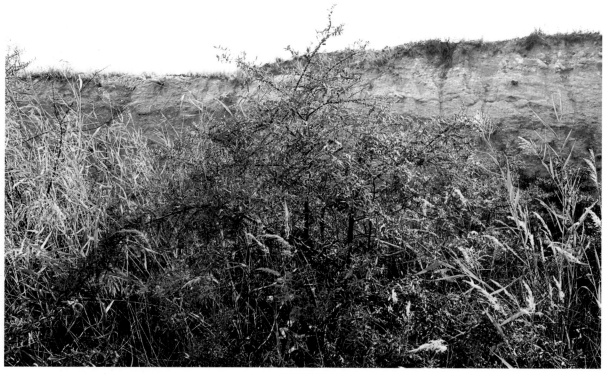

中国沙棘

生于头年枝上，花小，淡黄色，花被 2 裂；雄花花序轴常脱落，雄蕊 4；雌花比雄花后开放，具短梗，花被筒囊状，先端 2 裂。果实为肉质花被管包围，近球形，直径 5 ~ 10 mm，橙黄色或橘红色，果梗长 1 ~ 2.5 mm；种子小，阔椭圆形至卵形，有时稍扁，长 3 ~ 4.2 mm，种皮黑褐色，有光泽。花期 5 月，果熟期 9 ~ 10 月。

| 生境分布 | 生于暖温带落叶阔叶林区或森林草原区的山地沟谷、山坡、沙丘间低湿地。分布于内蒙古乌兰察布市、呼和浩特市（和林格尔县、土默特左旗、托克托县、武川县）、包头市（固阳县、土默特右旗）、巴彦淖尔市（乌拉特前旗）。

| 资源情况 | 野生资源丰富。阴山地区亦有较大规模的人工栽培。药材来源于野生。

| 采收加工 | **中药** 沙棘：9 ~ 10 月果实成熟时采收，鲜用或晒干。
蒙药 其查日嘎纳：秋末初冬果实成熟后剪去果枝，采下果实，晒干或烘干。

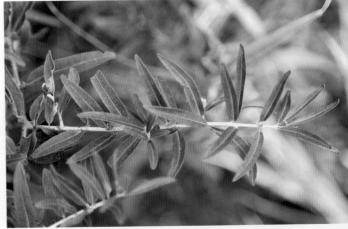

| 功能主治 | **中药** 沙棘：止咳化痰，消食化滞，活血化瘀，生津。用于咳嗽痰多，气逆胸闷，消化不良，胃痛，津伤口渴，精神倦怠，跌仆损伤，痛经，闭经。
蒙药 其查日嘎纳：祛痰止咳，活血散瘀，消食化滞。用于咳嗽痰多，慢性支气管炎，胸满不畅，消化不良，胃痛，闭经，巴达干宝日病。

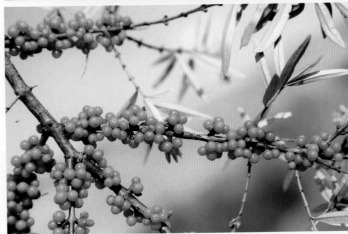

| 用法用量 | **中药** 沙棘：内服煎汤，3 ~ 10 g；或制成糖浆服用。
蒙药 其查日嘎纳：单用 3 ~ 6 g，入丸、散剂；或煎汤浓缩成膏。

| 附 注 | 本种为旱中生植物。

| 董菜科 | Violaceae | 董菜属 | *Viola*

球果董菜
Viola collina Bess.

| **植物别名** | 毛果董菜。

| **蒙 文 名** | 乌斯图 – 尼勒 – 其其格。

| **药 材 名** | 地核桃（药用部位：全草。别名：山核桃、箭头草、匙头菜）。

| **形态特征** | 多年生草本，高达 20 cm。叶基生，莲座状；叶宽卵形或近圆形，长 1 ~ 3.5 cm，先端钝或锐尖，基部具弯缺，边缘具锯齿，两面密生白色柔毛，基部心形；叶柄具窄翅，被倒生柔毛；托叶膜质，披针形，基部与叶柄合生，边缘疏生流苏状细齿。花淡紫色，芳香，长约 1.4 cm，具长梗，中部以上有 2 小苞片；萼片长圆状披针形或披针形，长 5 ~ 6 mm，具缘毛和腺体，基部附属物短而钝；花瓣基

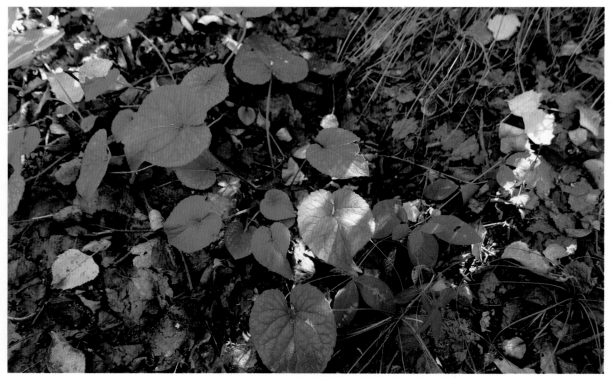

球果董菜

部微白色，上方花瓣及侧方花瓣先端钝圆，侧方花瓣内面有须毛或近无毛，下方花瓣距白色，较短；花柱上部疏生乳头状突起，顶部成钩状短喙，喙端具较细的柱头孔。蒴果球形，密被白色柔毛，果梗通常下弯。花果期 5 ~ 8 月。

| 生境分布 | 生于森林带和草原带的山地林下、林缘草甸、灌丛、山坡、溪旁等腐殖层厚或较阴湿的草地上。分布于内蒙古呼伦贝尔市（扎兰屯市、鄂温克族自治旗）、兴安盟（乌兰浩特市、扎赉特旗）、赤峰市（红山区、松山区、阿鲁科尔沁旗、巴林右旗、林西县、克什克腾旗、喀喇沁旗、宁城县、敖汉旗）、锡林郭勒盟（东乌珠穆沁旗）、乌兰察布市（兴和县、凉城县、四子王旗）、呼和浩特市（回民区、土默特左旗）。

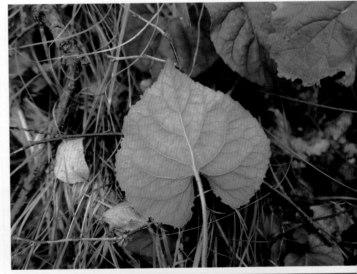

| 资源情况 | 野生资源稀少。药材来源于野生。

| 采收加工 | 春、秋季采收，除去杂质，洗净泥土，晒干。

| 药材性状 | 本品多皱缩成团，深绿色或枯绿色。根茎稍长，主根圆锥形。全株有毛茸。叶基生，湿润展平后，叶片呈心形或近圆形，先端钝或圆，基部稍呈心形，边缘有浅锯齿。花基生，具柄，淡棕紫色，两侧对称。蒴果球形，具毛茸，果梗下弯。气微，味微苦。

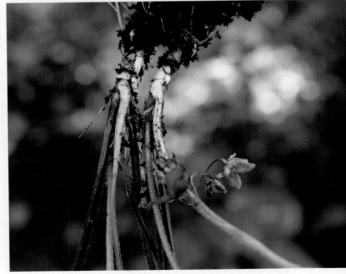

| 功能主治 | 苦、辛，寒。归肺经。清热解毒，散瘀消肿。用于疮疡肿毒，肺痈，跌打损伤疼痛，刀伤出血，外感咳嗽。

| 用法用量 | 内服煎汤，9 ~ 15 g；或浸酒。外用适量，鲜品捣敷。

| 菫菜科 | Violaceae | 菫菜属 | *Viola*

三色菫
Viola tricolor L.

| **植物别名** | 三色菫菜、蝴蝶花。

| **蒙 文 名** | 阿拉嘎 – 尼勒 – 其其格。

| **药 材 名** | 三色菫（药用部位：全草。别名：蝴蝶花、游蝶花）。

| **形态特征** | 一、二年生或多年生草本，高达 40 cm。地上茎伸长，具开展而互
生的叶。基生叶长卵形或披针形，具长柄；茎生叶卵形、长圆状卵
形或长圆状披针形，先端圆或钝，基部圆，边缘疏生圆齿或钝锯
齿，上部叶叶柄较长，下部者较短；托叶叶状，羽状深裂。花直径
3.5 ~ 6 cm，每花有紫、白、黄 3 色；花梗稍粗，上部有 2 对生
小苞片；萼片长圆状披针形，长 1.2 ~ 2.2 cm，基部附属物长 3 ~

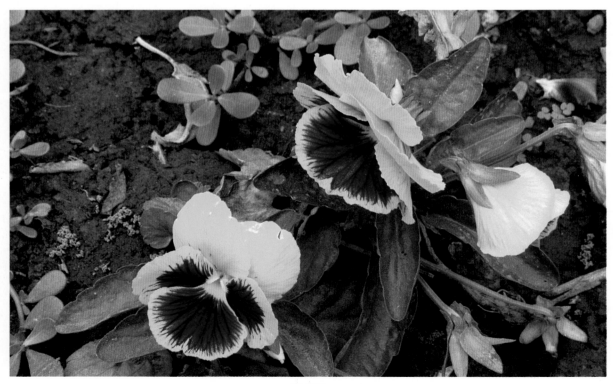

三色菫

6 mm，边缘不整齐；上方花瓣深紫堇色，侧方花瓣及下方花瓣均为 3 色，有紫色条纹，侧方花瓣内面基部密被须毛，下方花瓣距较细；子房无毛，花柱短，柱头球状，前方具较大的柱头孔。蒴果椭圆形，无毛。花果期 5 ~ 9 月。

| **生境分布** | 内蒙古无野生分布。内蒙古西部有少量栽培，用于园林绿化。

| **资源情况** | 无野生资源，栽培资源较少。药材来源于栽培。

| **采收加工** | 秋季果实成熟时，采收全草，洗净泥土，晒干。

| **功能主治** | 苦，寒。清热解毒，止咳。用于疮疡肿毒，小儿湿疹，小儿瘰疬，咳嗽。

| **用法用量** | 内服煎汤，9 ~ 15 g。外用适量，捣敷。

| **附　注** | 本种适宜生长于土质肥沃、排水良好、富含有机质的中性壤土或黏壤土中。

███ 堇菜科 ███ Violaceae ███ 堇菜属 ███ *Viola*

库页堇菜

Viola sacchalinensis H. De Boiss.

| 蒙 文 名 | 萨哈林 – 尼勒 – 其其格。

| 药 材 名 | 库页堇菜（药用部位：全草）。

| 形态特征 | 多年生草本。开始无地上茎，高 2 ～ 5 cm，以后逐渐抽出地上茎，高可达 20 cm 以上。根茎细，残存褐色鳞片状托叶。叶片心形、卵状心形或肾形，边缘具钝锯齿，两面具褐色腺点，无毛或近无毛；托叶卵状披针形或狭卵形，基部内侧与叶柄合生，边缘密生流苏状细齿。花淡紫色，具长梗；花梗超出叶，长达 5.5 cm，中部以上靠近花处有 2 线形苞片；萼片披针形，长约 5 mm，先端渐尖，基部附属物长 2 ～ 3 mm，末端具齿裂，全缘，无毛；侧方花瓣长圆状，里

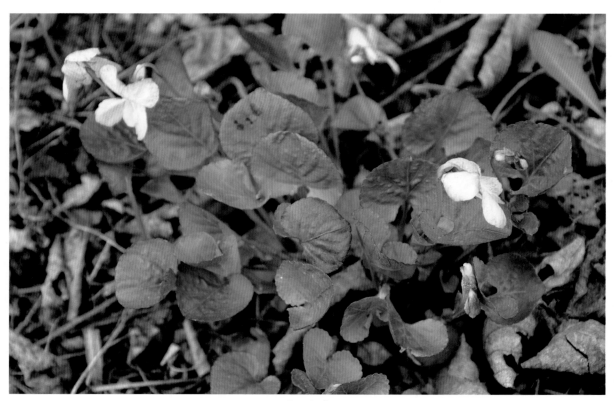

库页堇菜

面基部有须毛，下方花瓣连距长 1.3 ~ 1.6 cm，距平伸或稍向上弯；子房无毛，常有腺点，花柱基部稍向前方膝曲，呈棍棒状，由顶部至喙端有乳头状附属物；喙呈钩状。蒴果椭圆形，无毛。花果期 5 月中旬至 8 月。

| **生境分布** | 生于针叶林、针阔叶混交林或阔叶林林内、林缘。分布于内蒙古呼伦贝尔市（额尔古纳市、根河市、牙克石市、海拉尔区）、兴安盟（科尔沁右翼前旗）、赤峰市（巴林右旗、克什克腾旗）、锡林郭勒盟（东乌珠穆沁旗、西乌珠穆沁旗）、乌兰察布市（察哈尔右翼中旗、四子王旗）。

| **资源情况** | 野生资源较少。药材来源于野生。

| **采收加工** | 春、秋季采收，晒干。

| **功能主治** | 清热解毒，消瘀消肿。用于疮毒红肿，淋浊，狂犬咬伤，目赤，咽喉肿痛。

| **用法用量** | 内服煎汤，15 ~ 30 g。外用适量，捣敷。

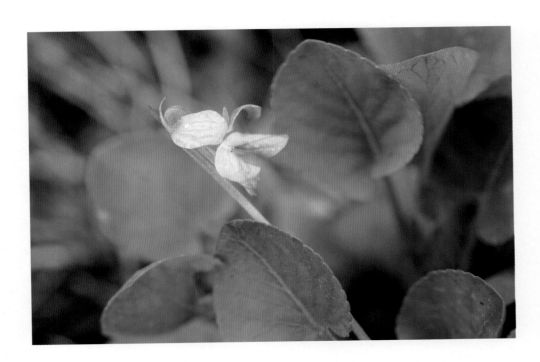

菫菜科 Violaceae 菫菜属 Viola

鸡腿菫菜
Viola acuminata Ledeb.

| **植物别名** | 鸡腿菜、胡森菫菜、红铧头草。

| **蒙 文 名** | 奥古特图－尼勒－其其格。

| **药 材 名** | 红铧头草（药用部位：全草。别名：走边疆、鸡腿菜、鸡蹬腿）。

| **形态特征** | 多年生草本，通常无基生叶。根茎较粗，密生多条淡褐色根。茎直立，高 10 ～ 40 cm，无毛或上部被白色柔毛。叶片心形、卵状心形或卵形，先端锐尖、短渐尖至长渐尖，边缘具钝锯齿及短缘毛；叶柄下部者长达 6 cm，上部者较短，长 1.5 ～ 2.5 cm，无毛或被疏柔毛。花淡紫色或近白色，具长梗；花梗细，被细柔毛，通常超出叶；萼片线状披针形，具 3 脉；花瓣有褐色腺点，上方花瓣与侧方花瓣近

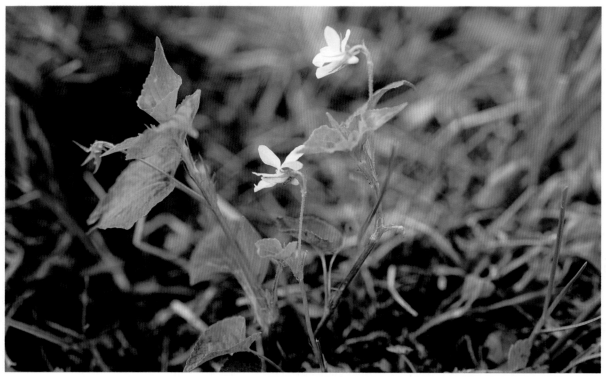

鸡腿菫菜

等长，上方花瓣向上反曲，下方花瓣里面常有紫色脉纹；距通常直，呈囊状，末端钝；子房圆锥状，无毛，花柱基部微向前膝曲，向上渐增粗，顶部具数列明显的乳头状突起，先端具短喙，喙端微向上翘，具较大的柱头孔。蒴果椭圆形，通常有黄褐色腺点，先端渐尖。花果期 5 ~ 9 月。

| 生境分布 | 生于森林带和森林草原带的疏林下、林缘、灌丛间、山坡草甸、河谷湿地。分布于内蒙古呼伦贝尔市（扎兰屯市、额尔古纳市、根河市、鄂伦春自治旗、莫力达瓦达斡尔族自治旗）、兴安盟（阿尔山市、科尔沁右翼前旗、科尔沁右翼中旗）、通辽市（科尔沁左翼中旗、科尔沁左翼后旗、库伦旗）、赤峰市（红山区、松山区、阿鲁科尔沁旗、巴林右旗、林西县、克什克腾旗、喀喇沁旗、宁城县、敖汉旗）、锡林郭勒盟（东乌珠穆沁旗、西乌珠穆沁旗）、乌兰察布市（卓资县、兴和县、凉城县、察哈尔右翼后旗）、呼和浩特市（武川县）。

| 资源情况 | 野生资源较少。药材来源于野生。

| 采收加工 | 夏、秋季采收，除去杂质，洗净泥土，鲜用或晒干。

| 药材性状 | 本品多皱缩成团。根数条，棕褐色。茎数枝丛生，托叶羽状深裂，多卷缩成条状，叶片心形。有时可见椭圆形蒴果。气微，味微苦。

| 功能主治 | 淡，寒。清热解毒，消肿止痛。用于肺热咳嗽，跌打肿痛，疮疖肿毒等。

| 用法用量 | 内服煎汤，9 ~ 15 g，鲜品 30 ~ 60 g；或捣汁服。外用适量，捣敷。

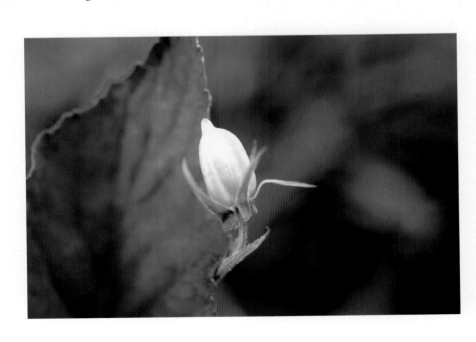

董菜科 Violaceae 董菜属 Viola

蒙古董菜

Viola mongolica Franch.

| 蒙 文 名 | 蒙古勒 – 尼勒 – 其其格。

| 药 材 名 | 蒙古董菜（药用部位：全草）。

| 形态特征 | 多年生草本，无地上茎，高 5 ~ 9 cm，果期高可达 17 cm，花期通常宿存去年残叶。根茎稍粗壮，垂直或斜生，生多条白色细根。叶数枚，基生；叶片卵状心形、心形或椭圆状心形，边缘具钝锯齿，两面疏生短柔毛，下面有时几无毛；叶柄具狭翅，无毛；托叶 1/2 与叶柄合生，离生部分狭披针形，边缘疏生细齿。花白色；花梗近中部有 2 线形小苞片；萼片椭圆状披针形或狭长圆形，先端钝或尖，末端浅齿裂，具缘毛；侧方花瓣里面近基部稍有须毛，下方花瓣中下部有时具紫色条纹，距管状，稍向上弯；子房无毛，花柱基部稍

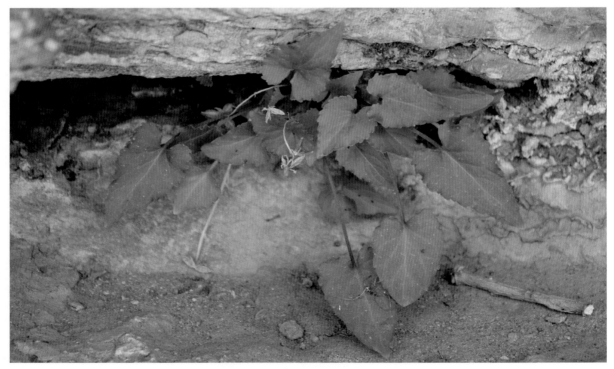

蒙古董菜

向前膝曲，柱头两侧及后方具较宽的缘边，前方具短喙，喙端具微上向的柱头孔。蒴果卵形，无毛。花果期 5 ~ 8 月。

| **生境分布** | 生于森林带和草原带的山林地下、林缘草甸、砾石质地、岩缝。分布于内蒙古呼伦贝尔市（扎兰屯市、阿荣旗）、兴安盟（乌兰浩特市、科尔沁右翼前旗、科尔沁右翼中旗、突泉县）、赤峰市（阿鲁科尔沁旗、巴林右旗、翁牛特旗、喀喇沁旗、宁城县、敖汉旗）、锡林郭勒盟（东乌珠穆沁旗）、乌兰察布市（兴和县）、呼和浩特市（回民区、新城区、土默特左旗、武川县）、包头市（石拐区、九原区、土默特右旗、固阳县）、巴彦淖尔市（乌拉特前旗）。

| **资源情况** | 野生资源一般。药材来源于野生。

| **采收加工** | 春、秋季采收全草，洗净，晒干。

| **功能主治** | 清热解毒。用于疔疮，肿毒。

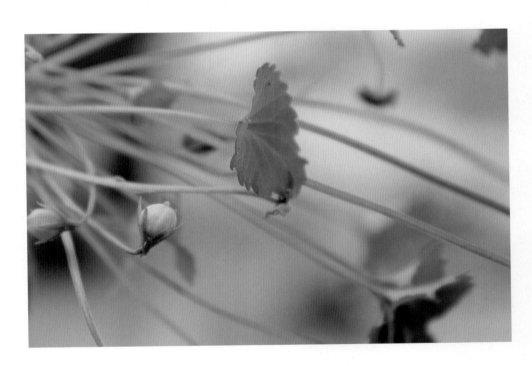

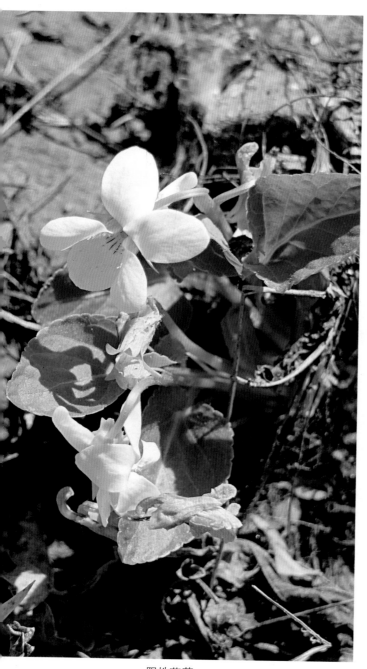

阴地堇菜

菫菜科 Violaceae 菫菜属 Viola

阴地堇菜 *Viola yezoensis* Maxim.

| 蒙 文 名 |

其格音 – 尼勒 – 其其格。

| 药 材 名 |

阴地堇菜（药用部位：全草）。

| 形态特征 |

多年生草本，无地上茎，高达 15 cm。根茎较粗，垂直或斜生。叶基生，卵形或长卵形，长 2 ~ 5 cm，果期增大，基部深心形，边缘具浅锯齿，两面被柔毛；果期前叶柄长 3 ~ 4 cm，果期较长，被柔毛，具窄翅；托叶 1/2 与叶柄合生，离生部分披针形。花白色；花梗较粗，长 6 ~ 8 cm，中部以上有 2 小苞片；萼片披针形，连附属物长 1.1 ~ 1.3 cm，宽 3 ~ 4 mm，基部具附属物，长 3 ~ 4 mm，末端具缺刻；上方花瓣倒卵形，长约 1.2 cm，宽约 8 mm，基部爪状，侧方花瓣长圆状倒卵形，内面近基部疏生须毛或几无毛，下方花瓣连距长 1.8 ~ 2 cm，距圆筒形，常上弯或直伸；子房无毛，花柱基部常直，柱头两侧及后方具窄的缘边，前方具粗短的喙，喙端具较大的柱头孔。蒴果长圆状。花果期 5 ~ 8 月。

生境分布	生于森林带和草原带的阔叶林下、林缘草甸。分布于内蒙古呼伦贝尔市（牙克石市、扎兰屯市）、通辽市（扎鲁特旗）、赤峰市（巴林左旗）、锡林郭勒盟（东乌珠穆沁旗、多伦县）、呼和浩特市（和林格尔县）、包头市（土默特右旗）、阿拉善盟（阿拉善左旗）。
资源情况	野生资源较少。药材来源于野生。
采收加工	夏、秋季采收，洗净，鲜用或晒干。
功能主治	苦，寒。清热解毒。用于痈疖疔疮。
用法用量	内服煎汤，15～30 g。外用适量，捣敷。

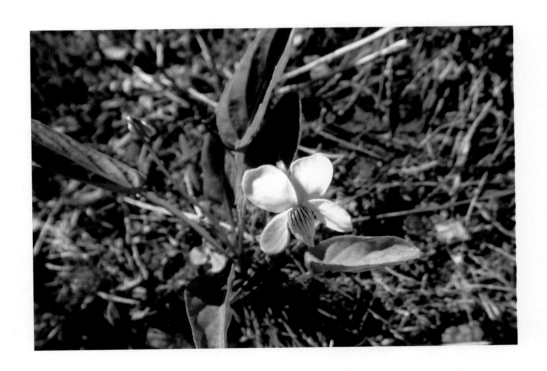

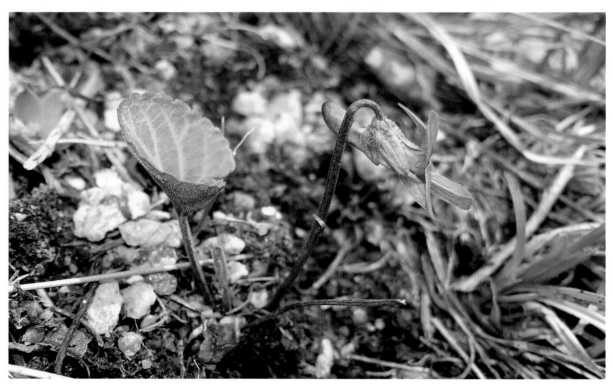

| 董菜科 | Violaceae | 董菜属 | *Viola* |

斑叶董菜

Viola variegata Fisch ex Link

| **植物别名** | 花叶董菜。

| **蒙 文 名** | 道拉布图 – 尼勒 – 其其格。

| **药 材 名** | 斑叶董菜（药用部位：全草。别名：天蹄）。

| **形态特征** | 多年生草本，无地上茎，高 3 ~ 12 cm。根茎通常较短而细。叶均基生，呈莲座状，叶片圆形或圆卵形，先端圆形或钝，基部明显呈心形，边缘具平而圆的钝齿，有时毛较稀疏或近无毛；叶柄长短不一，上部有极狭的翅或无翅，被短粗毛或近无毛；托叶淡绿色或苍白色，近膜质，2/3 与叶柄合生，离生部分披针形，先端渐尖，边缘疏生流苏状腺齿。花红紫色或暗紫色；萼片通常带紫色，上面被

斑叶董菜

粗短毛或无毛；花瓣倒卵形，长 7 ~ 14 mm，侧方花瓣里面基部有须毛；距筒状，长 3 ~ 8 mm，粗或较细，末端钝，直或稍向上弯；雄蕊的花药及药隔先端附属物均长约 2 mm，下方 2 雄蕊的距细而长，长可达 4 mm，直径约 0.3 mm。蒴果椭圆形，种子淡褐色。花果期 5 ~ 9 月。

| **生境分布** | 生于森林带和草原带的山地、荒地、草坡、山坡砾石地、林下岩石缝、疏林地及灌丛。分布于内蒙古呼伦贝尔市（海拉尔区、满洲里市、牙克石市、扎兰屯市、额尔古纳市、阿荣旗、鄂伦春自治旗、莫力达瓦达斡尔族自治旗、鄂温克族自治旗、陈巴尔虎旗、新巴尔虎左旗）、兴安盟（乌兰浩特市、科尔沁右翼前旗、扎赉特旗、突泉县）、通辽市（扎鲁特旗）、赤峰市（红山区、松山区、阿鲁科尔沁旗、巴林左旗、巴林右旗、林西县、克什克腾旗、喀喇沁旗、宁城县、敖汉旗）、锡林郭勒盟（锡林浩特市、东乌珠穆沁旗、西乌珠穆沁旗、太仆寺旗）、乌兰察布市（丰镇市、察哈尔右翼中旗）、呼和浩特市（武川县）。

| **资源情况** | 野生资源一般。药材来源于野生。

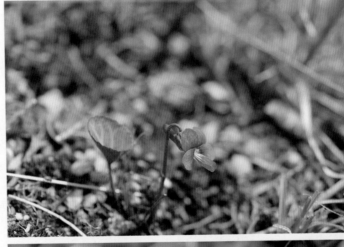

| **采收加工** | 夏、秋季采收，洗净，鲜用或晒干。

| **药材性状** | 本品多皱缩成团。湿润展开后，叶基生，宽卵形，基部下延至叶柄，边缘有圆锯齿，绿色或枯绿色，叶脉有类白色斑纹，基部有披针状托叶。花茎长于叶，淡棕紫色。气微，味微苦。

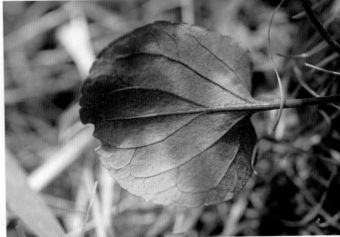

| **功能主治** | 甘，凉。清热解毒，凉血止血。用于痈疮肿毒，创伤出血。

| **用法用量** | 内服煎汤，9 ~ 15 g。外用适量，捣敷。

菫菜科 Violaceae 菫菜属 Viola

细距菫菜 *Viola tenuicornis* W. Beck.

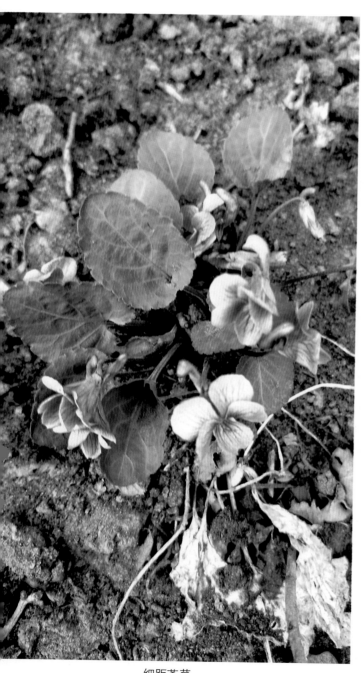

细距菫菜

| 植物别名 |

弱距菫菜。

| 蒙 文 名 |

那日衣布其 – 尼勒 – 其其格。

| 药 材 名 |

细距菫菜（药用部位：全草）。

| 形态特征 |

多年生草本，无地上茎，高 2 ～ 13 cm。根茎细短，垂直或斜生，白色或淡黄色，根细长。托叶与叶柄合生，离生部分呈披针形或三角状披针形，具疏细齿或近全缘；叶柄近无翅或上端有狭翅，被短毛或无毛；叶片卵形或宽卵形，上面近无毛或靠边缘有散生毛，下面仅沿叶脉有微柔毛或近无毛，边缘具纤毛。花紫菫色；萼片披针形或卵状披针形，先端稍渐尖或具狭膜质边缘，近无毛或仅边缘有毛，基部附属物短，末端圆形或截形，稀具微齿；侧方花瓣稍白；子房无毛，花柱棍棒状，上端粗，柱头顶面两侧有薄边，前方具短喙。蒴果椭圆形，无毛。花果期 4 月中旬至 9 月。

| **生境分布** | 生于森林带的林缘、杂木林间、湿润草甸。分布于内蒙古呼伦贝尔市（牙克石市、扎兰屯市、鄂伦春自治旗、莫力达瓦达斡尔族自治旗）、赤峰市（巴林右旗、克什克腾旗、敖汉旗）、通辽市（科尔沁左翼后旗）。

| **资源情况** | 野生资源稀少。药材来源于野生。

| **采收加工** | 夏、秋季采收，洗净，鲜用或晒干。

| **功能主治** | 清热解毒。用于疖疮，肿毒等。

| **用法用量** | 内服煎汤，15 ~ 30 g。外用适量，捣敷。

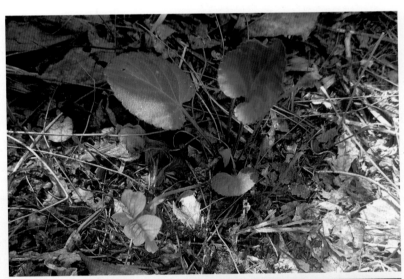

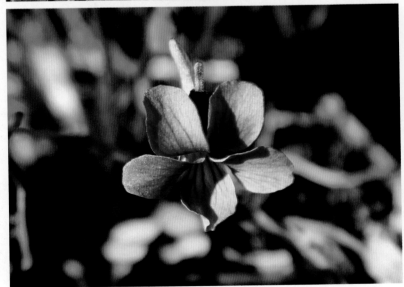

菫菜科 Violaceae 菫菜属 *Viola*

早开菫菜

Viola prionantha Bunge

| 植物别名 | 尖瓣菫菜、早花地丁。

| 蒙文名 | 赫日其也斯图 – 尼勒 – 其其格。

| 药材名 | **中药** 紫花地丁（药用部位：全草。别名：铧头草、光瓣菫菜）。
蒙药 尼勒其其格（药用部位：全草）。

| 形态特征 | 多年生草本，无地上茎，高达 10（～ 20）cm。根茎垂直。叶多数，均基生，叶在花期呈长圆状卵形，基部微心形、平截或宽楔形，稍下延，幼叶两侧常向内卷折，密生细圆齿，两面无毛或被细毛，果期叶增大，呈三角状卵形，基部常呈宽心形；叶柄较粗，上部有窄翅；托叶苍白色或淡绿色，干后呈膜质，2/3 与叶柄合生，离生部

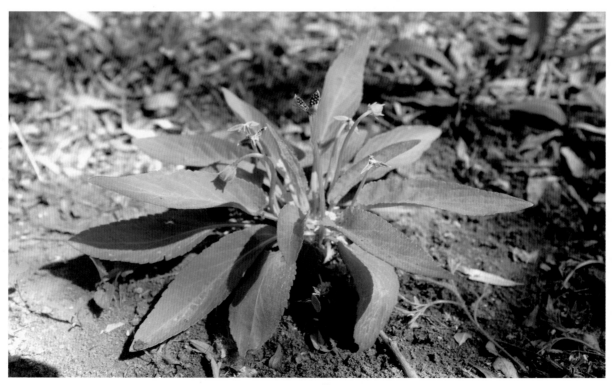

早开菫菜

分线状披针形，边缘疏生细齿。花紫堇色或紫色；花梗高于叶；萼片披针形或卵状披针形，长 6 ~ 8 mm，具白色膜质边缘，基部附属物末端具不整齐的牙齿或近全缘；上方花瓣倒卵形，无须毛，长 0.8 ~ 1.1 cm，向上反曲，侧方花瓣长圆状倒卵形，内面基部常有须毛或近无毛，下方花瓣连距长 1.4 ~ 2.1 cm，距粗管状，末端微向上弯。蒴果长椭圆形，无毛。花果期 5 ~ 9 月。

| 生境分布 | 生于森林带和草原带的丘陵谷地、山坡、草地、荒地、路旁、沟边、庭园、林缘等处。分布于内蒙古呼伦贝尔市（海拉尔区、牙克石市、扎兰屯市、鄂伦春自治旗、陈巴尔虎旗）、兴安盟（乌兰浩特市、科尔沁右翼前旗、科尔沁右翼中旗、扎赉特旗）、通辽市（奈曼旗、开鲁县）、赤峰市（红山区、巴林右旗、喀喇沁旗、宁城县、敖汉旗）、锡林郭勒盟（苏尼特右旗、正镶白旗）、乌兰察布市（集宁区、丰镇市、卓资县、商都县、凉城县）、呼和浩特市（回民区、玉泉区、托克托县、武川县）、包头市（昆都仑区、东河区、青山区）、鄂尔多斯市（准格尔旗）。

| 资源情况 | 野生资源一般。药材来源于野生。

| 采收加工 | **中药** 紫花地丁：春、秋季采收，洗净，晒干。
蒙药 尼勒其其格：同"紫花地丁"。

| 功能主治 | **中药** 紫花地丁：苦、辛，寒。归心、肝经。清热解毒，凉血消肿。用于疔疮肿毒，痈疽发背，丹毒，毒蛇咬伤。
蒙药 尼勒其其格：清热解毒。用于希日病，黄疸，赫依热，肝火，胆热。

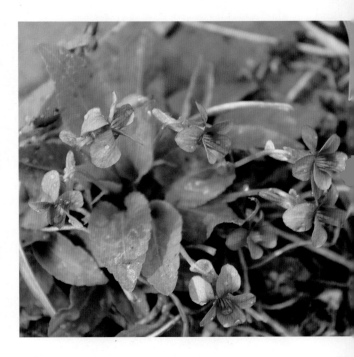

| 用法用量 | **中药** 紫花地丁：内服煎汤，15 ~ 30 g，鲜品 30 ~ 60 g。外用适量，捣敷。
蒙药 尼勒其其格：内服煎汤，单用 1.5 ~ 3 g；或入丸、散剂。

菫菜科 Violaceae 菫菜属 Viola

紫花地丁

Viola philippica Cav.

| **植物别名** | 辽菫菜、兔耳草、光瓣菫菜。

| **蒙文名** | 宝日－尼勒－其其格。

| **药材名** | **中药** 紫花地丁（药用部位：全草。别名：铧头草、光瓣菫菜）。
蒙药 尼勒其其格（药用部位：全草）。

| **形态特征** | 多年生草本，无地上茎，高达 14（～20）cm。根茎短，垂直，节密生，淡褐色。基生叶莲座状；下部叶较小，三角状卵形或窄卵形，上部者较大，圆形、窄卵状披针形或长圆状卵形，两面无毛或被细毛；叶柄果期上部具宽翅；托叶膜质，离生部分线状披针形，边缘疏生流苏状细齿或近全缘。花紫菫色或淡紫色，稀白色或侧方

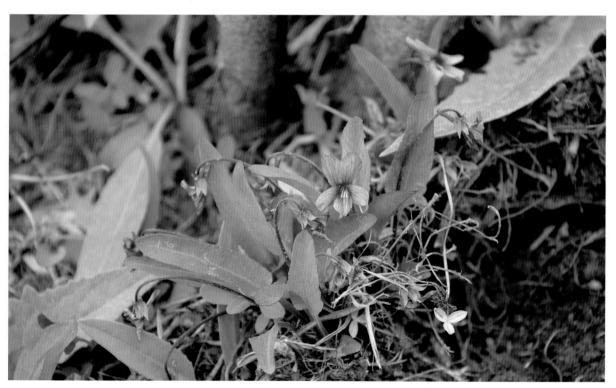

紫花地丁

花瓣粉红色，喉部有紫色条纹；花梗与叶等长或高于叶，中部有 2 线形小苞片；萼片卵状披针形或披针形，基部附属物短；花瓣倒卵形或长圆状倒卵形，侧方花瓣内面无毛或有须毛，下方花瓣连管状距长 1.3 ~ 2 cm，有紫色脉纹；距细管状，末端不向上弯；柱头三角形，两侧及后方具微隆起的缘边，顶部略平，前方具短喙。蒴果长圆形，无毛。花果期 4 月下旬至 9 月。

| 生境分布 | 生于森林带的山地湿草甸、林缘草甸、疏林下、灌丛。分布于内蒙古呼伦贝尔市（牙克石市、扎兰屯市、额尔古纳市、根河市、莫力达瓦达斡尔族自治旗、满洲里市、扎赉诺尔区）、兴安盟（乌兰浩特市、突泉县、科尔沁右翼前旗、科尔沁右翼中旗）、通辽市（科尔沁区、科尔沁左翼中旗、库伦旗、奈曼旗、霍林郭勒市、开鲁县）、赤峰市（阿鲁科尔沁旗、克什克腾旗、喀喇沁旗、敖汉旗、元宝山区、松山区、宁城县）、乌兰察布市（卓资县、兴和县、四子王旗）、呼和浩特市（土默特左旗）、包头市（九原区、土默特右旗、固阳县、达尔罕茂明安联合旗）、鄂尔多斯市（东胜区、鄂托克前旗、鄂托克旗、准格尔旗）、巴彦淖尔市（杭锦后旗）。

| 资源情况 | 野生资源较少，栽培资源较少。药材来源于野生和栽培。

| 采收加工 | **中药** 紫花地丁：春、秋季采收全草，洗净，晒干。
蒙药 尼勒其其格：同"紫花地丁"。

| 药材性状 | **中药** 紫花地丁：本品多皱缩成团。主根长圆锥形，直径 1 ~ 3 mm；淡黄棕色，有细纵皱纹。叶基生，灰绿色，展平后叶片呈披针形或卵状披针形，长 1.5 ~ 6 cm，宽 1 ~ 2 cm；先端钝，基部截形或稍心形，边缘具钝锯齿，两面有毛；叶柄细，长 2 ~ 6 cm，上部具明显狭翅。花茎纤细；花瓣 5，紫堇色或淡棕色；花距细管状。蒴果椭圆形或 3 裂，种子多数，淡棕色。气微，味微苦而稍黏。

| 功能主治 | **中药** 紫花地丁：苦、辛，寒。归心、肝经。清热解毒，凉血消肿。用于疔疮肿毒，痈疽发背，丹毒，毒蛇咬伤。
蒙药 尼勒其其格：清热解毒。用于希日病，黄疸，赫依热，肝火，胆热。

| 用法用量 | **中药** 紫花地丁：内服煎汤，15 ~ 30 g，鲜品 30 ~ 60 g。外用适量，捣敷。
蒙药 尼勒其其格：内服煎汤，单用 1.5 ~ 3 g；或入丸、散剂。

| 附　　注 | 本种为 2020 年版《中国药典》收载的紫花地丁药材的基原植物。

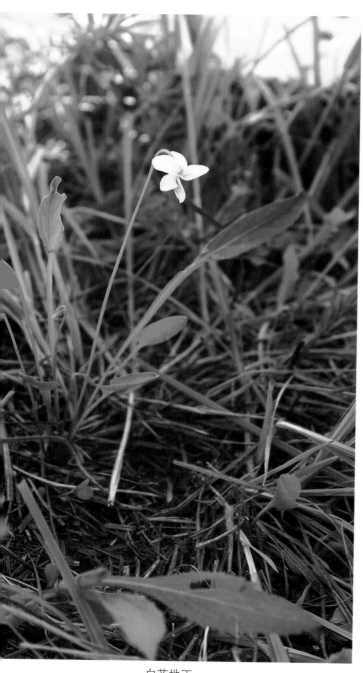

白花地丁

董菜科 Violaceae 董菜属 Viola

白花地丁

Viola patrinii DC. ex Ging.

| 植物别名 |

白花董菜。

| 蒙 文 名 |

查干 – 尼勒 – 其其格。

| 药 材 名 |

白花地丁（药用部位：全草）。

| 形态特征 |

多年生草本，无地上茎，高 7 ～ 20 cm。根茎短，深褐色或带黑色。叶均基生；叶片较薄，长圆形、椭圆形、狭卵形或长圆状披针形，边缘两侧近平行，疏生波状浅圆齿或有时近全缘，两面无毛；叶柄细长，上部具明显的或狭或稍宽的翅；托叶绿色，约 2/3 与叶柄合生，离生部分线状披针形。花中等大小，白色，带淡紫色脉纹；花梗细弱，在中部以下有 2 线形小苞片；萼片卵状披针形或披针形，基部具短而钝的附属物（长约 1 mm）；上方花瓣倒卵形，基部变狭，侧方花瓣长圆状倒卵形，里面有细须毛，下方花瓣距短而粗，浅囊状；子房狭卵形，无毛，花柱较细，棍棒状，基部稍膝曲，两侧具较狭的缘边，前方具短喙。蒴果无毛；种子卵

球形，黄褐色至暗褐色。花果期 5 ~ 9 月。

| 生境分布 | 生于森林带和森林草原带的沼泽化草甸、灌丛、林缘较阴湿地带。分布于内蒙古呼伦贝尔市（海拉尔区、牙克石市、扎兰屯市、根河市、阿荣旗、莫力达瓦达斡尔族自治旗）、兴安盟（乌兰浩特市、科尔沁右翼前旗、扎赉特旗）、赤峰市（喀喇沁旗）、锡林郭勒盟（东乌珠穆沁旗）。

| 资源情况 | 野生资源较少。药材来源于野生。

| 采收加工 | 春季至花期采收全草，洗净，晒干。

| 功能主治 | 苦、甘，平。清热解毒，消瘀消肿。用于疮毒，狂犬咬伤，目赤。

| 用法用量 | 内服煎汤，10 ~ 50 g。外用适量，捣敷。

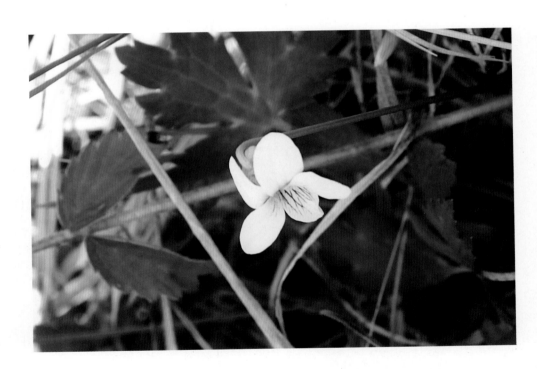

菫菜科 Violaceae 菫菜属 Viola

东北菫菜
Viola mandshurica W. Beck.

| **植物别名** | 紫花地丁。

| **蒙 文 名** | 满吉－尼勒－其其格。

| **药 材 名** | **中药** 紫花地丁（药用部位：全草。别名：铧头草、光瓣菫菜）。
　　　　　　 蒙药 尼勒其其格（药用部位：全草）。

| **形态特征** | 多年生草本，无地上茎，高 6 ～ 18 cm。根茎短，垂直，节密生，
常自一处发出数条较粗壮的褐色长根；根通常平滑，向下斜伸或有
时稍横生。基生叶少数至多数；叶片长圆形、舌形、卵状披针形，
先端钝或圆，基部截形或宽楔形，下延至叶柄，边缘疏生波状浅圆
齿，有时下部近全缘；叶柄较长，长 2.5 ～ 8 cm，上部具狭翅，花

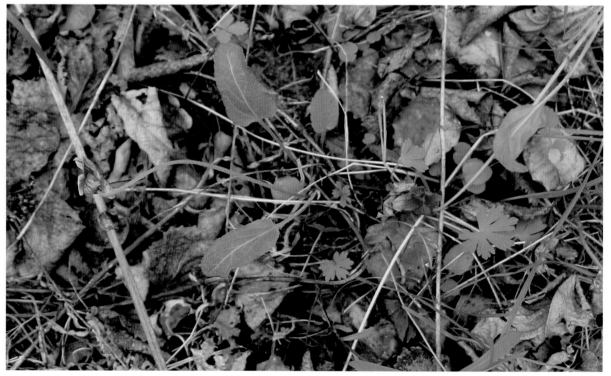

东北菫菜

期后翅明显增宽；托叶膜质，下部者鳞片状，褐色，上部者淡褐色、淡紫色或苍白色，2/3 以上与叶柄合生，离生部分线状披针形，边缘疏生细齿或近全缘。花较大，紫堇色或淡紫色；花梗细长，常超出叶；萼片 5，卵状披针形或披针形；花瓣 5；雄蕊的药隔先端有附属物。蒴果长圆形，长 1 ~ 1.5 cm，无毛，先端尖；种子卵球形，淡红棕色。花果期 4 月下旬至 9 月。

| 生境分布 | 生于森林带的山地湿草甸、林缘草甸、疏林下、灌丛。分布于内蒙古呼伦贝尔市（满洲里市、扎兰屯市、牙克石市、额尔古纳市、根河市、鄂伦春自治旗、莫力达瓦达斡尔族自治旗）、兴安盟（乌兰浩特市、科尔沁右翼前旗、突泉县）、通辽市（科尔沁区、开鲁县、科尔沁左翼后旗）、赤峰市（喀喇沁旗、宁城县、敖汉旗）。

| 资源情况 | 野生资源一般。药材来源于野生。

| 采收加工 | **中药** 紫花地丁：春、秋季采收全草，洗净，晒干。
蒙药 尼勒其其格：同"紫花地丁"。

| 药材性状 | **中药** 紫花地丁：本品多皱缩成团。湿润展开后，根细长，深褐色或灰白色。基生叶卵状披针形或条形，先端钝圆，边缘波状，基部下延至叶柄。质脆易碎，气微，味微苦。

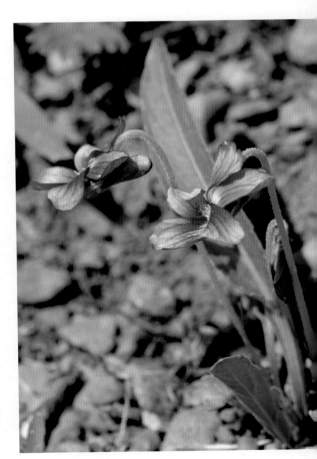

| 功能主治 | **中药** 紫花地丁：苦、辛，寒。归心、肝经。清热解毒，凉血消肿。用于疔疮肿毒，痈疽发背，丹毒，毒蛇咬伤。
蒙药 尼勒其其格：清热解毒。用于希日病，黄疸，赫依热，肝火，胆热。

| 用法用量 | **中药** 紫花地丁：内服煎汤，15 ~ 30 g，鲜品 30 ~ 60 g。外用适量，捣敷。
蒙药 尼勒其其格：内服煎汤，单用 1.5 ~ 3 g；或入丸、散剂。

裂叶董菜 *Viola dissecta* Ledeb.

| **植物别名** | 疗毒草。

| **蒙 文 名** | 奥尼图 – 尼勒 – 其其格。

| **药 材 名** | 裂叶董菜（药用部位：全草。别名：疗毒草）。

| **形态特征** | 多年生草本，无地上茎，高达 30 cm。根茎短而垂直。叶基生，圆形或宽卵形，长 1.2 ～ 9 cm，宽 1.5 ～ 10 cm，3（～ 5）全裂，两侧裂片 2 深裂，中裂片 3 深裂，裂片线形、长圆形或窄卵状披针形，全缘或疏生缺刻状钝齿，或近羽状浅裂，小裂片全缘，幼叶两面被白色柔毛，后渐无毛；叶柄长 1.5 ～ 24 cm，幼时常被短柔毛，后渐无毛；托叶近膜质，约 2/3 与叶柄合生，离生部分窄披针形，边缘

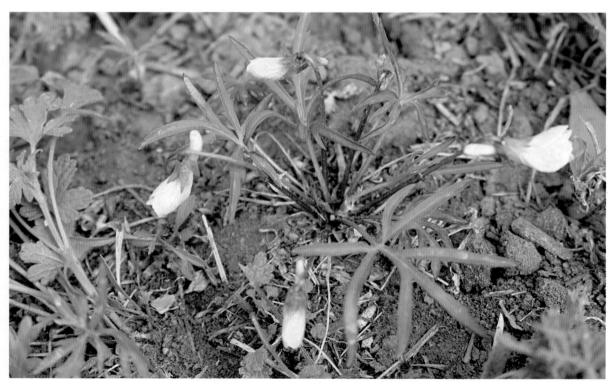

裂叶董菜

疏生细齿。花较大，淡紫色或紫堇色；花梗果期前与叶等长或稍高于叶，果期较叶短；萼片卵形或披针形，基部附属物长 1 ~ 1.5 mm，末端平截；上方花瓣长倒卵形，长 0.8 ~ 1.3 cm，侧方花瓣长圆状倒卵形，内面基部有长毛或疏生须毛；柱头两侧及后方具直展的缘边，前方具短喙，缘具明显的柱头孔。蒴果长圆形或椭圆形，无毛。花果期 5 ~ 9 月。

| 生境分布 | 生于山坡、林缘草甸、林下及河滩地。分布于内蒙古呼伦贝尔市（扎赉诺尔区、牙克石市、扎兰屯市、额尔古纳市、根河市、鄂温克族自治旗、陈巴尔虎旗、鄂伦春自治旗）、兴安盟（科尔沁右翼中旗、乌兰浩特市、扎赉特旗、突泉县、科尔沁右翼前旗）、通辽市（霍林郭勒市、扎鲁特旗）、赤峰市（松山区、红山区、巴林左旗、林西县、阿鲁科尔沁旗、克什克腾旗、喀喇沁旗、宁城县、敖汉旗）、锡林郭勒盟（锡林浩特市、西乌珠穆沁旗、太仆寺旗、正镶白旗）、乌兰察布市（集宁区、丰镇市、兴和县、察哈尔右翼中旗）、呼和浩特市（武川县）、包头市（昆都仑区、固阳县）、鄂尔多斯市（准格尔旗、乌审旗）。

| 资源情况 | 野生资源较少。药材来源于野生。

| 采收加工 | 春、夏季采收，洗净，鲜用或晒干。

| 药材性状 | 本品多皱缩成团。湿润展平后，叶基生，叶片掌状 3 ~ 5 全裂，裂片再羽状深裂，裂片线形。花淡棕紫色。气微，味微苦。

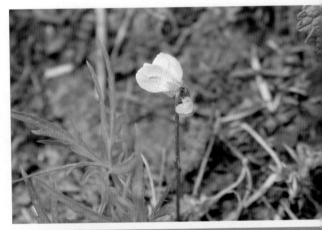

| 功能主治 | 苦，寒。归心、胆、脾、肝经。清热解毒，利湿消肿。用于疔疮肿毒，麻疹热毒，肺炎，胸膜炎，淋浊，带下，肾炎。

| 用法用量 | 内服煎汤，9 ~ 15 g；或捣汁。外用适量，鲜品捣敷。

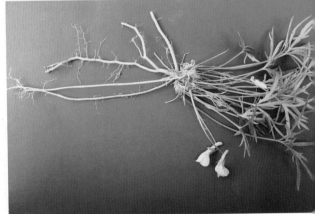

菫菜科 Violaceae 菫菜属 Viola

双花菫菜 *Viola biflora* L.

| **植物别名** | 短距菫菜。

| **蒙 文 名** | 浩斯 - 其其格图 - 尼勒 - 其其格。

| **药 材 名** | 双花菫菜（药用部位：全草。别名：谷穗补、短距菫菜）。

| **形态特征** | 多年生草本，高达 25 cm。根茎垂直或斜生。基生叶具长柄，叶肾形、宽卵形或近圆形，长 1 ~ 3 cm，先端钝圆，基部深心形或心形，具钝齿，上面散生短毛，下面无毛，有时两面被柔毛；茎生叶具短柄，叶较小；托叶离生，卵形或卵状披针形，先端尖，全缘或疏生细齿。花黄色或淡黄色；花梗细弱，上部有 2 披针形小苞片；萼片线状披针形或披针形，长 3 ~ 4 mm，基部附属物极短，具膜质缘，

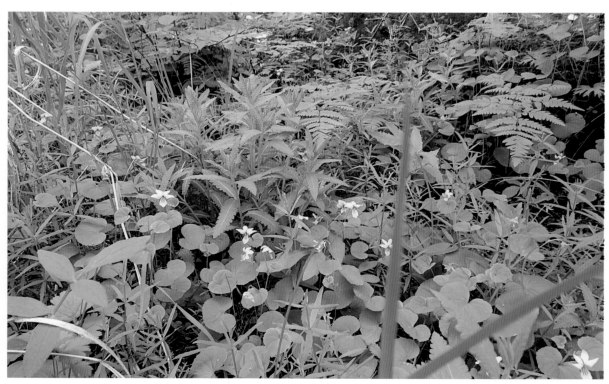

双花菫菜

无毛或中下部具短缘毛；花瓣长圆状倒卵形，长 6 ~ 8 mm，具紫色脉纹，侧方花瓣内面无须毛，下方花瓣连短筒状距长约 1 cm，距长 2 ~ 2.5 mm；花柱上半部 2 深裂，裂片斜展，具明显的柱头孔。蒴果长圆状卵形，无毛。花果期 5 ~ 9 月。

| 生境分布 | 生于森林带和草原带的山地疏林下及湿草地。分布于内蒙古呼伦贝尔市（牙克石市、扎兰屯市、鄂伦春自治旗）、兴安盟（阿尔山市、科尔沁右翼前旗）、赤峰市（巴林右旗、喀喇沁旗、宁城县、敖汉旗）、锡林郭勒盟（西乌珠穆沁旗）、乌兰察布市（兴和县、凉城县）、呼和浩特市（武川县）、包头市（土默特右旗）、阿拉善盟（阿拉善左旗）。

| 资源情况 | 野生资源较少。药材来源于野生。

| 采收加工 | 夏季采收，洗净，鲜用或晒干。

| 功能主治 | 辛、微酸，平。活血散瘀，止血。用于跌打损伤，吐血，急性肺炎，肺出血。

| 用法用量 | 内服煎汤，9 ~ 15 g。外用适量，捣敷。

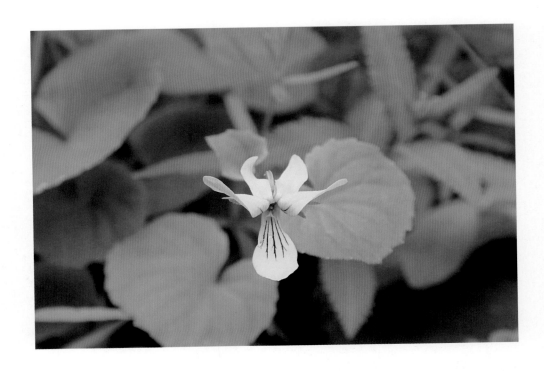

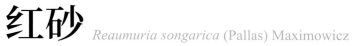

柽柳科 Tamaricaceae 红砂属 Reaumuria

红砂

Reaumuria songarica (Pallas) Maximowicz

| 植物别名 | 红虱、琵琶柴。

| 蒙 文 名 | 乌兰 – 宝都日嘎纳。

| 药 材 名 | 红沙（药用部位：枝叶。别名：红虱、杉柳、琵琶柴）。

| 形态特征 | 多分枝小灌木，植株仰卧，高 10 ~ 30 cm。树皮不规则波状剥裂；老枝灰棕色，小枝多拐曲，皮灰白色，纵裂。叶常 4 ~ 6 簇生在缩短的枝上，肉质，短圆柱形，鳞片状，长 1 ~ 5 mm，宽约 1 mm，浅灰蓝绿色，花期有时变紫红色，具点状泌盐腺体。花两性；花单生于叶腋或在幼枝上端呈少花的总状花序，无梗，直径约 4 mm；苞片 3；花萼钏状，上部 5 裂；花瓣 5，张开，白色略带淡红色，长圆

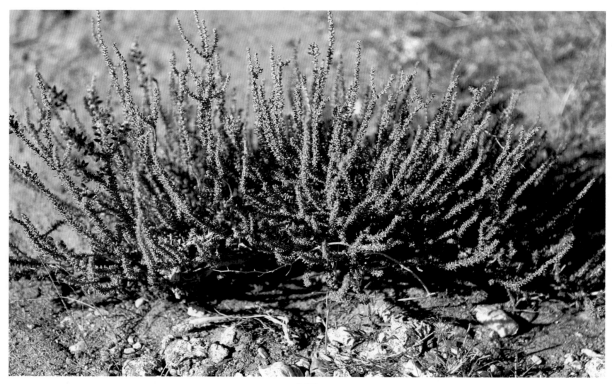

红砂

形，内面有 2 倒披针形附属物；雄蕊 6 ～ 8（～ 12）；花柱 3。蒴果纺锤形，具 3 棱，长 4 ～ 6 mm，3 瓣裂；种子 3 ～ 4，全部被黑褐色毛。花期 7 ～ 8 月，果期 8 ～ 9 月。

| **生境分布** | 生于荒漠及荒漠草原地带。在荒漠地区，为重要的建群种，常在砾质戈壁上与珍珠柴 *Salsola passerina* Bunge、泡泡刺 *Nitraria sphaerocarpa* Maxim. 等共同组成大面积的荒漠群落。在荒漠草原地区，仅见于盐渍低地。在干湖盆、干河床等盐渍土上形成隐域性红砂群落。此外，还能沿盐渍地深入到干草原地带。分布于内蒙古呼伦贝尔市（满洲里市、陈巴尔虎旗、新巴尔虎右旗）、锡林郭勒盟（二连浩特市、苏尼特左旗、苏尼特右旗、正镶白旗）、包头市（达尔罕茂明安联合旗）、鄂尔多斯市（鄂托克前旗）、巴彦淖尔市（磴口县、乌拉特中旗、乌拉特后旗）、乌海市（海勃湾区、海南区、乌达区）、阿拉善盟（阿拉善左旗、阿拉善右旗、额济纳旗）。

| **资源情况** | 野生资源较丰富。药材来源于野生。

| **采收加工** | 夏、秋季采收，剪取枝叶，晒干。

| **药材性状** | 本品叶近无梗，肥厚，较短，呈短圆柱形，长 1 ～ 5 mm，宽 0.5 mm，鳞片状。

| **功能主治** | 辛、甘，温。散风除湿，解毒。用于湿疹，皮炎。

| **用法用量** | 外用适量，煎汤洗。

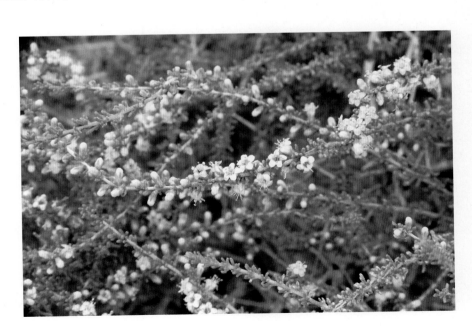

黄花红砂 *Reaumuria trigyna* Maxim.

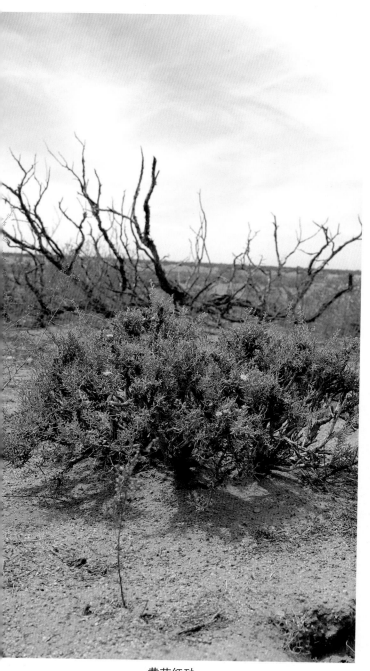

黄花红砂

| 植物别名 |

黄花枇杷柴、长叶红砂。

| 蒙 文 名 |

陶木 – 乌兰 – 宝都日嘎纳。

| 药 材 名 |

长叶红砂（药用部位：枝叶）。

| 形态特征 |

小灌木，高 10 ~ 30 cm。多分枝，树皮片状剥裂；老枝灰白色或灰黄色，当年生枝由老枝顶部发出，较细，淡绿色。叶肉质，圆柱形，长 5 ~ 10（~ 15）mm，微弯曲，常 2 ~ 5簇生。花单生于叶腋，直径 5 ~ 7 mm；花梗纤细，长 8 ~ 10 mm；苞片约 10，宽卵形，覆瓦状排列在花萼基部；萼片 5，离生，与苞片同形；花瓣 5，黄白色，矩圆形，长约 5 mm，下半部有 2 鳞片；雄蕊 15，花丝钻形；子房卵圆形，花柱常 3，少 4 ~ 5。蒴果矩圆形，长达 1 cm，光滑，3 瓣开裂。

| 生境分布 |

生于草原化荒漠带的石质低山丘陵砾、石质坡地、山前洪积平原或冲积平原。分布于

内蒙古鄂尔多斯市（鄂托克旗、杭锦旗）、阿拉善盟（阿拉善左旗、阿拉善右旗）。

| **资源情况** | 野生资源较少。药材来源于野生。

| **采收加工** | 夏、秋季采收，剪取枝叶，晒干。

| **功能主治** | 辛、甘，温。散风除湿，解毒。用于湿疹，皮炎。

| **用法用量** | 外用适量，煎汤洗。

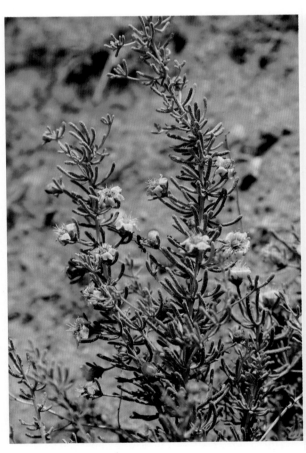
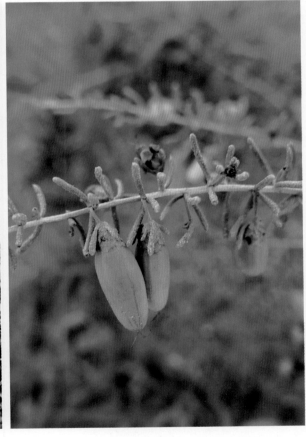

柽柳科 Tamaricaceae 柽柳属 Tamarix

短穗柽柳
Tamarix laxa Willd.

| 蒙 文 名 | 奥胡日汉 – 苏海。

| 药 材 名 | **中药** 柽柳（药用部位：嫩枝叶。别名：柽、河柳、赤柽）。
蒙药 苏海（药用部位：嫩枝叶）。

| 形态特征 | 灌木，高 1 ~ 2 m。老枝灰色、灰棕色或黄灰色，幼枝粗短，质脆，灰色至淡红灰色。叶披针形或卵状披针形，长 0.8 ~ 2 mm，先端尖，基部渐狭，无柄，黄绿色。总状花序长 1 ~ 3（~ 4）cm，直径 5 ~ 7（~ 10）mm，花序梗短；花梗长 2 ~ 3 mm；苞片长卵形或矩圆形，先端钝，略带紫红色，革质，长不超过花梗的一半；花两型，春季花侧生于去年生枝上，4 基数；秋季花（少见）着生于当年生枝上，5 基数；萼片三角状卵形，边缘膜质，先端稍钝，绿色或微带紫色，

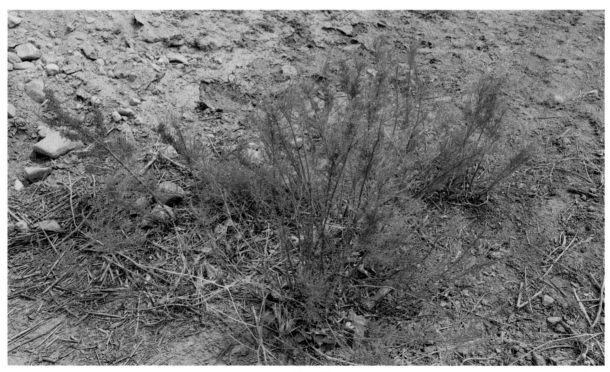

短穗柽柳

比花瓣短一半；花瓣紫红色或粉红色；花盘4裂；雄蕊4，花丝着生于花盘裂片的先端，花药暗紫色；花柱3，短。蒴果狭圆锥形。花期4月下旬至5月初，果期5～6月。

| **生境分布** | 生于荒漠带的盐渍低地及沙漠边缘、河漫滩等盐化低地。分布于内蒙古锡林郭勒盟（锡林浩特市）、鄂尔多斯市（杭锦旗）、巴彦淖尔市（临河区、磴口县、杭锦后旗）、乌海市（海勃湾区、海南区、乌达区）、阿拉善盟（阿拉善左旗、阿拉善右旗、额济纳旗）。

| **资源情况** | 野生资源一般，栽培资源较少。药材来源于野生和栽培。

| **采收加工** | **中药** 柽柳：未开花时采下幼嫩枝梢，阴干。
　　　　　　蒙药 苏海：同"柽柳"。

| **功能主治** | **中药** 柽柳：甘、辛，平。归肺、胃、心经。疏风，解表，透疹，解毒。用于麻疹不透，感冒，风湿关节痛，小便不利；外用于风疹瘙痒。
　　　　　　蒙药 苏海：涩、甘，凉，钝、重、固。解毒，清热，清黄水，透疹。用于陈热，黄水病，肉毒症，毒热，热症扩散，血热，伏热，麻疹，皮肤瘙痒。

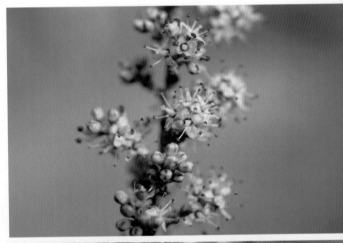

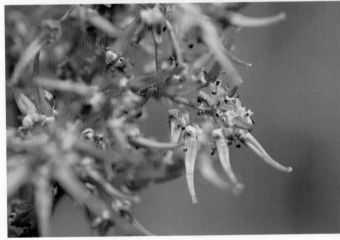

| **用法用量** | **中药** 柽柳：内服煎汤，10～15 g；或研末冲服。外用适量，煎汤熏洗。
　　　　　　蒙药 苏海：内服煎汤，单用1.5～3 g；或入丸、散剂。

| **附　注** | 本种为耐盐的潜水旱生植物。

柽柳科 Tamaricaceae 柽柳属 Tamarix

柽柳
Tamarix chinensis Lour.

| **植物别名** | 中国柽柳、华北柽柳、桧柽柳。

| **蒙 文 名** | 苏海。

| **药 材 名** | **中药** 柽柳（药用部位：嫩枝叶。别名：柽、河柳、赤柽）。
　　　　　　　　蒙药 苏海（药用部位：嫩枝叶）。

| **形态特征** | 小乔木或灌木，高达8m。老枝深紫色或紫红色。叶鲜绿色，钻形或卵状披针形，长1～3mm，背面有龙骨状突起，先端内弯。每年开花2～3次；春季总状花序侧生于去年生小枝，长3～6cm，下垂；夏秋总状花序长3～5cm，生于当年生枝先端，组成顶生长圆形或窄三角形花序；花梗纤细；花瓣5，粉红色，通常卵状椭圆形或椭

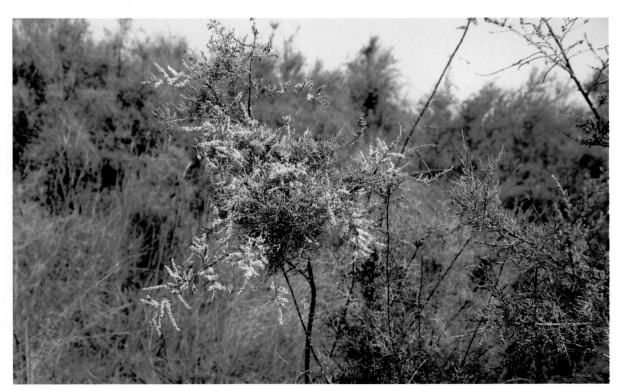

柽柳

圆状倒卵形，稀倒卵形；雄蕊 5，花丝着生于花盘裂片间；花柱 3，棍棒状。蒴果圆锥形，长 3.5 mm。花期 5 ~ 9 月。

| 生境分布 | 生于草原带的湿润碱地、河岸冲积地、丘陵沟谷湿地、沙地。分布于内蒙古通辽市（科尔沁左翼中旗、库伦旗、奈曼旗）、赤峰市（阿鲁科尔沁旗、巴林右旗）、锡林郭勒盟（锡林浩特市、二连浩特市、苏尼特左旗、苏尼特右旗、镶黄旗）、乌兰察布市（凉城县）、呼和浩特市（武川县）、包头市（昆都仑区、东河区、青山区、土默特右旗）、鄂尔多斯市（鄂托克前旗）、巴彦淖尔市（乌拉特中旗、乌拉特后旗）。

| 资源情况 | 野生资源较少，栽培资源一般。药材来源于野生和栽培。

| 采收加工 | **中药** 柽柳：未开花时采下幼嫩枝梢，阴干。
蒙药 苏海：同"柽柳"。

| 药材性状 | **中药** 柽柳：本品枝呈细圆柱形，直径 0.5 ~ 1.5 mm，表面黄绿色，节较密，叶鳞片状，钻形或卵状披针形，长 1 ~ 3 mm，背面有龙骨状脊。质脆，易折断，断面黄白色，中心有髓。气微，味淡。以枝叶细微、色绿者为佳。

| 功能主治 | **中药** 柽柳：甘、辛，平。归肺、胃、心经。疏风，解表，透疹，解毒。用于麻疹不透，感冒，风湿关节痛，小便不利；外用于风疹瘙痒。
蒙药 苏海：涩、甘，凉，钝、重、固。解毒，清热，清黄水，透疹。用于陈热，黄水病，肉毒症，毒热，热症扩散，血热，伏热，麻疹，皮肤瘙痒。

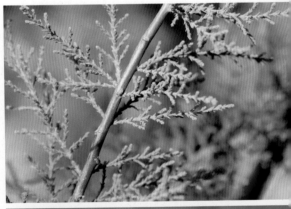

| 用法用量 | **中药** 柽柳：内服煎汤，10 ~ 15 g；或研末冲服。外用适量，煎汤熏洗。
蒙药 苏海：内服煎汤，单用 1.5 ~ 3 g；或入丸、散剂。

| 附　　注 | 本种耐轻度盐碱。

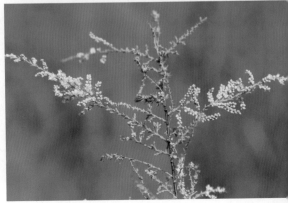

柽柳科 Tamaricaceae 柽柳属 Tamarix

甘蒙柽柳

Tamarix austromongolica Nakai

| 蒙 文 名 | 柴布日－苏海。

| 药 材 名 | **中药** 柽柳（药用部位：嫩枝叶。别名：柽、河柳、赤柽）。
蒙药 苏海（药用部位：嫩枝叶）。

| 形态特征 | 灌木或乔木，高 1.5 ~ 4（~ 6）m。树干和老枝栗红色，枝直立；幼枝及嫩枝质硬、直伸而不下垂。叶灰蓝绿色，木质化生长枝上基部的叶阔卵形，急尖，上部的叶卵状披针形；绿色嫩枝上的叶长圆形或长圆状披针形，渐尖，基部亦向外鼓胀。春、夏、秋季均开花。春季开花，总状花序自去年生的木质化枝上发出，侧生，花序轴质硬而直伸，有短总花梗或无梗；苞片线状披针形，浅白色或带紫蓝绿色；花梗极短。夏、秋季开花，总状花序较春季的狭细，组成顶

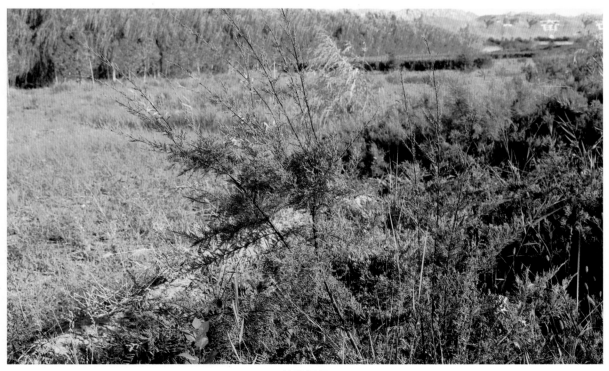

甘蒙柽柳

生大型圆锥花序；花 5 基数，萼片 5，卵形，急尖，绿色，边缘膜质透明；花瓣 5，倒卵状长圆形，淡紫红色；雄蕊 5，伸出花瓣之外，花丝丝状，花药红色；子房三棱状卵圆形，红色，花柱与子房等长。蒴果长圆锥形。花期 5 ~ 9 月。

| **生境分布** | 生于草原带的河流沿岸。分布于内蒙古包头市（土默特右旗）、鄂尔多斯市（杭锦旗）、巴彦淖尔市（乌拉特前旗、乌拉特后旗）、阿拉善盟（阿拉善左旗）。

| **资源情况** | 野生资源较少，栽培资源较少。药材来源于野生和栽培。

| **采收加工** | **中药** 柽柳：未开花时采下幼嫩枝梢，阴干。
　　　　　　 蒙药 苏海：同"柽柳"。

| **功能主治** | **中药** 柽柳：甘、辛，平。归肺、胃、心经。疏风，解表，透疹，解毒。用于麻疹不透，感冒，风湿关节痛，小便不利；外用于风疹瘙痒。
　　　　　　 蒙药 苏海：涩、甘，凉，钝、重、固。解毒，清热，清黄水，透疹。用于陈热，黄水病，肉毒症，毒热，热症扩散，血热，伏热，麻疹，皮肤瘙痒。

| **用法用量** | **中药** 柽柳：内服煎汤，10 ~ 15 g；或研末冲服。外用适量，煎汤熏洗。
　　　　　　 蒙药 苏海：内服煎汤，单用 1.5 ~ 3 g；或入丸、散剂。

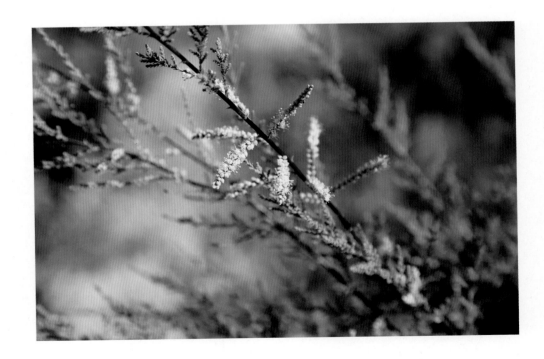

柽柳科 Tamaricaceae 柽柳属 Tamarix

多枝柽柳 *Tamarix ramosissima* Ledeb.

| 植物别名 | 红柳。

| 蒙 文 名 | 其其格丽格 – 苏海。

| 药 材 名 | **中药** 柽柳（药用部位：嫩枝叶。别名：柽、河柳、赤柽）。
蒙药 苏海（药用部位：嫩枝叶）。

| 形态特征 | 灌木或小乔木，通常高 1 ~ 3（~ 6）m，多分枝。去年生枝紫红色或红棕色。叶披针形或三角状卵形，长 0.5 ~ 2 mm，几乎贴于茎上。总状花序生于当年生枝上，长 3 ~ 5 cm，宽 3 ~ 5 mm，组成顶生的大型圆锥花序；苞片卵状披针形，长 1.5 ~ 2（~ 2.8）mm；花梗短于或等长于花萼；萼片 5，卵形，渐尖或微钝，边缘膜质，长

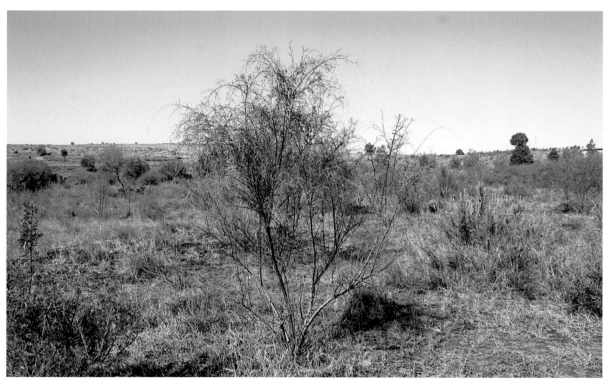

多枝柽柳

约 1 mm；花瓣 5，倒卵圆形，长 1 ~ 1.5 mm，粉红色或紫红色，直立，花后宿存；花盘 5 裂，每裂先端有深或浅的凹缺，雄蕊 5，着生于花盘裂片间，超出或等长于花冠，花药钝或在先端有钝的突起；花柱 3。蒴果长圆锥形，长 3 ~ 5 mm，熟时 3 裂；种子多数，先端簇生毛。花期 5 ~ 8 月，果期 6 ~ 9 月。

| **生境分布** | 生于荒漠带和干草原的盐渍低地、古河道、湖盆边缘。分布于内蒙古乌兰察布市（商都县、察哈尔右翼前旗）、鄂尔多斯市（准格尔旗、达拉特旗、鄂托克前旗、乌审旗、伊金霍洛旗）、巴彦淖尔市（五原县）、乌海市（海勃湾区、海南区、乌达区）、阿拉善盟（阿拉善左旗、阿拉善右旗、额济纳旗）。

| **资源情况** | 野生资源一般，栽培资源一般。药材来源于野生和栽培。

| **采收加工** | **中药** 柽柳：未开花时采下幼嫩枝梢，阴干。
蒙药 苏海：同"柽柳"。

| **功能主治** | **中药** 柽柳：甘、辛，平。归肺、胃、心经。疏风，解表，透疹，解毒。用于麻疹不透，感冒，风湿关节痛，小便不利；外用于风疹瘙痒。
蒙药 苏海：涩、甘，凉，钝、重、固。解毒，清热，清黄水，透疹。用于陈热，黄水病，肉毒症，毒热，热症扩散，血热，伏热，麻疹，皮肤瘙痒。

| **用法用量** | **中药** 柽柳：内服煎汤，10 ~ 15 g；或研末冲服。外用适量，煎汤熏洗。
蒙药 苏海：内服煎汤，单用 1.5 ~ 3 g；或入丸、散剂。

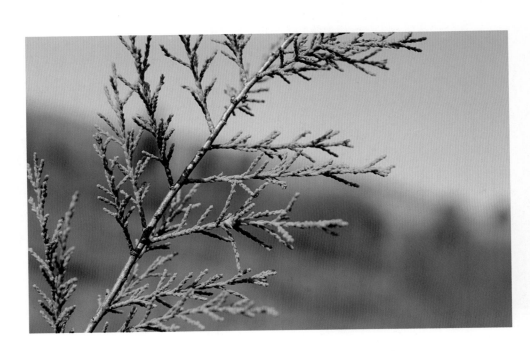

柽柳科 Tamaricaceae 水柏枝属 Myricaria

宽叶水柏枝 *Myricaria platyphylla* Maxim.

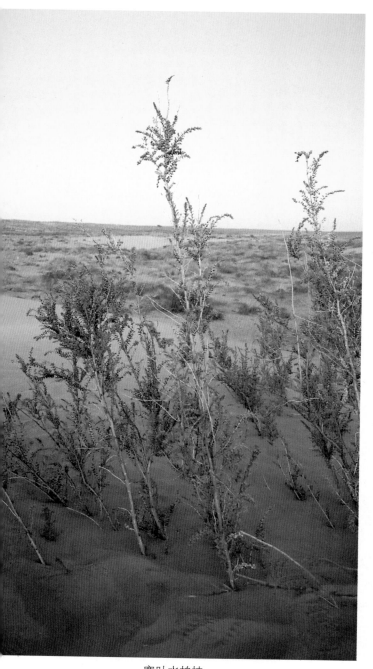

宽叶水柏枝

| 植物别名 |

沙红柳、喇嘛杆。

| 蒙 文 名 |

乌日根－那布其图－巴拉古纳。

| 药 材 名 |

沙红柳（药用部位：嫩枝。别名：喇嘛棍、胖柳、喇嘛杆）。

| 形态特征 |

直立灌木，高约 2 m；多分枝；老枝红褐色或灰褐色，当年生枝灰白色或黄灰色，光滑。叶大，疏生，开展，宽卵形或椭圆形，先端渐尖，基部扩展成圆形或宽楔形，不抱茎；叶腋多生绿色小枝，小枝上的叶较小，卵形或长椭圆形。总状花序侧生，稀顶生，基部被多数覆瓦状排列的鳞片，鳞片卵形，边缘宽膜质；苞片宽卵形或椭圆形，稍短于花萼（加花梗），先端钝，基部狭缩，楔形，具宽膜质边；萼片长椭圆形或卵状披针形，略短于花瓣，先端钝，具狭膜质边；花瓣倒卵形，先端钝圆，基部狭缩，淡红色或粉红色；花丝 2/3 部分合生；子房卵圆形，柱头头状。果实圆锥形；种子多数，长圆形，先端具芒

柱，芒柱全部被白色长柔毛。花期 4 ~ 6 月，果期 7 ~ 8 月。

| **生境分布** | 生于草原带和草原化荒漠带的低山丘间低地及河漫滩。分布于内蒙古鄂尔多斯市、巴彦淖尔市（临河区、五原县、磴口县）。

| **资源情况** | 野生资源一般。药材来源于野生。

| **采收加工** | 春、夏季采收，剪取幼嫩枝条，阴干或晒干。

| **功能主治** | 辛、甘，温。发表透疹。用于麻疹不透。

| **用法用量** | 内服煎汤，3 ~ 9 g。外用适量，煎汤洗。

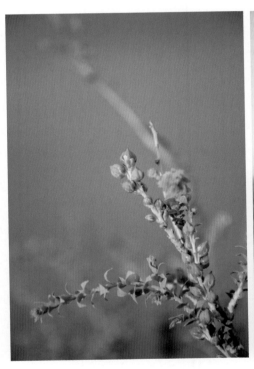
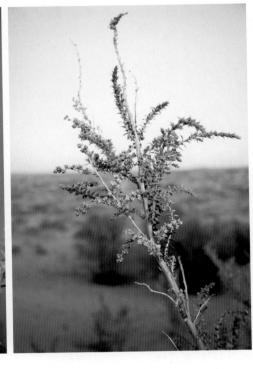

柽柳科 Tamaricaceae 水柏枝属 Myricaria

宽苞水柏枝
Myricaria bracteata Royle

| **植物别名** | 河柏、水柽柳、臭红柳。

| **蒙 文 名** | 哈日 – 巴拉古纳。

| **药 材 名** | **中药** 翁波（药用部位：嫩枝。别名：河柏、水柏枝、西河柳）。
蒙药 巴勒古纳（药用部位：嫩枝。别名：敖恩布、敖恩布 – 莫都克兴玛尔、楚兴 – 敖恩布）。

| **形态特征** | 灌木，高 0.5 ～ 3 m。多分枝，老枝灰褐色或紫褐色，多年生枝红棕色或黄绿色，有光泽和条纹。叶卵形、卵状披针形、线状披针形或狭长圆形，长 2 ～ 4（～ 7）mm，宽 0.5 ～ 2 mm，基部常具狭膜质的边。总状花序顶生，密集成穗状；苞片宽卵形或椭圆形，先

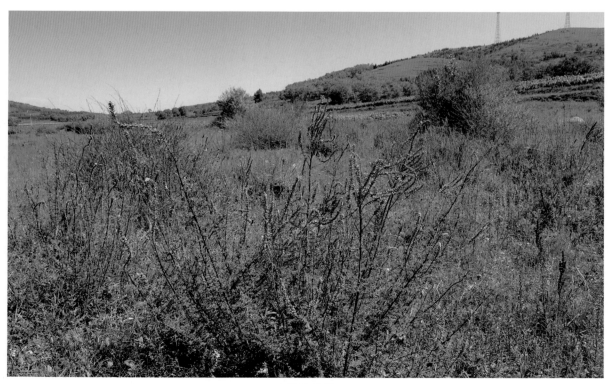

宽苞水柏枝

端有尾状长尖，边缘膜质，基部具啮齿状边缘；萼片披针形、长圆形或狭椭圆形，长约 4 mm，先端钝或锐尖，具宽膜质边；花瓣倒卵形或倒卵状长圆形，长 5 ~ 6 mm，宽 2 ~ 2.5 mm，具脉纹，粉红色、淡红色或淡紫色，果时宿存；雄蕊略短于花瓣，花丝 1/2 或 2/3 部分合生；子房圆锥形。蒴果狭圆锥形，长 8 ~ 10 mm；种子狭长圆形或狭倒卵形，长 1 ~ 1.5 mm，先端芒柱一半以上被白色长柔毛。花期 6 ~ 7 月，果期 7 ~ 8 月。

| 生境分布 | 生于草原带和草原化荒漠带的山沟及河漫滩。分布于内蒙古乌兰察布市（卓资县、商都县、凉城县）、呼和浩特市（回民区、赛罕区、土默特左旗、武川县）、包头市（土默特右旗）、鄂尔多斯市（准格尔旗、达拉特旗、杭锦旗、伊金霍洛旗）、阿拉善盟（阿拉善左旗）。

| 资源情况 | 野生资源一般。药材来源于野生。

| 采收加工 | **中药** 翁波：春、夏季采收，剪取幼嫩枝条，阴干或晒干。
蒙药 巴勒古纳：同"翁波"。

| 药材性状 | **中药** 翁波：本品细枝呈圆柱形，表面褐色，平滑无毛，其上密生小叶，小叶条形，长 2 ~ 5 mm，质脆，断面中央有黄白色髓部。

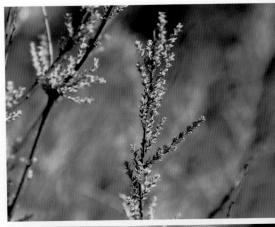

| 功能主治 | **中药** 翁波：甘，温。升阳发散，解毒透疹，祛风止痒。用于麻疹不透，高热，咳嗽，腮腺炎，风湿性关节炎，风疹瘙痒，癣证，血热酒毒。
蒙药 巴勒古纳：涩、甘、凉、固、钝、重。清热，解毒，透疹，燥"协日乌素"。用于毒热，肉毒症，反变毒，麻疹不透，陈热，血热，伏热，"协日乌素"病。

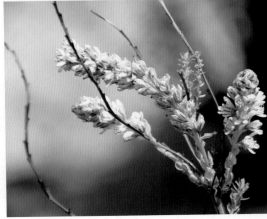

| 用法用量 | **中药** 翁波：内服煎汤，3 ~ 9 g。外用适量，煎汤洗。
蒙药 巴勒古纳：内服煎汤，单用 1.5 ~ 3 g；或入丸、散剂。

秋海棠科 Begoniaceae 秋海棠属 Begonia

秋海棠 *Begonia grandis* Dry.

| **植物别名** | 岩丸子。

| **蒙 文 名** | 那木日音－海棠。

| **药 材 名** | 秋海棠果（药用部位：果实）、秋海棠花（药用部位：花）、秋海棠根（药用部位：根）。

| **形态特征** | 多年生草本。茎生叶宽卵形或卵形，基部心形，具不等大的三角形浅齿，齿尖带短芒，上面常有红晕，幼时散生硬毛，老时近无毛，下面带红晕或紫红色，沿脉散生硬毛或近无毛。花葶高达 9 cm，无毛；花粉红色，较多，（2 ～）3 ～ 4 回二歧聚伞状，花葶基部常有 1 小叶，无毛。雄花花被片 4，外面 2 宽卵形或近圆形，内面 2 倒卵形或倒卵状长圆形，无毛；花丝基部合生。雌花花被片 3，外

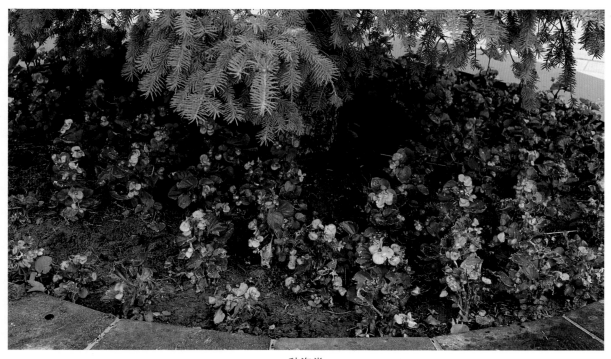

秋海棠

面 2 近圆形或扁圆形，内面 1 倒卵形；子房无毛，3 室，中轴胎座，每室胎座具 2 裂片，花柱 3，柱头常 2 裂或头状或肾状，螺旋状扭曲，或"U"字形带刺状乳头。蒴果下垂，长圆形，无毛，具不等 3 翅，大翅斜长圆形或三角状长圆形，另 2 翅窄三角形，或 2 窄翅呈窄檐状或无翅，近无毛。花期 7 月开始，果期 8 月开始。

| **生境分布** | 内蒙古无野生分布。内蒙古西部有少量栽培，用于园林绿化。

| **资源情况** | 无野生资源，栽培资源一般。药材来源于栽培。

| **采收加工** | 秋海棠果：初冬采收，晒干或鲜用。
秋海棠花：夏、秋季采摘，鲜用或晒干。
秋海棠根：全年均可采收，挖根，洗净，鲜用或切片晒干。

| **功能主治** | 秋海棠果：酸、涩、微辛，凉。解毒，消肿。用于毒蛇咬伤。
秋海棠花：苦、酸。杀虫解毒。用于皮癣。
秋海棠根：酸、涩。化瘀，止血，清热利湿。用于跌打损伤，吐血，咯血，衄血，刀伤出血，崩漏，血瘀经闭，月经不调，带下，淋浊，泻痢，胃痛，咽喉肿痛。

| **用法用量** | 秋海棠果：外用鲜品适量，捣敷或捣汁搽。
秋海棠花：外用适量，捣汁调蜜搽。
秋海棠根：内服煎汤，9 ~ 15 g；或研末，每次 3 ~ 6 g。外用适量，捣敷；或研末敷；或捣汁含漱。

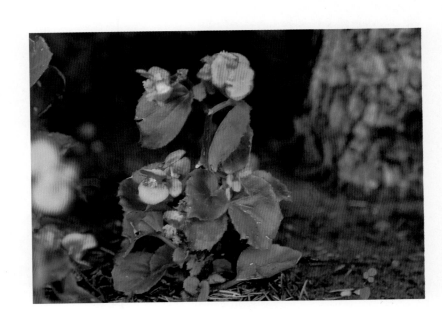

葫芦科 Cucurbitaceae 假贝母属 Bolbostemma

假贝母
Bolbostemma paniculatum (Maxim.) Franquet

| **植物别名** | 土贝母。

| **蒙文名** | 胡伦 – 尼娃。

| **药材名** | 土贝母（药用部位：干燥块茎。别名：土贝、大贝母、地苦胆）。

| **形态特征** | 多年生攀缘草本。鳞茎肥厚、肉质，白色，扁球形或不规则球形，直径达 3 cm；茎细弱，无毛。卷须单一或分 2 叉。叶片心形或卵圆形，掌状 5 深裂，裂片再 3 ~ 5 浅裂，不规则卵形或矩圆形，先端尖，基部心形，两面被极短硬毛，基部小裂片先端有 2 腺体。花单性，雌雄异株，形成腋生、疏散的圆锥花序或有时单生，花序轴及花梗均呈丝状；雄花直径约 1.5 cm；花萼淡绿色，基部合生，上部 5 深裂，

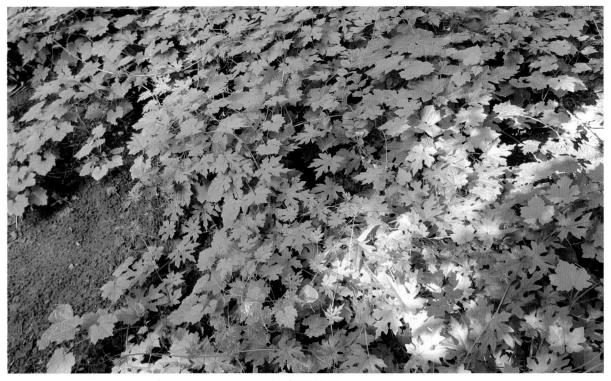

假贝母

裂片卵状披针形，先端有长丝状尾；花冠与花萼相似，淡绿色，其裂片较萼裂片宽；雄蕊 5，离生；子房卵形或近球形，3 室，每室 2 胚珠，花柱 3，下部合生，柱头 2 裂。蒴果矩圆形，平滑，成熟后由先端盖裂，具 4～6 种子；种子斜方形，棕黑色。花期 6～8 月，果期 8～9 月。

| **生境分布** | 内蒙古无野生分布。内蒙古呼和浩特市、包头市、鄂尔多斯市（准格尔旗）有栽培。

| **资源情况** | 无野生资源，栽培资源稀少。药材来源于栽培。

| **采收加工** | 秋季采挖，洗净，掰开，煮至无白心，取出，晒干。

| **药材性状** | 本品呈不规则块状，大小不等。表面淡红棕色或暗棕色，凹凸不平。质坚硬，不易折断，断面角质样，气微，味微苦。

| **功能主治** | 苦，微寒。归肺、脾经。解毒，散结，消肿。用于乳痈，瘰疬，痰核；外用于虫蛇咬伤，外伤出血。

| **用法用量** | 内服煎汤，5～10 g；或入丸、散剂。外用适量，研末调敷；或熬膏贴敷。

| **附　　注** | 本种适宜栽培于地势平坦、土层深厚的细砂土或砂壤土中。

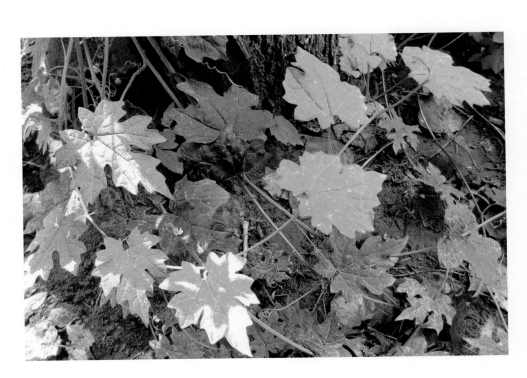

葫芦科 Cucurbitaceae 赤瓟属 Thladiantha

赤瓟
Thladiantha dubia Bunge

| 植物别名 | 赤包、气包。

| 蒙文名 | 闹海－胡哈。

| 药材名 | **中药** 赤瓟（药用部位：果实）、赤瓟根（药用部位：根）。
蒙药 闹海－胡哈（药用部位：果实。别名：敖勒毛色、赫热音－赫木赫）。

| 形态特征 | 多年生攀缘草本。块根草褐色或黄色。茎少分枝，有纵棱槽，被硬毛状长柔毛。卷须不分枝，与叶对生，有毛。叶片宽卵状心形，长5～10 cm，宽1～8 cm，先端锐尖，基部心形，边缘有大小不等的齿，龋面均被柔毛，最基部1对叶脉沿叶基弯缺边缘向外展开；叶柄长2～6 cm。花单性，雌雄异株；雌雄花均单生于叶腋；花梗

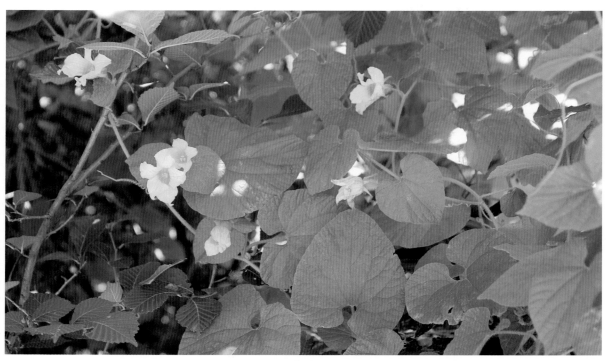

赤瓟

被长柔毛；花萼裂片披针形，被长柔毛，反折；花冠 5 深裂，黄色，上部反折；雄蕊 5，离生，花丝有长柔毛，花药 1 室，通直；子房矩圆形或长椭圆形，密被长柔毛，花柱 3 深裂，柱头肾形；雄花具半球形退化子房；雌花具 5 退化雄蕊。果实浆果状，卵状矩圆形；种子卵形，黑色。花期 7 ~ 8 月，果期 9 月。

| 生境分布 |　生于森林带和草原带的村舍附近、沟谷、山地草丛中。分布于内蒙古呼伦贝尔市（扎兰屯市）、兴安盟（科尔沁右翼中旗）、通辽市（科尔沁左翼后旗、扎鲁特旗）、赤峰市（巴林右旗、喀喇沁旗、宁城县、敖汉旗）。呼和浩特市有少量栽培。

| 资源情况 |　野生资源较少，栽培资源较少。药材来源于野生和栽培。

| 采收加工 |　**中药**　赤飑：果实成熟后连柄摘下，用线将果梗串起，挂于日光下或通风处晒干。
赤飑根：秋后采挖，鲜用或切片晒干。
蒙药　闹海－胡哈：同"赤飑"。

| 药材性状 |　**中药**　赤飑：本品呈卵圆形、椭圆形至长圆形，常压扁，长 3 ~ 5 cm，直径 1.5 ~ 3 cm，橙黄色、橙红色、红色至红棕色，表面皱缩，有极稀的白色茸毛及纵沟纹，先端有残留花柱基，基部有细而弯曲的果梗。果皮厚 1 mm 左右，内表面粘连多数黄色、长圆形的小颗粒，系不发育的种子，中心有多数扁卵形、棕黑色的成熟种子，新鲜时质软而黏。气特异，味甜。
赤飑根：本品呈纺锤形，微显 4 棱，长 4 ~ 8 cm，直径 1.5 ~ 2.5 cm。表面土黄色或灰黄棕色，有纵沟纹及横长的皮孔样疤痕。质坚硬，难折断，断面粉质。无臭，味微苦，有刺喉感。

| 功能主治 |　**中药**　赤飑：酸、苦，平。理气，活血，祛痰，利湿。用于反胃吐酸，肺痨咳血，黄疸，痢疾，胸胁疼痛，跌打扭伤，筋骨疼痛，闭经。
赤飑根：苦，寒。通乳，解毒，活血。用于乳汁不下，乳痛，痈肿，黄疸，跌打损伤，痛经。
蒙药　闹海－胡哈：甘、苦、酸，平。活血，化瘀，调经。用于妇女血脉病，血痞，闭经，阴道疾病，胎盘滞留，死胎。

| 用法用量 |　**中药**　赤飑：内服煎汤，5 ~ 10 g；或研末服。
赤飑根：内服煎汤，5 ~ 15 g；研末服，3 ~ 6 g。
蒙药　闹海－胡哈：内服 3 ~ 5 g，多入丸、散剂。

葫芦科 Cucurbitaceae 苦瓜属 Momordica

苦瓜 *Momordica charantia* L.

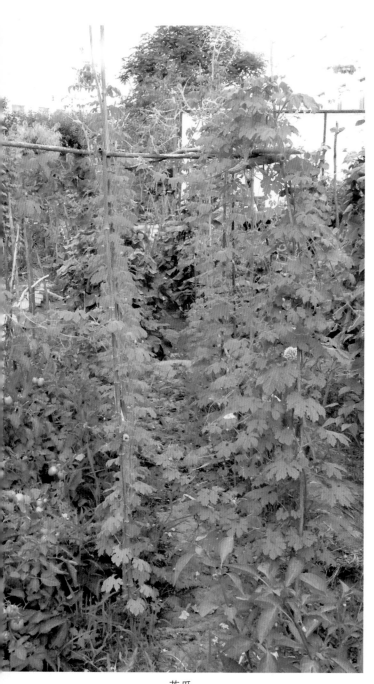

苦瓜

| 植物别名 |

凉瓜、癞葡萄。

| 蒙 文 名 |

嘎顺－赫莫赫。

| 药 材 名 |

苦瓜（药用部位：果实。别名：锦荔枝、癞葡萄、凉瓜）、苦瓜子（药用部位：种子）、苦瓜花（药用部位：花）、苦瓜根（药用部位：根）、苦瓜藤（药用部位：茎）、苦瓜叶（药用部位：叶）。

| 形态特征 |

一年生攀缘状柔弱草本。茎、枝被柔毛。卷须不分歧。叶柄长 4 ~ 6 cm；叶卵状肾形或近圆形，长、宽均为 4 ~ 12 cm，5 ~ 7 深裂，裂片卵状长圆形，具粗齿或有不规则小裂片。雌雄同株。雄花单生于叶腋；花梗中部或下部具 1 绿色苞片，苞片肾形或圆形，长、宽均为 0.5 ~ 1.5 cm；花萼裂片卵状披针形，长 4 ~ 6 mm；花冠黄色，裂片倒卵形，长 1.5 ~ 2 cm；雄蕊 3，离生，药室 2 回折曲。雌花单生；花梗基部常具 1 苞片；子房密生瘤状突起。果实纺锤形或圆柱形，多瘤

皱，长 10 ~ 20 cm，成熟后橙黄色，先端 3 瓣裂；种子多数，具红色假种皮，两端各具 3 小齿，两面有刻纹。花果期 5 ~ 10 月。

| 生境分布 | 内蒙古无野生分布。内蒙古各地均有栽培。

| 资源情况 | 无野生资源，栽培资源一般。药材来源于栽培。

| 采收加工 | 苦瓜：秋季采收，切片晒干或鲜用。

苦瓜子：秋季采收果实，剖开，收取种子，洗净，晒干。

苦瓜花：夏季开花时采收，鲜用或烘干。

苦瓜根：夏、秋季采挖，洗净，切段，鲜用或晒干。

苦瓜藤：夏、秋季采收，洗净，切段，鲜用或晒干。

苦瓜叶：夏、秋季采收，洗净，切段，鲜用或晒干。

| 功能主治 | 苦瓜：苦，寒。归心、脾、肺经。祛暑涤热，清热解毒，明目。用于暑热烦渴，消渴，赤眼疼痛，痢疾，疮痈肿痛。

苦瓜子：苦、甘，温。温补肾阳。用于肾阳不足所致的小便频数，遗尿，遗精，阳痿。

苦瓜花：苦，寒。清热止痢，和胃。用于痢疾，胃气痛。

苦瓜根：苦，寒。清湿热，解毒。用于湿热泻痢，便血，疔疮肿毒，风火牙痛。

苦瓜藤：苦，寒。清热解毒。用于痢疾，疮毒，胎毒，牙痛。

苦瓜叶：苦，凉。清热解毒。用于疮痈肿毒，梅毒，痢疾。

| 用法用量 | 苦瓜：内服煎汤，6 ~ 15 g，鲜品 30 ~ 60 g；或煅存性研末。外用适量，鲜品捣敷；或取汁涂。

苦瓜子：内服煎汤，9 ~ 15 g。

苦瓜花：内服煎汤，6 ~ 9 g；或焙焦研末入散剂。

苦瓜根：内服煎汤，10 ~ 15 g，鲜品 30 ~ 60 g。外用适量，煎汤洗；或捣敷。

苦瓜藤：内服煎汤，3 ~ 12 g。外用适量，煎汤洗；或捣敷。

苦瓜叶：内服煎汤，10 ~ 15 g，鲜品 30 ~ 60 g；或研末。外用适量，煎汤洗；或捣汁涂。

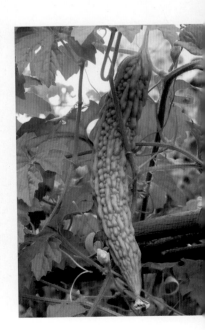

| 附　注 | 本种适宜生长在肥沃疏松、保土保肥力强的土壤中。

丝瓜
Luffa cylindrica (L.) Roem.

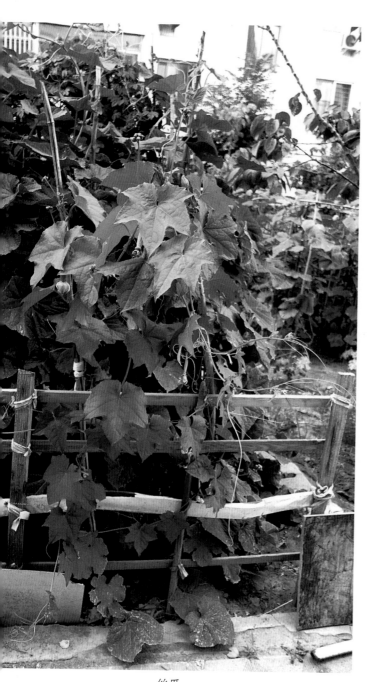

丝瓜

植物别名

水瓜、布瓜、绵瓜。

蒙 文 名

阿拉坦－曼吉拉干。

药 材 名

中药 丝瓜（药用部位：果实。别名：天丝瓜、蛮瓜、绵瓜）、丝瓜络（药用部位：成熟果实的维管束。别名：丝瓜网、丝瓜壳、瓜络）、丝瓜子（药用部位：种子）。
蒙药 阿拉坦－曼吉拉干那－乌日（药用部位：种子。别名：色日吉普德布、色绕格）。

形态特征

一年生攀缘草本；茎柔弱，常有纵棱，较粗糙。卷须 2 ~ 4 分叉。叶三角形，近圆形或宽卵形，通常掌状 5 裂，裂片常呈三角形，先端渐尖或短尖，边缘具疏小锯齿。雄花成总状花序，花生于总花梗的先端，总花梗长 10 ~ 15 cm；雌花单生，具短粗梗；花萼 5 深裂，裂片卵状披针形，长约 1 cm，外被细柔毛；花冠黄色，5 深裂，辐状，直径 5 ~ 9 cm，裂片宽倒卵形，长 3 ~ 5 cm，边缘波状；雄蕊 5，花丝基部膨大，被柔毛；子房圆柱形，无棱角，3室，柱头3，膨大。果实圆柱状，直或稍弯，成熟后干燥，黄绿色至褐色。花期7～8月，果期8～10月。

| **生境分布** | 内蒙古无野生分布。内蒙古赤峰市、锡林郭勒盟、呼和浩特市、包头市等地有栽培。

| **资源情况** | 无野生资源，栽培资源一般。药材来源于栽培。

| **采收加工** | **中药** 丝瓜：夏、秋季采摘未成熟果实，切片，晒干。

丝瓜络：夏、秋季果实成熟、果皮变黄、内部干枯时采摘，除去外皮和果肉，洗净，晒干，除去种子。

丝瓜子：夏、秋季果实成熟、果皮变黄、内部干枯时采摘，除去外皮和果肉，洗净，晒干，收集种子，晒干。

| **药材性状** | **中药** 丝瓜络：本品由丝状维管束交织而成，多呈长棱形或长圆筒形，略弯曲，长30～70 cm，直径7～10 cm。表面黄白色。体轻，质韧，有弹性，不能折断。横切面可见子房3室，呈空洞状。气微，味淡。

丝瓜子：本品呈扁平椭圆形，种皮灰黑色或黑色，边缘有极狭的翅。种皮稍硬，剥开后内有1种仁，外被灰绿色的内种皮，子叶2，黄白色。气无，味苦。

| **功能主治** | **中药** 丝瓜：甘，凉。清热化痰，凉血解毒。用于热病烦渴，痰热咳嗽，痔漏下血，血淋，痈疮肿毒，乳汁不通。

丝瓜络：甘，平。归肺、胃、肝经。祛风，通络，活血，下乳。用于痹痛拘挛，胸胁胀痛，乳汁不通，乳痈肿痛。

丝瓜子：微甘，平。清热化痰，润肠通便，驱虫。用于咳嗽痰多，蛔虫病，便秘。

蒙药 阿拉坦 - 曼吉拉干那 - 乌日：苦，凉，钝、轻、动、糙。用于消化希日疾病，中毒性肝病。

| **用法用量** | **中药** 丝瓜：内服煎汤，10～15 g，鲜品加倍；或烧炭研末冲服。外用适量，研末调敷。

丝瓜络：内服煎汤，5～12 g；或烧存性，研末冲服。外用适量，烧存性，研末调敷。

丝瓜子：内服煎汤，10～15 g。外用适量，研末调敷。

蒙药 阿拉坦 - 曼吉拉干那 - 乌日：多入丸、散剂。

| **附　　注** | 在FOC中，本种的拉丁学名被修订为 *Luffa aegyptiaca* Miller。本种为2020年版《中国药典》收载的丝瓜络药材的基原植物。

葫芦科 Cucurbitaceae 冬瓜属 Benincasa

冬瓜 *Benincasa hispida* (Thunb.) Cogn.

| **植物别名** | 白瓜、白冬瓜。

| **蒙 文 名** | 查干－赫莫赫。

| **药 材 名** | 冬瓜（药用部位：果实。别名：白瓜、水芝、白冬瓜）、冬瓜皮（药用部位：外层果皮。别名：白瓜皮、白东瓜皮）、冬瓜瓤（药用部位：果瓤。别名：冬瓜练）、冬瓜藤（药用部位：藤茎）、冬瓜叶（药用部位：叶）、冬瓜子（药用部位：种子。别名：白瓜子、瓜子、冬瓜仁）。

| **形态特征** | 一年生蔓生草本，全株密被硬毛。叶掌状5浅裂；叶柄无腺体，卷须2～3歧。花大型，黄色，通常雌雄同株，单生于叶腋。雄花萼

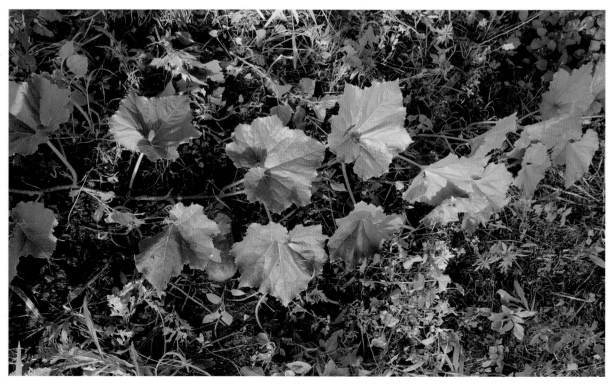

冬瓜

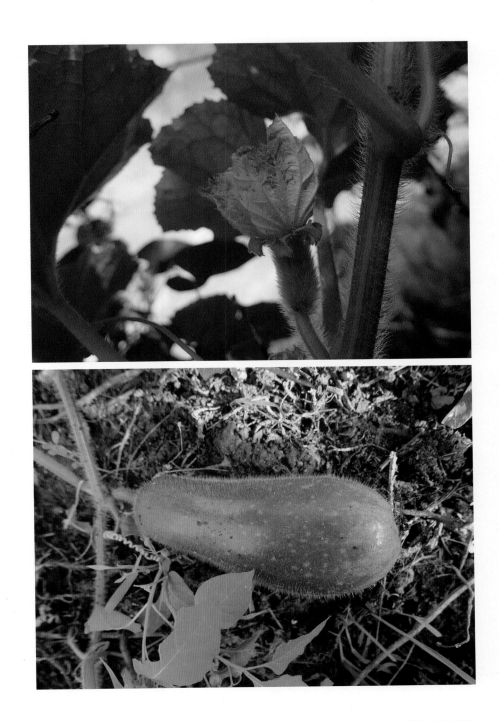

筒宽钟状，裂片 5，近叶状，有锯齿，反折；花冠辐状，通常 5 裂，裂片倒卵形，全缘；雄蕊 3，离生，着生于花被筒，花丝粗短，1 花药 1 室，其余 2 室，药室多回折曲，药隔宽；退化子房腺体状。雌花花萼和花冠同雄花；退化雄蕊 3；子房卵球状，具 3 胎座，胚珠多数，水平生，花柱插生于花盘上，柱头 3，膨大，2 裂。果长圆柱状或近球状，具糙硬毛及白霜，不裂，种子多数；种子圆形，扁，边缘肿胀。花期 5～6 月，果期 6～8 月。

| **生境分布** | 内蒙古无野生分布。内蒙古各地均有栽培。

| **资源情况** | 无野生资源，栽培资源较少。药材来源于栽培。

| **采收加工** | 冬瓜：夏末秋初果实成熟时采摘。

冬瓜皮：食用冬瓜时，收集削下的外果皮，晒干。

冬瓜瓤：食用冬瓜时，收集瓜瓤，鲜用。

冬瓜藤：夏、秋季采收，鲜用或晒干。

冬瓜叶：夏季采收，阴干或鲜用。

冬瓜子：食用冬瓜时，收集成熟种子，洗净，晒干。

| **药材性状** | 冬瓜皮：本品为不规则的碎片，常向内卷曲，大小不一。外表面灰绿色或黄白色，被有白霜，有的较光滑，不被白霜；内表面较粗糙，有的可见筋脉状维管束。体轻，质脆。气微，味淡。

冬瓜子：本品呈长椭圆形或卵圆形，扁平，长 1 ~ 1.5 cm，宽 0.5 ~ 1 cm，厚约 0.2 cm。表面黄白色，略粗糙，边缘光滑（单边冬瓜子）或两面外缘各有 1 环纹（双边冬瓜子）。一端稍尖，有 2 小突起，较大的突起上有珠孔，较小的为种脐，另一端圆钝。种皮稍硬而脆，剥去种皮，可见子叶 2，白色，肥厚，胚根短小。体轻，富油性。气无，味微甜。以颗粒饱满、色白者为佳。

| **功能主治** | 冬瓜：甘、淡，微寒。归肺、大肠、小肠、膀胱经。利尿，清热，化痰，生津，解毒。用于水肿胀满，淋病，脚气，痰喘，暑热烦闷，消渴，痈肿，痔漏，并解丹石毒、鱼毒、酒毒。

冬瓜皮：甘，凉。归肺、脾、小肠经。利尿消肿。用于水肿胀满，小便不利，暑热口渴，小便短赤。

冬瓜瓤：甘，平。归肺、膀胱经。清热止渴，利水消肿。用于热病烦渴，消渴，淋证，水肿，痈肿。

冬瓜藤：苦，寒。归肺、肝经。清肺化痰，通经活络。用于肺热咳痰，关节不利，脱肛，疮疥。

冬瓜叶：苦，凉。归肺、大肠经。清热，利湿，解毒。用于消渴，暑湿泻痢，疟疾，疮毒，蜂蜇伤。

冬瓜子：甘，微寒。归肺、大肠经。清肺化痰，消痈排脓，利湿。用于痰热咳嗽，肺痈，肠痈，白浊，带下，脚气，水肿，淋证。

| 用法用量 | 冬瓜：内服煎汤，60 ~ 120 g；或煨；或捣汁。外用适量，捣敷；或煎汤洗。

冬瓜皮：内服煎汤，9 ~ 30 g。外用适量，煎汤洗。

冬瓜瓤：内服煎汤，30 ~ 60 g；或绞汁。外用适量，煎汤洗。

冬瓜藤：内服煎汤或捣汁，9 ~ 15 g，鲜品加倍。外用适量，煎汤或烧灰洗。

冬瓜叶：内服煎汤，9 ~ 15 g。外用适量，研敷。

冬瓜子：内服煎汤，10 ~ 15 g；或研末服。外用适量，熬膏涂敷。

| 附　注 | 本种为 2020 年版《中国药典》收载的冬瓜皮药材的基原植物。喜温暖气候，耐热，怕涝，忌低温。适宜栽培于排水良好、土层深厚的砂壤土或黏壤土中，不宜栽培于低洼地中。

葫芦科 Cucurbitaceae 西瓜属 Citrullus

西瓜 *Citrullus lanatus* (Thunb.) Matsum. et Nakai

| **植物别名** | 寒瓜。

| **蒙 文 名** | 塔日布斯。

| **药 材 名** | 西瓜（药用部位：果瓤。别名：寒瓜、天生白虎汤）、西瓜皮（药用部位：果皮。别名：西瓜青、西瓜翠衣、西瓜翠）、西瓜子壳（药用部位：种皮）、西瓜子仁（药用部位：种仁）、西瓜根叶（药用部位：根、叶、藤茎）、西瓜霜（药用部位：新鲜成熟果实与芒硝的加工品。别名：西瓜硝）。

| **形态特征** | 一年生蔓生草本，全株被长柔毛。茎细长，多分枝。卷须2分叉。单叶互生，叶片宽卵形至卵状长椭圆形，裂片又羽状或二回羽状浅

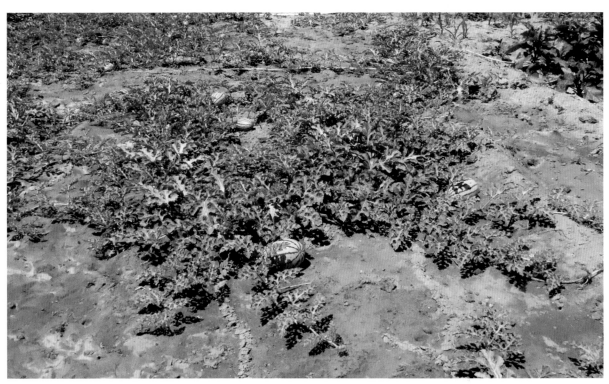

西瓜

裂或深裂，灰绿色，小裂片倒卵形或椭圆状披针形，先端钝圆或短尖，两面被短柔毛；叶柄长 6 ~ 12 cm，被长柔毛。花托宽钟状；花萼裂片条状披针形，被长柔毛；花冠辐状，淡黄色，5 深裂，裂片卵状矩圆形，外被长柔毛；子房卵状或圆形，密被长柔毛；柱头 3，肾形。果实球形或椭圆形，通常直径 30 cm 左右，也有长至 50 cm 以上者，表面平滑，绿色或淡绿色且有深绿色条纹，也有纯黄白色而带浅绿色者，果肉厚而多汁，红色、黄色或白色，味甜；种子卵形，黑色、黄色、白色或淡黄色。花期 6 ~ 7 月，果期 8 ~ 9 月。

| 生境分布 | 内蒙古无野生分布。内蒙古各地普遍栽培。

| 资源情况 | 无野生资源，栽培资源丰富。药材来源于栽培。

| 采收加工 | 西瓜：夏季采收成熟果实，收集瓜瓤，鲜用。

西瓜皮：夏季收集果皮，削去内层柔软部分，洗净，晒干。也有将外面青皮削去，仅取其中间部分者。

西瓜子壳：剥取种仁时收集种皮，晒干。

西瓜子仁：收集瓜子，洗净晒干，去壳取仁。

西瓜根叶：夏季采收，鲜用或晒干。

西瓜霜：由新鲜成熟果实与芒硝加工制成。

| 药材性状 | 西瓜皮：本品常卷成管状、纺锤状或不规则形的片块，大小不一，厚 0.5 ~ 1 cm。外表面深绿色、黄绿色或淡黄白色，光滑或具深浅不等的皱纹，内表面色稍淡，黄白色至黄棕色，有网状筋脉（维管束），常带有果梗。质脆，易碎，无臭，味淡。以外皮青绿色、内皮近白色、无杂质者为佳。

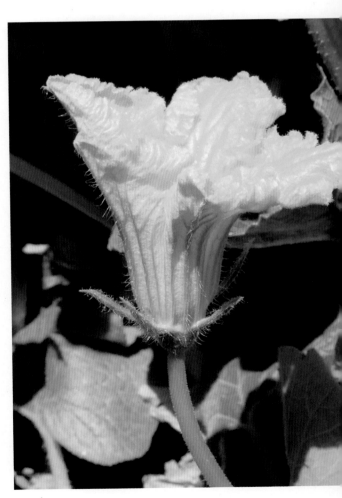

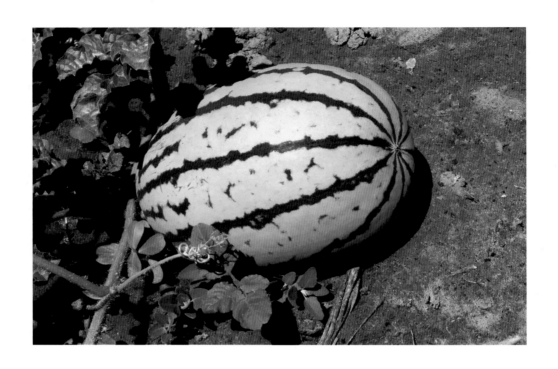

西瓜霜：本品为类白色至黄白色的结晶性粉末。气微，味咸。

| 功能主治 |　西瓜：甘，寒。归心、胃、膀胱经。清热除烦，解暑生津，利尿。用于暑热烦渴，热盛津伤，小便不利，喉痹，口疮。

西瓜皮：甘，凉。归心、胃、膀胱经。清热，解渴，利尿。用于暑热烦渴，小便短少，水肿，口舌生疮。

西瓜子壳：淡，平。归胃、大肠经。止血。用于呕血，便血。

西瓜子仁：甘，平。归肺、大肠经。清肺化痰，和中润肠。用于久嗽，咯血，便秘。

西瓜根叶：淡、微苦，凉。归大肠经。清热利湿。用于水泻，痢疾，烫伤，萎缩性鼻炎。

西瓜霜：咸，寒。归肺、胃、大肠经。清热泻火，消肿止痛。用于咽喉肿痛，喉痹，口疮。

| 用法用量 |　西瓜：内服取汁饮，适量。

西瓜皮：内服煎汤，9 ～ 30 g；或焙干研末。外用适量，烧存性研末撒。

西瓜子壳：内服煎汤，60 ～ 90 g。

西瓜子仁：内服煎汤，9 ～ 15 g，生食或炒熟。

西瓜根叶：内服煎汤，10 ～ 30 g。外用适量，鲜品捣汁搽。

西瓜霜：0.5 ～ 1.5 g。外用适量，研末吹敷。

| **附　　注** | 本种为 2020 年版《中国药典》收载的西瓜霜药材的基原植物。喜温暖气候，耐热，不耐低温，耐旱，喜光。对土壤的适应性较强，适宜栽培于河岸冲积土和耕作层深厚的砂壤土中。

葫芦科 Cucurbitaceae 黄瓜属 Cucumis

甜瓜 *Cucumis melo* L.

| 植物别名 | 香瓜。

| 蒙 文 名 | 阿木他图－赫莫赫。

| 药 材 名 | 甜瓜蒂（药用部位：果梗。别名：瓜蒂、瓜丁、甜瓜把）、甜瓜（药用部位：果实。别名：甘瓜、香瓜、果瓜）、甜瓜子（药用部位：种子。别名：甘瓜子、甜瓜仁、甜瓜瓣）、甜瓜皮（药用部位：果皮）、甜瓜花（药用部位：花）、甜瓜根（药用部位：根）、甜瓜茎（药用部位：茎。别名：甜瓜蔓、香瓜藤）、甜瓜叶（药用部位：叶）。

| 形态特征 | 一年生匍匐草本。根白色，柱状。茎、枝及叶柄粗糙，有浅的沟纹和疣状突起。叶片质稍硬，肾形或近圆形，长、宽均为 6 ~ 11 cm，

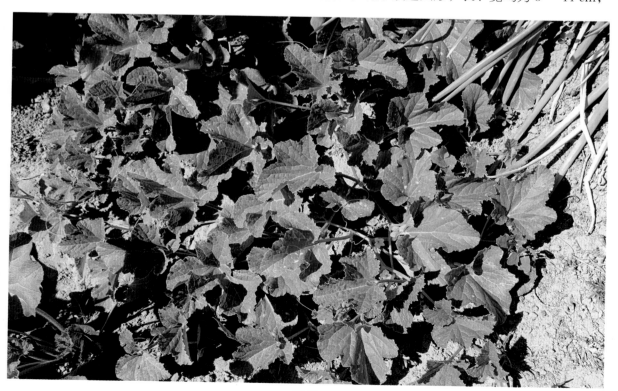

甜瓜

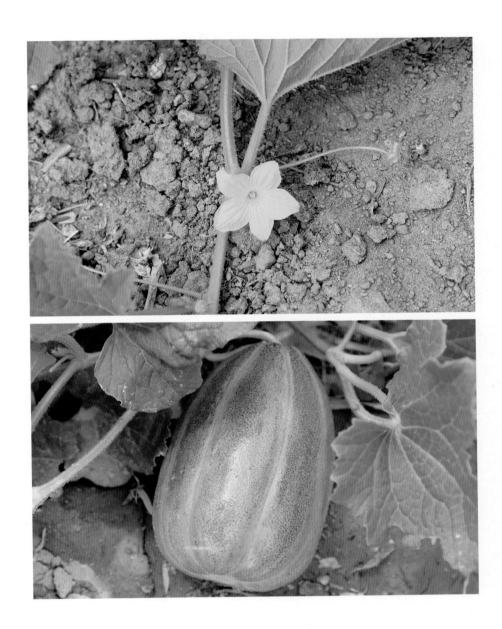

常 5 浅裂，两面粗糙，有腺点，叶面深绿色，叶背苍绿色，掌状脉，脉上有腺质短柔毛。卷须纤细，不分歧，有微柔毛。花两性，花梗细，长 2 ~ 4 cm；花梗和花萼被白色的短柔毛；花萼淡黄绿色，萼筒杯状；花冠黄色，钟状，外面有稀疏的短柔毛；雄蕊 3，子房纺锤形，外面密被白色的细绵毛，花柱极短，基部周围有一浅杯状的盘，柱头 3，靠合，2 浅裂。果实椭圆形，幼时有柔毛，后渐脱落而光滑；种子多数，水平着生，卵形，扁压，黄白色，先端尖，基部圆，两面光滑。花期 6 ~ 7 月，果期 8 ~ 9 月。

| 生境分布 | 内蒙古无野生分布。内蒙古各地普遍栽培。

| **资源情况** | 无野生资源，栽培资源丰富。药材来源于栽培。 |

采收加工	甜瓜蒂：夏、秋季果实未成熟时，切取果蒂，洗净泥土，晒干。
	甜瓜：果实成熟时采摘，洗净泥土，鲜用或切片晒干。
	甜瓜子：夏、秋季采收，洗净，晒干。
	甜瓜皮：采摘成熟果实，刨取果皮，鲜用或晒干。
	甜瓜花：夏季开花时采收，晒干或鲜用。
	甜瓜根：夏季采挖，洗净，晒干。
	甜瓜茎：夏季采收，鲜用或晒干。
	甜瓜叶：夏季采收，鲜用或晒干。

| **药材性状** | 甜瓜蒂：本品果梗细圆柱形，常扭曲，长 3 ~ 6 cm，直径 0.2 ~ 0.4 cm，连接瓜的一端略膨大，直径约 8 mm，有纵沟纹；外表面灰黄色，有稀疏短毛茸。带果皮的果梗较短，长 2.6 ~ 3 cm，略弯曲或扭曲，有纵沟纹，果皮部分近圆盘形，直径约 2 cm，外表面暗黄色至棕黄色，皱缩，边缘薄而内卷，内表面黄白色至棕色。果梗质较韧，不易折断，断面呈纤维性，中空。气微，味苦。以色棕黄、味苦者为佳。 |
| | 甜瓜子：本品呈扁平长卵形，长 5 ~ 9 mm，宽 2 ~ 4 mm。表面黄白色、浅棕红色或棕黄色，平滑，微有光泽。一端稍尖，另一端钝圆。种皮较硬而脆，内有膜质胚乳和子叶 2。气微，味淡。 |

功能主治	甜瓜蒂：苦，寒；有毒。归脾、胃、肝经。涌吐痰食，除湿退黄。用于中风，癫痫，喉痹，痰涎壅盛，呼吸不利，宿食不化，胸脘胀痛，湿热黄疸。
	甜瓜：甘，寒。清热解暑，除烦止渴，利小便。用于暑热烦渴，小便不利。
	甜瓜子：甘，寒。归肺、胃、大肠经。清肺，润肠，化瘀，排脓，疗伤止痛。用于肺热咳嗽，便秘，肺痈，肠痈，跌打损伤，筋骨折伤。
	甜瓜皮：清暑热，解烦渴。用于暑热烦渴，牙痛。
	甜瓜花：甘、苦，寒。用于心痛，心经郁热，咳逆上气，胸痛，咳嗽，皮肤疮痛，肿毒，痒疹。
	甜瓜根：甘、苦，寒。祛风止痒。用于风热湿疮。
	甜瓜茎：苦、甘，寒。归肺、肝经。宣鼻窍，通经。用于鼻中息肉，鼻塞不通，经闭。
	甜瓜叶：甘，寒。祛瘀，消肿，生发。用于跌打损伤，小儿疳积，湿疮疥癞，秃发。

| 用法用量 | 甜瓜蒂：内服煎汤，3 ~ 6 g；或入丸、散剂，0.3 ~ 1.5 g。外用适量，研末吹鼻。

甜瓜：内服煎汤，15 ~ 30 g；或鲜用适量，捣烂绞汁冲服。

甜瓜子：内服煎汤，9 ~ 30 g。

甜瓜皮：内服煎汤，3 ~ 9 g。外用适量，泡水漱口。

甜瓜花：内服煎汤，3 ~ 9 g。外用适量，捣敷。

甜瓜根：外用适量，煎汤洗。

甜瓜茎：内服煎汤，9 ~ 15 g。外用适量，研末，搐鼻；或熬膏涂搽。

甜瓜叶：内服煎汤，9 ~ 15 g。外用适量，捣敷。

| 附　　注 | 本种为 2020 年版《中国药典》收载的甜瓜子药材的基原植物。喜温暖、耐热，不耐低温，喜光。适宜栽培于土层深厚、通透性好、不易积水的砂壤土中。

葫芦科 Cucurbitaceae 黄瓜属 Cucumis

菜瓜

Cucumis melo L. var. *conomon* (Thunb.) Makino

| **植物别名** | 梢瓜、白瓜、越瓜。

| **蒙 文 名** | 敖鲁盖－瓜。

| **药 材 名** | 菜瓜（药用部位：果实。别名：白瓜、生瓜、越瓜）。

| **形态特征** | 一年生匍匐或攀缘草本。茎、枝有棱，有黄褐色或白色的糙硬毛和
疣状突起。卷须纤细，单一，被微柔毛。叶柄具槽沟及短刚毛；叶
片厚纸质，近圆形或肾形，粗糙，边缘不分裂或 3 ～ 7 浅裂，裂片
先端圆钝，有锯齿，基部截形或具半圆形的弯缺，具掌状脉。花
单性，雌雄同株。雄花：数朵簇生于叶腋；萼筒狭钟形，密被白色
长柔毛，裂片近钻形；花冠黄色，裂片卵状长圆形，急尖；雄蕊 3，

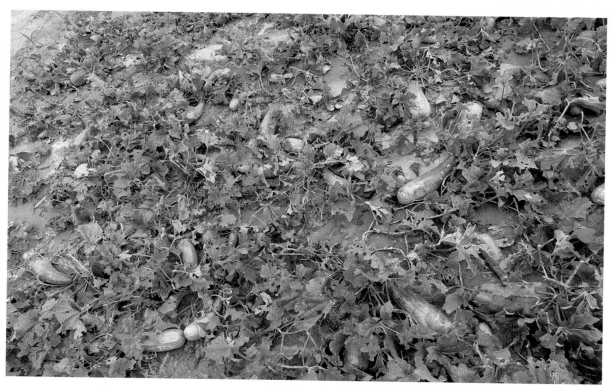

菜瓜

花丝极短。雌花：单生，花梗粗糙，被柔毛；子房长椭圆形，密被长柔毛和长糙硬毛。果实的形状、颜色因品种而异，通常为球形或长椭圆形，果皮平滑，有纵沟纹或斑纹，果肉白色、黄色或绿色，有香甜味；种子污白色或黄白色，卵形或长圆形，表面光滑。花期 6 ~ 7 月，果期 8 ~ 9 月。

| **生境分布** | 内蒙古无野生分布。内蒙古南部有栽培。

| **资源情况** | 无野生资源，栽培资源丰富。药材来源于栽培。

| **采收加工** | 夏、秋季采收，鲜用。

| **功能主治** | 苦、甘，寒。利小便，解热毒。用于烦热口渴，小便淋痛。

| **附　　注** | 本种喜温暖气候，不耐高温，不耐寒冷。对土壤条件要求不严，适宜栽培于富含有机质、土质肥沃、保水保肥力强的黏壤土中。

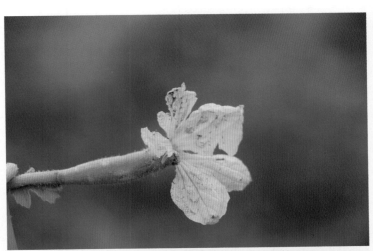

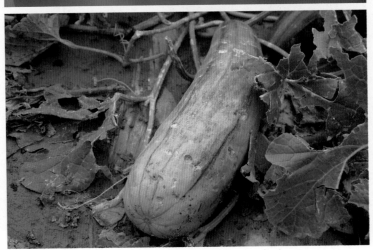

黄瓜
Cucumis sativus L.

植物别名	胡瓜、刺瓜、王瓜。
蒙 文 名	乌日格斯图－赫莫赫。
药 材 名	黄瓜（药用部位：果实。别名：胡瓜、王瓜、刺瓜）、黄瓜藤（药用部位：藤茎）、黄瓜根（药用部位：根）、黄瓜叶（药用部位：叶）。
形态特征	一年生蔓生或攀缘草本。茎、枝伸长，有棱沟，被白色的糙硬毛。卷须细，不分歧，具白色柔毛。叶柄有糙硬毛；叶片宽卵状心形，膜质，长、宽均为 7 ~ 20 cm，两面被糙硬毛，具 3 ~ 5 角或 3 ~ 5 浅裂，裂片三角形，有齿。雌雄同株。雄花：常数朵簇生于叶腋；花梗被微柔毛；萼筒狭钟状或近圆筒状，密被白色的长柔毛，花萼

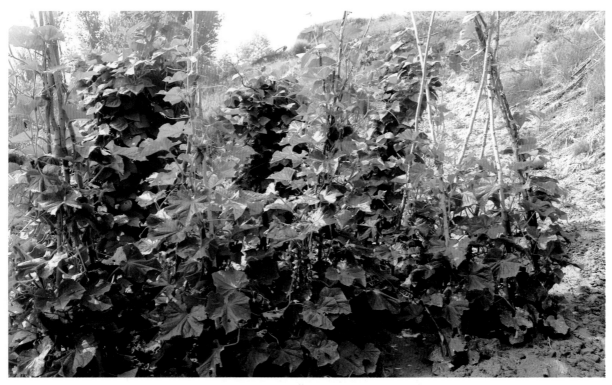

黄瓜

裂片钻形；花冠黄白色，长约 2 cm，花冠裂片长圆状披针形；雄蕊 3，花丝近无。雌花：单生或稀簇生；花梗粗壮，被柔毛，长 1 ~ 2 cm；子房纺锤形，粗糙，有小刺状突起。果实长圆形或圆柱形，熟时黄绿色，表面粗糙，有具刺尖的瘤状突起，极稀近平滑；种子小，狭卵形，白色，无边缘，两端近急尖。花果期夏季。花期 5 ~ 7 月，果期 6 ~ 8 月。

| 生境分布 | 内蒙古无野生分布。内蒙古各地普遍栽培。

| 资源情况 | 无野生资源，栽培资源丰富。药材来源于栽培。

| 采收加工 | 黄瓜：夏、秋季采收，鲜用。
黄瓜藤、黄瓜根、黄瓜叶：夏、秋季采收，洗净泥土，鲜用或晒干，切段。

| 功能主治 | 黄瓜：甘，凉。归肺、脾、胃经。清热，利水，解毒。用于热病口渴，小便短赤，水肿尿少，烫火伤，紫白癜风，痱疮。
黄瓜藤：苦，凉。归心、肺经。清热，化痰，利湿，解毒。用于痰热咳嗽，癫痫，湿热泻痢，湿痰流注，疮痈肿毒，高血压。
黄瓜根：苦、微甘，凉。归胃、大肠经。清热，利湿，解毒。用于湿热泻痢，黄疸，疮疡肿毒，聤耳流脓。
黄瓜叶：苦，寒。清湿热，消毒肿。用于湿热泻痢，无名肿毒，湿脚气。

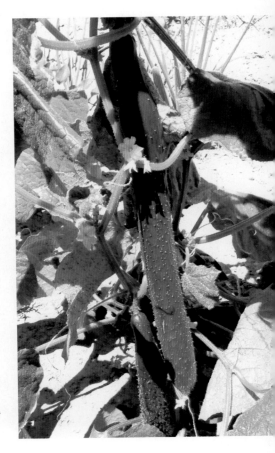

| 用法用量 | 黄瓜：内服煎汤，30 ~ 60 g；或鲜用捣汁服。外用鲜品适量，捣汁涂搽。
黄瓜藤：内服煎汤，15 ~ 30 g，鲜品加倍。外用适量，煎汤洗或研末撒。
黄瓜根：内服煎汤，10 ~ 15 g，鲜品加倍；或入丸剂。外用适量，捣敷。
黄瓜叶：内服煎汤，10 ~ 15 g，鲜品加倍；或绞汁饮。外用适量，捣敷或绞汁涂。

| 附 注 | 本种喜温暖气候，不耐高温，不耐寒冷。对土壤条件要求不严，适宜栽培于富含有机质、土质肥沃、保水保肥力强的黏壤土中。

葫芦 *Lagenaria siceraria* (Molina) Standl.

| 植物别名 | 瓢壶芦。

| 蒙 文 名 | 葫芦。

| 药 材 名 | **中药** 壶卢（药用部位：果实。别名：瓠瓜、匏瓜、葫芦瓜）、壶卢子（药用部位：种子。别名：葫芦子）。

蒙药 胡鲁（药用部位：果皮和种子。别名：嘎布德）。

| 形态特征 | 一年生攀缘草本。茎、枝具沟纹，被黏质长柔毛。叶柄纤细，先端有 2 腺体；叶片卵状心形或肾状卵形，长、宽均为 10 ~ 35 cm，不分裂或 3 ~ 5 裂，边缘具齿，两面均被微柔毛。卷须纤细。雌雄同株。雄花：花梗、花萼、花冠均被微柔毛；萼筒漏斗状，裂片披针形；

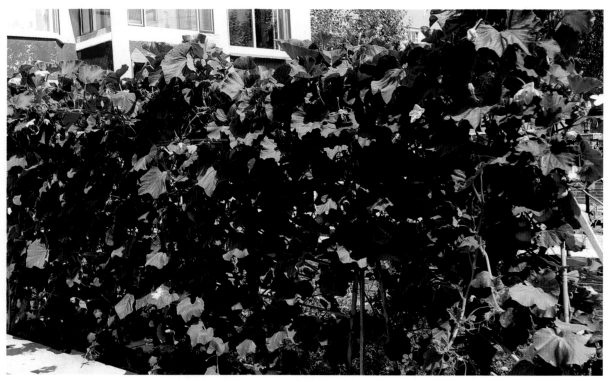

葫芦

花冠黄色，裂片皱波状，长 3 ～ 4 cm，宽 2 ～ 3 cm；雄蕊 3。雌花：花梗比叶柄稍短或近等长；花萼和花冠似雄花；子房中间缢细，密生黏质长柔毛，花柱粗短，柱头 3，膨大，2 裂。果实初为绿色，后变白色至带黄色，由于长期栽培，果形变异很大，有的呈哑铃状，有的仅长 10 cm（小葫芦），有的呈扁球形、棒状或杓状，成熟后果皮变木质；种子白色，倒卵形或三角形。花期 6 ～ 7 月，果期 8 ～ 10 月。

| **生境分布** | 内蒙古无野生分布。内蒙古各地有少量栽培。

| **资源情况** | 无野生资源，栽培资源较少。药材来源于栽培。

| **采收加工** | **中药** 壶卢：秋季采摘已成熟但外皮尚未木质化的果实，去皮用。
壶卢子：秋末或冬初采摘老熟果实，剖开，取种子，晒干。
蒙药 胡鲁：秋末或冬初采摘老熟果实，剖开，取果皮及种子，分别晒干。

| **药材性状** | **中药** 壶卢：本品果皮呈瓢状，多碎成块片，外表面黄棕色，较光滑；内表面黄白色或灰黄色，松软。体轻，质硬，断面黄白色。气微，味淡。

| **功能主治** | **中药** 壶卢：甘、淡，平。归肺、脾、肾经。利水，消肿，通淋，散结。用于水肿，腹水，黄疸，消渴，淋病，痈肿。
壶卢子：酸、涩，温。清热解毒，消肿止痛。用于肺炎，肠痈，牙痛。
蒙药 胡鲁：酸、涩，平，燥、固、糙。止泻，愈伤，润肺。用于寒热性腹泻，肠刺痛，消化不良。

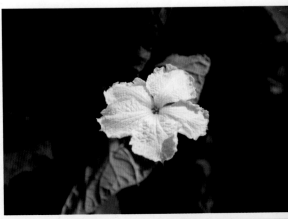

| **用法用量** | **中药** 壶卢：内服煎汤，9 ～ 30 g；或煅存性研末。
壶卢子：内服煎汤，9 ～ 15 g。
蒙药 胡鲁：入汤剂或丸、散剂。

| **附 注** | 本种喜温暖气候，不耐低温，喜光。对土壤条件要求不严，适宜栽培于富含腐殖质、保水保肥力强的壤土中。

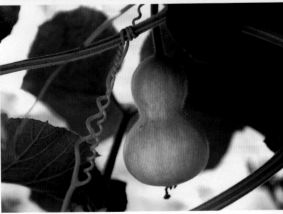

葫芦科 Cucurbitaceae 葫芦属 Lagenaria

瓠瓜

Lagenaria siceraria (Molina) Standl. var. *depressa* (Ser.) Hara

| 植物别名 | 匏瓜。

| 蒙 文 名 | 乌日图 – 葫芦。

| 药 材 名 | **中药** 壶卢（药用部位：果实。别名：瓠瓜、匏瓜、葫芦瓜）、壶卢子（药用部位：种子。别名：葫芦子）。
蒙药 胡鲁（药用部位：果皮和种子。别名：嘎布德）。

| 形态特征 | 一年生攀缘草本。茎、枝具沟纹，被黏质长柔毛。叶柄纤细，先端有 2 腺体；叶片卵状心形或肾状卵形，长、宽均为 10 ~ 35 cm，不分裂或 3 ~ 5 裂，边缘具齿，两面均被微柔毛。卷须纤细。雌雄同株。雄花：花梗、花萼、花冠均被微柔毛；萼筒漏斗状，裂片披针形；

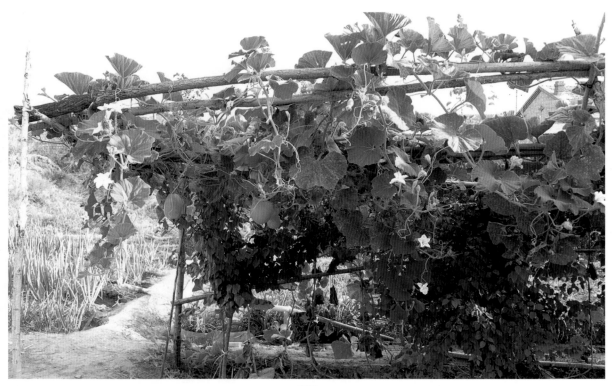

瓠瓜

花冠黄色，裂片皱波状，长 3 ~ 4 cm，宽 2 ~ 3 cm；雄蕊 3。雌花：花梗比叶柄稍短或近等长；花萼和花冠似雄花；子房中间缢细，密生黏质长柔毛，花柱粗短，柱头 3，膨大，2 裂。果实初为绿色，后变白色至带黄色，瓠果扁球形，直径约 30 cm。花期 6 ~ 7 月，果期 8 ~ 10 月。

| 生境分布 | 内蒙古无野生分布。内蒙古南部有少量栽培。

| 资源情况 | 无野生资源，栽培资源较少。药材来源于栽培。

| 采收加工 | **中药** 壶卢：秋季采摘已成熟但外皮尚未木质化的果实，去皮用。
壶卢子：秋末或冬初采摘老熟果实，剖开，取种子，晒干。
蒙药 胡鲁：秋末或冬初采摘老熟果实，剖开，取果皮及种子，分别晒干。

| 药材性状 | **中药** 壶卢：本品果皮呈瓢状，多碎成块片，外表面黄棕色，较光滑；内表面黄白色或灰黄色，松软。体轻，质硬，断面黄白色。气微，味淡。

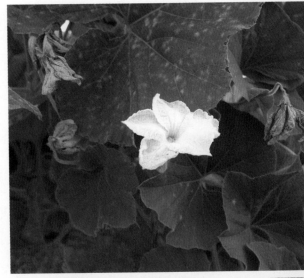

| 功能主治 | **中药** 壶卢：甘、淡，平。归肺、脾、肾经。利水，消肿，通淋，散结。用于水肿，腹水，黄疸，消渴，淋病，痈肿。
壶卢子：酸、涩，温。清热解毒，消肿止痛。用于肺炎，肠痈，牙痛。
蒙药 胡鲁：酸、涩，平、燥、固、糙。止泻，愈伤，润肺。用于寒热性腹泻，肠刺痛，消化不良。

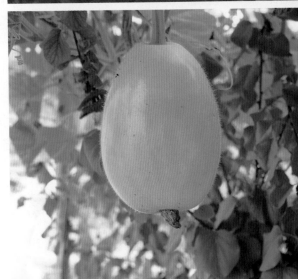

| 用法用量 | **中药** 壶卢：内服煎汤，9 ~ 30 g；或煅存性研末。
壶卢子：内服煎汤，9 ~ 15 g。
蒙药 胡鲁：入汤剂或丸、散剂。

| 附　注 | 本种喜温暖气候，不耐低温，喜光。对土壤条件要求不严，适宜栽培于富含腐殖质、保水保肥力强的壤土中。

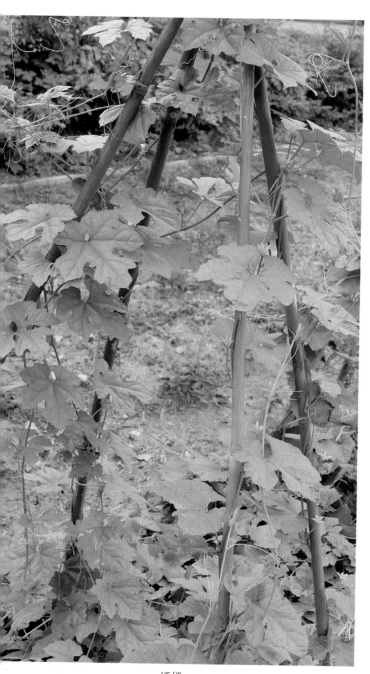

葫芦科 Cucurbitaceae 栝楼属 Trichosanthes

栝楼 *Trichosanthes kirilowii* Maxim.

栝楼

| 植物别名 |

瓜蒌、瓜楼、药瓜。

| 蒙 文 名 |

瓜蒌。

| 药 材 名 |

中药 天花粉（药用部位：根）、瓜蒌（药用部位：果实）、瓜蒌子（药用部位：种子）、瓜蒌皮（药用部位：果皮）。

蒙药 查干－温都苏（药用部位：根）。

| 形态特征 |

攀缘藤本。块根圆柱状，淡黄褐色。茎较粗，多分枝，被白色伸展柔毛。叶片纸质，近圆形，稀深裂或不分裂而仅有不等大的粗齿，裂片菱状倒卵形、长圆形，先端钝，急尖，边缘常再浅裂，叶基心形，上表面深绿色，粗糙，下表面淡绿色，两面沿脉被长柔毛状硬毛，细脉网状；叶柄具纵条纹，被长柔毛。雌雄异株。雄总状花序单生，总状花序长10 ～ 20 cm，粗壮，具纵棱与槽，被微柔毛，萼筒筒状，被短柔毛，裂片披针形，全缘；花冠白色，裂片倒卵形；花药靠合，花丝分离，粗壮，被长柔毛。雌花单生，被短柔

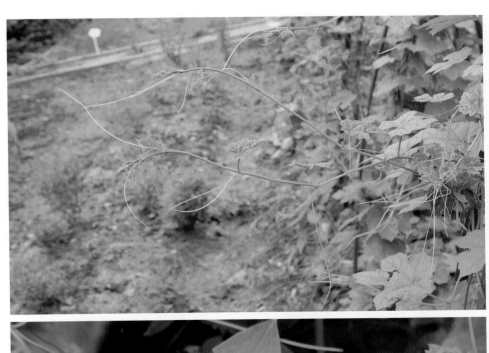

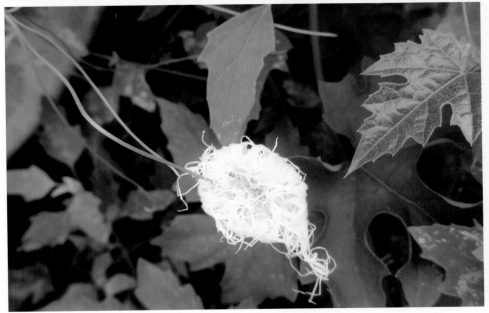

毛；萼筒圆筒形，裂片和花冠同雄花；子房椭圆形，绿色。果实椭圆形或圆形，成熟时黄褐色或橙黄色；种子卵状椭圆形，淡黄褐色，近边缘处具棱线。花期7～8月，果期9～10月。

| **生境分布** | 内蒙古无野生分布。内蒙古呼和浩特市、包头市有少量栽培。

| **资源情况** | 无野生资源，栽培资源稀少。药材来源于栽培。

| **采收加工** | **中药** 天花粉：秋、冬季采挖，洗净，除去外皮，切段或纵剖成瓣，干燥。

瓜蒌：秋季果实成熟时，连果梗剪下，置通风处阴干。

瓜蒌子：秋季采摘成熟果实，剖开，取出种子，洗净，晒干。

瓜蒌皮：秋季采摘成熟果实，剖开，除去果瓤及种子，阴干。

蒙药 查干－温都苏：同"天花粉"。

| **药材性状** | **中药** 天花粉：本品呈不规则圆柱形、纺锤形或瓣块状，长 8 ~ 16 cm，直径 1.5 ~ 5.5 cm。表面黄白色或淡棕黄色，有纵皱纹、细根痕及略凹陷的横长皮孔，有的有黄棕色外皮残留。质坚实，断面白色或淡黄色，富粉性，横切面可见黄色木质部，略呈放射状排列，纵切面可见黄色条纹状木质部。气微，味微苦。

瓜蒌：本品呈类球形或宽椭圆形，长 7 ~ 15 cm，直径 6 ~ 10 cm。表面橙红色或橙黄色，皱缩或较光滑，先端有圆形的花柱残基，基部略尖，具残存的果梗。轻重不一。质脆，易破开，内表面黄白色，有红黄色丝络，果瓤橙黄色，黏稠，与多数种子粘结成团。具焦糖气，味微酸、甜。

瓜蒌子：本品呈扁平椭圆形，长 12 ~ 15 mm，宽 6 ~ 10 mm，厚约 3.5 mm。表面浅棕色至棕褐色，平滑，边缘有 1 圈沟纹。先端较尖，有种脐，基部钝圆或较狭。种皮坚硬；内种皮膜质，灰绿色，子叶 2，黄白色，富油性。气微，味淡。

瓜蒌皮：本品常切成 2 至数瓣，边缘向内卷曲，长 6 ~ 12 cm。外表面橙红色或橙黄色，皱缩，有的有残存果梗；内表面黄白色。质较脆，易折断。具焦糖气，味淡、微酸。

| **功能主治** | **中药** 天花粉：甘、微苦，微寒。归肺、胃经。清热泻火，生津止渴，消肿排脓。用于热病烦渴，肺热燥咳，内热消渴，疮疡肿毒。

瓜蒌：甘、微苦，寒。归肺、胃、大肠经。清肺化痰，宽胸散结，润燥滑肠。用于肺热咳嗽，痰浊黄稠，胸痹心痛，结胸痞满，乳痈，肺痈，肠痈，大便秘结。

瓜蒌子：甘，寒。归肺、胃、大肠经。润肺化痰，润肠通便。用于燥咳痰黏，肠燥便秘。

瓜蒌皮：甘，寒。归肺、胃经。清肺化痰，利气宽胸。用于痰热咳嗽，胸闷胁痛。

蒙药 查干－温都苏：甘、微苦，温，轻、燥。滋补，壮阳，燥"协日乌素"。用于肾虚腰腿疼痛，阳痿，遗精，膀胱结石，风湿性疾病，皮肤病。

| **用法用量** | **中药** 天花粉：内服煎汤，10 ~ 15 g。

瓜蒌：内服煎汤，9 ~ 15 g。

瓜蒌子：内服煎汤，9 ~ 15 g。

瓜蒌皮：内服煎汤，6 ~ 10 g。

蒙药　查干 – 温都苏：多入丸、散剂。

| **附　　注** | 本种为 2020 年版《中国药典》收载的天花粉、瓜蒌药材的基原植物。为中生草本。

葫芦科 Cucurbitaceae 南瓜属 Cucurbita

西葫芦 *Cucurbita pepo* L.

| 植物别名 | 搅瓜、美洲南瓜。

| 蒙文名 | 皎瓜。

| 药材名 | 西葫芦（药用部位：种子）。

| 形态特征 | 一年生蔓生草本。茎有棱沟，有短刚毛和半透明的糙毛。叶柄粗壮，被短刚毛；叶片质硬，挺立，三角形或卵状三角形，先端锐尖，边缘有不规则的锐齿，深 0.5 ～ 1 cm，两面均有糙毛。卷须稍粗壮，具柔毛，分多歧。雌雄同株。雄花单生；花梗粗壮，有棱角，长 3 ～ 6 cm，被黄褐色短刚毛；萼筒有明显 5 角，花萼裂片线状披针形；花冠黄色，常向基部渐狭成钟状，长 5 cm，直径 3 cm，分裂至近

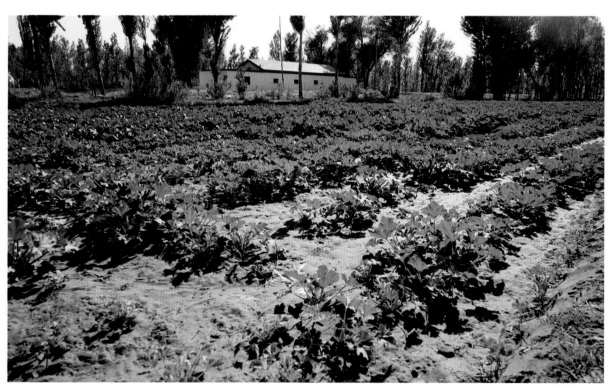

西葫芦

中部，裂片直立或稍扩展，先端锐尖；雄蕊 3，花丝长 15 mm，花药靠合，长 10 mm。雌花单生，子房卵形，1 室。果实形状因品种而异，果梗粗壮，有明显的棱沟，果蒂变粗或稍扩大，但不呈喇叭状；种子多数，卵形，白色，长约 20 mm，边缘拱起而钝。花期 5 ~ 7 月，果期 7 ~ 9 月。

| **生境分布** | 内蒙古无野生分布。内蒙古各地普遍栽培。

| **资源情况** | 无野生资源，栽培资源丰富。药材来源于栽培。

| **采收加工** | 秋季果实老熟时采收种子，洗净，晒干。

| **功能主治** | 甘，温。归脾、胃经。驱虫。用于绦虫病，蛔虫病。

| **用法用量** | 内服煎汤，30 ~ 60 g，捣碎；或取仁生食；或研末冲服。

| **附　　注** | 本种要求光照强度适中，较能耐弱光，但光照不足时易引起徒长。属短日照植物，在长日照条件下茎叶生长较好，在短日照条件下结瓜较早。喜湿润，不耐旱。

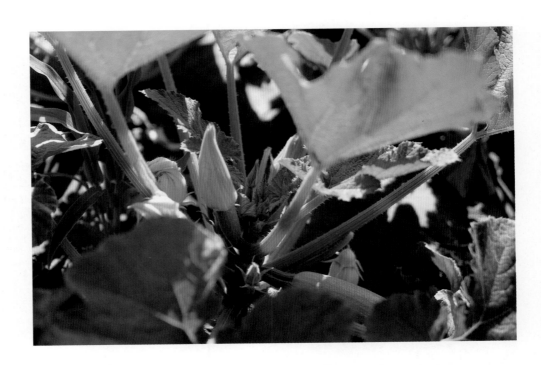

葫芦科 Cucurbitaceae 南瓜属 Cucurbita

笋瓜

Cucurbita maxima Duch. ex Lam.

| 植物别名 | 苟瓜、印度南瓜、大瓜。

| 蒙文名 | 恩特格 - 朗瓜。

| 药材名 | **中药** 南瓜（药用部位：果实。别名：麦瓜、番瓜、倭瓜）、南瓜子（药用部位：种子。别名：南瓜仁、金瓜米、倭瓜子）、南瓜蒂（药用部位：瓜蒂）。

蒙药 朗瓜（药用部位：种子）。

| 形态特征 | 一年生粗壮蔓生藤本。茎粗壮，圆柱状，具白色的短刚毛。叶柄粗壮，圆柱形，密被短刚毛；叶片肾形或圆肾形，近全缘或仅具细锯齿，先端钝圆，基部心形，弯缺开张，叶面深绿色，叶背浅绿

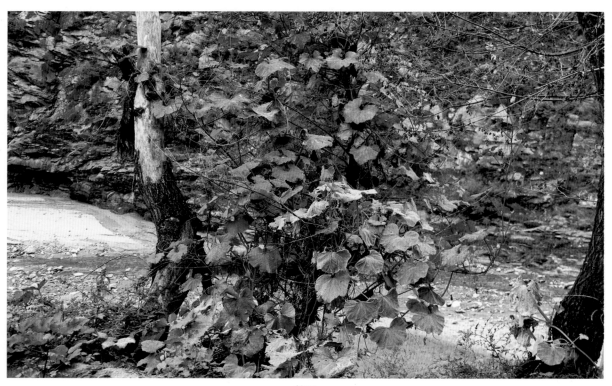

笋瓜

色，两面有短刚毛，叶脉在背面明显隆起。卷须粗壮，通常多歧，疏被短刚毛。雌雄同株。雄花单生，有短柔毛；萼筒钟形，裂片线状披针形，密被白色短刚毛；花冠筒状，5 中裂，裂片卵圆形，先端钝，边缘折皱状，向外反折，有 3 ～ 5 隆起的脉，中间 1 延伸至先端成尖头，脉上有明显的短毛，雄蕊 3，花丝靠合。雌花单生；子房卵圆形，花柱短，柱头 3，2 裂。瓠果的形状和颜色因品种而异，果梗短，圆柱状，不具棱和槽，瓜蒂不扩大或稍膨大；种子丰满，扁压，边缘钝或多少拱起。

| 生境分布 | 内蒙古无野生分布。内蒙古各地普遍栽培。

| 资源情况 | 无野生资源，栽培资源丰富。药材来源于栽培。

| 采收加工 | **中药** 南瓜：夏、秋季采收成熟果实。
南瓜子：秋季采收，洗净，晒干。
南瓜蒂：秋季果实老熟时，切取瓜蒂，洗净泥土，晒干。
蒙药 朗瓜：同"南瓜子"。

| 功能主治 | **中药** 南瓜：甘，平。归肺、脾、胃经。解毒消肿。用于肺痈，哮证，痈肿，烫伤，毒蜂螫伤。
南瓜子：甘，温。归大肠经。驱虫。用于绦虫病，蛔虫病，血吸虫病。
南瓜蒂：甘、微苦，平。归肺、肝经。清热解毒，安胎。用于痈疮肿毒，烫伤，先兆流产，乳头破裂或糜烂。
蒙药 朗瓜：甘，温。杀虫。用于绦虫病，蛔虫病，蛲虫病。

| 用法用量 | **中药** 南瓜：内服蒸煮或捣汁。外用适量，捣敷。
南瓜子：内服煎汤，30 ～ 60 g，捣碎；或取仁生服；或研末冲服。
南瓜蒂：内服煎汤，15 ～ 30 g；或烧存性，研末冲服。外用适量，研末调敷。
蒙药 朗瓜：内服煎汤，100 ～ 250 g。

| 附　　注 | 本种较耐低温。对土壤条件要求不严，以壤土最为适宜。

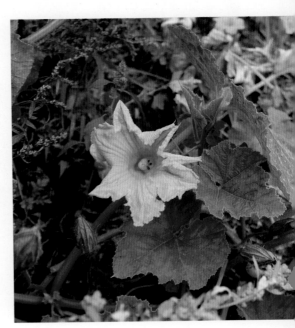

南瓜 *Cucurbita moschata* (Duch. ex Lam.) Duch. ex Poiret

| 植物别名 | 倭瓜、番瓜、中国南瓜。

| 蒙 文 名 | 朗瓜。

| 药 材 名 | **中药** 南瓜（药用部位：果实。别名：麦瓜、番瓜、倭瓜）、南瓜子（药用部位：种子。别名：南瓜仁、金瓜米、倭瓜子）、南瓜蒂（药用部位：瓜蒂）、南瓜瓤（药用部位：果瓤）、南瓜根（药用部位：根）、南瓜花（药用部位：花）、南瓜叶（药用部位：叶）。
蒙药 朗瓜（药用部位：种子）。

| 形态特征 | 一年生蔓生草本。茎常节部生根，密被白色短刚毛。叶柄粗壮，被短刚毛；叶片宽卵形或卵圆形，有5角或5浅裂，稀钝，上面密被

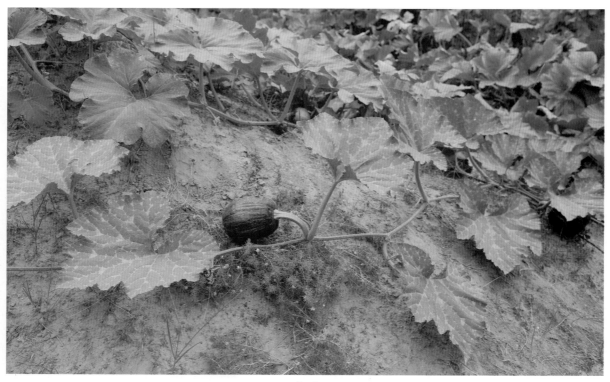

南瓜

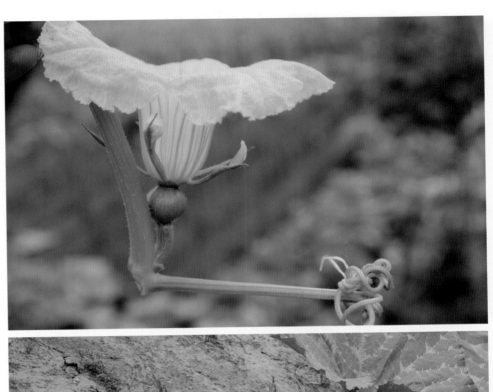

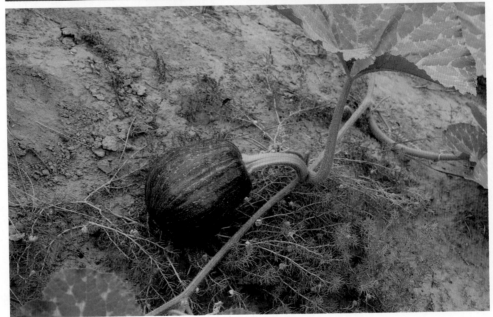

黄白色刚毛和茸毛，常有白斑，背面色较淡，毛更明显，边缘有小而密的细齿。卷须稍粗壮，被短刚毛和茸毛。雌雄同株。雄花单生；萼筒钟形，长 5 ~ 6 mm，裂片条形；花冠黄色，钟状，长 8 cm，直径 6 cm，5 中裂，裂片边缘反卷，具折皱，先端急尖；雄蕊 3，花丝腺体状，花药靠合。雌花单生；子房 1 室，花柱短，柱头 3，膨大，先端 2 裂。瓠果形状多样，因品种而异，外面常有数条纵沟或无，果梗粗壮，有棱和槽，瓜蒂扩大成喇叭状；种子多数，长卵形或长圆形，灰白色，边缘薄。花期 5 ~ 7 月，果期 7 ~ 9 月。

| **生境分布** | 内蒙古无野生分布。内蒙古各地普遍栽培。

| **资源情况** | 无野生资源，栽培资源丰富。药材来源于栽培。

| **采收加工** | **中药** 南瓜：夏、秋季采收成熟果实。

南瓜子：秋季采收，洗净，晒干。

南瓜蒂：秋季果实老熟时，切取瓜蒂，洗净泥土，晒干。

南瓜瓤：秋季将成熟的南瓜剖开，取出瓜瓤，除去种子，鲜用。

南瓜根：秋季采挖，洗净，晒干或鲜用。

南瓜花：夏季花开时采收，阴干。

南瓜叶：夏、秋季采收，晒干或鲜用。

蒙药 朗瓜：同"南瓜子"。

| **药材性状** | **中药** 南瓜子：本品呈扁椭圆形。种皮淡黄白色，边缘有起棱的环边，先端渐尖而平截，底部钝圆。剥开种皮，内含种仁 1，外被灰绿色薄膜状胚乳，子叶 2，黄白色，富油性。气微香，味微甘。

| **功能主治** | **中药** 南瓜：甘，平。归肺、脾、胃经。解毒消肿。用于肺痈，哮证，痈肿，烫伤，毒蜂螫伤。

南瓜子：甘，温。归大肠经。驱虫。用于绦虫病，蛔虫病，血吸虫病。

南瓜蒂：甘、微苦，平。归肺、肝经。清热解毒，安胎。用于痈疮肿毒，烫伤，先兆流产，乳头破裂或糜烂。

南瓜瓤：甘，凉。归脾经。解毒，敛疮。用于痈疮肿毒，烫伤，创伤。

南瓜根：甘、淡，平。归肝、膀胱经。清热利湿，解毒，通乳。用于淋病，黄疸，痢疾，乳汁不通，牙痛。

南瓜花：甘，凉。清湿热，消肿毒。用于黄疸，痢疾，痈疮肿毒。

南瓜叶：甘、微苦，凉。清热，解暑，止血。用于暑热口渴，热痢，外伤出血。

蒙药 朗瓜：甘，温。杀虫。用于绦虫病，蛔虫病，蛲虫病。

| **用法用量** | **中药** 南瓜：内服蒸煮或捣汁。外用适量，捣敷。

南瓜子：内服煎汤，30 ~ 60 g，捣碎；或取仁生服；或研末冲服。

南瓜蒂：内服煎汤，15 ~ 30 g；或烧存性，研末冲服。外用适量，研末调敷。

南瓜瓤：外用适量，捣敷。

南瓜根：内服煎汤，10 ~ 20 g，鲜品加倍。

南瓜花：内服煎汤，10 ～ 15 g。外用适量，捣敷或研末调敷。

南瓜叶：内服煎汤，10 ～ 15 g，鲜品加倍；或入散剂。外用适量，研末撒。

蒙药 朗瓜：内服煎汤，100 ～ 250 g。

| 附　注 | 本种属喜温的短日照植物，耐旱性强。对土壤条件要求不严，以肥沃、中性或微酸性的砂壤土较为适宜。

千屈菜科 Lythraceae 千屈菜属 Lythrum

千屈菜 *Lythrum salicaria* L.

| **植物别名** | 对叶莲。

| **蒙 文 名** | 西润－其其格。

| **药 材 名** | 千屈菜（药用部位：全草。别名：对叶莲、马鞭草、败毒草）。

| **形态特征** | 多年生草本。根茎粗壮。茎直立，多分枝，高达 1 m，全株青绿色，
稍被粗毛或密被绒毛，枝常具 4 棱。叶对生或 3 轮生，披针形或宽
披针形，长 4 ~ 6（~ 10）cm，宽 0.8 ~ 1.5 cm，先端钝或短尖，
基部圆或心形，有时稍抱茎，无柄。聚伞花序，簇生，花梗及花序
梗甚短，花枝似 1 大型穗状花序，苞片宽披针形或三角状卵形；萼
筒有纵棱 12，稍被粗毛，裂片 6，三角形，附属体针状；花瓣 6，

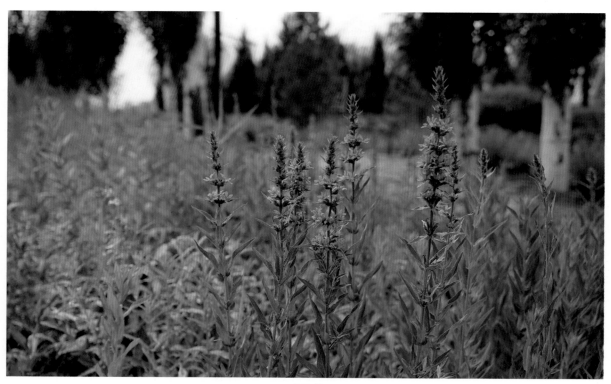

千屈菜

红紫色或淡紫色，有短爪，稍皱缩；雄蕊 12，6 长 6 短，伸出萼筒。蒴果扁圆形。花期 8 月，果期 9 月。

| 生境分布 | 生于森林带和草原带的河边、下湿地、沼泽。分布于内蒙古呼伦贝尔市（海拉尔区、牙克石市、扎兰屯市、额尔古纳市、鄂伦春自治旗、莫力达瓦达斡尔族自治旗、满洲里市、扎赉诺尔区、新巴尔虎右旗）、兴安盟（阿尔山市、扎赉特旗、乌兰浩特市、突泉县、科尔沁右翼前旗）、通辽市（科尔沁左翼中旗、奈曼旗、扎鲁特旗、霍林郭勒市）、赤峰市（元宝山区、松山区、红山区、阿鲁科尔沁旗、巴林左旗、巴林右旗、克什克腾旗、翁牛特旗、喀喇沁旗、宁城县、敖汉旗）、锡林郭勒盟（锡林浩特市、苏尼特左旗）、乌兰察布市（察哈尔右翼中旗）、包头市（昆都仑区、土默特右旗、固阳县）、鄂尔多斯市（达拉特旗、鄂托克前旗、鄂托克旗、乌审旗、伊金霍洛旗）、巴彦淖尔市（磴口县、乌拉特中旗、乌拉特后旗、临河区、杭锦后旗）。

| 资源情况 | 野生资源较少，栽培资源丰富。药材来源于野生和栽培。

| 采收加工 | 秋季采收，洗净，切碎，鲜用或晒干。

| 药材性状 | 本品茎呈方柱状，灰绿色至黄绿色，直径 1～2 mm，有分枝，质硬，易折断，断面边缘纤维状，中空。叶片灰绿色，质脆，多皱缩破碎，完整叶对生或 3 轮生，叶片狭披针形，全缘，无柄。先端聚伞花序簇生，花两性，每 2～3 小花生于叶状苞片内，花萼灰绿色，筒状；花瓣紫色。蒴果椭圆形，全包于宿存花萼内。微臭，味微苦。

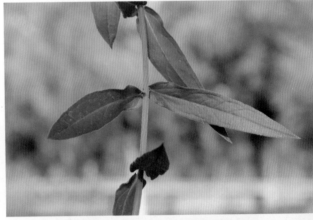

| 功能主治 | 苦，寒。归大肠经。清热解毒，止血，止泻。用于泄泻，痢疾，便血，崩漏；外用于外伤出血。

| 用法用量 | 内服煎汤，10～30 g。外用适量，研末敷；或捣敷；或煎汤洗。

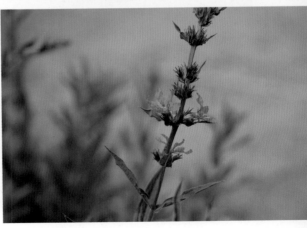

柳叶菜科 Onagraceae 露珠草属 Circaea

水珠草

Circaea lutetiana L. subsp. *quadrisulcata* (Maxim.) Asch.

| **植物别名** | 露珠草。

| **蒙 文 名** | 芍布音 – 章古。

| **药 材 名** | 水珠草（药用部位：全草。别名：散积血）。

| **形态特征** | 植株高 15 ～ 80 cm。根茎上不具块茎；茎无毛，疏生曲柔毛。叶狭
卵形、阔卵形至矩圆状卵形，长 4.5 ～ 12 cm，边缘具锯齿。总状花
序长 2.5 ～ 30 cm，单总状花序或基部具分枝；花梗与花序轴垂直，
被腺毛，基部无小苞片；花管长 0.6 ～ 1 mm；萼片长 1.3 ～ 3.2 mm，
宽 1 ～ 1.7 mm，通常紫红色，反曲；花瓣倒心形，长 1 ～ 2 mm，
宽 1.4 ～ 2.5 mm，通常粉红色；先端凹缺至花瓣长度的 1/3 或 1/2；

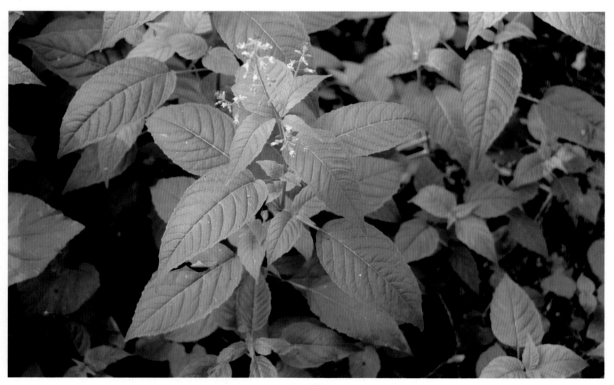

水珠草

蜜腺明显，伸出花管之外。果实长 2.2 ~ 3.8 mm，直径 1.8 ~ 3 mm，梨形至近球形，基部通常不对称地渐狭至果梗，果实上具明显纵沟；成熟果实连果梗长5.3 ~ 8.5 mm。花果期 7 ~ 8 月。

| 生境分布 | 生于阔叶林带的山地林下、沟谷溪边湿草甸。分布于内蒙古呼伦贝尔市（扎兰屯市）、兴安盟（科尔沁右翼前旗、科尔沁右翼中旗、扎赉特旗）、通辽市（科尔沁左翼后旗）、赤峰市（宁城县、敖汉旗）。

| 资源情况 | 野生资源较少。药材来源于野生。

| 采收加工 | 夏、秋季采收，洗净，鲜用或晒干。

| 功能主治 | 辛、苦，平。宣肺止咳，理气活血，利尿解毒。用于外感咳嗽，脘腹胀痛，痛经，月经不调，经闭，泄泻，水肿，淋痛，疮肿，癣痒，湿疣。

| 用法用量 | 内服煎汤，6 ~ 15 g。外用适量，研末敷；或鲜品捣敷。

| 附　注 | 在 FOC 中，本种的拉丁学名被修订为 *Circaea canadensis* (L.) Hill subsp. *quadrisulcata* (Maximowicz) Boufford。

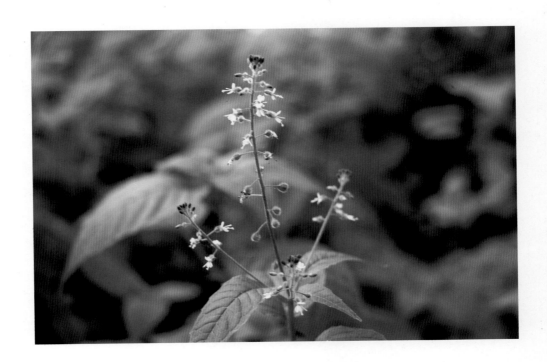

柳叶菜科 Onagraceae 露珠草属 Circaea

高山露珠草 *Circaea alpina* L.

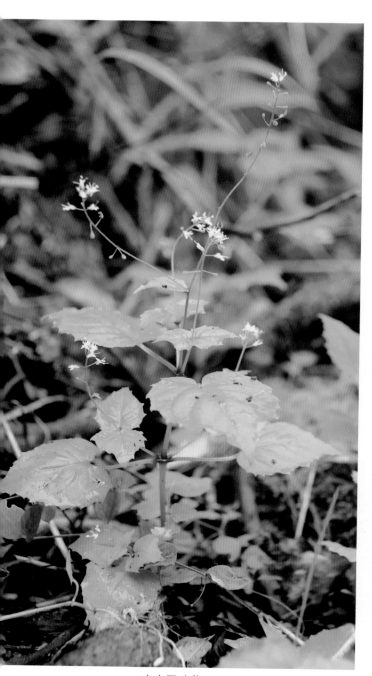

高山露珠草

植物别名

就就草、蛆儿草。

蒙文名

塔格音－伊黑日－额布苏。

药材名

高山露珠草（药用部位：全草。别名：就就草、蛆儿草）。

形态特征

植株高 3 ~ 50 cm，无毛或茎上被短镰状毛及花序上被腺毛。根茎先端有块茎状加厚。叶形变异极大，自狭卵状菱形或椭圆形至近圆形，边缘近全缘至有尖锯齿。顶生总状花序长 12（~ 17）cm；花梗与花序轴垂直，或花梗呈上升或直立状；花萼无或短，最长达 0.6 mm；萼片白色或粉红色，稀紫红色，或只先端淡紫色，矩圆状椭圆形、卵形、阔卵形或三角状卵形，长 0.8 ~ 2 mm；花瓣白色，狭倒三角形、倒三角形、倒卵形至阔倒卵形，长 0.5 ~ 2 mm，先端无凹缺至凹达花瓣的中部，花瓣裂片圆形至截形，稀呈细圆齿状；雄蕊与花柱等长或略长于花柱；蜜腺不明显，藏于花管内。果实棒状至倒卵状，长 1.6 ~ 2.7 mm，1 室，具 1 种子，果梗延伸部分有浅槽。花果期 8 ~ 9 月。

| **生境分布** | 生于林下、林缘及山沟溪边或山坡潮湿石缝中。分布于内蒙古呼伦贝尔市（额尔古纳市、根河市、鄂伦春自治旗）、兴安盟（科尔沁右翼前旗、突泉县）、赤峰市（巴林右旗、克什克腾旗、喀喇沁旗、宁城县）、锡林郭勒盟（东乌珠穆沁旗、西乌珠穆沁旗）、乌兰察布市（卓资县、凉城县）、巴彦淖尔市（乌拉特前旗）。

| **资源情况** | 野生资源较少。药材来源于野生。

| **采收加工** | 夏季采收，除去杂质，洗净泥土，晒干。

| **药材性状** | 本品多卷曲成团。茎纤细，长短不一，直径 0.5 ~ 1 mm。表面黄绿色或黄棕色，有皱缩的纵皱纹。质脆，易折断，断面浅棕色。叶多皱缩，破碎，完整者展平后呈卵状三角形或卵状心形；上面绿色，下面灰绿色。气微，味淡。

| **功能主治** | 甘、苦，微寒。养心安神，消食，止咳，解毒，止痒。用于心悸，失眠，多梦，疳积，咳嗽，脓肿疮疡，湿疣，癣痒。

| **用法用量** | 内服煎汤，6 ~ 15 g。外用适量，研末敷；或鲜品捣敷。

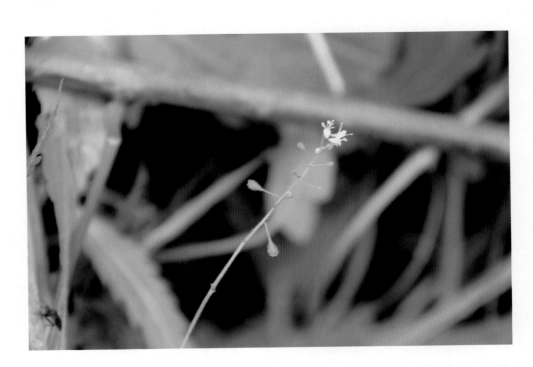

柳叶菜科 Onagraceae 柳叶菜属 Epilobium

柳兰

Epilobium angustifolium L.

| **植物别名** | 铁筷子、火烧兰、糯芋。

| **蒙 文 名** | 呼崩－敖瑞图。

| **药 材 名** | 红筷子（药用部位：全草。别名：山麻条、柳叶菜、遍山红）。

| **形态特征** | 多年生草本。根粗壮，棕褐色。具粗根茎。茎直立，高约 1 m，光滑无毛。叶互生，披针形，上面绿色，下面灰绿色，两面近无毛；或中脉稍被毛，全缘或具稀疏腺齿，无柄或具极短的柄。总状花序顶生，花序轴幼嫩时密被短柔毛，老时渐稀或无，苞片狭条形，有毛或无毛，花梗被短柔毛；花萼紫红色，裂片条状披针形，外面被短柔毛；花瓣倒卵形，紫红色，长 1.5 ~ 2 cm，先端钝圆，基

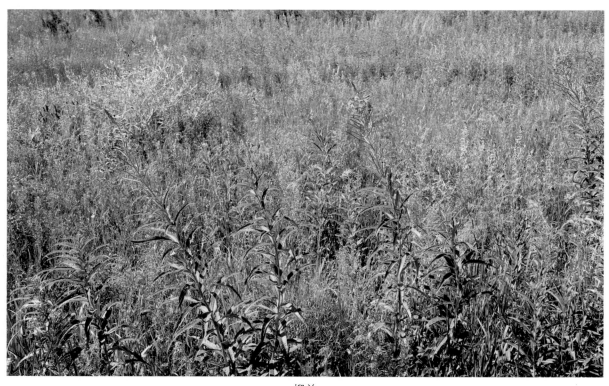

柳兰

部具短爪；雄蕊 8，花丝 4、较长，基部加宽，具短柔毛；花药矩圆形，长约 3 mm；子房下位，密被毛，花柱比花丝长。蒴果圆柱状，略四棱形，长 6 ~ 10 cm，见长柄，皆密被毛；种子先端具 1 簇白色种缨。花期 7 ~ 8 月，果期 8 ~ 9 月。

| 生境分布 | 生于森林带和草原带的山地林缘、森林采伐迹地，有时在路旁或新翻动的土地上形成占优势的小群落。分布于内蒙古呼伦贝尔市（海拉尔区、满洲里市、扎赉诺尔区、牙克石市、扎兰屯市、额尔古纳市、根河市、阿荣旗、鄂伦春自治旗、莫力达瓦达斡尔族自治旗、鄂温克族自治旗、陈巴尔虎旗、新巴尔虎左旗、新巴尔虎右旗）、兴安盟（阿尔山市、突泉县、科尔沁右翼前旗）、通辽市（科尔沁区、扎鲁特旗）、赤峰市（阿鲁科尔沁旗、巴林右旗、林西县、克什克腾旗、翁牛特旗、喀喇沁旗、宁城县、敖汉旗）、锡林郭勒盟（锡林浩特市、东乌珠穆沁旗、西乌珠穆沁旗）、乌兰察布市（丰镇市、卓资县、凉城县）、呼和浩特市（土默特左旗、武川县）、巴彦淖尔市（乌拉特前旗）、阿拉善盟（阿拉善左旗、阿拉善右旗）。

| 资源情况 | 野生资源较丰富。药材来源于野生。

| 采收加工 | 夏、秋季采收，晒干或鲜用。

| 药材性状 | 本品茎无分枝，长短不一，直径 0.2 ~ 0.5 cm，表面黄绿色、黄棕色或暗紫色，光滑。质脆，易折断，断面中空。叶多脱落，卷曲，展开后呈披针形，上面黄绿色，下面灰绿色。气微，味淡。

| 功能主治 | 苦，平。利水渗湿，理气消胀，活血调经。用于水肿，泄泻，食积胀满，月经不调，乳汁不通，阴囊肿大，疮疹痒痛。

| 用法用量 | 内服煎汤，15 ~ 30 g。外用适量，鲜品捣敷；或研末酒调敷。

| 附　注 | 在 FOC 中，本种的拉丁学名被修订为 *Chamerion angustifolium* (Linnaeus) Holub。

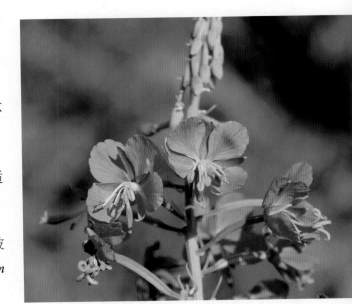

| 柳叶菜科 | Onagraceae | 柳叶菜属 | *Epilobium*

柳叶菜
Epilobium hirsutum L.

| **植物别名** | 水朝阳花、鸡脚参。

| **蒙 文 名** | 呼崩朝日。

| **药 材 名** | 柳叶菜（药用部位：全草。别名：水丁香、通经草、水兰花）。

| **形态特征** | 多年生草本。茎直立，高 40 ～ 90 cm，密被白色长柔毛。下部叶对生，上部叶互生，椭圆状披针形或长椭圆形，长 3 ～ 7 cm，宽 7 ～ 18 mm，先端急尖，基部楔形，稍抱茎，两面被白色长柔毛，边缘具细锯齿，无柄。花单生于上部叶腋，紫红色；花萼裂片披针形，长约 10 mm，宽 2 ～ 2.5 mm，外面被长柔毛，花瓣倒卵状三角形，长 13 mm，宽 10 mm，先端浅 2 裂，花药矩圆形，长约 2 mm；子房被

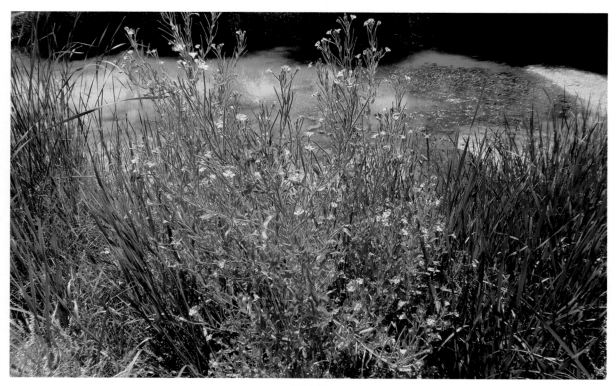

柳叶菜

长柔毛，花柱稍长于雄蕊，柱头 4 裂。蒴果长 4 ~ 6 cm，被白色长柔毛；种子椭圆形，长 1 mm，种缨乳白色。花期 7 ~ 8 月，果期 9 月。

| 生境分布 | 生于草原带的沟边、丘间低湿地。分布于内蒙古赤峰市（阿鲁科尔沁旗）、鄂尔多斯市（鄂托克前旗、乌审旗、伊金霍洛旗）。

| 资源情况 | 野生资源较少。药材来源于野生。

| 采收加工 | 全年均可采收，鲜用或晒干。

| 功能主治 | 苦、淡，寒。清热解毒，利湿止泻，消食理气，活血接骨。用于湿热泻痢，食积，脘腹胀痛，牙痛，月经不调，经闭，带下，跌打骨折，疮肿，烫火伤，疥疮。

| 用法用量 | 内服煎汤，9 ~ 15 g；或鲜品捣汁。外用适量，捣敷；或研末调敷。

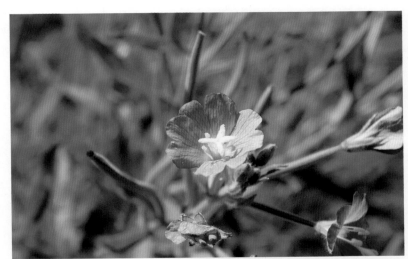

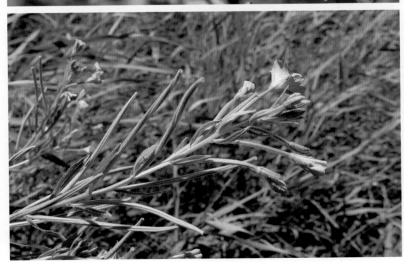

柳叶菜科 Onagraceae 柳叶菜属 Epilobium

毛脉柳叶菜
Epilobium amurense Hausskn.

| **植物别名** | 兴安柳叶菜。

| **蒙文名** | 乌苏图 – 呼崩朝日。

| **药材名** | 毛脉柳叶菜（药用部位：全草）。

| **形态特征** | 多年生草本。茎直立，高 20 ~ 50 cm，具 2 不明显的棱线，沿棱线密生皱曲柔毛，其余部分具疏毛或无毛。叶卵形或卵状披针形，长 2 ~ 5 cm，宽 0.8 ~ 2.6 cm，先端急尖或稍圆钝，基部近圆形或宽楔形，两面疏生皱曲柔毛，沿叶脉及边缘较密，边缘具稀疏的锯齿，无柄或茎下部叶具短柄（不超过 2 mm）。花单生于茎上部叶腋，粉红色；花萼裂片卵状披针形，长约 3 mm，宽约 1.5 mm，背面疏生

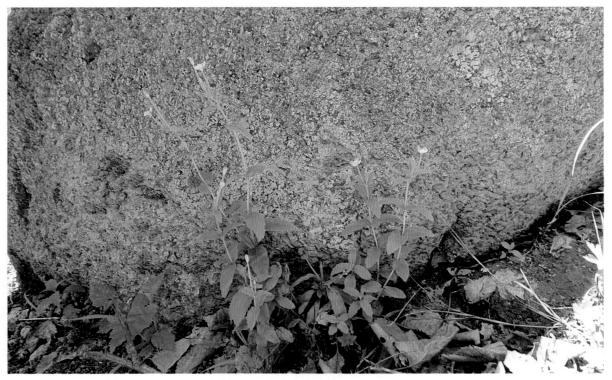

毛脉柳叶菜

长柔毛，裂片间有 1 簇白色柔毛；花瓣倒卵形，长约 5 mm，先端 2 裂，花药近圆形，长约 0.5 mm；子房被柔毛，柱头头状。蓇葖果长 4 ～ 6 cm，近无毛；种子矩圆形，基部稍狭，种缨乳白色。花期 7 ～ 8 月，果期 8 ～ 9 月。

| 生境分布 | 生于阔叶林带和草原带的山沟溪边。分布于内蒙古赤峰市（克什克腾旗、喀喇沁旗、宁城县）、巴彦淖尔市（乌拉特前旗）。

| 资源情况 | 野生资源稀少，栽培资源稀少。药材来源于野生和栽培。

| 采收加工 | 秋季采收，晒干或鲜用。

| 功能主治 | 苦、涩，平。收敛固脱。用于月经过多，赤白带下，久痢，久泻。

| 用法用量 | 内服煎汤，6 ～ 15 g。

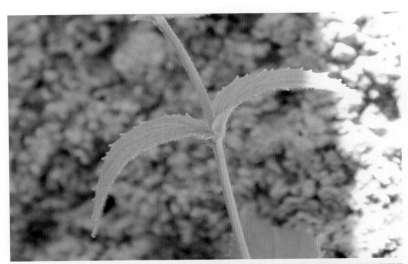

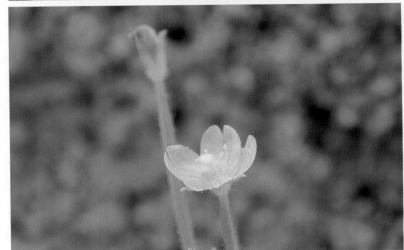

柳叶菜科 Onagraceae 柳叶菜属 Epilobium

沼生柳叶菜 *Epilobium palustre* L.

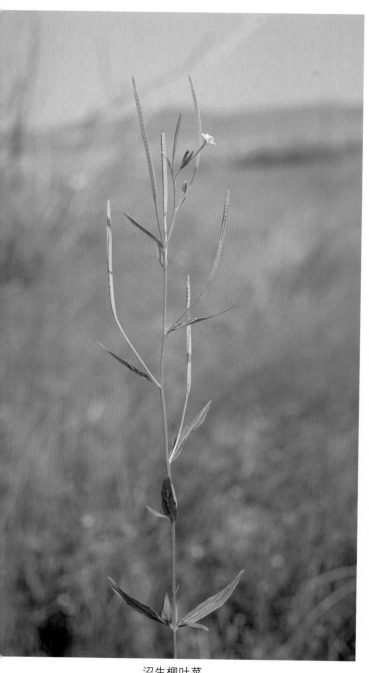

沼生柳叶菜

| 植物别名 |

水湿柳叶菜、沼泽柳叶菜。

| 蒙 文 名 |

那木嘎音 – 呼崩朝日。

| 药 材 名 |

沼生柳叶菜（药用部位：全草。别名：水湿柳叶菜）。

| 形态特征 |

多年生草本。茎直立，高 20 ～ 50 cm，基部具匍匐枝或地下有匍匐枝，上部被曲柔毛，下部通常稀少或无。茎下部叶对生，上部叶互生，披针形或长椭圆形，长 2 ～ 6 cm，宽 3 ～ 10（～ 15）mm，先端渐尖，基部楔形或宽楔形，上面有弯曲短毛，下面仅沿中脉密生弯曲短毛，全缘，边缘反卷；无柄。花单生于茎上部叶腋，粉红色；花萼裂片披针形，长约 3 mm，外被短柔毛；花瓣倒卵形，长约 5 mm，先端 2 裂，花药椭圆形，长约 0.5 mm；子房密被白色弯曲短毛，柱头头状。蒴果长 3 ～ 6 cm，被弯曲短毛，果梗长 1 ～ 2 cm，被稀疏、弯曲的短毛；种子倒披针形，暗棕色，长约 1.2 mm，种缨淡棕色或乳白色。花期 7 ~ 8 月，果期 8 ~ 9 月。

| **生境分布** | 生于森林带和草原带的山沟溪边、河边、沼泽草甸。除荒漠区外，内蒙古各地均有分布。

| **资源情况** | 野生资源一般。药材来源于野生。

| **采收加工** | 夏、秋季采收，除去杂质，洗净泥土，鲜用或晒干。

| **药材性状** | 本品茎无分枝或少分枝，长短不一，直径 1 ~ 2 mm。表面黄绿色或黄棕色，被白色长柔毛。质脆，易折断，断面中空。叶多卷曲，破碎，完整者展平后呈椭圆状披针形或长椭圆形；上面黄绿色，下面灰绿色。气微，味淡。

| **功能主治** | 苦，凉。疏风清热，解毒利咽，止咳，利湿。用于风热感冒，喑哑，咽喉肿痛，肺热咳嗽，水肿，淋痛，湿热泻痢，风湿热痹，疮痈，毒虫咬伤。

| **用法用量** | 内服煎汤，6 ~ 20 g；或捣汁。外用适量，捣敷；或煎汤洗。

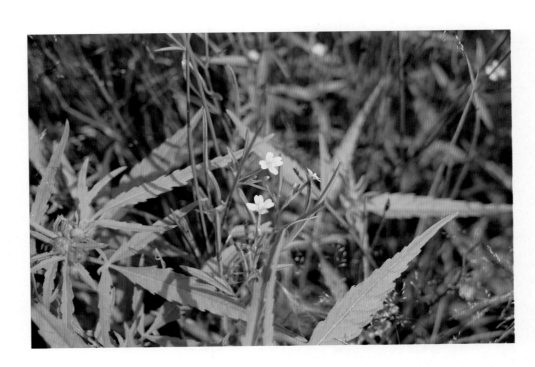

柳叶菜科 Onagraceae 柳叶菜属 *Epilobium*

细籽柳叶菜 *Epilobium minutiflorum* Hausskn.

| **植物别名** | 异叶柳叶菜。

| **蒙文名** | 那林 – 呼崩朝日。

| **药材名** | 细籽柳叶菜（药用部位：全草）。

| **形态特征** | 多年生草本。茎直立，多分枝，高 25 ~ 90 cm，下部无毛，上部被稀疏弯曲的短毛。叶披针形或矩圆状披针形，长 3 ~ 6 cm，宽 7 ~ 12 mm，先端渐尖，基部楔形或宽楔形，边缘具不规则的锯齿，两面无毛，上部叶近无柄，下部叶具极短的柄，长约 2 mm，有时被稀疏的短毛。花单生于上部叶腋，粉红色；花萼长 3 mm，被白色毛，裂片披针形，长约 2 mm；花瓣倒卵形，长约 4 mm，先端 2 裂；花

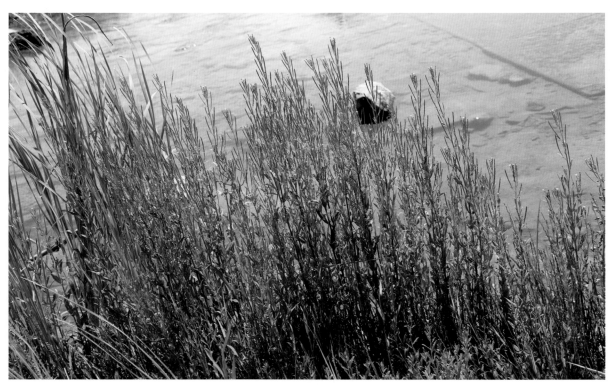

细籽柳叶菜

药椭圆形，长约 0.5 mm；子房密被白色短毛，柱头短棍棒状。蒴果长 4 ~ 6 cm，被稀疏白色弯曲短毛；果梗长 5 ~ 14 mm；被白色弯曲短毛；种子棕褐色，倒圆锥形，先端圆，有短喙，基部渐狭，长约 1 mm，种缨白色。花果期 7 ~ 8 月。

| **生境分布** | 生于森林草原带和草原带的山谷溪边、山沟低湿草甸。分布于内蒙古呼伦贝尔市（额尔古纳市）、兴安盟（科尔沁右翼前旗、科尔沁右翼中旗）、通辽市（科尔沁左翼后旗）、锡林郭勒盟（锡林浩特市、阿巴嘎旗）、乌兰察布市（丰镇市、察哈尔右翼后旗）、呼和浩特市（托克托县）、鄂尔多斯市（准格尔旗、伊金霍洛旗）、巴彦淖尔市（乌拉特后旗）、阿拉善盟（阿拉善右旗）。

| **资源情况** | 野生资源一般。药材来源于野生。

| **采收加工** | 夏、秋季采收，除去杂质，洗净泥土，鲜用或晒干。

| **功能主治** | 苦、淡，寒。清热解毒，利湿止泻，消食理气，活血接骨。用于湿热泻痢，食积，脘腹胀痛，牙痛，月经不调，经闭，带下，跌打骨折，疮肿，烫火伤，疥疮。

| **用法用量** | 内服煎汤，9 ~ 15 g；或鲜品捣汁。外用适量，捣敷；或研末调敷。

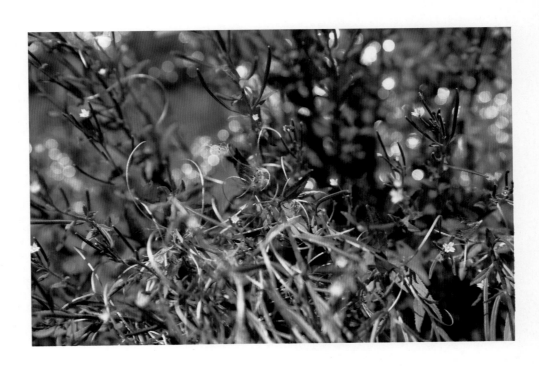

柳叶菜科 Onagraceae 月见草属 Oenothera

月见草 *Oenothera biennis* L.

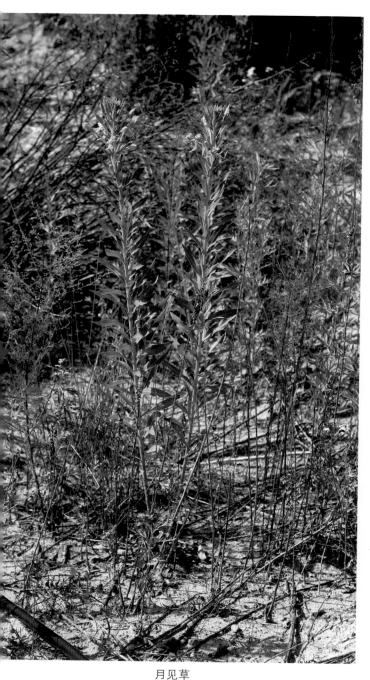

月见草

| 植物别名 |

山芝麻、夜来香。

| 蒙 文 名 |

萨日巴嘎日 – 其其格。

| 药 材 名 |

月见草（药用部位：根。别名：山芝麻、夜来香）、月见草油（药用部位：种子油脂）。

| 形态特征 |

直立二年生粗壮草本。茎高 50 ～ 200 cm。基生莲座叶丛紧贴地面，基生叶倒披针形，长 10 ～ 25 cm，茎生叶椭圆形至倒披针形，长 7 ～ 20 cm，边缘具钝齿，两面被曲柔毛与长毛。花序穗状，苞片叶状，果时宿存，花蕾锥状长圆形，先端具长约 3 mm 的喙；花管黄绿色或开花时带红色，被混生的柔毛、长毛与短腺毛；花后脱落；萼片绿色，有时带红色，长圆状披针形，先端骤缩成尾状，长 3 ～ 4 mm；花瓣黄色，稀淡黄色，宽倒卵形，长 2.5 ～ 3 cm，先端微凹缺；花药长 8 ～ 10 mm，花粉约 50% 发育；子房绿色，圆柱状，具 4 棱，密被伸展的长毛与短腺毛，有时混生曲柔毛。蒴果锥状圆柱形，具明显的棱；种子在果实中呈水平状排列，暗褐色，具棱角，各面具不整齐的洼点。花果期 7～9 月。

| **生境分布** | 逸生于田野、沟谷路边。分布于内蒙古呼伦贝尔市（扎兰屯市、莫力达瓦达斡尔族自治旗）、通辽市（科尔沁左翼中旗、开鲁县）、呼和浩特市（武川县）、鄂尔多斯市（东胜区、准格尔旗）、巴彦淖尔市（磴口县）、乌海市（海勃湾区、海南区）。

| **资源情况** | 野生资源较少，栽培资源一般。药材来源于野生和栽培。

| **采收加工** | 月见草：秋季将根挖出，除去泥土，晒干。
月见草油：7～9 月果实成熟时采摘，晒干，压碎并筛去果壳，收集种子，用超临界 CO_2 萃取等方法提取。

| **功能主治** | 月见草：甘、苦，温。强筋骨，祛风湿。用于风寒湿痹，筋骨疼痛。
月见草油：苦、微辛、微甘，平。活血通络，息风平肝，消肿敛疮。用于胸痹心痛，中风偏瘫，虚风内动，小儿多动，风湿麻痛，腹痛泄泻，痛经，狐惑，疮疡，湿疹。

| **用法用量** | 月见草：内服煎汤，5～15 g。
月见草油：内服制成胶丸、软胶囊等，每次 1～2 g，每日 2～3 次。

| **附 注** | 本种适应性强，耐酸，耐旱。对土壤条件要求不严，一般可栽培于中性、微碱性或微酸性，排水良好，土质疏松的土壤中。

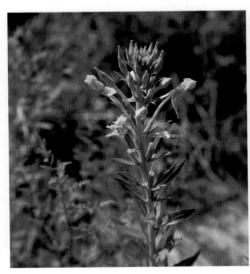
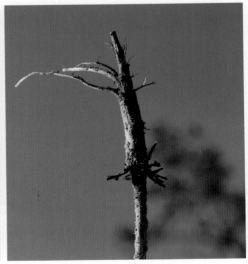

小二仙草科 Haloragidaceae 狐尾藻属 *Myriophyllum*

穗状狐尾藻 *Myriophyllum spicatum* L.

| **植物别名** | 泥茜、聚藻、金鱼藻。

| **蒙 文 名** | 图门德苏 - 额布苏。

| **药 材 名** | 聚藻（药用部位：全草。别名：水藻、金鱼草、小二仙草）。

| **形态特征** | 多年生沉水草本。根茎生于泥中。茎圆柱形，长 1 ~ 2.5 m，分枝极多。叶常 5 轮生（或 4 ~ 6 轮生，或 3 ~ 4 轮生），长 3.5 cm，丝状全细裂；叶柄极短或不存在。花两性，单性或杂性，雌雄同株，常 4 轮生，长 6 ~ 10 cm，生于水面上。如为单性花，则上部为雄花，下部为雌花，中部有时为两性花，基部有 1 对苞片。雄花：萼筒广钟状，先端 4 深裂、平滑；花瓣 4，阔匙形，凹陷，长 2.5 mm；雄

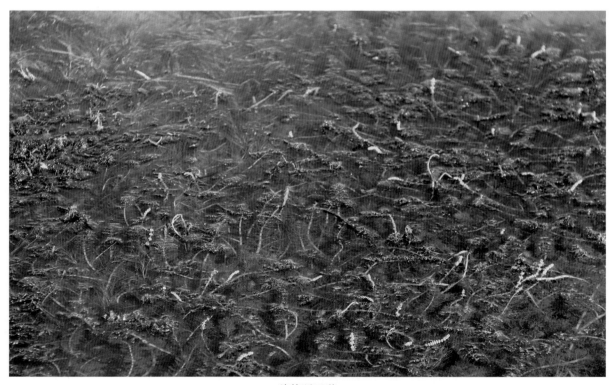

穗状狐尾藻

蕊 8，无花梗。雌花：萼筒管状，4 深裂；花瓣缺，或不明显；子房下位、4 室，花柱 4，柱头羽毛状，向外反转；大苞片矩圆形，全缘或有细锯齿，较花瓣为短，小苞片近圆形，边缘有锯齿。分果广卵形或卵状椭圆形，长 2 ~ 3 mm，具 4 深纵沟，沟缘表面光滑。花果期 7 ~ 8 月。

| 生境分布 | 生于池塘、河边浅水中。除荒漠区外，内蒙古各地均有分布。

| 资源情况 | 野生资源一般。药材来源于野生。

| 采收加工 | 夏、秋季采收，鲜用，晒干或烘干。

| 功能主治 | 甘、淡，寒。清热，凉血，解毒。用于热病烦渴，赤白痢，丹毒，疮疖，烫伤。

| 用法用量 | 内服煎汤，鲜品 15 ~ 30 g；或捣汁。外用适量，鲜品捣敷。

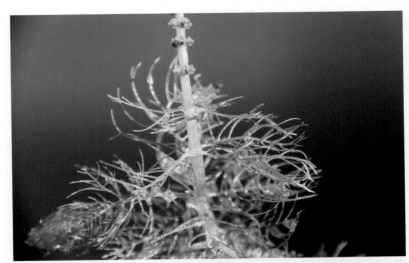

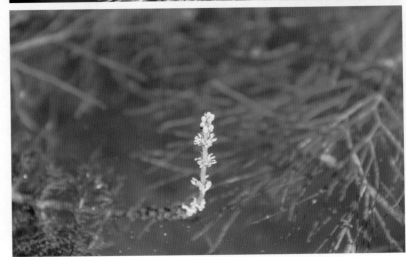

小二仙草科 Haloragidaceae 狐尾藻属 *Myriophyllum*

狐尾藻
Myriophyllum verticillatum L.

| **植物别名** | 轮叶狐尾藻。

| **蒙 文 名** | 图如古丽格 - 图门德苏。

| **药 材 名** | 聚藻（药用部位：全草。别名：水藻、金鱼草、小二仙草）。

| **形态特征** | 多年生粗壮沉水草本。根茎发达，在水底泥中蔓延，节部生根。茎圆柱形，长 20 ～ 40 cm，多分枝。叶通常 4 轮生，或 3 ～ 5 轮生，水中叶较长，长 4 ～ 5 cm，丝状全裂，无叶柄；水上叶互生，披针形，鲜绿色，长约 1.5 cm。秋季于叶腋中生出棍棒状冬芽而越冬。苞片羽状篦齿状分裂。花单性，雌雄同株或杂性，每轮具 4 花，花无柄，比叶片短。雌花：生于水上茎下部叶腋中；萼片与子房合生，

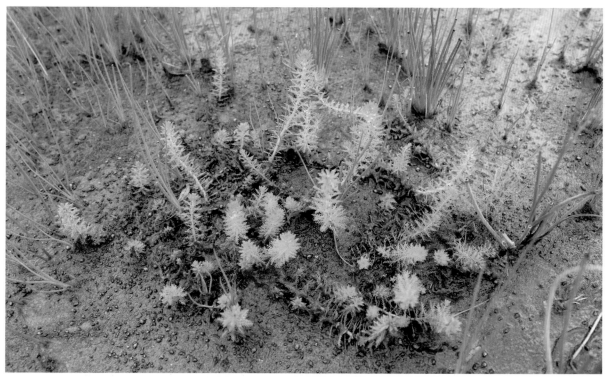

狐尾藻

先端 4 裂，裂片卵状三角形；花瓣 4，舟状，早落；雌蕊 1，子房广卵形，4 室，柱头 4 裂，裂片三角形。雄花：花瓣椭圆形，雄蕊 8，花药椭圆形，淡黄色，花丝丝状，开花后伸出花冠外。果实广卵形，长 3 mm，具 4 浅槽，先端具残存的萼片及花柱。

| **生境分布** | 生于池塘、河边浅水中。除荒漠区外，内蒙古各地均有分布。

| **资源情况** | 野生资源较少。药材来源于野生。

| **采收加工** | 夏、秋季采收，鲜用，晒干或烘干。

| **功能主治** | 甘、淡，寒。清热，凉血，解毒。用于热病烦渴，赤白痢，丹毒，疮疖，烫伤。

| **用法用量** | 内服煎汤，鲜品 15 ～ 30 g；或捣汁。外用适量，鲜品捣敷。

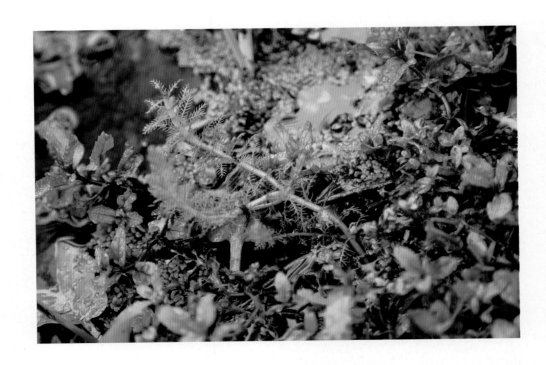

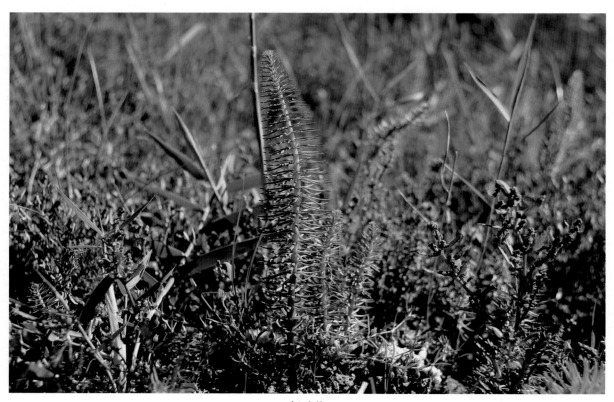

杉叶藻科 Hippuridaceae 杉叶藻属 Hippuris

杉叶藻

Hippuris vulgaris L.

| 蒙 文 名 | 阿木塔图 - 哲格苏。

| 药 材 名 | **中药** 杉叶藻（药用部位：全草）。

蒙药 当布嘎日（药用部位：全草。别名：阿木塔图 - 吉格苏）。

| 形态特征 | 多年生草本，生于水中，全株光滑无毛。根茎匍匐，生于泥中。茎圆柱形，直立，不分枝，高 20 ~ 60 cm，有节。叶 6 ~ 12 轮生，条形，长 6 ~ 13 mm，宽约 1 mm，全缘，无叶柄，茎下部叶较短小。花小，两性，稀单性，无梗，单生于叶腋；花萼与子房大部分合生；无花瓣；雄蕊 1，生于子房上，略偏向一侧；花药椭圆形，长约 1 mm，子房下位，椭圆形，长不到 1 mm；花柱丝状，稍长于花丝。核果矩圆形，

杉叶藻

长 1.5 ~ 2 mm，直径约 1 mm，平滑，无毛，棕褐色。花期 6 月，果期 7 月。

| **生境分布** | 生于池塘浅水中或河岸边湿草地。除荒漠区外，内蒙古各地均有分布。

| **资源情况** | 野生资源一般。药材来源于野生。

| **采收加工** | **中药** 杉叶藻：夏、秋季采收，除去杂质，洗净泥土，晒干。
蒙药 当布嘎日：同"杉叶藻"。

| **药材性状** | **中药** 杉叶藻：本品茎呈圆柱形，不分枝，长短不一，直径 1 ~ 5 mm。表面乌绿色、暗紫色或黑褐色，节明显，略膨大，节面有细密的纵纹。质脆，易折断，断面乌绿色或黑褐色。叶轮生，条形，乌绿色。气微，味淡。

| **功能主治** | **中药** 杉叶藻：微甘、苦，凉。清热凉血，养阴生津，止咳，舒肝，退骨蒸。用于肺痨咳嗽，骨蒸劳热，两肋胀痛，烦渴，泄泻。
蒙药 当布嘎日：甘，凉，软、柔、钝。清热，排脓，润肺。用于肺热，肝热，脉热，肺脓肿，骨蒸劳热，骨折损伤，浊热，创伤，宝日病。

| **用法用量** | **中药** 杉叶藻：内服煎汤，6 ~ 12 g。
蒙药 当布嘎日：内服煎汤，单用 1.5 ~ 3 g；或入丸、散剂。

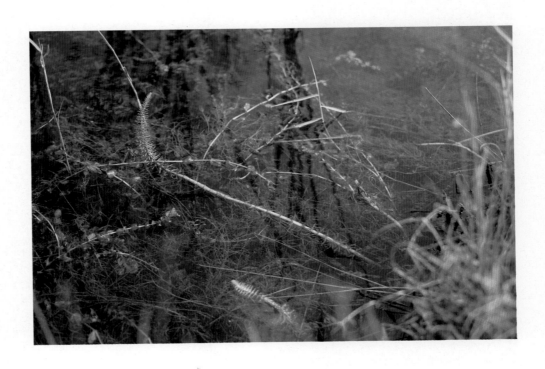

山茱萸科 Cornaceae 梾木属 Swida

红瑞木 *Swida alba* Opiz

| **植物别名** | 红瑞山茱萸、凉子木。

| **蒙文名** | 乌兰 – 塔日乃。

| **药材名** | **中药** 红瑞木（药用部位：果实、树皮、枝叶。别名：椋子木）。
蒙药 乌兰 – 塔日乃（药用部位：树皮、枝叶）。

| **形态特征** | 落叶灌木，高达 3 m。小枝紫红色，光滑，幼时常被蜡状白粉，具柔毛。叶对生，卵状椭圆形或宽卵形，长 5 ~ 8.5 cm，宽 1.8 ~ 5.5 cm，先端尖或突短尖，基部圆形或宽楔形，上面暗绿色，贴生短柔毛，各脉下陷，弧形，侧脉 5 ~ 6 对，下面粉白色，疏生长柔毛，主、侧脉凸起，脉上几无毛；叶柄长 0.5 ~ 1.5 cm，被柔毛。顶生

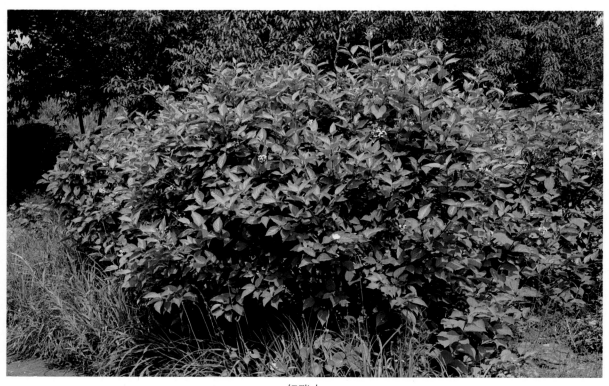

红瑞木

伞房状聚伞花序；花梗与花轴密被柔毛，萼筒杯形，齿三角形，与花盘几等长；花瓣 4，卵状舌形，黄白色；雄蕊 4，与花瓣互生，花丝长 4 mm，与花瓣近等长；花盘垫状，黄色；子房位于花盘下方，花柱单生，长 1.5 ~ 2 mm，柱头碟状，比花柱顶部宽。核果，乳白色，矩圆形，上部不对称，长 6 mm，核扁平。花期 5 ~ 6 月，果熟期 8 ~ 9 月。

| 生境分布 | 生于河谷、溪流旁及杂木林中。分布于内蒙古呼伦贝尔市（满洲里市、扎赉诺尔区、扎兰屯市、鄂伦春自治旗）、兴安盟（乌兰浩特市、科尔沁右翼前旗、突泉县）、通辽市（科尔沁区、霍林郭勒市、科尔沁左翼中旗、开鲁县、库伦旗）、赤峰市（红山区、元宝山区、松山区、敖汉旗）、锡林郭勒盟（锡林浩特市、二连浩特市、苏尼特左旗、西乌珠穆沁旗）、呼和浩特市（赛罕区、和林格尔县）、包头市（昆都仑区、东河区、青山区、九原区、固阳县）、鄂尔多斯市（康巴什区、准格尔旗、达拉特旗、鄂托克旗、杭锦旗）、巴彦淖尔市（磴口县、乌拉特前旗、乌拉特后旗）、乌海市（海勃湾区、海南区、乌达区）。

| 资源情况 | 野生资源稀少，栽培资源一般。药材来源于野生和栽培。

| 采收加工 | **中药** 红瑞木：秋季采摘果实，晒干；夏季剥取树皮及采收枝叶，晒干。
蒙药 乌兰 - 塔日乃：夏季剥取树皮及采收枝叶，晒干。

| 功能主治 | **中药** 红瑞木：果实，酸、涩，平。滋补强身。用于身体虚弱，肾虚腰痛。树皮和枝叶，苦、微涩，寒。清热解毒，止痢，止血。用于湿热痢疾，肾炎，风湿关节痛，目赤肿痛，中耳炎，咯血，便血。
蒙药 乌兰 - 塔日乃：涩，凉，重、固、钝。清热，解毒，透疹，燥"协日乌素"。用于毒热，肉毒症，血热，陈热，"协日乌素"病，麻疹不透，皮肤瘙痒。

| 用法用量 | **中药** 红瑞木：果实，内服煎汤，3 ~ 6 g。树皮和枝叶，内服煎汤，6 ~ 9 g。
蒙药 乌兰 - 塔日乃：多入丸、散剂。

| 附 注 | 在 FOC 中，本种的拉丁学名被修订为 *Cornus alba* Linnaeus。

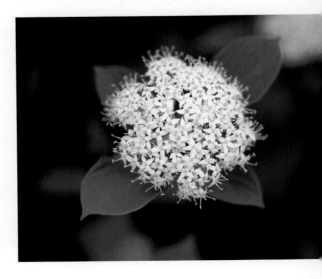

五加科 Araliaceae 五加属 Acanthopanax

刺五加

Acanthopanax senticosus (Rupr. et Maxim.) Harms

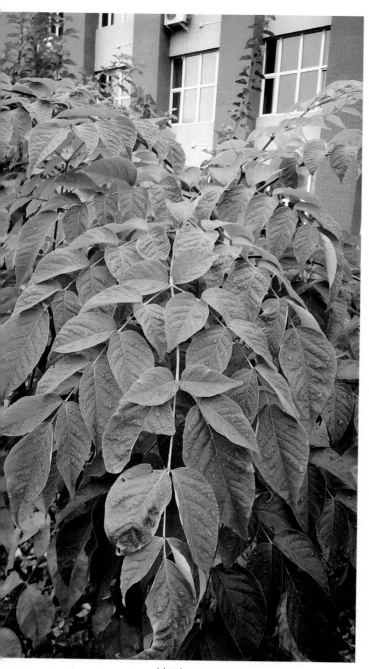

刺五加

| 植物别名 |

刺拐棒、老虎镣、坎拐棒子。

| 蒙 文 名 |

乌日格斯图 – 塔布拉干纳。

| 药 材 名 |

刺五加（药用部位：根及根茎或茎。别名：刺拐棒、老虎镣子、坎拐棒子）。

| 形态特征 |

灌木，高 1 ~ 6 m；分枝多，一、二年生的通常密生刺；刺直而细长，针状，下向，基部不膨大，脱落后遗留圆形刺痕。叶有小叶5，稀 3；叶柄常疏生细刺，长 3 ~ 10 cm；小叶片纸质，椭圆状倒卵形或长圆形，长5 ~ 13 cm，宽 3 ~ 7 cm，上面粗糙，深绿色，脉上有粗毛，下面淡绿色，脉上有短柔毛，边缘有锐利重锯齿；小叶柄长 0.5 ~ 2.5 cm，有棕色短柔毛，有时有细刺。伞形花序单个顶生，或 2 ~ 6 组成稀疏的圆锥花序，直径2 ~ 4 cm，有花多数；总花梗长 5 ~ 7 cm，无毛；花梗长 1 ~ 2 cm，无毛或基部略有毛；花紫黄色；花萼无毛，边缘近全缘或有不明显的 5 小齿；花瓣 5，卵形，长约 2 mm；

雄蕊 5，子房 5 室，花柱全部合生成柱状。果实球形或卵球形，有 5 棱，黑色。花期 6 ~ 7 月，果熟期 8 ~ 9 月。

| **生境分布** | 喜生于湿润或较肥沃的土坡，散生或丛生于针阔叶混交林或杂木林内。分布于内蒙古赤峰市（克什克腾旗、喀喇沁旗、宁城县）。

| **资源情况** | 野生资源稀少。药材来源于野生。

| **采收加工** | 春、秋季采收，洗净，干燥。

| **药材性状** | 本品根茎呈结节状不规则圆柱形，直径 1.4 ~ 4.2 cm。根呈圆柱形，多扭曲，长 3.5 ~ 12 cm，直径 0.3 ~ 1.5 cm；表面灰褐色或黑褐色，粗糙，有细纵沟和皱纹，皮较薄，有的剥落，剥落处呈灰黄色。质硬，断面黄白色，纤维性。有特异香气，味微辛、稍苦、涩。茎呈长圆柱形，多分枝，长短不一，直径 0.5 ~ 2 cm。表面浅灰色，老枝灰褐色，具纵裂沟，无刺；幼枝黄褐色，密生细刺。质坚硬，不易折断，断面皮部薄，黄白色，木部宽广，淡黄色，中心有髓。气微，味微辛。

| **功能主治** | 辛、微苦，温。归脾、肾、心经。益气健脾，补肾安神。用于脾肺气虚，体虚乏力，食欲不振，肺肾两虚，久咳虚喘，肾虚腰膝酸痛，心脾不足，失眠多梦。

| **用法用量** | 内服煎汤，9 ~ 27 g；或浸酒；或入丸、散剂；或制成糖浆、片剂。

| **附　　注** | 在 FOC 中，本种的拉丁学名被修订为 *Eleutherococcus senticosus* (Ruprecht & Maximowicz) Maximowicz。本种为 2020 年版《中国药典》收载的刺五加药材的基原植物。

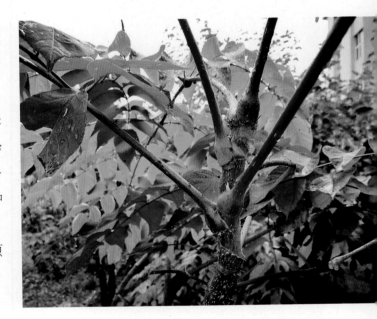

伞形科 Umbelliferae 胡萝卜属 Daucus

胡萝卜

Daucus carota L. var. *sativa* Hoffm.

| **植物别名** | 野胡萝卜、鹤虱草、黄萝卜。

| **蒙 文 名** | 希日－捞邦。

| **药 材 名** | 胡萝卜（药用部位：根。别名：黄萝卜、胡芦菔、红芦菔）、胡萝卜叶（药用部位：基生叶。别名：胡萝卜英、胡萝卜缨子）、胡萝卜子（药用部位：果实）。

| **形态特征** | 二年生草本，高 15 ~ 120 cm。根肉质，长圆锥形，粗肥，呈红色或黄色。茎单生，全体有白色粗硬毛。基生叶薄膜质，长圆形，2 ~ 3回羽状全裂，末回裂片线形或披针形，先端尖锐，有小尖头，光滑或有糙硬毛；茎生叶近无柄，有叶鞘，末回裂片小或细长。复伞形

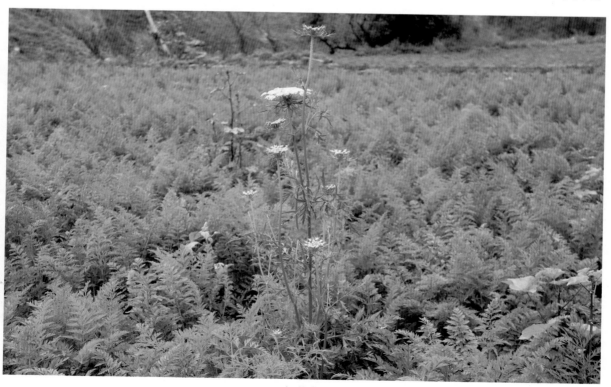

胡萝卜

花序，花序梗长 10 ～ 55 cm，有糙硬毛；总苞有多数苞片，呈叶状，羽状分裂，少有不裂的，裂片线形；伞幅多数，长 2 ～ 7.5 cm，结果时外缘的伞幅向内弯曲；小总苞片 5 ～ 7，线形，不分裂或 2 ～ 3 裂，边缘膜质，具纤毛；花通常白色，有时带淡红色；花梗不等长。花期 6 ～ 7 月，果期 7 ～ 8 月。

| 生境分布 | 内蒙古无野生分布。内蒙古各地均有栽培。

| 资源情况 | 无野生资源，栽培资源丰富。药材来源于栽培。

| 采收加工 | 胡萝卜：秋季采挖，除去茎叶、须根，洗净，鲜用或晒干。
胡萝卜叶：秋季或春季采收，连根挖出，削取带根头部的叶，洗净，鲜用或晒干。
胡萝卜子：夏季果实成熟时采收，将全草拔起或摘取果枝，打下果实，除净杂质，晒干。

| 药材性状 | 胡萝卜：本品鲜品根呈长圆锥形，长 10 ～ 20 cm，直径 2.5 ～ 5.5 cm。先端有凹陷的茎痕，表面橙黄色或橙红色，根头部圆形，具支根痕和横向皮孔。肉质，具脆性，断面橙黄色或橙红色，皮部色浅，木部色较深。具固有的胡萝卜香气，味甜。

| 功能主治 | 胡萝卜：甘，平。归肺、脾经。健脾，化滞。用于消化不良，脾虚纳呆，久痢，咳嗽。
胡萝卜叶：辛、甘，平。理气止痛，利水。用于脘腹痛，浮肿，小便不通，淋痛。
胡萝卜子：苦、辛，温。归脾、肾经。燥湿散寒，利水杀虫。用于久痢，久泻，虫积，水肿，宫冷腹痛。

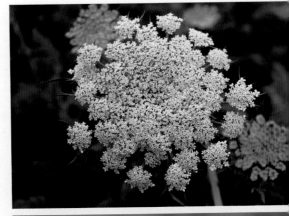

| 用法用量 | 胡萝卜：内服煎汤，30 ～ 120 g；或生吃；或捣汁；或煮食。外用适量，煮熟捣敷；或切片烧热敷。
胡萝卜叶：内服煎汤，30 ～ 60 g；或切碎蒸熟食。
胡萝卜子：内服煎汤，3 ～ 9 g；或入丸、散剂。

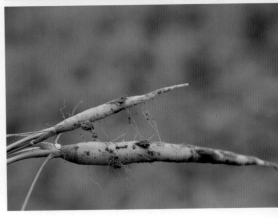

伞形科 Umbelliferae 峨参属 Anthriscus

峨参
Anthriscus sylvestris (L.) Hoffm.

| **植物别名** | 山胡萝卜缨子。

| **蒙 文 名** | 哈希勒吉。

| **药 材 名** | **中药** 峨参（药用部位：根。别名：田七、土白芷、广三七）、峨
参叶（药用部位：叶）。
蒙药 哈希勒吉（药用部位：根）。

| **形态特征** | 多年生草本。茎高达 1.5 m，多分枝，近无毛或下部有细柔毛。基生
叶有长柄；叶卵形，2 回羽状分裂，小裂片卵形或椭圆状卵形，有
锯齿，下面疏生柔毛；茎生叶有短柄或无柄，基部鞘状，有时边
缘有毛。复伞形花序直径 2.5 ~ 8 cm，伞幅 4 ~ 15，不等长；小伞

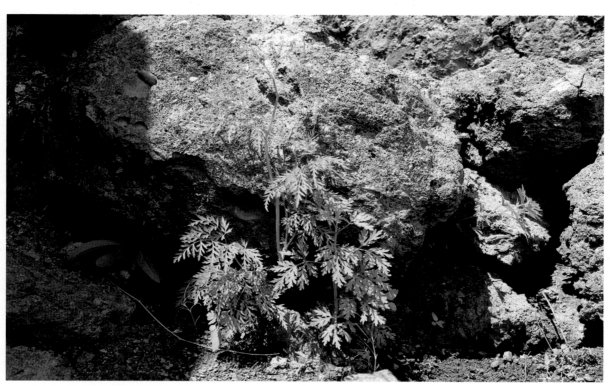

峨参

形花序直径 10 ～ 18 mm，具花 10 ～ 18，花梗无毛；小总苞片 5 ～ 8，卵形至披针形，先端尖，反折；花瓣白色，倒卵形或狭倒卵形，先端凹缺，无小舌片。双悬果条状矩圆形，果梗顶部有 1 圈刺毛，坚硬，黑色带黄绿色，具光泽，表面平滑或稍具小突起；分生果横切面近圆形，果棱与棱槽无区别，每棱槽中具微细油管 1，合生面具微细油管 4。花期 7 ～ 8 月，果期 8 ～ 9 月。

| 生境分布 | 生于林区，少见于草原的山地、林缘草甸、山谷灌木林下。分布于内蒙古兴安盟（科尔沁右翼前旗）、通辽市（扎鲁特旗）、赤峰市（巴林右旗、阿鲁科尔沁旗、克什克腾旗、喀喇沁旗、宁城县）、锡林郭勒盟（锡林浩特市、苏尼特左旗、二连浩特市、正镶白旗、西乌珠穆沁旗、东乌珠穆沁旗）、乌兰察布市（兴和县、丰镇市、察哈尔右翼前旗）、包头市（固阳县）、巴彦淖尔市（磴口县）。

| 资源情况 | 野生资源较丰富。药材来源于野生。

| 采收加工 | **中药** 峨参：春、秋季采挖，洗净，晒干。
峨参叶：夏季采收，晒干。
蒙药 哈希勒吉：同"峨参"。

| 药材性状 | **中药** 峨参：本品呈圆锥形，略弯曲，多分叉，下部渐细，半透明，长 3 ～ 12 cm，中部直径 1 ～ 1.5 cm。外表黄棕色或灰褐色，有不规则的纵皱纹，上部有细密环纹，可见凸起的横长皮孔，有的侧面有疔疤。质坚实，沉重，断面黄色或黄棕色，角质样。气微，味微辛、微麻。

| 功能主治 | **中药** 峨参：甘、辛，微温。归脾、胃、肺经。补中益气，祛瘀生新。用于脾虚腹胀，四肢无力，肺虚咳嗽，老人夜尿频数，跌打损伤，水肿。
峨参叶：甘、辛，平。补中益气，祛瘀生新。用于脾虚腹胀，四肢无力，肺虚咳嗽，老人尿频，跌打损伤，水肿。
蒙药 哈希勒吉：通关开窍，排脓，止痛。用于头痛，牙痛，鼻炎，鼻窦炎，耳聋，痈肿，疮疡。

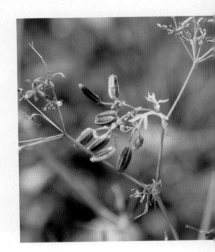

| 用法用量 | **中药** 峨参：内服 9 ～ 15 g，水煎或浸酒。外用适量，研末调敷。
峨参叶：外用适量，鲜品捣敷，干品研末撒或调敷。
蒙药 哈希勒吉：多配方用。

刺果峨参

Anthriscus nemorosa (M. Bieb.) Spreng.

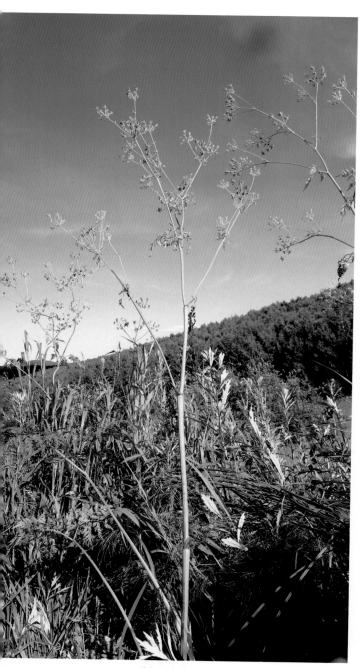

刺果峨参

| 植物别名 |

东北峨参。

| 蒙 文 名 |

西润－哈希勒吉。

| 药 材 名 |

刺果峨参（药用部位：根）。

| 形态特征 |

多年生草本，高 50 ～ 100 cm。直根肉质，胡萝卜状，直径 1 ～ 5 cm。茎直立，中空，具纵肋棱，近无毛，上部分枝。基生叶与茎下部具长柄，叶鞘抱茎，常被柔毛；叶片 2 ～ 3 回羽状分裂，阔三角形，最终裂片披针形或矩圆状卵形，先端锐尖或渐尖，下面沿叶脉与边缘具硬毛；茎中、上部叶渐小并简化。复伞形花序顶生或腋生，花时直径 2 ～ 4 cm，果时达 8 cm，伞幅 5 ～ 11，长 1 ～ 3 cm，无毛；总苞片无或 1；小伞形花序直径 10 ～ 16 mm，具花 6 ～ 12，花梗长 1 ～ 3 mm，无毛；小总苞片 5，卵状披针形或椭圆形，边缘膜质具睫毛，向下反折；花白色。双悬果条状矩圆形，近黑色，被向上弯曲的刺毛。花期 6 ～ 7 月，果期 8 月。

| **生境分布** | 生于山地林下。分布于内蒙古兴安盟（科尔沁右翼前旗）、通辽市（科尔沁左翼后旗）、赤峰市（克什克腾旗、阿鲁科尔沁旗、巴林左旗、喀喇沁旗）、锡林郭勒盟（西乌珠穆沁旗、东乌珠穆沁旗）。

| **资源情况** | 野生资源较少。药材来源于野生。

| **采收加工** | 春、秋季采挖，洗净，晒干。

| **功能主治** | 甘、淡，平。归肝、脾、肺、肾经。补中益气，祛痰止咳，消肿止痛。用于中气不足、脾胃虚弱所致的体倦乏力、食少便溏等，肺虚咳嗽，跌打损伤，腰痛。

| **用法用量** | 内服煎汤，6～9 g。外用适量。

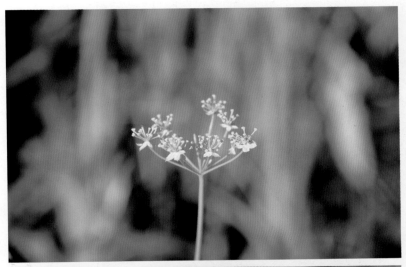

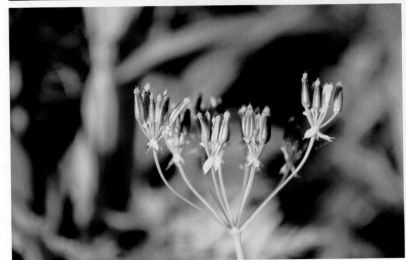

伞形科 Umbelliferae 芫荽属 Coriandrum

芫荽 *Coriandrum sativum* L.

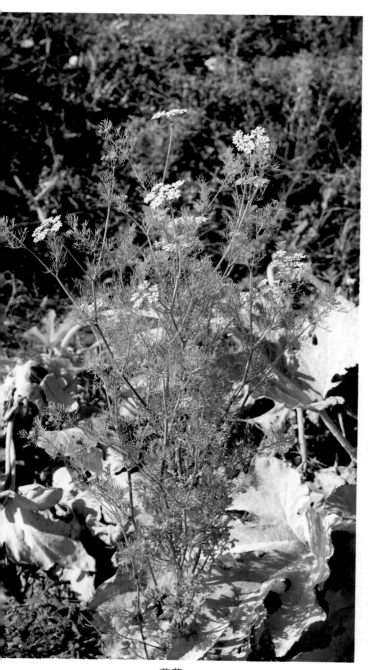

芫荽

植物别名

香菜、胡荽。

蒙 文 名

乌努日图 – 闹高。

药 材 名

中药 胡荽（药用部位：全草。别名：香菜、香荽、胡菜）。

蒙药 乌努日图 – 淖干 – 乌热（药用部位：全草）。

形态特征

一年生或二年生、有强烈气味的草本。根纺锤形，细长，有多数纤细的支根。植株高达1 m。茎圆柱形，多分枝。基生叶1 ～ 2回羽状全裂，裂片宽卵形或楔形，长1 ～ 2 cm，深裂或具缺刻；叶柄长3 ～ 15 cm；茎生叶2至多回羽状分裂，小裂片线形，长0.2 ～ 1.5 cm，宽0.5 ～ 1.5 mm，全缘。复伞形花序顶生，花序梗长2 ～ 8 cm；伞幅3 ～ 7；小总苞片2 ～ 5，线形；伞形花序有孕花3 ～ 9；花白色或带淡紫色；萼齿通常大小不等，小的卵状三角形，大的长卵形；花瓣倒卵形，先端有内凹的小舌片。果实圆球形，背面主棱及相邻的次棱明显，胚乳腹面内凹，油管不明显，或有 1 位于次棱的下方。花期 7 ~ 8 月，果期 8 ~ 9 月。

| **生境分布** | 内蒙古无野生分布。内蒙古各地均有栽培。

| **资源情况** | 无野生资源，栽培资源丰富。药材来源于栽培。

| **采收加工** | **中药** 胡荽：夏、秋季采收，除去杂质，晒干。
蒙药 乌努日图－淖干－乌热：同"胡荽"。

| **药材性状** | **中药** 胡荽：本品多卷缩成团，茎、叶枯绿色，干燥茎直径约 1 mm。叶多脱落或破碎，完整的叶 1 ~ 2 回羽状分裂。根呈须状或长圆锥形，表面类白色。具浓烈的特殊香气，味淡、微涩。

| **功能主治** | **中药** 胡荽：辛，温。归肺、胃、大肠经。发表透疹。用于麻疹不透，感冒无汗。
蒙药 乌努日图－淖干－乌热：辛、酸，凉，腻、轻、糙、稀。清巴达干热，消食，开胃，止渴，止痛，透疹。用于烧心，吐酸，胃痛，不思饮食，宝日病，口干，麻疹不透。

| **用法用量** | **中药** 胡荽：内服煎汤，9 ~ 15 g，鲜品 15 ~ 30 g；或捣汁。外用适量，煎汤洗；或捣敷；或绞汁服。
蒙药 乌努日图－淖干－乌热：多入丸、散剂。

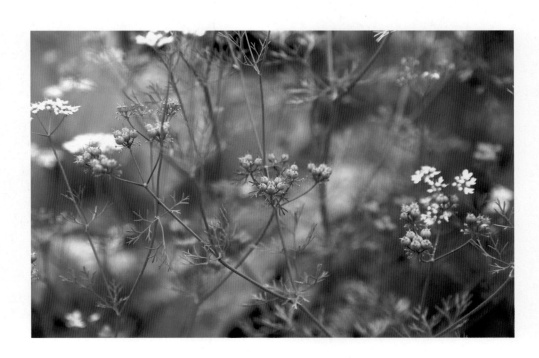

伞形科 Umbelliferae 柴胡属 Bupleurum

黑柴胡
Bupleurum smithii Wolff

植物别名	小五吕柴胡、杨家坪柴胡。
蒙 文 名	哈日 - 宝日车 - 额布苏。
药 材 名	黑柴胡（药用部位：根）。
形态特征	多年生草本，常丛生，高 25 ～ 60 cm。根黑褐色，质松，多分枝。植株变异较大。数茎直立或斜升，粗壮，有显著的纵槽纹，上部有时有少数短分枝。叶多，质较厚，基部叶丛生，狭长圆形或长圆状披针形，基部渐狭成叶柄，叶脉 7 ～ 9，叶缘白色，膜质；中部的茎生叶狭长圆形或倒披针形，叶脉 11 ～ 15；总苞片 1 ～ 2 或无；伞幅 4 ～ 9，挺直，不等长，有明显的棱；小总苞片 6 ～ 9，卵形至

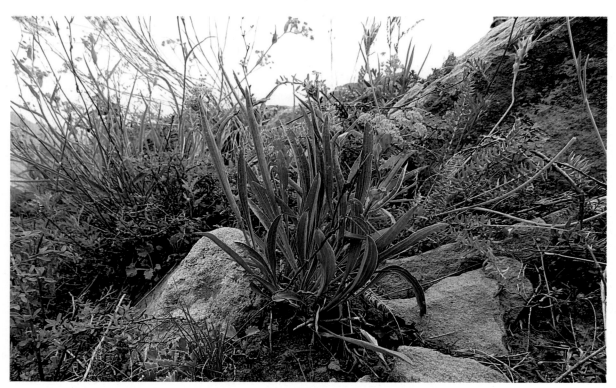

黑柴胡

阔卵形，很少披针形，先端有小短尖头，脉 5 ～ 7，黄绿色；花瓣黄色，有时背面带淡紫红色；花柱基干燥时紫褐色。果实棕色，卵形，棱薄，狭翼状；每棱槽内有油管 3，合生面有油管 3 ～ 4。花果期 7 ～ 9 月。

| **生境分布** | 生于山坡草地、山谷、山顶阴处。分布于内蒙古兴安盟（阿尔山市）、赤峰市（喀喇沁旗、敖汉旗、宁城县）、乌兰察布市（兴和县）、呼和浩特市（土默特左旗）、包头市（土默特右旗）。

| **资源情况** | 野生资源较少。药材来源于野生。

| **采收加工** | 春、秋季挖取，洗净泥土，晒干。

| **功能主治** | 苦，微寒。归肝经。和解退热，疏肝解郁。用于伤寒邪在少阳，寒热往来，胸胁苦满，口苦，咽干，目眩，肝气郁结，胁肋胀痛，月经不调，痛经。

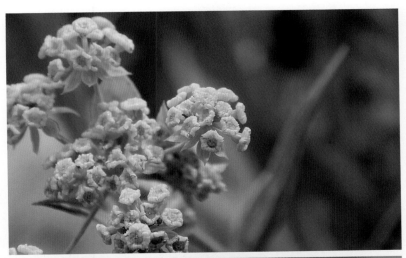

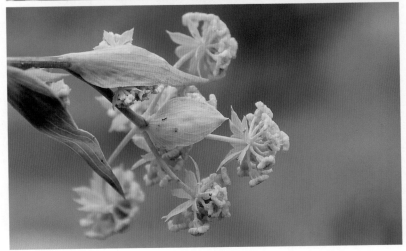

| 伞形科 | Umbelliferae | 柴胡属 | *Bupleurum*

小叶黑柴胡

Bupleurum smithii var. *parvifolium* Shan et Y. Li

| 蒙 文 名 | 吉吉格－哈日－宝日车－额布苏。

| 药 材 名 | 黑柴胡（药用部位：根）。

| 形态特征 | 多年生草本，常丛生，高 15 ～ 40 cm。茎丛生密集，茎细而微弯成弧形，下部微触地。与黑柴胡相比，叶变窄，变小。小伞形花序小；小总苞有时减少至 5，稍稍超过小伞形花序；花瓣黄色，有时背面带淡紫红色；花柱基干燥时紫褐色。果实棕色，卵形，棱薄，狭翼状；每棱槽内有油管 3，合生面有油管 3 ～ 4。花果期 7 ～ 9 月。

| 生境分布 | 生于山坡草地，偶见于林下。分布于内蒙古阿拉善盟（阿拉善左旗）。

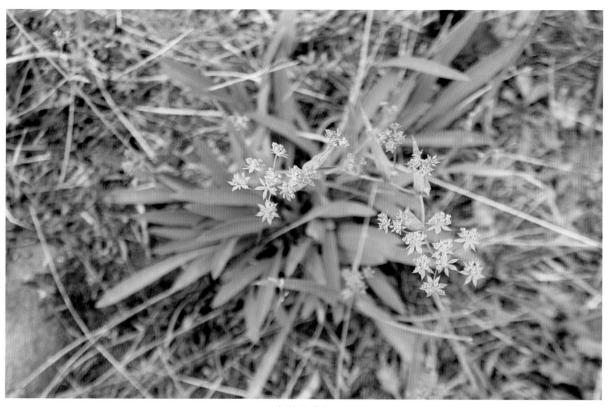

小叶黑柴胡

资源情况 野生资源较少。药材来源于野生。

采收加工 春、秋季挖取，洗净泥土，晒干。

功能主治 苦，微寒。归肝经。和解退热，疏肝解郁。用于伤寒邪在少阳，寒热往来，胸胁苦满，口苦，咽干，目眩，肝气郁结，胁肋胀痛，月经不调，痛经。

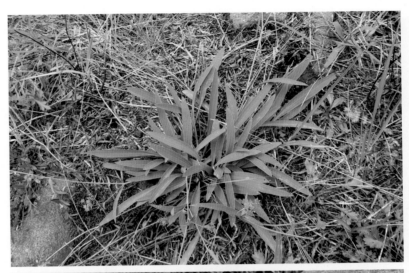

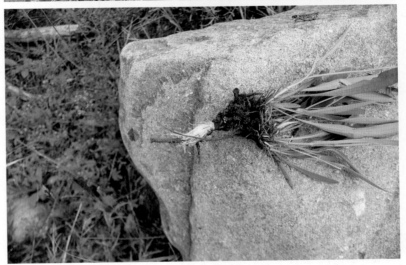

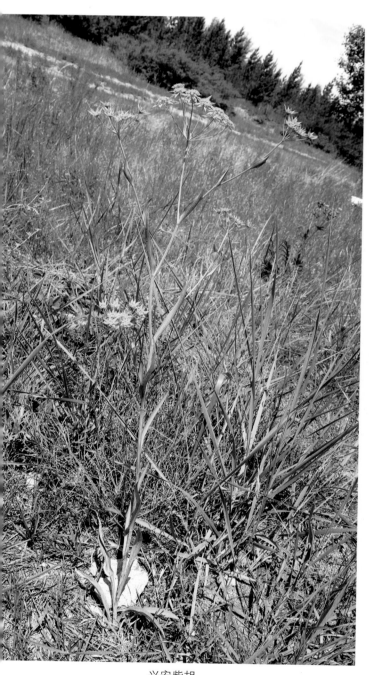

兴安柴胡

伞形科 Umbelliferae 柴胡属 Bupleurum

兴安柴胡
Bupleurum sibiricum Vest.

蒙 文 名

兴安－宝日车－额布苏。

药 材 名

中药 柴胡（药用部位：根。别名：地熏、柴草、茹草）。

蒙药 希日－子拉（药用部位：根）。

形态特征

多年生草本，高达 70 cm。茎丛生，基部带紫红色，宿存叶鞘纤维。基生叶多数，窄披针形，长 12 ~ 25 cm，宽 0.7 ~ 1.6 cm，先端渐尖，有硬头，中部以下渐窄成长柄，叶柄长 5 ~ 10 cm；茎上部叶披针形，长 2.5 ~ 6 cm，宽 0.8 ~ 1.1 cm，基部半抱茎，无叶耳。复伞形花序少数，直径 4 ~ 6 cm；伞幅 5 ~ 14，粗壮，稍弧形弯曲，不等长，长 1.5 ~ 4.5 cm；总苞片 1 ~ 2，线状披针形，早落；小总苞片（5 ~）7 ~ 12，椭圆状披针形，长 5 ~ 7 mm，宽 2 ~ 3 mm；伞形花序有花 10 ~ 22；花瓣鲜黄色；花柱基深黄色。果实暗褐色，卵状椭圆形，长 3 ~ 4 mm，宽 2.5 ~ 3 mm，每棱槽有油管 3，合生面有油管 4 ~ 6。花期 7 ~ 8 月，果期 9 月。

生境分布　生于森林草原及山地草原，亦见于山地灌丛及林缘草甸。分布于内蒙古呼伦贝尔市（陈巴尔虎旗、海拉尔区、牙克石市、莫力达瓦达斡尔族自治旗、根河市、额尔古纳市、扎兰屯市、阿荣旗）、兴安盟（阿尔山市、科尔沁右翼前旗）、通辽市（科尔沁右翼中旗、扎鲁特旗）、赤峰市（阿鲁科尔沁旗、巴林右旗、克什克腾旗）、锡林郭勒盟（锡林浩特市、西乌珠穆沁旗、二连浩特市）、乌兰察布市（化德县、商都县、察哈尔右翼中旗、兴和县、丰镇市、察哈尔右翼前旗、卓资县、凉城县）、呼和浩特市（武川县、回民区、新城区）、阿拉善盟（阿拉善左旗）。

资源情况　野生资源一般。药材来源于野生。

采收加工　**中药**　柴胡：春、秋季采挖，抖净泥土，晒干。
　　蒙药　希日－子拉：同"柴胡"。

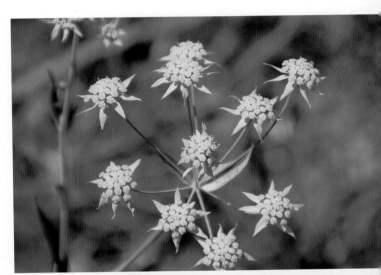

功能主治　**中药**　柴胡：辛、苦，微寒。归肝、胆、肺经。疏散退热，疏肝解郁，升举阳气。用于感冒发热，寒热往来，胸胁胀痛，月经不调，子宫脱垂，脱肛。
　　蒙药　希日－子拉：苦，寒。清肺止咳。用于肺热咳嗽，慢性支气管炎。

用法用量　**中药**　柴胡：内服煎汤，3 ~ 10 g。
　　蒙药　希日－子拉：多入丸、散剂。

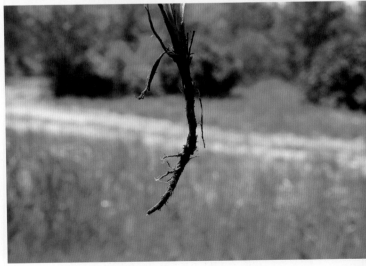

伞形科 Umbelliferae 柴胡属 Bupleurum

大叶柴胡

Bupleurum longiradiatum Turcz.

| 蒙 文 名 | 陶如格－宝日车－额布苏。

| 药 材 名 | 大叶柴胡（药用部位：根及根茎）。

| 形态特征 | 多年生草本，高 50 ~ 150 cm。根茎弯曲，质坚，黄棕色，密生的环节上多须根。茎单一或 2 ~ 3，直立，有粗槽纹，多分枝。叶大形，上面鲜绿色，下面带粉蓝绿色；基生叶宽卵形、椭圆形或披针形，先端急尖或渐尖，下部变窄成长柄，至基部又扩大成叶鞘抱茎，具 9 ~ 11 脉；茎中部叶无柄，卵形或狭卵形，基部心形或具叶耳，抱茎；茎上部叶较小，广披针形，基部心形，具叶耳，抱茎。复伞形花序顶生和腋生，总苞片 3 ~ 5，披针形，通常具 3 脉，小总苞片 5 ~ 6，宽披针形或椭圆状披针形，先端尖，花黄色，花柱基鲜

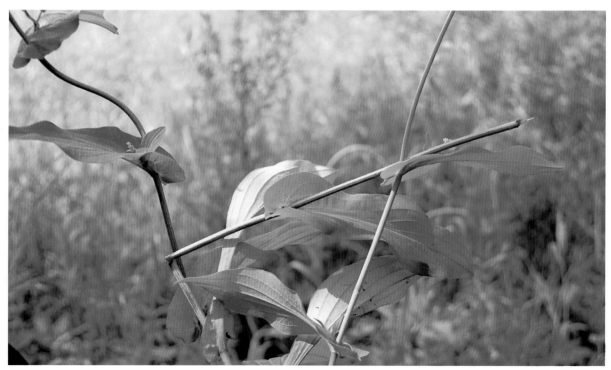

大叶柴胡

黄色。双悬果矩圆状椭圆形，暗褐色，果棱丝状，每棱槽具油管 3 ~ 4，合生面具油管 4 ~ 6。花期 7 ~ 8 月，果期 8 ~ 9 月。

| 生境分布 | 生于山地林缘草甸、灌丛下。分布于内蒙古呼伦贝尔市（陈巴尔虎旗、莫力达瓦达斡尔族自治旗、阿荣旗、牙克石市、根河市、额尔古纳市）、兴安盟（阿尔山市）。

| 资源情况 | 野生资源较少。药材来源于野生。

| 采收加工 | 夏、秋季采挖，除去须根及泥沙，洗净，晒干。

| 药材性状 | 本品根茎及根呈圆柱形，根茎弯曲，长 3 ~ 8 cm，直径 3 ~ 8 mm。表面黄褐色，密生环节，粗糙皱缩，先端残留茎基。质坚硬，不易折断，折断面平整，黄白色，中空。味微苦、涩。

| 功能主治 | 苦、辛，寒；有毒。解表，止痛，疏肝。用于感冒头痛，四肢关节疼痛，胁肋胀痛，痛经。

| 用法用量 | 内服煎汤，6 ~ 9 g。

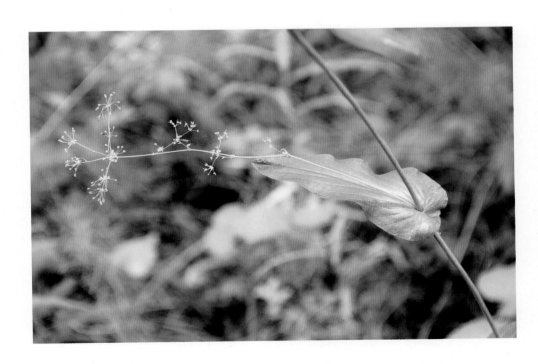

伞形科 Umbelliferae 柴胡属 Bupleurum

锥叶柴胡
Bupleurum bicaule Helm.

| **植物别名** | 红柴胡。

| **蒙文名** | 疏布格日 – 宝日车 – 额布苏。

| **药材名** | **中药** 柴胡（药用部位：根。别名：地熏、柴草、茹草）。
蒙药 希日 – 子拉（药用部位：根）。

| **形态特征** | 多年生草本，高达 20 cm。直根木质化，深褐色，有横纹突起；根颈多分枝，宿存多数枯鞘纤维。茎多数，纤细，上部分枝少数。叶线形，长 7 ~ 16 cm，宽 1 ~ 3 mm，先端渐尖，基部渐宽成柄；茎生叶长 0.4 ~ 4 cm，宽 0.5 ~ 2.5 cm，基部半抱茎，上部叶锥形。复伞形花序少，直径 1 ~ 2 cm；总苞片无或 1 ~ 3，细小；伞幅 4 ~ 7，

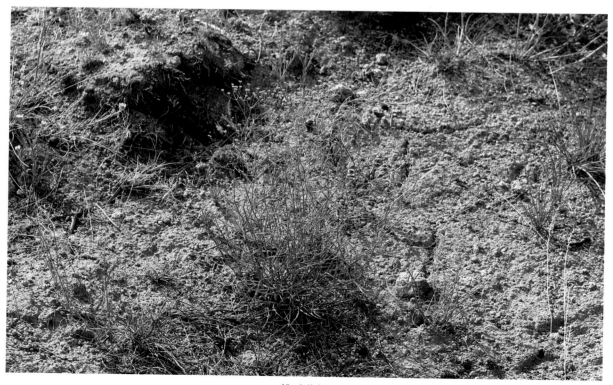

锥叶柴胡

长 0.4 ~ 1.5 cm；伞形花序有花 7 ~ 13；小总苞片 5，披针形，长 2 ~ 2.5 mm；花瓣鲜黄色；花柱基深黄色。果实宽卵形，蓝褐色，长 2.5 ~ 3 mm，果棱线形凸起；每棱槽有油管 3，合生面有油管 2 ~ 4，较细或不明显。花期 7 ~ 8 月，果期 8 ~ 9 月。

| 生境分布 | 生于石质坡地。分布于内蒙古呼伦贝尔市（额尔古纳市、满洲里市、新巴尔虎左旗、新巴尔虎右旗）、赤峰市（克什克腾旗、翁牛特旗）、锡林郭勒盟（东乌珠穆沁旗、苏尼特左旗、多伦县）、乌兰察布市（察哈尔右翼后旗、察哈尔右翼前旗）、呼和浩特市（和林格尔县）、包头市（达尔罕茂明安联合旗）。

| 资源情况 | 野生资源较少。药材来源于野生。

| 采收加工 | **中药** 柴胡：春、秋季采挖，抖净泥土，晒干。
蒙药 希日 – 子拉：同"柴胡"。

| 功能主治 | **中药** 柴胡：辛、苦，微寒。归肝、胆、肺经。疏散退热，疏肝解郁，升举阳气。用于感冒发热，寒热往来，胸胁胀痛，月经不调，子宫脱垂，脱肛。
蒙药 希日 – 子拉：苦，寒。清肺止咳。用于肺热咳嗽，慢性支气管炎。

| 用法用量 | **中药** 柴胡：内服煎汤，3 ~ 10 g。
蒙药 希日 – 子拉：多入丸、散剂。

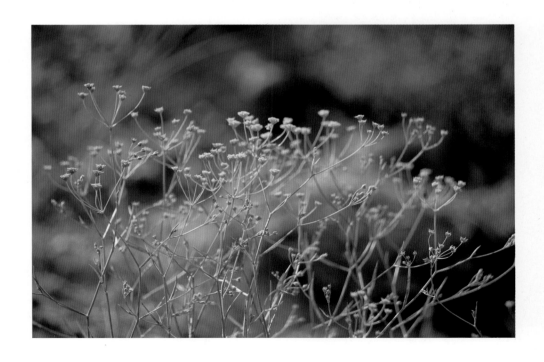

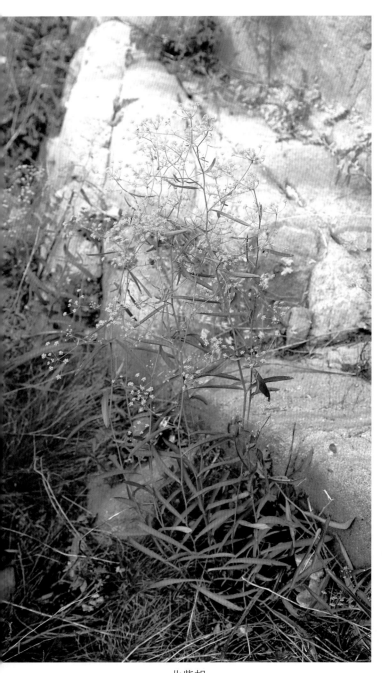

北柴胡

伞形科 Umbelliferae 柴胡属 Bupleurum

北柴胡
Bupleurum chinense DC.

| 植物别名 |

柴胡、竹叶柴胡。

| 蒙 文 名 |

宝日车 - 额布苏。

| 药 材 名 |

中药 柴胡（药用部位：根。别名：地熏、柴草、茹草）。

蒙药 希日 - 子拉（药用部位：根）。

| 形态特征 |

多年生草本。主根较粗大，棕褐色，质坚硬。茎直立，稍呈"之"字形弯曲，具纵细棱，灰蓝绿色，上部多分枝。茎生叶条形、倒披针状条形或椭圆状条形，先端锐尖或渐尖，具小突尖头，基部渐狭，具狭软骨质边缘，具平行叶脉 5 ~ 9，叶脉在下面凸出；基生叶早枯落。复伞形花序顶生和腋生，直径 1 ~ 3 cm；伞幅（3 ~ ）5 ~ 8；总苞片 1 ~ 2，披针形，有时无；小伞形花序直径 4 ~ 6 mm，具花 5 ~ 12；花梗不等长，小总苞片通常 5，披针形或条状披针形，先端渐尖，常具 3 ~ 5 脉，常比花短或近等长，无萼齿；花瓣黄色。果实椭圆形，淡棕褐色。

花期 7 ~ 9 月，果期 9 ~ 10 月。

| **生境分布** | 生于山地草原、灌丛。分布于内蒙古赤峰市（克什克腾旗、喀喇沁旗、宁城县、阿鲁科尔沁旗、松山区、敖汉旗）、乌兰察布市（兴和县、凉城县、卓资县）、呼和浩特市（赛罕区、玉泉区）、鄂尔多斯市（准格尔旗）。

| **资源情况** | 野生资源一般。药材来源于野生。

| **采收加工** | **中药** 柴胡：春、秋季采挖，除去茎叶和泥沙，干燥。
蒙药 希日－子拉：同"柴胡"。

| **药材性状** | **中药** 柴胡：本品呈圆柱形或长圆锥形，长 6 ~ 15 cm，直径 0.3 ~ 0.8 cm。根头膨大，先端残留 3 ~ 15 茎基或短纤维状叶基，下部分枝。表面黑褐色或浅棕色，具纵皱纹、支根痕及皮孔。质硬而韧，不易折断，断面显纤维性，皮部浅棕色，木部黄白色。气微香，味微苦。

| **功能主治** | **中药** 柴胡：辛、苦，微寒。归肝、胆、肺经。疏散退热，疏肝解郁，升举阳气。用于感冒发热，寒热往来，胸胁胀痛，月经不调，子宫脱垂，脱肛。
蒙药 希日－子拉：苦，寒。清肺止咳。用于肺热咳嗽，慢性支气管炎。

| **用法用量** | **中药** 柴胡：内服煎汤，3 ~ 10 g。
蒙药 希日－子拉：多入丸、散剂。

| **附　　注** | 本种为 2020 年版《中国药典》收载的柴胡药材的基原植物之一。

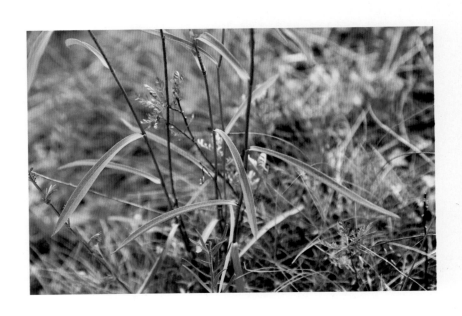

伞形科 Umbelliferae 迷果芹属 Sphallerocarpus

迷果芹 *Sphallerocarpus gracilis* (Bess.) K.-Pol.

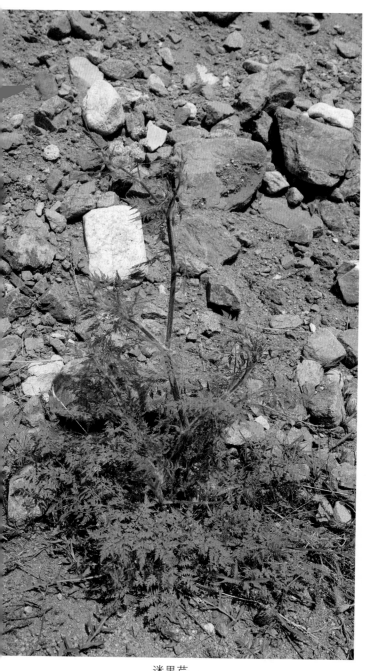

迷果芹

| 植物别名 |

东北迷果芹。

| 蒙 文 名 |

乌和日 - 高妮德。

| 药 材 名 |

迷果芹（药用部位：根及根茎）。

| 形态特征 |

多年生草本，高达 1.2 m。根块状或圆锥形。茎圆柱形，多分枝，有柔毛。叶 2 ~ 3 回羽状分裂，裂片渐尖。复伞形花序，顶生花序全为两性花，侧生花序有时为雄性，花序外缘有时有辐射瓣；常无总苞片；伞幅 6 ~ 13，不等长；小总苞片 5，向下反折，边缘膜质，有毛；萼齿钻状或不明显；花瓣倒卵形，先端有内折小舌片；花柱短，花柱基圆锥形或平，全缘或波状折皱。果实椭圆状长圆形，长 4 ~ 7 mm，两侧微扁，合生面缢缩，有 5 波状棱，每棱槽有油管 2 ~ 3，合生面有油管 4 ~ 6；心皮柄 2 裂；胚乳腹面内凹。花期 7 ~ 8 月，果期 8 ~ 9 月。

| **生境分布** | 生于田边、村旁、撂荒地及山地林缘草甸。分布于内蒙古呼伦贝尔市（扎兰屯市、陈巴尔虎旗、牙克石市、莫力达瓦达斡尔族自治旗、满洲里市、扎赉诺尔区）、兴安盟（突泉县、科尔沁右翼前旗）、通辽市（科尔沁左翼中旗）、锡林郭勒盟（锡林浩特市、太仆寺旗、西乌珠穆沁旗、镶黄旗）、乌兰察布市（化德县、商都县、集宁区）、呼和浩特市（新城区）、包头市（固阳县、达尔罕茂明安联合旗）、鄂尔多斯市（乌审旗）、巴彦淖尔市（杭锦后旗）。 |

| **资源情况** | 野生资源较少。药材来源于野生。 |

| **采收加工** | 秋季挖取，洗净，晒干。 |

| **功能主治** | 辛、苦、甘，温。祛肾寒，敛黄水。用于肾腰疼痛，尿频，腹胀，月经不调，产后腰酸背痛，淋病，关节痛，睾丸炎。 |

| **用法用量** | 内服煎汤，6～9g；或配方用。 |

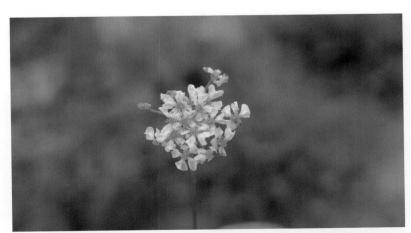

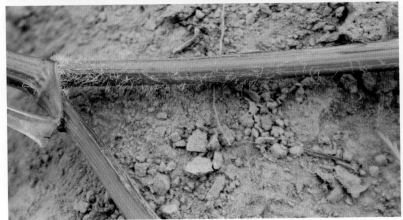

伞形科 Umbelliferae 藁本属 Ligusticum

岩茴香 *Ligusticum tachiroei* (Franch. et Sav.) Hiroe et Constance

| **植物别名** | 细叶藁本。

| **蒙 文 名** | 哈丹－昭日古得苏。

| **药 材 名** | 岩茴香（药用部位：根。别名：细叶藁本、桂花三七、柏子三七）。

| **形态特征** | 多年生草本，高达 30 cm。根圆柱形。茎有少数分枝或不分枝。基生叶叶柄长 5 ~ 7（~ 12）cm；叶 2 回羽裂，一回羽片 5 ~ 7 对，小裂片线形，长 0.3 ~ 1.5 cm，宽 0.5 ~ 1 mm；茎生叶与基生叶同形，较小。复伞形花序直径 2 ~ 4 cm；总苞片 2 ~ 7，披针形，边缘窄膜质，常早落；伞幅 6 ~ 10，长 5 ~ 15（~ 40）mm；小总苞

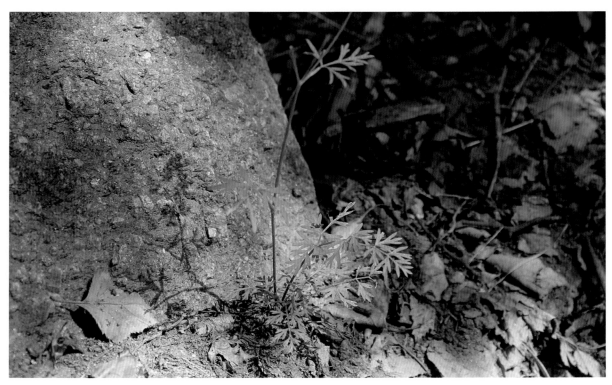

岩茴香

片 5 ~ 8，披针形，无膜质边缘；萼齿披针形；花瓣白色或带淡红色，有短爪；花柱长约为花柱基的 2 倍。果实长圆形，长 3 ~ 4 mm，直径 1 ~ 2 mm，近两侧扁，果棱凸起；每棱槽内有油管 1，合生面有油管 2；胚乳腹面平直。花期 7 ~ 8 月，果期 8 ~ 9 月。

| 生境分布 | 生于山地河边草甸、山地阴湿石缝。分布于内蒙古呼伦贝尔市（新巴尔虎右旗、陈巴尔虎旗）、赤峰市（阿鲁科尔沁旗、喀喇沁旗、宁城县、敖汉旗）、锡林郭勒盟（西乌珠穆沁旗、正镶白旗）、乌兰察布市（察哈尔右翼中旗）、呼和浩特市（新城区）、鄂尔多斯市（准格尔旗）。

| 资源情况 | 野生资源稀少。药材来源于野生。

| 采收加工 | 秋季采挖，除去茎叶，洗净，切片晒干。

| 药材性状 | 本品根呈圆锥形，粗大。表面棕褐色，先端有残留茎痕，有多数支根痕。质坚实，不易折断，断面黄白色，有形成层环。气香郁，味微苦而辛。

| 功能主治 | 辛，微温。归肺、肝经。祛风解表，活血行气。用于伤风感冒，跌打损伤。

| 用法用量 | 内服煎汤，6 ~ 15 g；或研末。

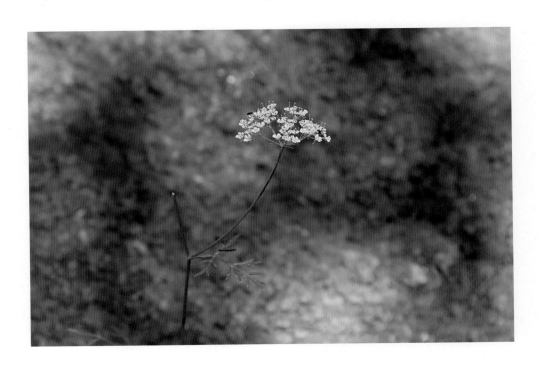

伞形科 Umbelliferae 藁本属 Ligusticum

辽藁本

Ligusticum jeholense (Nakai et Kitag.) Nakai et Kitag.

| **植物别名** | 热河藁本。

| **蒙 文 名** | 宝日－布如那嘎－额布苏。

| **药 材 名** | **中药** 藁本（药用部位：根及根茎）。
蒙药 比希古日－额布苏（药用部位：根）。

| **形态特征** | 多年生草本，高 30 ～ 70 cm。根圆锥形，分叉，表面深褐色，根茎短，具芳香味。茎直立，圆柱形，中空，具细纵棱，下部常带紫色，上部分枝。基生叶具长柄，茎生叶向上渐短；叶片 2 ～ 3 回三出式羽状全裂，卵形，一回羽片 2 ～ 4 对，远离，具柄，卵形或宽卵形。复伞形花序直径 4 ～ 7 cm；总苞片 2 ～ 6，早落；伞幅 8 ～ 16；花

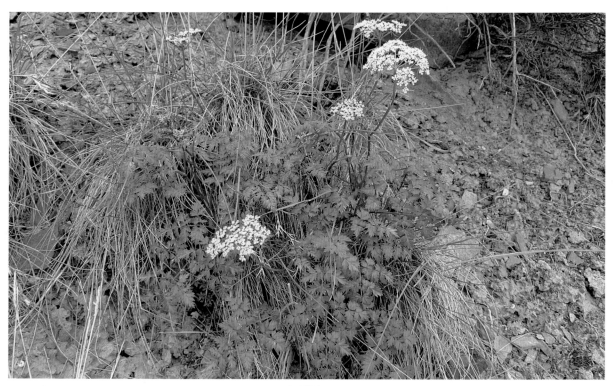

辽藁本

序梗顶部及伞幅内侧被微短硬毛；小伞形花序具花 15 ～ 20；小总苞片 8 ～ 10，钻形；花瓣白色，椭圆状倒卵形，具内折小舌片；花柱基隆起，半球形，花柱长，果期向下反曲。双悬果椭圆形；分生果背腹压扁，背棱凸起，侧棱具狭翅；每棱槽内有油管 1（～ 2），合生面有油管 2 ～ 4；胚乳腹面平直。花期 8 月，果期 9 ～ 10 月。

| 生境分布 | 生于山坡林下。分布于内蒙古赤峰市（喀喇沁旗、宁城县、巴林右旗、敖汉旗、克什克腾旗）。

| 资源情况 | 野生资源稀少。药材来源于野生。

| 采收加工 | **中药** 藁本：秋季茎叶枯萎或次春出苗时采挖，除去泥沙，晒干或烘干。
蒙药 比希古日－额布苏：春、秋季采挖，除去茎叶，洗净泥土，晒干，切片。

| 药材性状 | **中药** 藁本：本品较小，根茎呈不规则柱状或团块状，长 1 ～ 3 cm，直径 0.6 ～ 2 cm。有多数细长弯曲的根。体轻，质较硬，易折断，断面黄色或黄白色，纤维状。气浓香，味辛、苦、微麻。

| 功能主治 | **中药** 藁本：辛，温。归膀胱经。祛风，散寒，除湿，止痛。用于风寒感冒，巅顶疼痛，风湿痹痛。
蒙药 比希古日－额布苏：辛，温。杀黏虫，清瘟，止痛，消肿。用于瘟疫，麻风病，结喉，奇哈，发症，阵刺痛，麻疹，牛皮癣，"协日乌素"病。

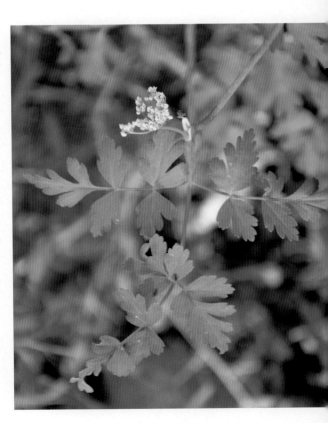

| 用法用量 | **中药** 藁本：内服煎汤，3 ～ 10 g。
蒙药 比希古日－额布苏：多入丸、散剂。

| 附　注 | 本种为 2020 年版《中国药典》收载的藁本药材的基原植物之一。

伞形科 Umbelliferae 棱子芹属 Pleurospermum

棱子芹

Pleurospermum camtschaticum Hoffm.

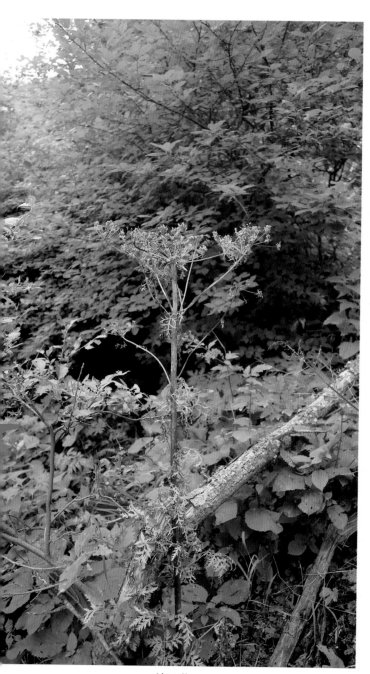

棱子芹

| 植物别名 |

走马芹。

| 蒙 文 名 |

益日莫格图－朝古日。

| 药 材 名 |

中药 棱子芹（药用部位：茎叶）、棱子芹根（药用部位：根）。

蒙药 益日没格图－朝古日（药用部位：全草）。

| 形态特征 |

多年生草本，高 1 ~ 2 m。根粗壮，有分枝，直径 2 ~ 3 cm。茎分枝或不分枝，中空，表面有细条棱，初有粗糙毛，后近无毛。基生叶或茎下部的叶有较长的柄；叶片宽卵状三角形，三出式 2 回羽状全裂，边缘有缺刻状牙齿，脉上及边缘有粗糙毛，叶柄长 15 ~ 30 cm。顶生复伞形花序大；总苞片多数，线形或披针形，长 2 ~ 8 cm，羽状分裂或全缘，外折，脱落；伞幅 20 ~ 60，不等长，有粗糙毛；花多数，花梗长 10 ~ 12 mm，有粗糙毛；花白色，花瓣宽卵形；花药黄色。果实卵形，果棱狭翅状，边缘有小钝齿，表

面密生水泡状微突起，每棱槽有油管 1，合生面有油管 2。花期 6 ～ 7 月，果期 7 ～ 8 月。

| **生境分布** | 生于山谷林下、林缘草甸及溪边。分布于内蒙古赤峰市（阿鲁科尔沁旗、巴林右旗）、锡林郭勒盟（西乌珠穆沁旗）、乌兰察布市（丰镇市）、呼和浩特市（武川县）、巴彦淖尔市（乌拉特前旗）。

| **资源情况** | 野生资源较少。药材来源于野生。

| **采收加工** | **中药** 棱子芹：夏季采收，晒干。
棱子芹根：夏季采挖，除去茎叶，洗净，晒干。
蒙药 益日没格图 – 朝古日：夏季采收，晒干。

| **药材性状** | **中药** 棱子芹根：本品根较细瘦，圆锥形。外表棕褐色，上部多横皱纹，具侧根断后的疤痕。断面色黄，有类似芹菜的气味。

| **功能主治** | **中药** 棱子芹：辛、苦，温。清热解毒。用于外感发热，梅毒，药物和食物中毒。
棱子芹根：辛、苦，温。燥湿止带。用于带下清稀，蛇咬伤。
蒙药 益日没格图 – 朝古日：苦，寒，顿、轻、糙。清热解毒。用于药物或食物中毒，发热，梅毒。

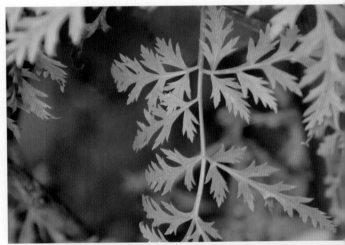

| **用法用量** | **中药** 棱子芹：内服研末，3 ～ 9 g。
棱子芹根：内服煎汤，3 ～ 9 g；或入丸、散剂。
蒙药 益日没格图 – 朝古日：多入丸、散剂。

| **附　　注** | 在 FOC 中，本种的拉丁学名被修订为 *Pleurospermum uralense* Hoffm.。

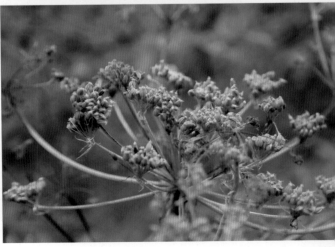

伞形科 Umbelliferae 芹属 Apium

旱芹
Apium graveolens L.

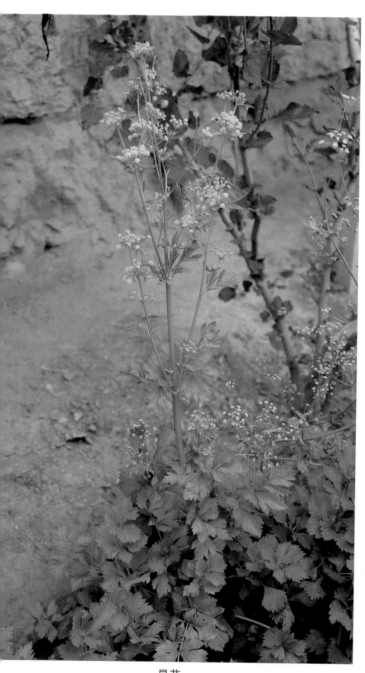

旱芹

| 植物别名 |

香芹、芹菜。

| 蒙 文 名 |

朝古日－闹高。

| 药 材 名 |

旱芹（药用部位：全草。别名：云弓、芹菜、香芹）。

| 形态特征 |

二年生或多年生草本，高 15 ～ 150 cm，有强烈香气。根圆锥形，支根多数，褐色。茎直立，光滑，有少数分枝，并有棱角和直槽。根生叶有柄，柄长 2 ～ 26 cm，基部略扩大成膜质叶鞘；叶片长圆形至倒卵形，通常 3 裂达中部或 3 全裂，叶脉两面隆起。复伞形花序顶生或与叶对生，花序梗长短不一；伞幅细弱，3 ～ 16；小伞形花序有花 7 ～ 29，花梗长 1 ～ 1.5 mm；萼齿小或不明显；花瓣白色或黄绿色，圆卵形，先端有内折的小舌片；花丝与花瓣等长或稍长于花瓣，花药卵圆形；花柱基扁压，花柱幼时极短。分生果圆形或长椭圆形，果棱尖锐，合生面略收缩；每棱槽内有油管 1，合生面有油管 2，胚乳腹面平直。花期6月，果期8～9月。

| **生境分布** | 内蒙古无野生分布。内蒙古各地均有栽培。

| **资源情况** | 无野生资源，栽培资源丰富。药材来源于栽培。

| **采收加工** | 春、夏季采收，洗净，多为鲜用。

| **功能主治** | 甘、辛、微苦，凉。归肝、胃、肺经。清热平肝，利尿，止血。用于高血压，面红目赤，头昏目眩，小便热涩不利，尿血，崩中带下，痈肿。

| **用法用量** | 内服煎汤，9～15 g，鲜品30～60 g；或绞汁；或入丸剂。外用适量，捣敷；或煎汤洗。

| **附　　注** | 本种在《内蒙古植物志》第3版中被记载为芹菜的别名。

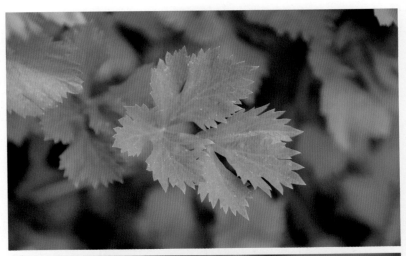

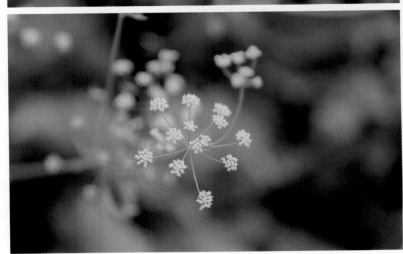

伞形科 Umbelliferae 泽芹属 Sium

泽芹

Sium suave Walter

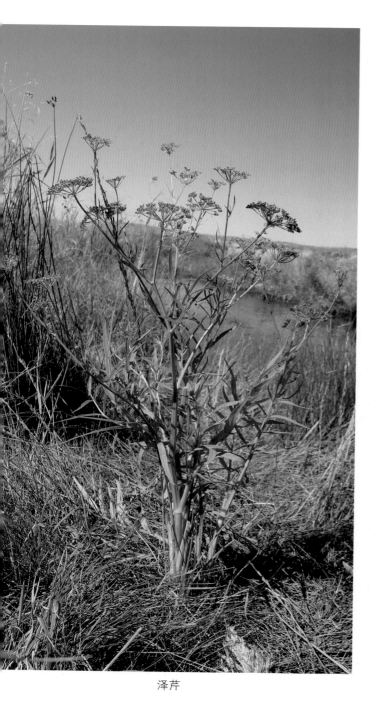

泽芹

| 植物别名 |

土藁本、狭叶泽芹。

| 蒙 文 名 |

那木格音 – 朝古日。

| 药 材 名 |

泽芹（药用部位：全草）。

| 形态特征 |

多年生草本。植株高达 1.2 m。有成束纺锤根和须根。茎直立，粗大，有条纹，有少数分枝，通常在近基部的节上生根。叶长圆形或卵形，1 回羽裂，羽片 3 ～ 9 对，无柄，披针形或线形，有锯齿；上部的茎生叶较小，有 3 ～ 5 对羽片，形状与基部叶相似。复伞形花序顶生和侧生，花序梗较粗，长 3 ～ 10 cm，总苞片 6 ～ 10，披针形或线形，外折；伞幅 10 ～ 20，小总苞片线状披针形，全缘；花白色，花梗长 3 ～ 5 mm；萼齿细小。果实卵形，长 2 ～ 3 mm，分生果的果棱肥厚，近翅状；每棱槽内有油管 1 ～ 3，合生面有油管 2 ～ 6；心皮柄的分枝贴近合生面。花期 7 ～ 8 月，果期 9 ～ 10 月。

| 生境分布 | 生于沼泽、池沼边、沼泽草甸。分布于内蒙古呼伦贝尔市（扎兰屯市、海拉尔区、鄂伦春自治旗、陈巴尔虎旗、根河市、额尔古纳市）、兴安盟（阿尔山市、突泉县、科尔沁右翼前旗、乌兰浩特市）、通辽市（科尔沁右翼中旗）、赤峰市（林西县、阿鲁科尔沁旗、巴林右旗、翁牛特旗、克什克腾旗、喀喇沁旗、宁城县）、锡林郭勒盟（正镶白旗、西乌珠穆沁旗、苏尼特左旗、多伦县、东乌珠穆沁旗、锡林浩特市）、鄂尔多斯市（达拉特旗、伊金霍洛旗、鄂托克旗、杭锦旗）。 |

| 资源情况 | 野生资源一般。药材来源于野生。 |

| 采收加工 | 春、秋季采收，除去泥土及杂质，晒干，切段。 |

| 药材性状 | 本品茎呈圆柱形，长 60 ～ 100 cm，直径 0.5 ～ 1.5 cm；节明显。表面绿色或棕绿色，有多数纵直纹理及纵脊；质脆，易折断，断面较平坦，白色或黄白色；皮部薄，木部狭，髓部大，其间均布满小孔，上部茎中间为大型空洞。叶 1 回羽状分裂，叶片大多脱落，残留的小叶片呈披针形，叶缘有锯齿；叶柄呈管状，基部呈鞘状抱茎。手搓叶片，有清香气，味淡。 |

| 功能主治 | 甘，平。归肺、肝经。散风寒，止头痛，降血压。用于风寒感冒头痛，高血压。 |

| 用法用量 | 内服煎汤，10 ～ 15 g。 |

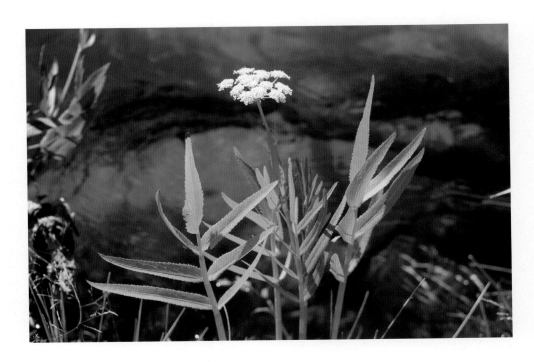

伞形科 Umbelliferae 毒芹属 *Cicuta*

毒芹
Cicuta virosa L.

| **植物别名** | 芹叶钩吻。

| **蒙 文 名** | 浩日图－朝古日。

| **药 材 名** | 毒芹（药用部位：根及根茎）。

| **形态特征** | 多年生粗壮草本。主根短缩，支根多数，肉质或纤维状，根茎有节，
内有横隔膜，褐色。茎单生，直立，圆筒形，中空，有条纹，基部
有时略带淡紫色。基生叶鞘膜质，抱茎；最上部的茎生叶 1 ~ 2 回
羽状分裂。复伞形花序顶生或腋生；总苞片通常无或有一线形的苞
片；伞幅 6 ~ 25，近等长；小总苞片多数，线状披针形，先端长尖，
中脉 1；小伞形花序有花 15 ~ 35；花瓣白色，倒卵形或近圆形。分

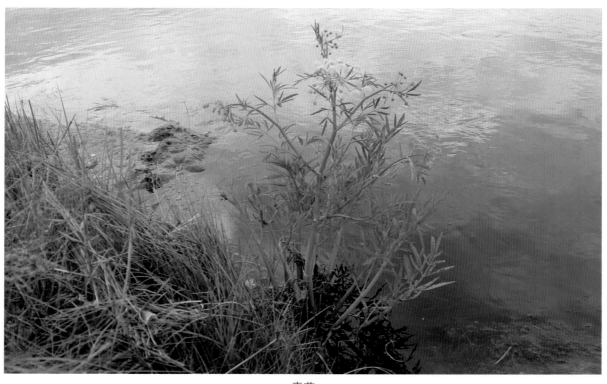

毒芹

生果近卵圆形，合生面收缩，主棱阔，木栓质，每棱槽内有油管 1，合生面有油管 2；胚乳腹面微凹。花果期 7~8 月。

| **生境分布** | 生于河边、沼泽、沼泽草甸和林缘草甸。分布于内蒙古呼伦贝尔市（新巴尔虎右旗、陈巴尔虎旗、莫力达瓦达斡尔族自治旗、根河市、额尔古纳市）、兴安盟（扎赉特旗、阿尔山市、突泉县、科尔沁右翼前旗）、通辽市（库伦旗、霍林郭勒市、开鲁县）、赤峰市（巴林左旗、敖汉旗、松山区、阿鲁科尔沁旗、巴林右旗、翁牛特旗、克什克腾旗、宁城县）、锡林郭勒盟（苏尼特左旗、锡林浩特市、阿巴嘎旗、西乌珠穆沁旗）。

| **资源情况** | 野生资源较少。药材来源于野生。

| **采收加工** | 春、夏、秋季采挖，除去地上部分，洗净，鲜用或晒干。

| **药材性状** | 本品根茎粗大，短柱状或块状，长 2 ~ 4（~5）cm，直径 2 ~ 3.5 cm。表面棕黄色或枯草黄色，纵切面观可见髓部中空并具若干横隔；先端连接粗大茎基，茎中空，结处有横隔；条状须根多数，生块茎上者簇生，生茎基上者于结部轮生，长 8 ~ 15 cm，直径 2 ~ 4 mm，表面黄棕色，具纵皱纹，并见支根或支根痕。质松，易折断，断面黄白色，皮部多见裂隙及多数棕色细点状油室，木部圆形，亦见径向裂隙。气特异而久贮转微弱，味微辛。

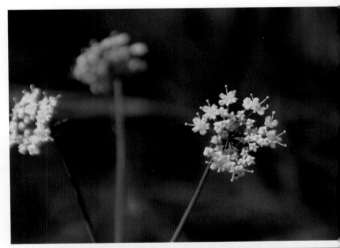

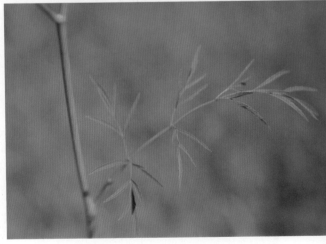

| **功能主治** | 辛、微甘，温；有大毒。拔毒，祛瘀。外用于化脓性骨髓炎。

| **用法用量** | 外用适量，捣敷；或研末调敷。

伞形科 Umbelliferae 岩风属 Libanotis

香芹

Libanotis seseloides (Fisch. et Mey. ex Turcz.) Turcz.

| **植物别名** | 旱芹、芹菜、山香芹。

| **蒙 文 名** | 哈日音 – 乌奴日图 – 闹高。

| **药 材 名** | 香芹（药用部位：全草）。

| **形态特征** | 多年生草本，高 30 ~ 120 cm。根颈粗短，有环纹，上端存留有枯鞘纤维；根圆柱状，末端渐细，通常有少数侧根，主根灰色或灰褐色，木质化，质地坚实。茎直立或稍曲折，单一或自基部抽出 2 ~ 3 茎，粗壮，基部近圆柱形，下部以上有显著条棱，呈棱角状凸起，分枝，髓部充实。基生叶有长柄，基部有叶鞘，叶片椭圆形或宽椭圆形，3 回羽状全裂；茎生叶叶柄较短，至顶部叶无柄，仅有叶鞘。

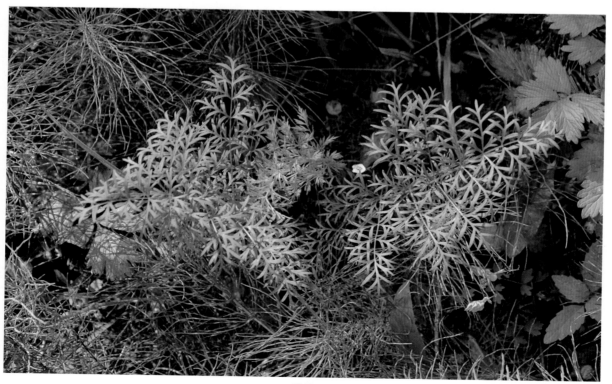

香芹

伞形花序多分枝，伞梗上端有短硬毛；伞幅 8 ～ 20，稍不等长，内侧和基部有粗硬毛；小伞形花序有花 15 ～ 30，花柄短；小总苞片 8 ～ 14，线形或线状披针形；萼齿明显，三角形或披针状锥形；花瓣白色，宽椭圆形，先端凹陷处小舌片内曲，背面中央有短毛。分生果卵形，背腹略扁压，5 棱显著，侧棱比背棱稍宽，有短毛。花期 7 ～ 9 月，果期 8 ～ 10 月。

| **生境分布** | 生于草甸、开阔的山坡草地、林缘灌丛间。分布于内蒙古呼伦贝尔市（根河市、额尔古纳市、牙克石市、鄂伦春自治旗、扎兰屯市、海拉尔区）、兴安盟（科尔沁右翼前旗、扎赉特旗）、通辽市（奈曼旗）、锡林郭勒盟（东乌珠穆沁旗）。

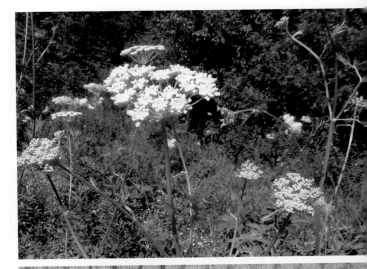

| **资源情况** | 野生资源稀少。药材来源于野生。

| **采收加工** | 春、夏季采收，洗净，晒干，切段。

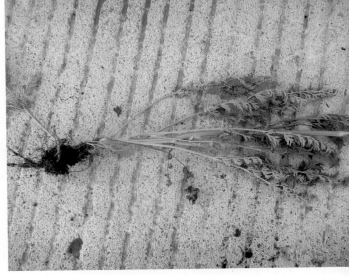

| **功能主治** | 甘、辛、微苦，凉。归肝、胃、肺经。清热平肝，利尿，止血。用于高血压，面红目赤，头昏目眩，小便热涩不利，尿血，崩中带下，痈肿。

| **用法用量** | 内服煎汤，9 ～ 15 g，鲜品 30 ～ 60 g；或绞汁；或入丸剂。外用适量，捣敷；或煎汤洗。

伞形科 Umbelliferae 西风芹属 Seseli

内蒙西风芹

Seseli intramongolicum Y. C. Ma

| 植物别名 | 内蒙古邪蒿。

| 蒙 文 名 | 蒙古勒－乌莫黑－朝古日。

| 药 材 名 | 邪蒿（药用部位：根）。

| 形态特征 | 多年生草本，高 30 ～ 60 cm。根茎粗短，存留多数枯鞘纤维。根圆柱形，直径 4 ～ 8 mm，灰棕色，近木质化。茎单一，数茎呈丛生状，直立，圆柱形，髓部充实，表面有纵长极细条纹，光滑无毛。基生叶多数；叶片长圆形或长圆状卵形，2 回羽状全裂，第一回羽片 3 ～ 5 对，下部羽片有柄，向上渐无柄，末回裂片线形。复伞形花序直径 1 ～ 3 cm；伞幅 2 ～ 5，呈棱角状凸起，光滑无毛；无总苞片；小

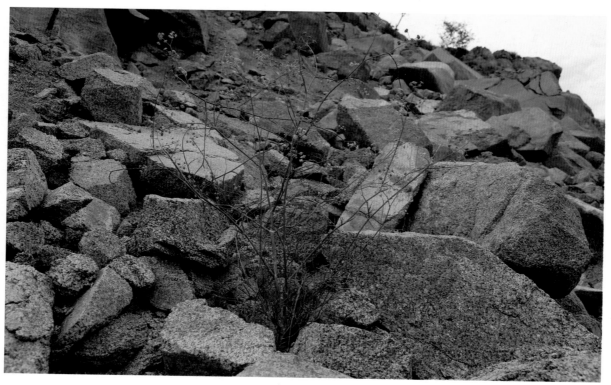

内蒙西风芹

伞形花序有花 7 ~ 15；花瓣近圆形，小舌片近长方形，内曲，白色，中脉黄棕色；子房密被乳头状毛。分生果长圆形，横剖面五角状近圆形，果棱线状凸起，密被乳头状毛；每棱槽内有油管 1，合生面有油管 2；胚乳腹面平直。花期 7 ~ 8 月，果期 8 ~ 9 月。

| 生境分布 | 生于干燥石质山坡。分布于内蒙古包头市（达尔罕茂明安联合旗、固阳县）、巴彦淖尔市（乌拉特后旗、乌拉特前旗）、鄂尔多斯市（鄂托克旗）、阿拉善盟（阿拉善左旗、阿拉善右旗）。

| 资源情况 | 野生资源较少。药材来源于野生。

| 采收加工 | 春、夏季未开花前采挖，除去茎叶，洗净，扎成束晒干。

| 功能主治 | 辛，平。归脾、胃经。化浊，醒脾，通脉。用于湿阻痞满，胃呆食少，痢疾，疮肿。

| 用法用量 | 内服煎汤，6 ~ 20 g。

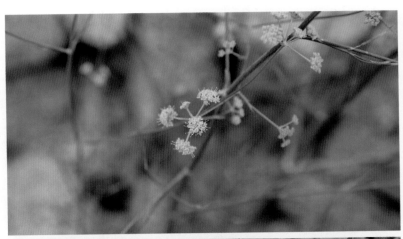

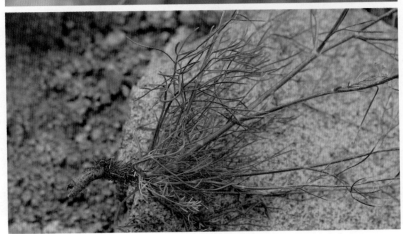

伞形科 Umbelliferae 葛缕子属 Carum

葛缕子 *Carum carvi* L.

| **植物别名** | 黄蒿、野胡萝卜。

| **蒙 文 名** | 哈如木吉。

| **药 材 名** | 葛缕子（药用部位：果实）。

| **形态特征** | 二年生或多年生草本，全株无毛，高 25 ～ 70 cm。主根圆锥形、纺锤形或圆柱形，肉质，褐黄色。茎直立，具纵细棱，上部分枝。基生叶和茎下部叶具长柄，叶片 2 ～ 3 回羽状全裂，条状矩圆形，一回羽片 5 ～ 7 对，远离；二回羽片 1 ～ 3 对，卵形至披针形，羽状全裂至深裂。复伞形花序直径 3 ～ 6 cm；伞幅 4 ～ 10，不等长，具纵细棱；通常无总苞片；小伞形花序直径 5 ～ 10 mm，具花 10 余朵，

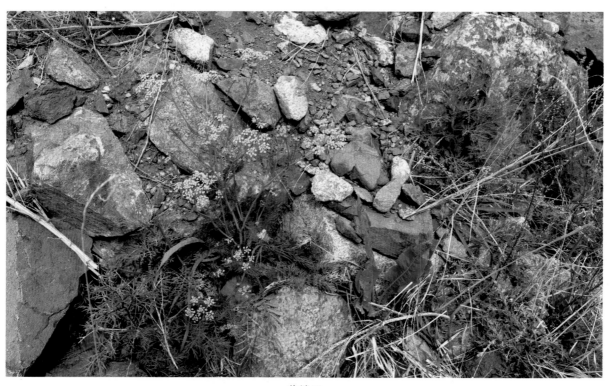

葛缕子

花梗不等长；通常无小总苞片；萼齿短小，先端钝；花瓣白色或粉红色，倒卵形。果实椭圆形。花期 6 ~ 8 月，果期 8 ~ 9 月。

| **生境分布** | 生于林缘草甸、盐化草甸及田边路旁。分布于内蒙古呼伦贝尔市（扎兰屯市、陈巴尔虎旗）、兴安盟（阿尔山市、科尔沁右翼前旗）、赤峰市（阿鲁科尔沁旗、巴林右旗、克什克腾旗、喀喇沁旗、宁城县）、锡林郭勒盟（锡林浩特市、西乌珠穆沁旗）、乌兰察布市（商都县、察哈尔右翼后旗、察哈尔右翼中旗、丰镇市、察哈尔右翼前旗）、包头市（固阳县、土默特右旗）、巴彦淖尔市（乌拉特中旗、乌拉特后旗、乌拉特前旗）、阿拉善盟（阿拉善右旗、阿拉善左旗）。

| **资源情况** | 野生资源一般。药材来源于野生。

| **采收加工** | 秋季果实成熟时采收，除去杂质，晒干。

| **功能主治** | 辛，温。归脾、胃经。健脾开胃，理气散寒。用于胃寒呕逆，腹痛，小肠疝气。

| **用法用量** | 内服煎汤，3 ~ 6 g。

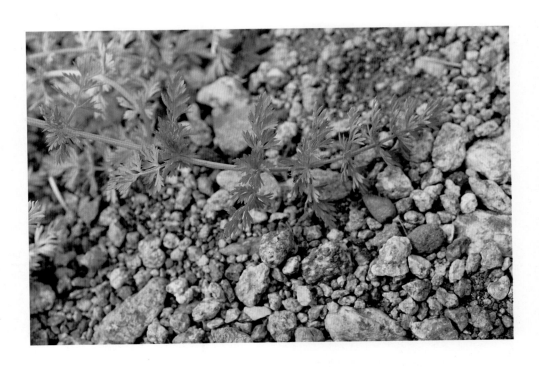

伞形科 Umbelliferae 葛缕子属 Carum

田葛缕子 *Carum buriaticum* Turcz.

| **植物别名** | 田蒿。

| **蒙 文 名** | 塔林－哈如木吉。

| **药 材 名** | 葛缕子（药用部位：果实）。

| **形态特征** | 二年生草本，全株无毛，高 25 ～ 80 cm。主根圆柱形或圆锥形，肉质。茎直立，常自下部多分枝，具纵细棱，节间实心，基部包被老时残留物。基生叶与茎下部叶具长柄，具长三角状叶鞘；叶片 2 ～ 3 回羽状全裂，矩圆状卵形；一回羽片 5 ～ 7 对，远离，二回羽片 1 ～ 4 对，羽状全裂。复伞形花序直径 3 ～ 8 cm；伞幅 8 ～ 12，总苞片 1 ～ 5，披针形或条状披针形，先端渐尖，边缘膜质；小伞形花序直

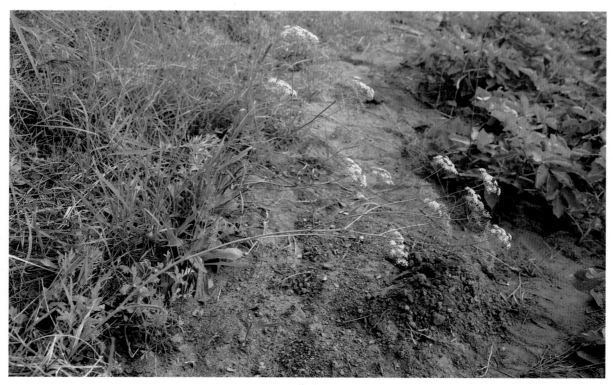

田葛缕子

径 5 ~ 10 mm，具花 10 ~ 20；小总苞片 8 ~ 12，披针形或条状披针形，比花梗短，先端锐尖，具窄白色膜质边缘；萼齿短小，钝；花瓣白色。果实椭圆形，棱槽棕色，果棱棕黄色；心皮柄 2 裂达基部。花期 7 ~ 8 月，果期 9 月。

| **生境分布** | 生于田边路旁、撂荒地、山地沟谷。分布于内蒙古呼伦贝尔市（海拉尔区）、兴安盟（科尔沁右翼前旗、乌兰浩特市）、通辽市（扎鲁特旗、科尔沁右翼中旗）、赤峰市（林西县、巴林左旗、巴林右旗、敖汉旗、阿鲁科尔沁旗、克什克腾旗、喀喇沁旗）、锡林郭勒盟（锡林浩特市、东乌珠穆沁旗、多伦县、正蓝旗）、乌兰察布市（四子王旗、察哈尔右翼后旗、察哈尔右翼前旗、兴和县、卓资县、凉城县）、呼和浩特市（和林格尔县、武川县、土默特左旗）、包头市（达尔罕茂明安联合旗）、鄂尔多斯市（准格尔旗、达拉特旗、东胜区）、乌海市（海勃湾区、乌达区、海南区）。

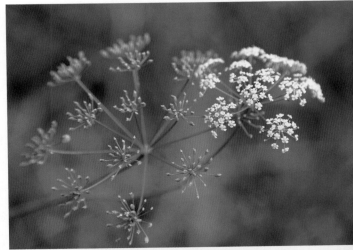

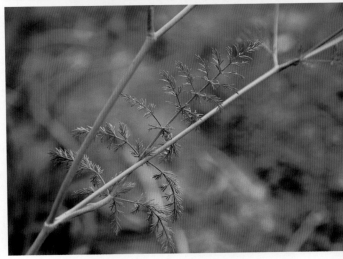

| **资源情况** | 野生资源一般。药材来源于野生。

| **采收加工** | 秋季果实成熟时采收，除去杂质，晒干。

| **功能主治** | 辛，温。归脾、胃经。健脾开胃，理气散寒。用于胃寒呕逆，腹痛，小肠疝气。

| **用法用量** | 内服煎汤，3 ~ 6 g。

傘形科 Umbelliferae 羊角芹属 Aegopodium

东北羊角芹 *Aegopodium alpestre* Ledeb.

| **植物别名** | 小叶芹。

| **蒙 文 名** | 乌拉音－朝古日。

| **药 材 名** | 东北羊角芹（药用部位：茎、叶）。

| **形态特征** | 多年生草本，高 30 ～ 100 cm。有细长的根茎。茎直立，圆柱形，
具细条纹，中空，下部不分枝，上部稍有分枝。基生叶有柄，柄长
5 ～ 13 cm，叶鞘膜质；叶片呈阔三角形，通常三出式 2 回羽状
分裂；羽片卵形或长卵状披针形，先端渐尖，基部楔形，边缘有不
规则的锯齿或缺刻状分裂；最上部的茎生叶小，三出式羽状分裂，
羽片卵状披针形。复伞形花序顶生或侧生，花序梗长 7 ～ 15 cm；

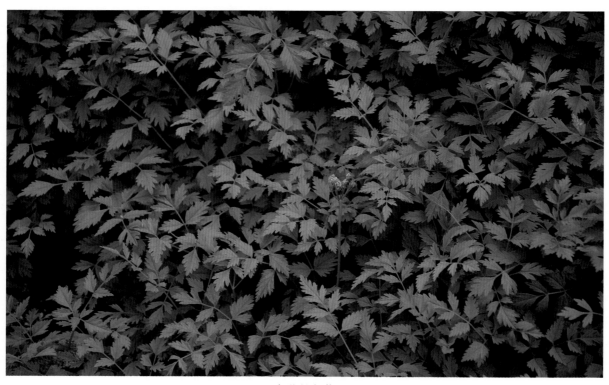

东北羊角芹

无总苞片和小总苞片；伞幅 9 ~ 17；小伞形花序有多数小花，花梗不等长；萼齿退化；花瓣白色，倒卵形，先端微凹，有内折的小舌片。果实长圆形或长圆状卵形，主棱明显，棱槽较阔，无油管；分生果横剖面近圆形。花期 6 ~ 7 月，果期 7 ~ 8 月。

| **生境分布** | 生于山地林下、林缘草甸及沟谷。分布于内蒙古呼伦贝尔市（牙克石市、新巴尔虎左旗、根河市、鄂温克族自治旗、鄂伦春自治旗、额尔古纳市）、兴安盟（阿尔山市）、赤峰市（阿鲁科尔沁旗、巴林左旗、巴林右旗、克什克腾旗、喀喇沁旗、宁城县）。

| **资源情况** | 野生资源较少。药材来源于野生。

| **采收加工** | 夏季采收，鲜用或晒干。

| **功能主治** | 苦、辛，平。祛风止痛。用于流行性感冒，风湿痹痛，眩晕。

| **用法用量** | 内服煎汤，6 ~ 15 g。外用适量，捣汁搽。

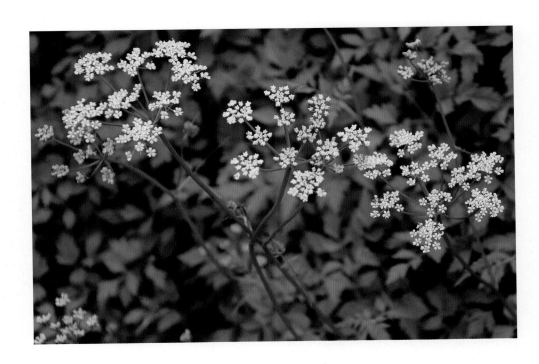

伞形科 Umbelliferae 茴香属 Foeniculum

茴香
Foeniculum vulgare Mill.

| 植物别名 | 怀香、小茴香。

| 蒙文名 | 昭日告得苏。

| 药材名 | **中药** 小茴香（药用部位：果实。别名：茴香子、土茴香、蘹香子）。
蒙药 找日哈得苏（药用部位：果实）。

| 形态特征 | 一年生草本。植株高达 2 m，表面有粉霜，具强烈香气。茎无毛，灰绿色至苍白色。较下部茎生叶叶柄长 5 ~ 15 cm，中部或上部的叶柄呈鞘状；叶宽三角形，长 4 ~ 30 cm，宽 5 ~ 40 cm，2 ~ 3 回羽状全裂，小裂片线形，长 0.4 ~ 4 cm，宽约 0.5 mm。顶生伞形花序直径达 15 cm，花序梗长 2 ~ 25 cm；伞幅 6 ~ 29，长 1.5 ~ 10 cm；

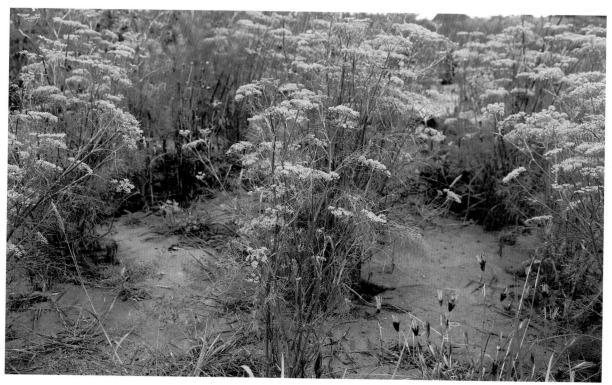

茴香

伞形花序有 14 ~ 39 花；花瓣黄色，倒卵形，中脉 1。果实矩圆形，暗棕色，长 4 ~ 6 mm，直径 1.5 ~ 2.2 mm，果棱尖锐。花期 7 ~ 8 月，果期 8 ~ 9 月。

| 生境分布 | 内蒙古无野生分布。分布于内蒙古兴安盟（科尔沁右翼前旗）、赤峰市（敖汉旗）、锡林郭勒盟（二连浩特市）、乌兰察布市（丰镇市）、呼和浩特市（托克托县）、包头市（固阳县）、鄂尔多斯市（达拉特旗、乌审旗、准格尔旗）、巴彦淖尔市（乌拉特中旗）。

| 资源情况 | 无野生资源，栽培资源较丰富。药材来源于栽培。

| 采收加工 | **中药** 小茴香：秋季果实初熟时采割植株，晒干，打下果实，除去杂质。
蒙药 找日哈得苏：同"小茴香"。

| 药材性状 | **中药** 小茴香：本品为双悬果，呈圆柱形，有的稍弯曲，长 4 ~ 6 mm，直径 1.5 ~ 2.2 mm。表面黄绿色或淡黄色，两端略尖，先端残留有黄棕色凸起的花柱基，基部有时带有细小的果梗。悬果瓣呈长椭圆形，背面有纵棱 5，接合面平坦且较宽。横切面略呈五边形，背面的 4 边约等长。有特异香气，味微甜、辛。

| 功能主治 | **中药** 小茴香：辛，温。归肝、肾、脾、胃经。散寒止痛，理气和胃。用于寒疝腹痛，睾丸偏坠，痛经，少腹冷痛，脘腹胀痛，食少吐泻。盐小茴香暖肾散寒止痛。用于寒疝腹痛，睾丸偏坠，经寒腹痛。

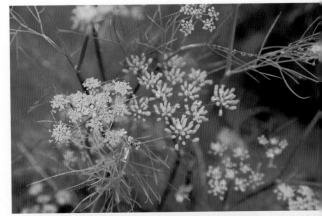

蒙药 找日哈得苏：涩、辛，温、腻、轻、顿。清赫依热，解毒，明目，消肿，开胃，止渴。用于药物或食物中毒，疝气，不思饮食，胃痛，腹胀。

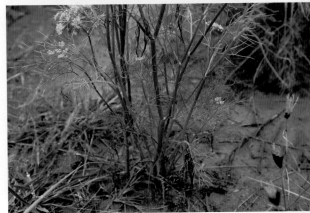

| 用法用量 | **中药** 小茴香：内服煎汤，3 ~ 6 g。
蒙药 找日哈得苏：多入丸、散剂。

| 附　　注 | 本种为 2020 年版《中国药典》收载的小茴香药材的基原植物。

伞形科 Umbelliferae 茴芹属 Pimpinella

羊红膻
Pimpinella thellungiana Wolff

| **植物别名** | 羊洪膻、六月寒。

| **蒙 文 名** | 赫乐特日黑－那布其图－其黑日。

| **药 材 名** | 羊红膻（药用部位：全草。别名：羊洪膻、六月寒）。

| **形态特征** | 多年生草本，高 30 ～ 80 cm。根长圆锥形，长 5 ～ 15 cm，直径 0.3 ～ 1 cm。茎直立，有细条纹，密被短柔毛，基部有残留的叶鞘 纤维束，上部有少数分枝。基生叶和茎下部叶有柄，被短柔毛；基 生叶卵状长圆形，1 回羽状分裂，小羽片 3 ～ 5 对；茎上部叶羽状 分裂，羽片 2 ～ 3 对，或 3 裂，裂片线形。无总苞片和小总苞片； 伞幅 10 ～ 20，纤细，不等长；小伞形花序有花 10 ～ 25；无萼齿；

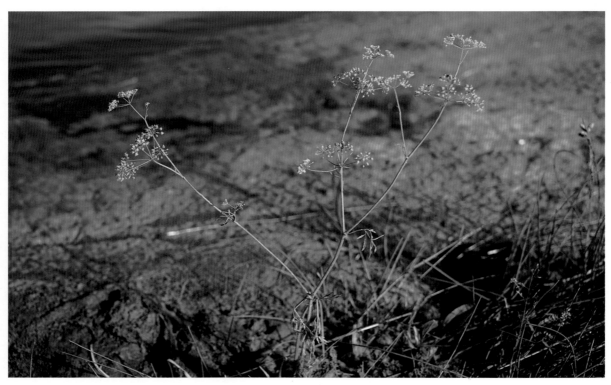

羊红膻

花瓣卵形或倒卵形，白色，基部楔形，先端凹陷，有内折的小舌片；花柱基圆锥形，花柱长约为花柱基的 2 倍或更长。果实长卵形，果棱线形，无毛；每棱槽内有油管 3，合生面有油管 4 ~ 6；胚乳腹面平直。花果期 6 ~ 9 月。

| **生境分布** | 生于河边、林下、草坡和灌丛中。分布于内蒙古呼伦贝尔市（扎兰屯市、海拉尔区、牙克石市、满洲里市、额尔古纳市、鄂伦春自治旗）、兴安盟（突泉县、科尔沁右翼前旗、扎赉特旗）、赤峰市（林西县、巴林右旗、巴林左旗、阿鲁科尔沁旗）、锡林郭勒盟（西乌珠穆沁旗、东乌珠穆沁旗、锡林浩特市）。

| **资源情况** | 野生资源较少。药材来源于野生。

| **采收加工** | 夏、秋季采收，除去泥土，洗净，晒干。

| **功能主治** | 甘、辛，温。归肺、脾、胃经。温中散寒。用于疝病，心悸，气短，咳嗽。

| **用法用量** | 内服煎汤，3 ~ 9 g。

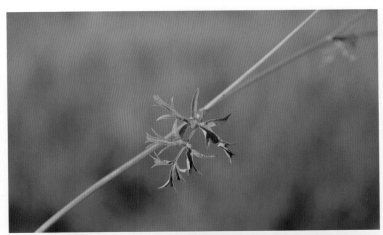

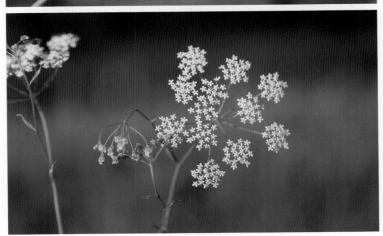

兴安蛇床 *Cnidium dauricum* (Jacquin) Fischer & C. A. Meyer

| **植物别名** | 山胡萝卜。

| **蒙 文 名** | 兴安乃－哈拉嘎柴。

| **药 材 名** | **中药** 蛇床子（药用部位：果实。别名：蛇米、蛇珠、双肾子）。
蒙药 呼希恪图－乌热（药用部位：果实）。

| **形态特征** | 二年生或多年生草本，根圆锥状，直径6～15 mm，肉质，黄褐色。茎直立，具细纵棱，平滑无毛，上部分枝。叶柄长约为叶片的一半，基部具叶鞘，叶鞘抱茎，常带红紫色，边缘宽膜质，叶片2～3（～4）回羽状全裂，一回羽片4～5对，具柄，远离，披针形；二回羽片3～5对，远离，具短柄或无柄，卵状披针形。复伞形花序伞幅

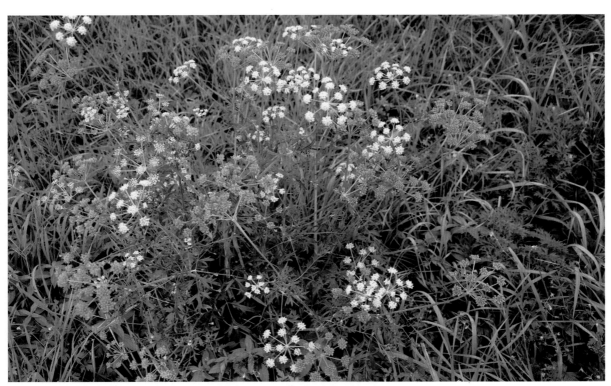

兴安蛇床

10 ~ 20，具纵棱，内侧被微短硬毛；小伞形花序直径约 1 cm，具花 20 ~ 40；花梗长 1 ~ 4 mm，内侧被微短硬毛；花瓣白色，宽倒卵形，先端具小舌片，内卷成凹缺状，花柱基扁圆锥形。双悬果矩圆形或椭圆状矩圆形，果棱翅淡黄色，棱槽棕色。花期 7 ~ 8 月，果期 8 ~ 9 月。

| **生境分布** | 生于山坡林缘、河边草甸。分布于内蒙古呼伦贝尔市（根河市、额尔古纳市、扎兰屯市、鄂温克族自治旗、海拉尔区、满洲里市）、兴安盟（阿尔山市、科尔沁右翼前旗、乌兰浩特市）、通辽市（科尔沁右翼中旗）、赤峰市（阿鲁科尔沁旗、巴林右旗）、锡林郭勒盟（西乌珠穆沁旗、锡林浩特市、多伦县）、鄂尔多斯市（杭锦旗）。

| **资源情况** | 野生资源较少。药材来源于野生。

| **采收加工** | **中药** 蛇床子：夏、秋季果实成熟时采收，除去杂质，晒干。
蒙药 呼希恪图 – 乌热：同"蛇床子"。

| **功能主治** | **中药** 蛇床子：辛、苦，温；有小毒。归肾经。燥湿祛风，杀虫止痒，温肾壮阳。用于阴痒带下，湿疹瘙痒，湿痹腰痛，肾虚阳痿，宫冷不孕。
蒙药 呼希恪图 – 乌热：辛、苦，温，轻、糙、燥、锐、动；有小毒。温中，杀虫。用于胃寒，消化不良，青腿病，游痛症，滴虫病，痔疮，皮肤瘙痒，湿疹。

| **用法用量** | **中药** 蛇床子：内服煎汤，3 ~ 10 g。外用适量，多煎汤熏洗；或研末调敷。
蒙药 呼希恪图 – 乌热：单用 1.5 ~ 3 g；或入丸、散剂。外用适量，研末涂敷；或煎汤涂。

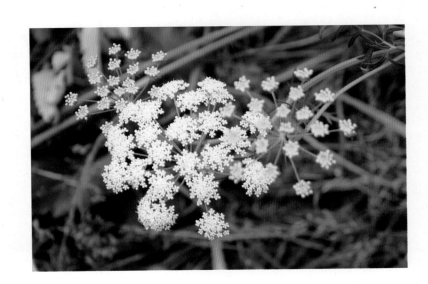

傘形科 Umbelliferae 蛇床属 Cnidium

蛇床
Cnidium monnieri (L.) Cuss.

| **植物别名** | 山胡萝卜、野茴香。

| **蒙 文 名** | 哈拉嘎柴。

| **药 材 名** | **中药** 蛇床子（药用部位：果实。别名：蛇米、蛇珠、双肾子）。
蒙药 呼希恪图－乌热（药用部位：果实）。

| **形态特征** | 一年生草本，高 30 ～ 80 cm。根细瘦，圆锥形，褐黄色。茎单一，上部稍分枝，具细纵棱，下部被微短硬毛，上部近无毛。基生叶与茎下部叶具长柄与叶鞘；叶片 2 ～ 3 回羽状全裂，近三角形；一回羽片 3 ～ 4 对，远离，具柄，三角状卵形；二回羽片具短柄或无柄，近披针形。复伞形花序；伞幅 12 ～ 20，内侧被微短硬毛，总苞片

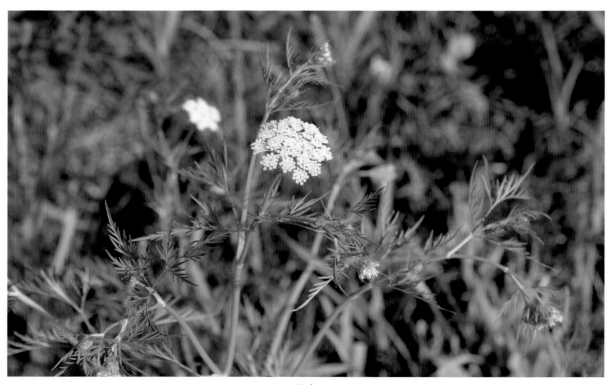

蛇床

7 ~ 13，条状锥形，边缘宽膜质和具短睫毛，长为伞幅的 1/3 ~ 1/2；小伞形花序直径约 5 mm，具花 20 ~ 30；小总苞片 9 ~ 11，条状锥形，长 4 ~ 5 mm，边缘膜质，具短睫毛；萼齿不明显；花瓣白色，宽倒心形，先端具内卷小舌片；花柱基垫状。双悬果宽椭圆形。花期 6 ~ 7 月，果期 7 ~ 8 月。

| 生境分布 | 生于河边或湖边草地、田边。分布于内蒙古呼伦贝尔市（新巴尔虎右旗、陈巴尔虎旗、根河市、阿荣旗、额尔古纳市、海拉尔区）、兴安盟（阿尔山市）、通辽市（霍林郭勒市、开鲁县）、赤峰市（喀喇沁旗、松山区、阿鲁科尔沁旗、克什克腾旗）、锡林郭勒盟（阿巴嘎旗）、巴彦淖尔市（乌拉特后旗）。

| 资源情况 | 野生资源较少。药材来源于野生。

| 采收加工 | **中药** 蛇床子：夏、秋季果实成熟时采收，除去杂质，晒干。
蒙药 呼希恪图 – 乌热：同"蛇床子"。

| 药材性状 | **中药** 蛇床子：本品为双悬果，呈椭圆形，长 2 ~ 4 mm，直径约 2 mm，表面灰黄色或灰褐色，先端有小突起，基部偶有细梗，悬果瓣的背面有薄而凸起的纵棱 5，接合面平坦，可见 2 棕色、略凸起的纵棱线。果皮松脆，种子细小，灰棕色，显油性。气香，味辛凉，有麻舌感。

| 功能主治 | **中药** 蛇床子：辛、苦，温；有小毒。归肾经。燥湿祛风，杀虫止痒，温肾壮阳。用于阴痒带下，湿疹瘙痒，湿痹腰痛，肾虚阳痿，宫冷不孕。
蒙药 呼希恪图 – 乌热：辛、苦，温、轻、糙、燥、锐、动；有小毒。温中，杀虫。用于胃寒，消化不良，青腿病，游痛症，滴虫病，痔疮，皮肤瘙痒，湿疹。

| 用法用量 | **中药** 蛇床子：内服煎汤，3 ~ 10 g。外用适量，多煎汤熏洗；或研末调敷。
蒙药 呼希恪图 – 乌热：单用 1.5 ~ 3 g；或入丸、散剂。外用适量，研末涂敷；或煎汤涂。

| 附　注 | 本种为 2020 年版《中国药典》收载的蛇床子药材的基原植物。

伞形科 Umbelliferae 蛇床属 Cnidium

碱蛇床 *Cnidium salinum* Turcz.

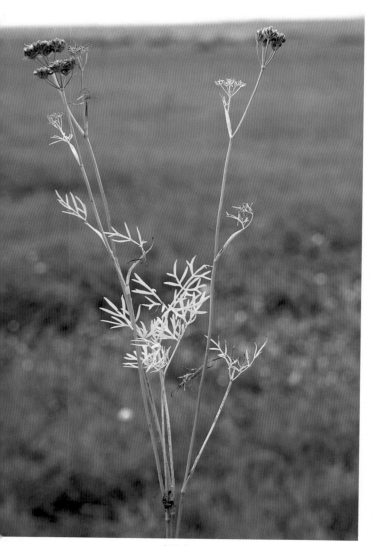

碱蛇床

| 蒙 文 名 |

好吉日包格 – 哈拉嘎拆。

| 药 材 名 |

中药 蛇床子（药用部位：果实。别名：蛇米、蛇珠、双肾子）。
蒙药 呼希恪图 – 乌热（药用部位：果实）。

| 形态特征 |

二年生或多年生草本，高 20 ～ 50 cm。主根圆锥形，直径 4 ～ 7 mm，褐色，具支根。茎直立或下部稍膝曲，上部稍分枝，具纵细棱，无毛，节部膨大，基部常带红紫色。叶少数，叶片 2 ～ 3 回羽状全裂，卵形或三角状卵形，一回羽片 3 ～ 4 对，具柄；二回羽片 2 ～ 3 对，无柄。复伞形花序；伞幅 8 ～ 15，具纵棱，内侧被微短硬毛，总苞片通常不存在，稀具 1 ～ 2，条状锥形，与伞幅近等长；小伞形花序直径约 1 cm，具花 15 ～ 20；花瓣白色，宽倒卵形，先端具小舌片，内卷成凹缺状；花柱基短圆锥形；花柱于花后延长，比花柱基长得多。双悬果近椭圆形或卵形。花期 8 月，果期 9 月。

| 生境分布 | 生于河边碱性湿草甸。分布于内蒙古呼伦贝尔市（鄂温克族自治旗）、兴安盟（阿尔山市）、赤峰市（克什克腾旗）、锡林郭勒盟（锡林浩特市、苏尼特左旗、西乌珠穆沁旗）、乌兰察布市（兴和县）、呼和浩特市（和林格尔县）、鄂尔多斯市（伊金霍洛旗、杭锦旗、乌审旗）、巴彦淖尔市（乌拉特前旗）、阿拉善盟（阿拉善左旗）。

| 资源情况 | 野生资源较少。药材来源于野生。

| 采收加工 | **中药** 蛇床子：夏、秋季果实成熟时采收，摘下果实，晒干，或割取地上部分，晒干，打落果实，筛净或簸去杂质。
蒙药 呼希恪图 – 乌热：同 "蛇床子"。

| 功能主治 | **中药** 蛇床子：辛、苦，温；有小毒。归肾经。燥湿祛风，杀虫止痒，温肾壮阳。用于阴痒带下，湿疹瘙痒，湿痹腰痛，肾虚阳痿，宫冷不孕。
蒙药 呼希恪图 – 乌热：辛、苦，温，轻、糙、燥、锐、动；有小毒。温中，杀虫。用于胃寒，消化不良，青腿病，游痛症，滴虫病，痔疮，皮肤瘙痒，湿疹。

| 用法用量 | **中药** 蛇床子：内服煎汤，3 ~ 10 g。外用适量，多煎汤熏洗；或研末调敷。
蒙药 呼希恪图 – 乌热：单用 1.5 ~ 3 g；或入丸、散剂。外用适量，研末涂敷；或煎汤涂。

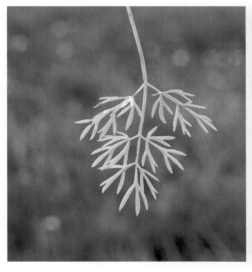 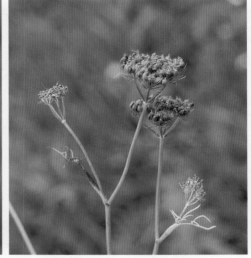

伞形科 Umbelliferae 当归属 Angelica

黑水当归

Angelica amurensis Schischk.

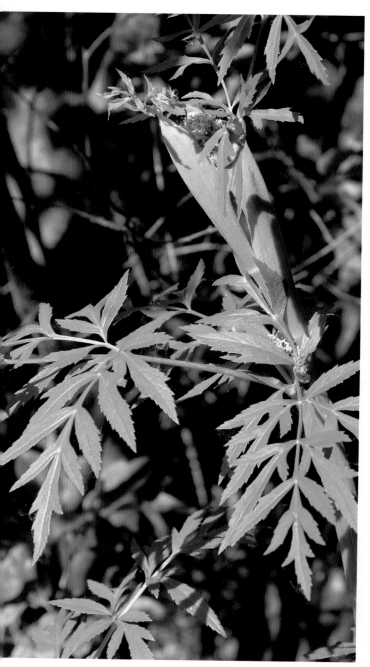

黑水当归

| 植物别名 |

朝鲜当归、朝鲜白芷。

| 蒙 文 名 |

阿木日 - 朝古日嘎那。

| 药 材 名 |

黑水当归（药用部位：根）。

| 形态特征 |

多年生草本，高 1 ~ 2 m，全株具芳香气味。直根粗壮，直径 2 ~ 3 cm，分歧，灰褐色。茎直立，粗壮，中空，表面有纵细棱，基部常带紫色，上部分枝。基生叶与茎下部叶具长叶柄与膨大的叶鞘，2 ~ 3 回羽状全裂，一回羽片 2 ~ 3 对，有柄，二回羽片常 2 对，有短柄或几无柄，上面绿色，主脉常被短糙毛，下面带苍白色，无毛。复伞形花序，无总苞片，伞幅多数，密被短糙毛，小伞形花序具花 30 ~ 40；小总苞片 5 ~ 7，条状披针形或条形，早落；萼齿不明显；花瓣白色，近倒卵形，花柱基短圆锥形。双悬果宽椭圆形或矩圆形，背腹扁，分生果背棱隆起，侧棱具宽翼，每棱槽有油管 1，合生面有油管 2 ~ 4。花期 7 ~ 8 月，果期 8 ~ 9 月。

| 生境分布 | 生于湿草甸、山坡林缘。分布于内蒙古呼伦贝尔市（扎兰屯市、阿荣旗、牙克石市、根河市、鄂伦春自治旗）。 |

| 资源情况 | 野生资源较少。药材来源于野生。 |

| 采收加工 | 春、秋季采挖，除去泥土，洗净，晒干。 |

| 药材性状 | 本品根头部较粗，长 2 ~ 5 cm，直径 2 ~ 3 cm。表面暗灰褐色具横环纹，顶部有叶基痕，下面生有数个支根，支根长 5 ~ 15 cm，直径 0.5 ~ 1 cm。表面有纵皱纹及多数横向凸起的皮孔状疤痕，并可见渗出的棕褐色、黏稠的树脂样物质。质脆，断面皮部灰白色，木部黄白色。气芳香，味微甜而后辛、苦。 |

| 功能主治 | 辛，温。归脾、肾经。祛风通络，活血止痛。用于风湿痹痛，跌打肿痛。 |

| 用法用量 | 内服煎汤，10 ~ 15 g。外用适量，煎汤洗。 |

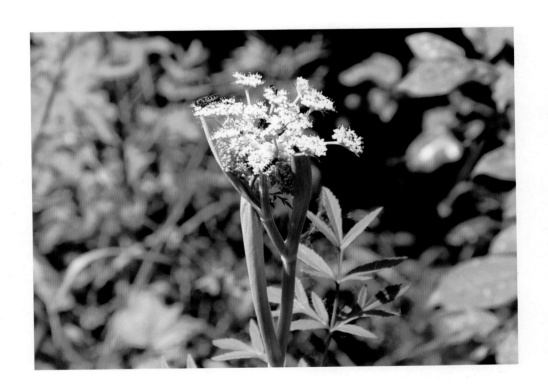

伞形科 Umbelliferae 当归属 Angelica

狭叶当归
Angelica anomala Ave-Lall.

| **植物别名** | 额水独活。

| **蒙 文 名** | 那林－朝古日高那。

| **药 材 名** | 狭叶当归（药用部位：根。别名：水大活）。

| **形态特征** | 多年生草本，高 80 ~ 100 cm，全株具香气。根粗壮，常分歧，
灰褐色。茎直立，上部分枝，具纵细棱，常带紫色，密被短柔毛。
基生叶与下部叶具长叶柄，上部叶具短柄或无柄，柄基部有长叶
鞘，抱茎，表面密被短柔毛；叶片 2 ~ 3 回羽状全裂，一回羽片 3 ~ 4
对，有柄，二回羽片 2 ~ 3 对，具短柄或无柄，上面绿色，下面
带苍白色。复伞形花序直径 5 ~ 10 cm，无总苞片或有 1 而早落，

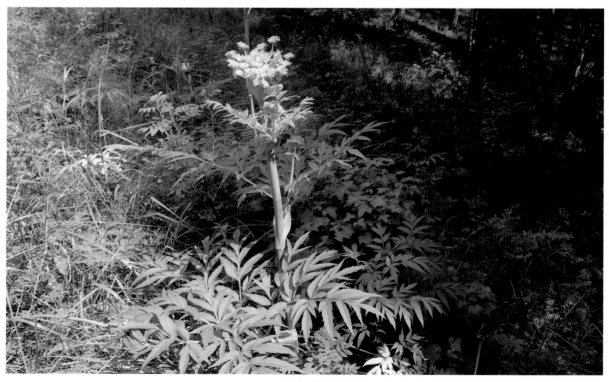

狭叶当归

伞幅多数，具条棱，内侧粗糙；小伞形花序直径约 1 cm，具花 20 余朵，小总苞片 3 ～ 7，条状锥形；花瓣白色，倒卵形。双悬果矩圆形或椭圆形，背腹扁，分生果背棱隆起，侧棱具宽翼，每棱槽具油管 1，合生面具油管 2。花期 7 ～ 8 月，果期 8 ～ 9 月。

| **生境分布** | 生于山区河边草甸、林缘水溪边。分布于内蒙古呼伦贝尔市（扎兰屯市、根河市、额尔古纳市）、兴安盟（阿尔山市、科尔沁右翼前旗）、赤峰市（宁城县）。

| **资源情况** | 野生资源较少。药材来源于野生。

| **采收加工** | 夏季采挖，除去茎叶，洗净，晒干。

| **功能主治** | 辛，温。归肺、肝、胃经。祛风除湿，消肿止痛。用于风寒感冒，头痛鼻塞，鼻渊，牙龈肿痛，疮肿，带下。

| **用法用量** | 内服煎汤，6 ～ 19 g。外用适量，煎汤洗。

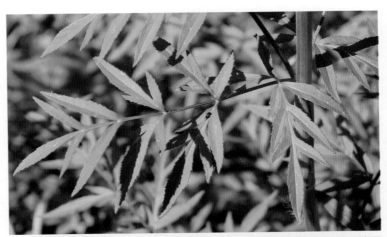

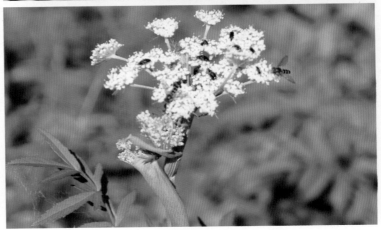

白芷

Angelica dahurica (Fisch. ex Hoffm.) Benth. et Hook. f.

| **植物别名** | 香白芷、走马芹、兴安白芷。

| **蒙 文 名** | 朝古日高那。

| **药 材 名** | **中药** 白芷（药用部位：根。别名：薛芷、芳香、泽芬）。
　　　　　　　蒙药 朝古日高那（药用部位：根）。

| **形态特征** | 多年生高大草本，高 1 ～ 2.5 m。根圆柱形，有分枝，黄褐色，有浓香。茎中空，带紫色。基生叶 1 回羽裂，有长柄，叶鞘管状，边缘膜质；茎上部叶 2 ～ 3 回羽裂，叶柄长达 15 cm，叶鞘囊状，紫色；叶宽卵状三角形，小裂片卵状长圆形，无柄，长 2.5 ～ 7 cm，有不规则白色软骨质重锯齿，小叶基部下延，叶轴呈翅状。复伞形花序，

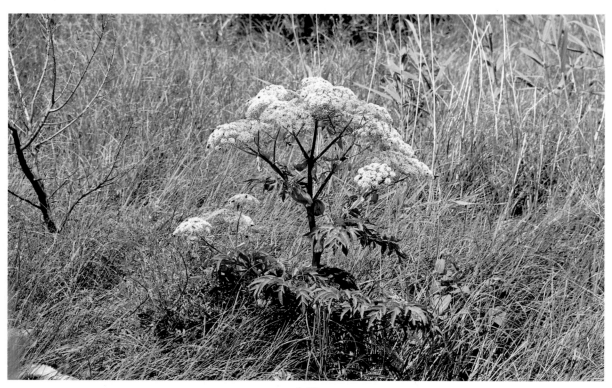

白芷

花序梗、伞幅、花梗均有糙毛；伞幅 18 ~ 40（ ~ 70）；总苞片常缺或 1 ~ 2，卵形鞘状；小总苞片 5 ~ 10，线状披针形，膜质；萼无齿；花瓣倒卵形，白色；花柱基短圆锥形。果实长圆形，无毛，背棱钝状凸起，侧棱宽翅状，较果窄；棱槽油管 1，合生面油管 2。花期 7 ~ 8 月，果期 8 ~ 9 月。

| 生境分布 | 生于山沟溪旁灌丛下、林缘草甸。分布于内蒙古呼伦贝尔市（扎兰屯市、鄂伦春自治旗、陈巴尔虎旗、牙克石市、莫力达瓦达斡尔族自治旗、阿荣旗、根河市、额尔古纳市、鄂温克族自治旗）、兴安盟（阿尔山市、扎赉特旗、科尔沁右翼前旗）、通辽市（扎鲁特旗）、赤峰市（阿鲁科尔沁旗、巴林左旗、巴林右旗、克什克腾旗、喀喇沁旗、宁城县、敖汉旗）、锡林郭勒盟（西乌珠穆沁旗）、包头市（昆都仑区）。

| 资源情况 | 野生资源丰富。药材来源于野生。

| 采收加工 | **中药** 白芷：夏、秋季叶黄时采挖，除去须根及泥沙，晒干或低温干燥。
蒙药 朝古日高那：同"白芷"。

| 药材性状 | **中药** 白芷：本品呈长圆锥形，长 10 ~ 25 cm，直径 1.5 ~ 2.5 cm。表面灰棕色或黄棕色，根头部钝四棱形或近圆形，具纵皱纹、支根痕及皮孔样的横向突起，有的排列成 4 纵行。先端有凹陷的茎痕。质坚实，断面白色或灰白色，粉性，形成层环棕色，近方形或近圆形，皮部散有多数棕色油点。气芳香，味辛、微苦。

| 功能主治 | **中药** 白芷：辛，温。归大肠、肺、胃经。解表散寒，祛风止痛，宣通鼻窍，燥湿止带，消肿排脓。用于感冒头痛，眉棱骨痛，鼻塞流涕，鼻衄，鼻渊，牙痛，带下，疮疡肿痛。
蒙药 朝古日高那：辛，温。通关开窍，排脓止痛。用于头痛，牙痛，鼻炎，鼻窦炎，痈肿，疮疡。

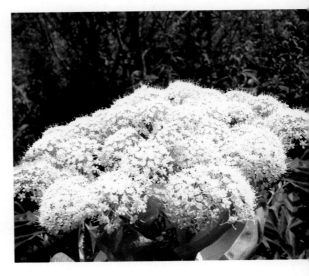

| 用法用量 | **中药** 白芷：内服煎汤，3 ~ 10 g。
蒙药 朝古日高那：多配方用。

| 附 注 | 《内蒙古植物志》第 3 版记载本种的中文学名为兴安白芷，别名为白芷。本种为 2020 年版《中国药典》收载的白芷药材的基原植物之一。

伞形科 Umbelliferae 柳叶芹属 Czernaevia

柳叶芹
Czernaevia laevigata Turcz.

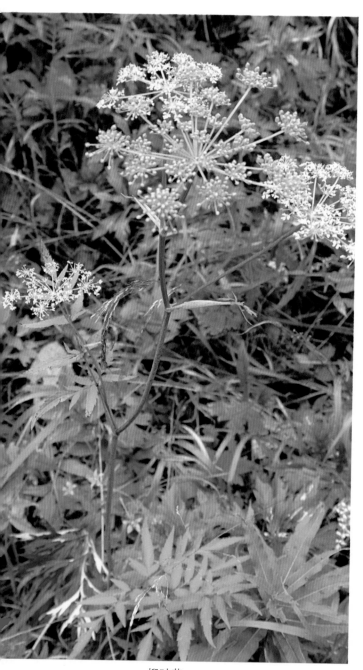

柳叶芹

| 植物别名 |

小叶独活。

| 蒙 文 名 |

乌担 – 朝古日高那。

| 药 材 名 |

柳叶芹（药用部位：根）。

| 形态特征 |

二年生草本。根圆柱形，直径 0.8 ～ 1.5 cm，有数个支根。茎直立，高 60 ～ 120 cm，单一或上部略分枝，中空，有浅细沟纹，光滑无毛。叶片 2 回羽状全裂，三角状卵形；二回羽片的第 1 对小叶常 3 裂，末回裂片披针形或长卵状披针形，长 1.5 ～ 7 cm，宽 0.5 ～ 2 cm，有或无小叶柄；茎上部叶简化为带小叶、半抱茎的狭鞘状。复伞形花序直径 5 ～ 15 cm，伞幅 12 ～ 30；小伞形花序有花 15 ～ 30；花白色，萼齿不明显；花瓣倒卵形，先端内卷，凹入；花柱基垫状。果实近圆形或阔卵圆形，成熟时略内弯，背棱尖而凸出，狭翅状，侧棱翅状，较果体狭，棱槽中有油管 3 ～ 5，合生面 4 ～ 8（～ 10）。花期 7 ～ 8 月，果期 9 ～ 10 月。

| **生境分布** | 生于河边沼泽草甸、山地灌丛、林下、林缘草甸。分布于内蒙古呼伦贝尔市（鄂伦春自治旗、牙克石市、额尔古纳市、根河市、扎兰屯市、阿荣旗）、兴安盟（科尔沁右翼前旗）、通辽市（扎鲁特旗）、赤峰市（林西县、阿鲁科尔沁旗、巴林左旗、巴林右旗、克什克腾旗、喀喇沁旗、宁城县、敖汉旗）、锡林郭勒盟（东乌珠穆沁旗、西乌珠穆沁旗、多伦县）。 |

| **资源情况** | 野生资源较少。药材来源于野生。 |

| **功能主治** | 活血，祛风，除湿。用于冠心病，白斑病，肿瘤。 |

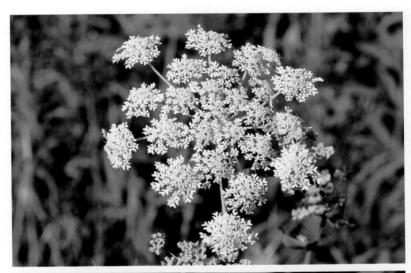

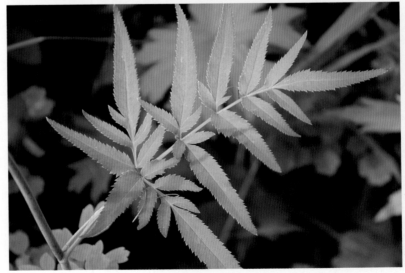

伞形科 Umbelliferae 山芹属 Ostericum

全叶山芹

Ostericum maximowiczii (Fr. Schmidt ex Maxim.) Kitagawa

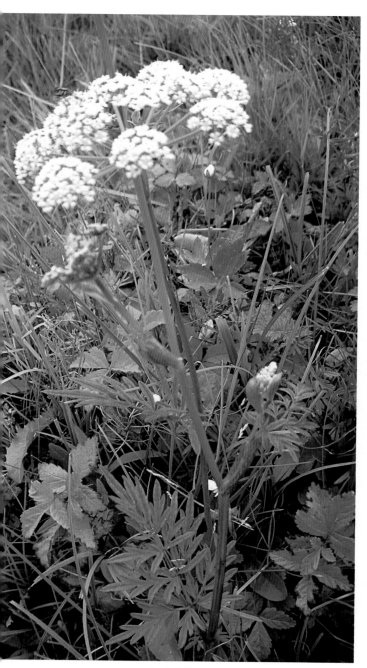

全叶山芹

| 植物别名 |

全叶独活。

| 蒙 文 名 |

布屯－哲日力格－朝古日。

| 药 材 名 |

全叶山芹（药用部位：全草）。

| 形态特征 |

多年生草本。植株高达 1 m。茎下部叶 2 回羽裂，叶柄长 3 ~ 10 cm，叶鞘圆筒状抱茎，边缘膜质；叶三角状卵形，小裂片线形或线状披针形，全缘或有 1 ~ 2 浅齿，两面无毛，有时沿中脉及叶缘有糙毛，最上部叶 3 裂，叶鞘膨大，紫红色。复伞形花序直径 3.5 ~ 7 cm；伞幅 10 ~ 17，有糙毛；总苞片 1 ~ 3，宽披针形，长 5 ~ 8 mm，边缘膜质，早落；小伞形花序有花 10 ~ 30；总苞片 5 ~ 7，线状披针形，常反卷；萼齿卵状三角形，有糙毛；花瓣白色，近圆形，具爪。果实宽卵形，扁平，金黄色，基部凹入，背棱窄，稍凸起，侧棱宽翅状，薄膜质，透明，较果宽；棱槽油管 1，合生面油管 2 ~ 3。花果期 8 ~ 10 月。

| 生境分布 | 生于山地河谷草甸、林缘草甸或林下草甸。分布于内蒙古呼伦贝尔市（满洲里市、牙克石市、根河市）、锡林郭勒盟（锡林浩特市）。

| 资源情况 | 野生资源稀少。药材来源于野生。

| 采收加工 | 夏、秋季采收，洗净，多鲜用。

| 功能主治 | 祛风湿，止痛，解毒消肿。用于风湿痹痛，腰膝酸痛，感冒头痛，痈疮肿痛，毒蛇咬伤。

| 用法用量 | 外用适量，捣敷。

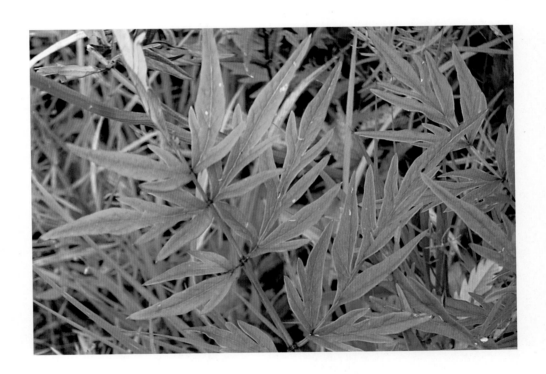

伞形科 Umbelliferae 山芹属 Ostericum

绿花山芹

Ostericum viridiflorum (Turcz.) Kitagawa

| **植物别名** | 绿花独活。

| **蒙 文 名** | 脑干－哲日力格－朝古日。

| **药 材 名** | 绿花山芹（药用部位：根）。

| **形态特征** | 多年生草本，高 0.5 ~ 1 m。根圆锥形，有分枝，黄褐色。茎直立，中空，表皮常带紫红色，有纵深沟纹，条棱呈角状凸起，下部常有短毛。叶柄长约 10 cm，基部膨大成扁平鞘状；叶片近三角形，2 ~ 3 回羽状分裂，第 1 回裂片有叶柄，末回裂片卵圆形至长圆形。复伞形花序直径 4 ~ 9 cm，伞幅 10 ~ 18，花序梗、伞幅及花梗均有短糙毛；花序梗长 3 ~ 5 cm；伞幅长 1 ~ 2 cm；总苞片 2 ~ 3，

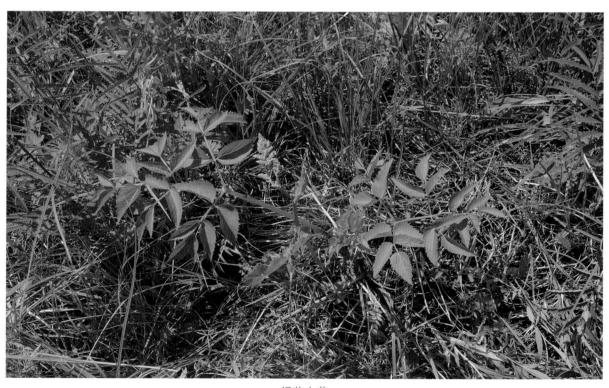

绿花山芹

常早落，披针形，长约 1 cm；花瓣绿色，卵形，先端内曲，基部渐尖成长爪。分生果倒卵形至长圆形，基部凹入，金黄色，薄膜质，透明，有光泽，背棱线形，凸出，侧棱翅状，与果体近等宽，棱槽内有油管 1，合生面油管 2。花期 7 ~ 8 月，果期 8 ~ 9 月。

| **生境分布** | 生于河边湿草甸、沼泽草甸。分布于内蒙古呼伦贝尔市（额尔古纳市、海拉尔区）、兴安盟（扎赉特旗、巴林右旗）。

| **资源情况** | 野生资源稀少。药材来源于野生。

| **采收加工** | 夏、秋季采挖，除去泥土，洗净，晒干。

| **功能主治** | 辛，温。祛风胜湿，散寒止痛。用于风寒感冒，头痛，风寒湿痹。

| **用法用量** | 内服煎汤，3 ~ 9 g。

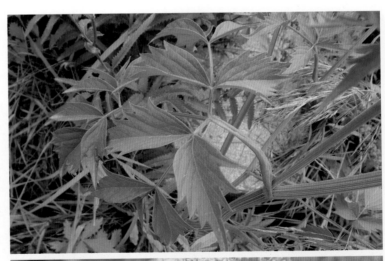

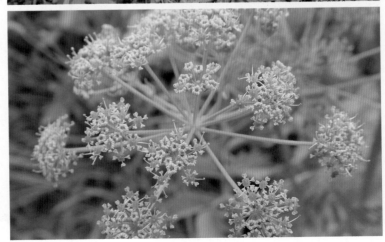

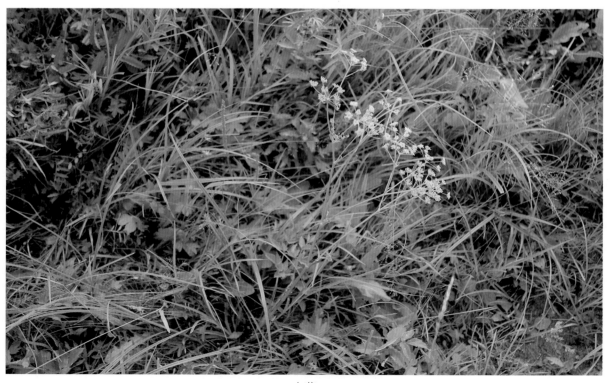

山芹 Umbelliferae 山芹属 Ostericum

山芹

Ostericum sieboldii (Miq.) Nakai

| **植物别名** | 狭叶山芹、山芹当归、山芹独活。

| **蒙文名** | 哲日力格－朝古日。

| **药材名** | 山芹（药用部位：叶）。

| **形态特征** | 多年生草本，高 0.5 ~ 1.5 m。主根粗短，有 2 ~ 3 分枝，黄褐色至棕褐色。茎直立，中空，有较深的沟纹，光滑或基部稍有短柔毛，上部分枝，开展。基生叶及上部叶均为 2 ~ 3 回三出式羽状分裂；叶片三角形，基部膨大成扁而抱茎的叶鞘。复伞形花序，伞幅 5 ~ 14；花序梗、伞幅和花梗均有短糙毛；总苞片 1 ~ 3，线状披针形，边缘膜质；小伞形花序有花 8 ~ 20，小总苞片 5 ~ 10，线形至钻形；

山芹

花瓣白色，长圆形，基部渐狭成短爪，先端内曲，花柱2倍长于扁平的花柱基。果实长圆形至卵形，成熟时金黄色，透明，有光泽，基部凹入，背棱细狭，侧棱宽翅状，棱槽内有油管1～3，合生面有油管4～6，少为8。花期7～8月，果期8～9月。

| **生境分布** | 生于山坡林缘、林下、山沟溪边草甸。分布于内蒙古呼伦贝尔市（额尔古纳市、牙克石市、鄂温克族自治旗）、赤峰市（喀喇沁旗、阿鲁科尔沁旗、巴林右旗、敖汉旗）、锡林郭勒盟（多伦县）、呼和浩特市（和林格尔县）、巴彦淖尔市（乌拉特前旗）。

| **资源情况** | 野生资源较少。药材来源于野生。

| **采收加工** | 夏、秋季采收，鲜用或晒干。

| **功能主治** | 辛、苦，平。解毒消肿。用于乳痈，疮肿。

| **用法用量** | 外用适量，捣敷。

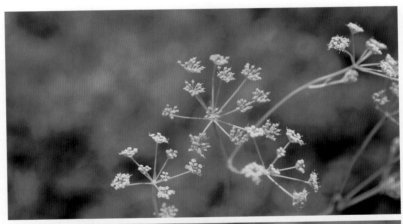
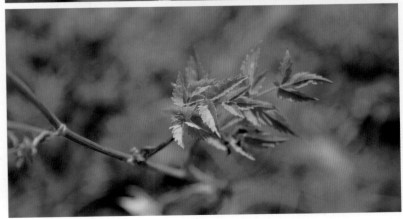

伞形科 Umbelliferae 山芹属 Ostericum

狭叶山芹

Ostericum sieboldii (Miq.) Nakai var. *praeteritum* (Kitagawa) Huang

| 蒙 文 名 | 萨拉布日海 – 哲日力格 – 楚日。

| 药 材 名 | 山芹根（药用部位：根）、山芹（药用部位：全草）。

| 形态特征 | 多年生草本。主根粗短，有 2 ~ 3 分枝，黄褐色至棕褐色。茎直立，中空，有较深的沟纹，光滑或基部稍有短柔毛，上部分枝，开展。叶通常排列较紧密，大部分较狭；最下部的羽片显著地短；末回裂片通常无柄或有短柄，椭圆形、长卵形或近菱形，长 2.5 ~ 8 cm，宽 1 ~ 3 cm，先端尖或渐尖，基部通常楔形。复伞形花序；小伞形花序有花 8 ~ 20；小总苞片 5 ~ 10；萼齿卵状三角形；花瓣白色，长圆形。果实长圆形至卵形，成熟时金黄色，透明，有光泽。花期 7 ~ 8 月，果期 8 ~ 9 月。

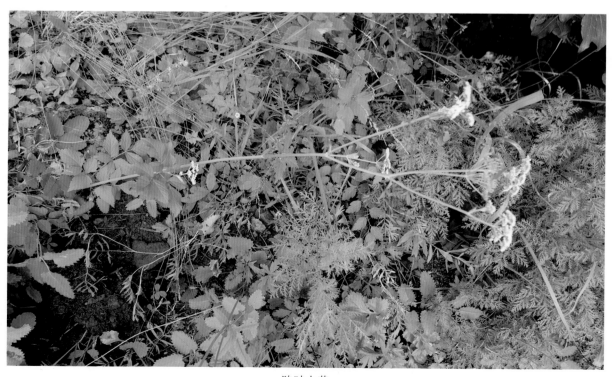

狭叶山芹

| 生境分布 | 生于山地林缘、溪边草甸。分布于内蒙古乌兰察布市（察哈尔右翼后旗、兴和县）、呼和浩特市（和林格尔县）、巴彦淖尔市（乌拉特前旗）。

| 资源情况 | 野生资源丰富。药材来源于野生。

| 采收加工 | 山芹根：春、秋季采挖，除去茎叶，洗净，晒干。
山芹：夏、秋季采收，鲜用或晒干。

| 功能主治 | 山芹根：发表散风，祛湿止痛。用于感冒头痛，风湿痹痛，腰膝酸痛。
山芹：解毒消肿。用于乳痈，疮肿。

| 用法用量 | 山芹根：内服煎汤，3 ~ 9 g。
山芹：外用适量，捣敷。

| 附　注 | 本种为中生植物。

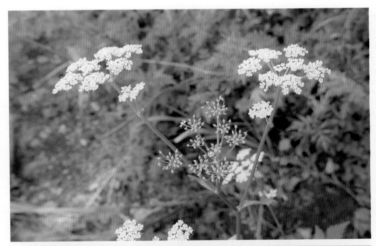

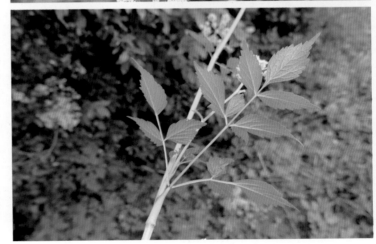

伞形科 Umbelliferae 前胡属 Peucedanum

石防风

Peucedanum terebinthaceum (Fisch.) Fisch. ex Turcz.

| **植物别名** | 前胡、珊瑚菜、山香菜。

| **蒙 文 名** | 哈丹－疏古日根。

| **药 材 名** | 石防风（药用部位：根。别名：前胡）。

| **形态特征** | 多年生草本，高 35 ~ 100 cm。主根圆柱形，直径约 1 cm，灰黄色，具支根，根茎较主根细，包被棕黑色纤维状叶柄残基。茎直立，上部分枝，表面具细纵棱，节部膨大，节间中实，无毛，具光泽。基生叶与茎下部叶具长柄，叶片 2 ~ 3 回羽状全裂，卵状三角形，一回羽片 2 ~ 3 对；二回羽片 2 回羽状全裂。复伞形花序伞幅 10 ~ 20，内侧被微短硬毛，通常无总苞片，稀具 1，如顶生叶状；

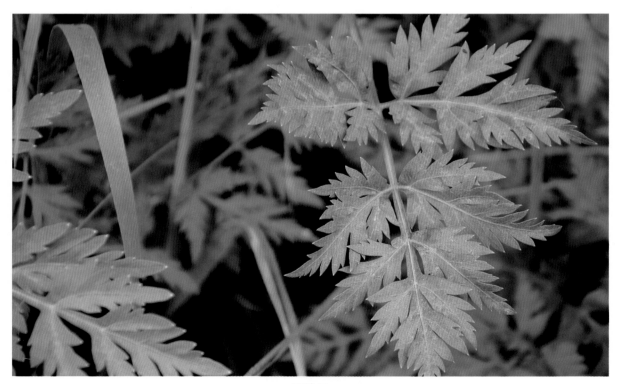

石防风

小总苞片 7 ~ 9，条形，比花梗短，先端渐尖，边缘膜质；花瓣白色，倒心形。果实椭圆形或矩圆状椭圆形，果棱黄色，棱槽棕色，有光泽，无毛，每棱槽中具油管 1，合生面具油管 2。花果期 8 ~ 9 月。

| **生境分布** | 生于山地林缘、山坡草地。分布于内蒙古呼伦贝尔市（根河市、额尔古纳市、新巴尔虎左旗、鄂温克族自治旗、鄂伦春自治旗、牙克石市）、兴安盟（阿尔山市、科尔沁右翼前旗）、赤峰市（翁牛特旗、阿鲁科尔沁旗、巴林左旗、巴林右旗、林西县、喀喇沁旗、宁城县）、锡林郭勒盟（多伦县）、乌兰察布市（兴和县）。

| **资源情况** | 野生资源稀少。药材来源于野生。

| **采收加工** | 春、秋季采挖，除去茎叶及杂质，洗净，晒干，切片。

| **药材性状** | 本品根呈圆柱状或类纺锤形，有的分枝，外表灰黄色或黑褐色，接近根头部有环状横纹，以下具纵纹及横裂皮孔；顶部有茎基残留。断面类白色，纤维性强，有放射状的轮层。气味微香。

| **功能主治** | 苦、辛，微寒。归肺、肝经。止咳祛痰。用于感冒咳嗽，支气管炎。

| **用法用量** | 内服煎汤，5 ~ 10 g。

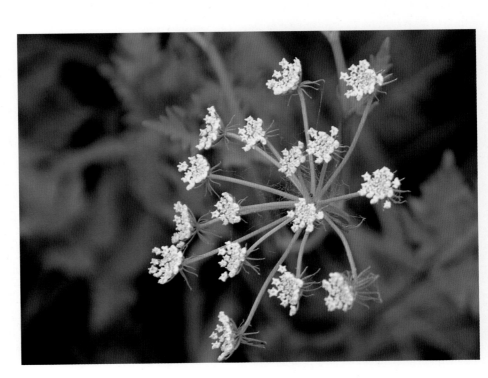

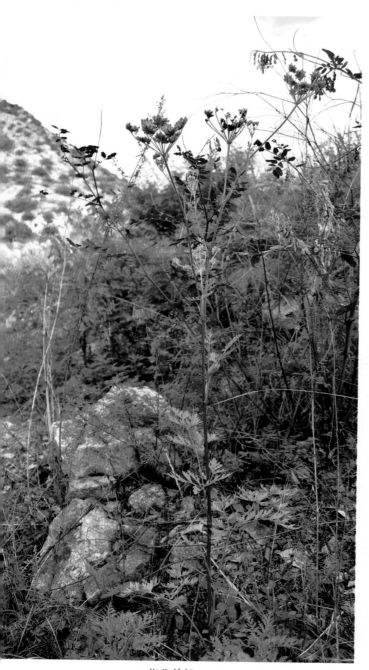

华北前胡

伞形科 Umbelliferae 前胡属 Peucedanum

华北前胡 *Peucedanum praeruptorum* Dunn

植物别名

毛白花前胡。

蒙文名

乌麻日图 - 哈丹 - 疏古日根。

药材名

前胡（药用部位：根。别名：水前胡、野芹菜、岩风）。

形态特征

多年生草本。根颈粗短，木质化，皮层灰棕色或暗褐色，存留多数枯鞘纤维；根圆锥形，常有数个分枝。茎圆柱形，有纵长细条纹凸起形成浅沟，沟纹愈向上部愈明显，髓部充实，下部有白色绒毛，上部分枝绒毛更多。基生叶具柄，叶柄通常较短；叶片广三角状卵形。复伞形花序顶生和侧生，通常分枝较多；伞幅 8 ~ 20，不等长，内侧被短硬毛；小伞形花序有花 12 ~ 20，花梗粗壮，不等长，有短毛；花瓣倒卵形，白色，小舌片内曲，内侧有乳突状极短毛，外侧有白色稍长毛；花柱短，弯曲，花柱基圆锥形。果实卵状椭圆形，密被短硬毛；背棱线形凸起，侧棱呈翅状；棱槽内油管

3~4，合生面油管 6~8。花期 8~9 月，果期 9~10 月。

| **生境分布** | 生于山坡林缘、山谷溪边或草地。分布于内蒙古呼伦贝尔市（额尔古纳市）、乌兰察布市（卓资县、凉城县）、呼和浩特市（回民区、土默特左旗、武川县、新城区）、包头市（固阳县、九原区、石拐区、土默特右旗）、鄂尔多斯市（准格尔旗）、阿拉善盟（阿拉善左旗）。

| **资源情况** | 野生资源稀少。药材来源于野生。

| **采收加工** | 冬季至翌年春季茎叶枯萎或未抽花茎时采挖，除去须根，洗净，晒干或低温干燥。

| **功能主治** | 苦、辛，微寒。归肺经。降气化痰，散风清热。用于痰热喘满，咳痰黄稠，风热咳嗽痰多。

| **用法用量** | 内服煎汤，3~10 g。

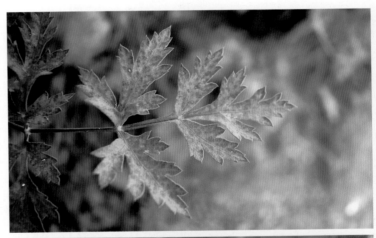

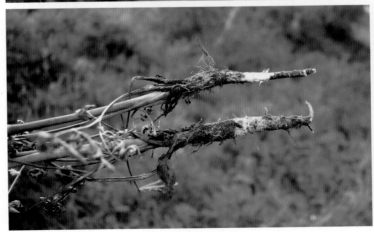

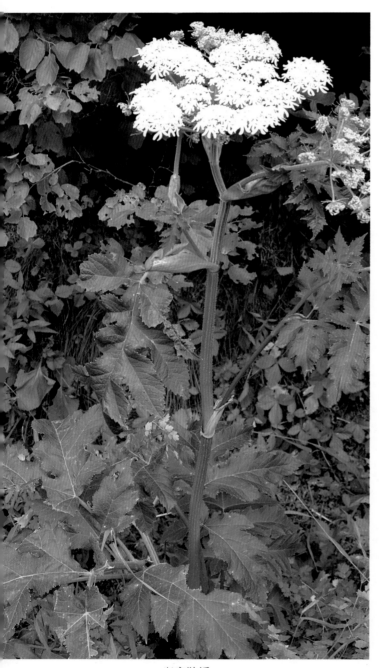

兴安独活

伞形科 Umbelliferae 独活属 Heracleum

兴安独活 *Heracleum dissectum* Ledeb.

| 植物别名 |

牛防风、老山芹、土当归。

| 蒙 文 名 |

敖尼图－查干－浩日。

| 药 材 名 |

兴安独活（药用部位：根。别名：牛防风）。

| 形态特征 |

多年生草本，高 0.5 ～ 1.5 m。根纺锤形，分歧，棕黄色。茎直立，被有粗毛，具棱槽。基生叶有长柄，被粗毛，基部呈鞘状；叶片三出式羽状分裂，有 3 ～ 5 小叶，小叶广卵形、卵状长圆形，多少呈羽状深裂或缺刻，小裂片卵状长圆形，常呈羽状缺刻，边缘有锯齿，表面被稀疏的微细伏毛，背面密生灰白色毛；茎上部叶渐简化，叶柄全部呈宽鞘状。复伞形花序顶生和侧生，花序梗长 10 ～ 17 cm，无总苞；伞幅 20 ～ 30，不等长，无毛；小总苞片数片，线状披针形；萼齿三角形；花瓣白色，二型；花柱基短圆锥形。果实椭圆形或倒卵形，无毛或有稀疏的细毛，背部每棱槽中有油管 1，其长度为分生果的 2/3，合生面有油

管 2。花期 7 ~ 8 月，果期 8 ~ 9 月。

| **生境分布** | 生于湿草地、草甸、山坡林下及林缘。分布于内蒙古呼伦贝尔市（根河市、额尔古纳市、牙克石市）。

| **资源情况** | 野生资源较少。药材来源于野生。

| **采收加工** | 春、秋季采挖，除去茎叶，洗净，晒干。

| **功能主治** | 辛、苦，温。祛风除湿，发表，止痛，活血，排脓。用于风寒湿痹，腰膝酸痛，头痛。

| **用法用量** | 内服煎汤，3 ~ 9 g；或浸酒。

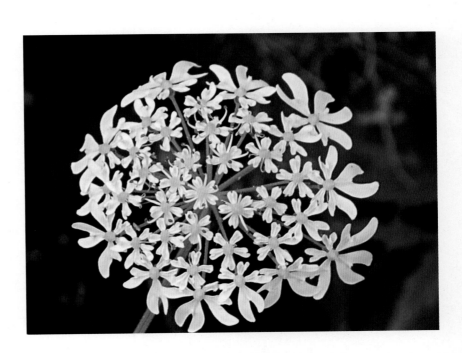

伞形科 Umbelliferae 独活属 Heracleum

短毛独活 *Heracleum moellendorffii* Hance

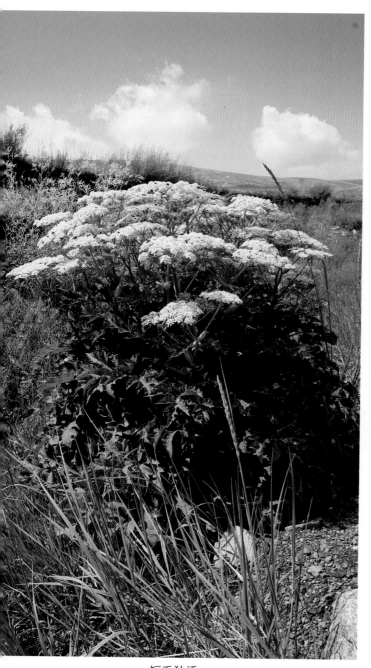

短毛独活

植物别名

东北牛防风、短毛白芷。

蒙 文 名

敖胡日－乌苏图－查干－浩日。

药 材 名

中药 短毛独活（药用部位：根）。
蒙药 巴勒其日嘎那（药用部位：根）。

形态特征

多年生草本，高1～2 m。根圆锥形、粗大，多分歧，灰棕色。茎直立，有棱槽，上部开展、分枝。叶有柄，长10～30 cm；叶片广卵形，薄膜质，三出式分裂，裂片广卵形至圆形、心形，不规则3～5裂，裂片边缘具粗大的锯齿，尖锐至长尖；茎上部叶有显著宽展的叶鞘。复伞形花序顶生和侧生；总苞片少数，线状披针形；伞幅12～30，不等长；小总苞片5～10，披针形；花梗细长；花瓣白色，二型；花柱基短圆锥形，花柱叉开。分生果圆状倒卵形，先端凹陷，背部扁平，有稀疏的柔毛或近光滑，背棱和中棱线状凸起，侧棱宽阔；每棱槽内有油管1，合生面油管2，棒形，其长度为分生果的一半，胚乳腹面平直。花期 7 ~ 8 月，果期 8 ~ 9 月。

| 生境分布 | 生于山坡林下、林缘、山沟溪边。分布于内蒙古呼伦贝尔市（扎兰屯市、额尔古纳市、根河市、牙克石市、鄂伦春自治旗、鄂温克族自治旗）、通辽市（霍林郭勒市、扎鲁特旗）、赤峰市（喀喇沁旗、林西县、巴林右旗、元宝山区、松山区、阿鲁科尔沁旗、克什克腾旗、宁城县、敖汉旗）、锡林郭勒盟（西乌珠穆沁旗、东乌珠穆沁旗、正蓝旗、锡林浩特市）、乌兰察布市（察哈尔右翼中旗、丰镇市）、包头市（固阳县）。

| 资源情况 | 野生资源较丰富。药材来源于野生。

| 采收加工 | **中药** 短毛独活：秋季挖取，除去茎叶和细根，洗净，晒干。
蒙药 巴勒其日嘎那：同"短毛独活"。

| 药材性状 | **中药** 短毛独活：本品根呈长圆锥形，长 30 ~ 80 cm；根多分枝或单一，稍弯曲，直径可达 2 cm，表面灰白色、浅灰棕色或灰棕色，有时上端有密集的线环纹，中下部具不规则的皱缩沟纹，质坚韧，折断面不平整，皮部黄白色，略显粉性，散在深黄色油点，有裂隙，可见棕色环（形成层），内心淡黄色，显菊花纹理。香气特异，味微苦、麻。

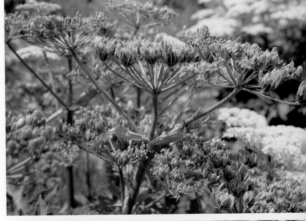

| 功能主治 | **中药** 短毛独活：辛、苦，温。归肝、肾、膀胱经。发表，祛风除湿。用于风寒感冒，头痛，风湿痹痛，腰膝酸痛。
蒙药 巴勒其日嘎那：苦、辛，温。杀黏虫，止血，燥"协日乌素"。用于发症，结喉，瘟疫，各种出血。

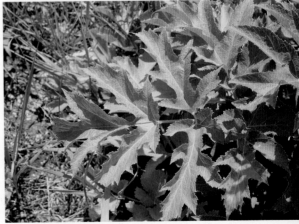

| 用法用量 | **中药** 短毛独活：内服煎汤，3 ~ 9 g；或入丸、散剂；或浸酒。外用适量，煎汤漱口。
蒙药 巴勒其日嘎那：多入丸、散剂。

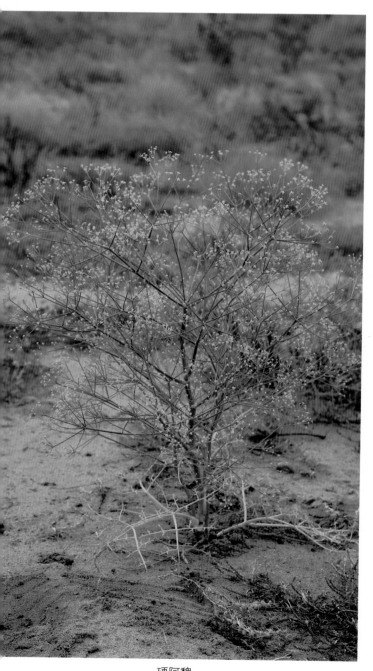

硬阿魏

伞形科 Umbelliferae **阿魏属** Ferula

硬阿魏 *Ferula bungeana* Kitag.

| 植物别名 |

沙茴香、牛叫磨、刚前胡。

| 蒙 文 名 |

汉－特木日。

| 药 材 名 |

中药 砂茴香（药用部位：全草。别名：刚前胡、沙茴香、沙前胡）、砂茴香子（药用部位：种子。别名：沙前胡籽）。

蒙药 汉－特木日（药用部位：全草）。

| 形态特征 |

多年生草本，高达60 cm；植株密被柔毛。茎2～3回分枝。基生叶莲座状，具短柄；叶宽卵形，2～3回羽状全裂，裂片长卵形，羽状深裂，小裂片楔形或倒卵形，常3裂成角状齿，密被柔毛，灰蓝色，质厚，宿存。复伞形花序顶生，直径4～12 cm，果序长达25 cm，无总苞片或偶有1～3，锥形；伞幅4～15；伞形花序有5～12花，小总苞片3～5，线状披针形；萼齿卵形；花瓣黄色，椭圆形；花柱基扁圆锥形，边缘宽。果实宽椭圆形，背腹扁，果棱线形，钝状凸起，果梗不等长，长可达3 cm；每棱槽油管1，合生面油管 2。花期 6 ~ 7 月，果期 7 ~ 8 月。

| **生境分布** | 生于典型草原和荒漠草原地带的沙地。分布于内蒙古兴安盟（科尔沁左翼中旗）、通辽市（科尔沁左翼后旗、科尔沁区、奈曼旗、开鲁县）、赤峰市（林西县、阿鲁科尔沁旗、巴林右旗、翁牛特旗、克什克腾旗、敖汉旗）、锡林郭勒盟（苏尼特右旗、正镶白旗、锡林浩特市、苏尼特左旗、正蓝旗、镶黄旗、二连浩特市、西乌珠穆沁旗、东乌珠穆沁旗）、乌兰察布市（四子王旗、商都县）、呼和浩特市（土默特左旗、托克托县）、包头市（昆都仑区、东河区、土默特右旗、固阳县、达尔罕茂明安联合旗）、鄂尔多斯市（鄂托克前旗、鄂托克旗、达拉特旗、伊金霍洛旗、乌审旗、准格尔旗、康巴什区、杭锦旗）、巴彦淖尔市（乌拉特前旗、乌拉特中旗、乌拉特后旗、磴口县）。

| **资源情况** | 野生资源较丰富。药材来源于野生。

| **采收加工** | **中药** 砂茴香：夏、秋季采挖，洗净，晒干。
砂茴香子：7 ~ 8 月果实成熟时采收，打下种子，晒干。
蒙药 汉 – 特木日：同"砂茴香"。

| **药材性状** | **中药** 砂茴香：本品表面绿色或黄绿色，茎具纵细棱，圆柱形。叶多脱落，完整者基生叶多数，莲花状丛生，大型，具长叶柄与叶鞘，叶鞘条形，黄色，叶片质厚，坚硬，三角状卵形，上半部具三角状牙齿 3，茎中部叶 2 ~ 3，顶生叶极简化，有时只剩叶鞘。花黄色。果实似葵花子壳，矩圆形，背腹压扁，长约 1 cm，宽约 0.5 cm，果棱黄色，棱槽棕褐色，每棱槽中具油管 1，合生面具油管 2。气微，味淡。

| **功能主治** | **中药** 砂茴香：甘、微苦，凉。清热宣肺，祛痰散结，消肿止痛。用于咽喉肿痛，咳喘，骨关节结核，瘰疬，疮疡，腰扭伤。
砂茴香子：辛、甘，平。理气健胃。用于脘腹胀痛，消化不良。
蒙药 汉 – 特木日：清热，解毒，消肿，止痛，抗结核。用于骨关节结核，淋巴结结核，脓疡，扁桃体炎，肋间神经痛。

| **用法用量** | **中药** 砂茴香：内服煎汤，6 ~ 20 g。外用适量，煎汤熏洗患病关节。
砂茴香子：内服研末，1 ~ 3 g。
蒙药 汉 – 特木日：多配方用。

| **附 注** | 本种在《内蒙古植物志》第 3 版中被记载为沙茴香的别名。

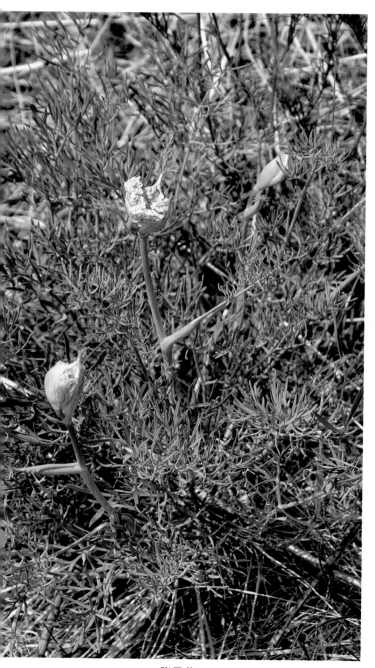

胜果芹

伞形科 Umbelliferae 胀果芹属 Phlojodicarpus

胀果芹

Phlojodicarpus sibiricus (Steph. ex Spreng.) K.-Pol.

| 植物别名 |

燥芹、膨果芹。

| 蒙 文 名 |

都日根－查干。

| 药 材 名 |

蒙药 图日根－查干（药用部位：全草）。

| 形态特征 |

多年生草本，高 15 ～ 60 cm。根颈粗壮，常呈指状分枝，并存留多数宽阔的枯萎叶鞘；根圆锥形，粗大，木质化，表皮褐色。茎单一或数条，圆柱形，直径 3 ～ 7 mm，细条纹轻微凸起，光滑无毛。基生叶多数，基部具卵状宽阔叶鞘；叶片长卵形，2 ～ 3 回羽状分裂，一回羽片 5 ～ 7 对，二回羽片 2 ～ 3 对。伞形花序有长梗，花序梗粗壮，伞形花序直径 3 ～ 9 cm，总苞片 5 ～ 10，线状披针形；伞幅 6 ～ 20，不等长，有鳞片状毛；小伞形花序有花 10 余朵；花瓣白色。分生果长圆形，成熟时浅黄色，有稀疏短毛，果皮肥厚，稍木质化，背棱粗钝，隆起很甚，侧棱翅状，宽而厚；棱槽内油管 1，合生面油管 2，油管有时易消失。花期 6 月，

果期7～8月。

| **生境分布** | 生于向阳山坡、干燥多石山地或草原区石质山顶。分布于内蒙古呼伦贝尔市（额尔古纳市、满洲里市）、锡林郭勒盟（锡林浩特市、苏尼特左旗、太仆寺旗）、巴彦淖尔市（乌拉特中旗）。

| **资源情况** | 野生资源稀少。药材来源于野生。

| **采收加工** | **蒙药** 图日根－查干：夏季采收，除去杂质，洗去泥土，晒干。

| **功能主治** | **蒙药** 图日根－查干：苦、甘，凉，钝、轻、糙。杀黏，清热，燥"协日乌素"，治伤，止血，生肌，消肿，软坚。用于流行性感冒，发症，结喉，腮腺炎，丹毒，肠刺痛，麻疹，游痛症，痛风，创伤，各种出血，里结。

| **用法用量** | **蒙药** 图日根－查干：多入丸、散剂。

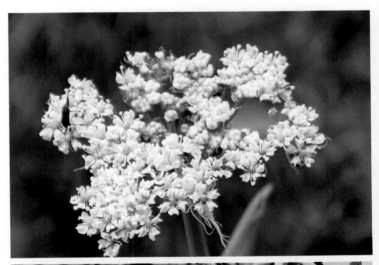

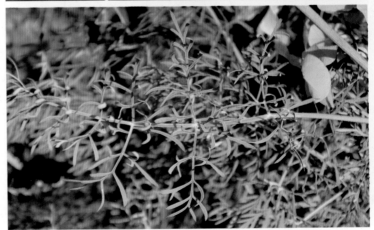

鹿蹄草科 Pyrolaceae 鹿蹄草属 Pyrola

红花鹿蹄草

Pyrola incarnata Fisch. ex DC.

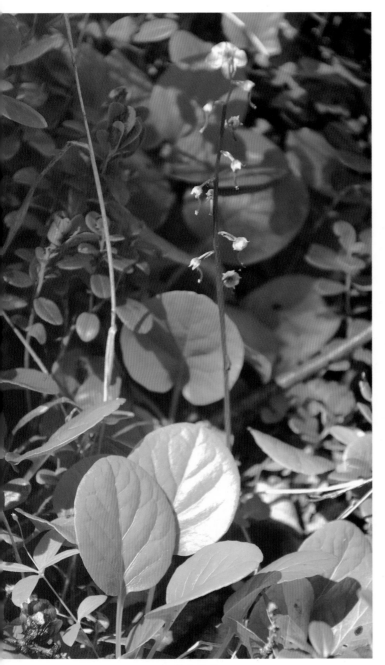

红花鹿蹄草

| 蒙 文 名 |

乌兰 - 宝根 - 图古日爱。

| 药 材 名 |

鹿衔草（药用部位：全草）。

| 形 态 特 征 |

常绿草本状小半灌木，高 15 ～ 30 cm。根茎细长，横生，斜升，有分枝。叶 3 ～ 7，基生，薄革质，稍有光泽，近圆形或圆卵形，或卵状椭圆形，先端圆钝，基部近圆形或圆楔形，边缘近全缘或有不明显的浅齿，两面有时带紫色，脉稍隆起。花葶常带紫色，有 2（～ 3）褐色的鳞片状叶。总状花序有 7 ～ 15 花，花倾斜，花冠广开，碗形，紫红色；花梗果期前长 6 ～ 7.5 mm，果期达 7 ～ 12 mm，腋间有膜质苞片；萼片三角状宽披针形；花瓣倒圆卵形；雄蕊 10，花丝无毛，花药有小角，成熟时为紫色；花柱长 6 ～ 10 mm，倾斜，上部向上弯曲，先端有环状突起，伸出花冠；柱头 5 圆裂。蒴果扁球形，带紫红色。花期 6 ～ 7 月，果期 8 ～ 9 月。

| **生境分布** | 生于山地针阔叶混交林、阔叶林及灌丛下。分布于内蒙古呼伦贝尔市（额尔古纳市、鄂伦春自治旗、陈巴尔虎旗、牙克石市、根河市）、兴安盟（科尔沁右翼前旗）、赤峰市（克什克腾旗、喀喇沁旗、巴林右旗）、锡林郭勒盟（东乌珠穆沁旗）、乌兰察布市（兴和县、凉城县）、呼和浩特市（武川县）、包头市（土默特右旗）。 |

| **资源情况** | 野生资源较少。药材来源于野生。 |

| **采收加工** | 夏、秋季采收，除去杂质，晒至叶片较软时，堆置至叶片变紫褐色，晒干。 |

| **功能主治** | 甘、苦，温。归肝、肾经。补肾强骨，祛风除湿，止咳，止血。用于肾虚腰痛，风湿痹痛，筋骨痿软，新久咳嗽，吐血，衄血，崩漏，外伤出血。 |

| **用法用量** | 内服煎汤，15～30 g；研末，6～9 g。外用适量，捣敷；或研末撒；或煎汤洗。 |

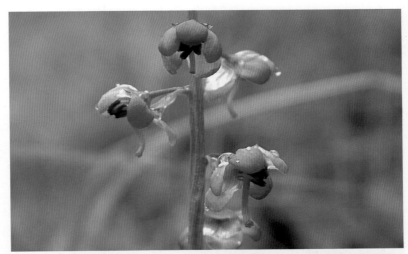

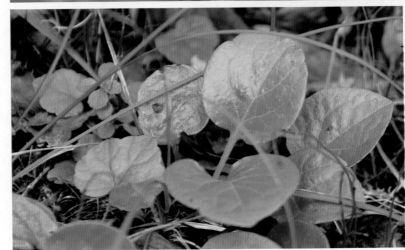

圆叶鹿蹄草
Pyrola rotundifolia L.

| **植物别名** | 鹿衔草、鹿含草、鹿蹄草。

| **蒙 文 名** | 宝给音 - 突古日爱 - 额布苏。

| **药 材 名** | 圆叶鹿蹄草（药用部位：全株）。

| **形态特征** | 常绿草本状小亚灌木，高 15 ～ 25（～ 30）cm。叶 4 ～ 7，基生，革质，圆形或圆卵形，长（2 ～）3 ～ 6 cm，有不明显疏圆齿或近全缘；叶柄长约为叶片的 2 倍或近等长。总状花序有（6 ～）8 ～ 15（～ 18）花，花倾斜，稍下垂；花冠广开，白色；花梗长 4.5 ～ 5 mm，腋间有膜质披针形苞片，与花梗近等长或稍长；萼片窄披针形，长约为花瓣之半，先端渐尖，全缘；花瓣倒圆卵形，长 0.6 ～ 1 cm；

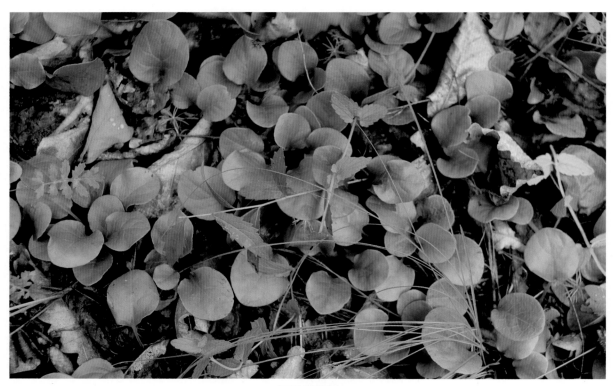

圆叶鹿蹄草

雄蕊 10，花药黄色；花柱长 0.8 ～ 1 cm，倾斜，上部向上弯曲、伸出花冠，先端有环状突起，柱头 5 浅圆裂。蒴果扁球形，直径（6 ～）7 ～ 8 mm。花期 6 ～ 7 月，果期 8 ～ 9 月。

| 生境分布 | 生于针阔叶混交林、阔叶林及灌丛下。分布于内蒙古呼伦贝尔市（额尔古纳市、鄂伦春自治旗）、兴安盟（扎赉特旗、科尔沁右翼前旗）、通辽市（扎鲁特旗、库伦旗）、赤峰市（林西县、巴林左旗、巴林右旗、克什克腾旗、喀喇沁旗）、锡林郭勒盟（东乌珠穆沁旗）、乌兰察布市（兴和县）、包头市（土默特右旗）、巴彦淖尔市（乌拉特前旗）。

| 资源情况 | 野生资源较少。药材来源于野生。

| 采收加工 | 夏季采收，晒干。

| 功能主治 | 祛风除湿，强筋骨，止血，清热，消炎。用于风湿疼痛，肾虚腰痛，肺结核，咯血，衄血，慢性细菌性痢疾，急性扁桃体炎，上呼吸道感染等；外用于外伤出血。

| 用法用量 | 内服煎汤，15 ～ 25 g。外用适量，捣敷；或研末调敷；或煎汤洗。

| 附　　注 | 本种为中生植物。

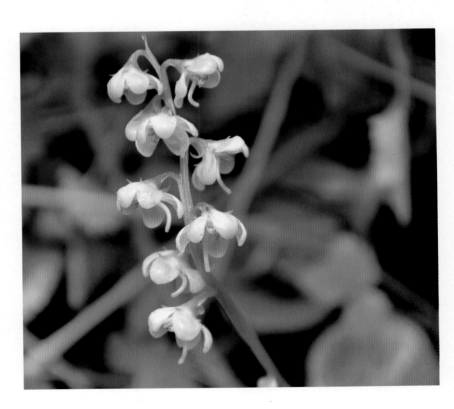

松下兰

Monotropa hypopitys L.

植物别名	毛花松下兰。
蒙 文 名	希怪日勒 - 其其格。
药 材 名	松下兰（药用部位：全草。别名：土花、地花）。
形态特征	多年生草本，腐生，高 8 ~ 27 cm，全株无叶绿素，白色或淡黄色，肉质，干后变黑褐色。根细而分枝密。叶鳞片状，直立，互生，上部较稀疏，下部较紧密，卵状长圆形或卵状披针形。总状花序有 3 ~ 8 花；花初下垂，后渐直立，花冠筒状钟形；苞片卵状长圆形或卵状披针形；花瓣 4 ~ 5，长圆形或倒卵状长圆形，先端钝，上部有不整齐的锯齿，早落；雄蕊 8 ~ 10，短于花冠，花药橙黄色，

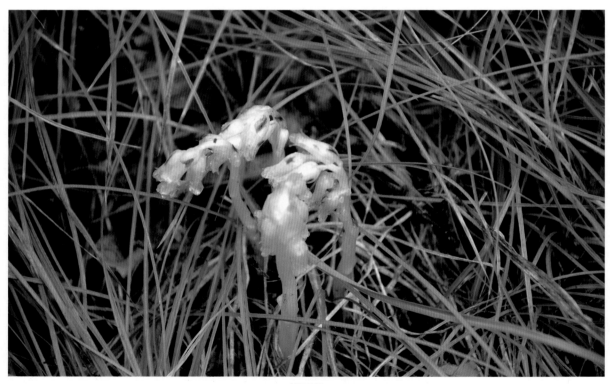

松下兰

花丝无毛；子房无毛，中轴胎座，4～5室；花柱直立，柱头膨大成漏斗状，4～5圆裂。蒴果椭圆状球形。花期6～8月，果期7～9月。

| 生境分布 | 生于山地阔叶林或针阔叶混交林下。分布于内蒙古呼伦贝尔市（根河市、额尔古纳市、牙克石市）、兴安盟（阿尔山市）、赤峰市（敖汉旗、喀喇沁旗）、乌兰察布市（宁城县）。

| 资源情况 | 野生资源稀少。药材来源于野生。

| 采收加工 | 夏、秋季采收，晒干。

| 功能主治 | 甘，温。归肺、脾经。镇咳，补虚。用于汗出肢冷，食欲不振，气短乏力，心神不安。

| 用法用量 | 内服煎汤，5～10 g；或研末冲水服。

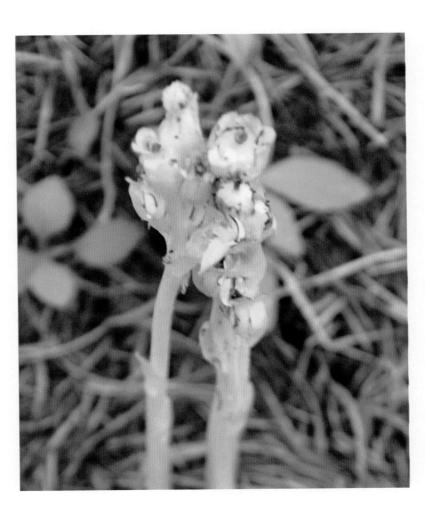

杜鹃花科 Ericaceae 杜香属 Ledum

杜香
Ledum palustre L.

| **植物别名** | 喇叭茶。

| **蒙 文 名** | 苏日嘎日。

| **药 材 名** | 杜香（药用部位：叶。别名：喇叭茶）。

| **形态特征** | 灌木，直立或平卧，高 40 ～ 50 cm。枝纤细，幼枝密被锈色绵毛，顶芽显著，卵形，芽鳞密生锈色茸毛。叶线形，长 1 ～ 3 cm，宽 1 ～ 3 mm，边缘强烈反卷，上面暗绿色，多皱，下面密被锈色茸毛，中脉隆起。花多数，小型，乳白色；花梗细长，长 0.5 ～ 2.5 cm，密生锈色茸毛；萼片 5，卵圆形，长 0.5 ～ 0.8 mm，宿存；雄蕊 10，花丝基部有毛；花柱宿存。蒴果卵形，长 3.5 ～ 4 mm，宿存花

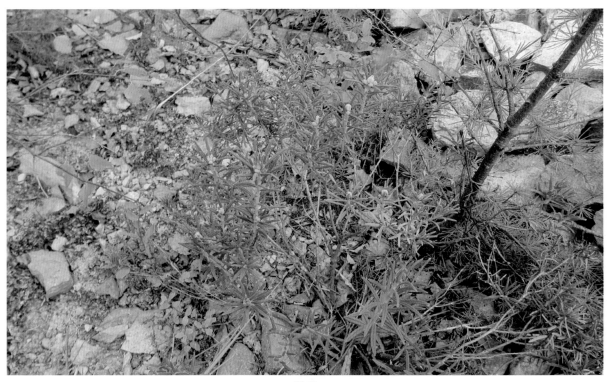

杜香

柱长 2 ~ 4 mm。花期 6 ~ 7 月，果期 7 ~ 8 月。

| 生境分布 | 生于落叶松林、樟子松林、云杉林或针阔叶混交林下。分布于内蒙古呼伦贝尔市（鄂伦春自治旗、牙克石市、根河市、额尔古纳市）。

| 资源情况 | 野生资源一般。药材来源于野生。

| 采收加工 | 夏、秋季采收，阴干。

| 药材性状 | 本品叶片呈矩圆状披针形，长 1 ~ 3 cm，宽 1 ~ 3 mm，边缘强烈反卷，下面有黄褐色厚绒毛，沿中脉尤多。叶革质。气香，味微苦。

| 功能主治 | 辛、苦，微寒。化痰，止咳，平喘。用于慢性支气管炎，百日咳。

| 用法用量 | 内服煎汤，5 ~ 10 g。

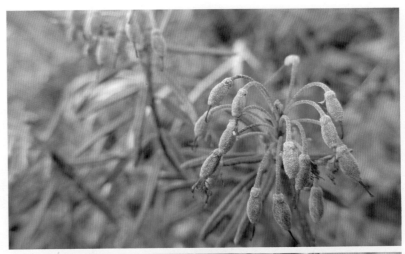

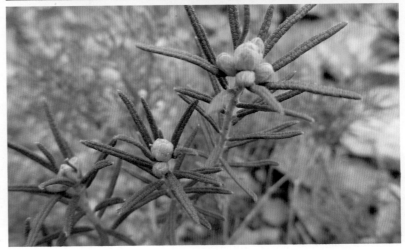

██ 杜鹃花科 ██ Ericaceae ██ 杜香属 ██ *Ledum*

宽叶杜香
Ledum palustre L. var. *dilatatum* Wahlenberg

| 植物别名 | 喇叭茶、杜香、香草。

| 蒙文名 | 毛仁－苏日嘎日。

| 药材名 | 杜香（药用部位：叶。别名：喇叭茶）。

| 形态特征 | 灌木，直立或平卧，高40～50 cm。枝纤细，幼枝密被锈色绵毛，顶芽显著，卵形，芽鳞密生锈色茸毛。叶为线状披针形或狭长圆形，长2～8 cm，宽0.4～1.5 cm，叶缘稍反卷，下面被锈色毛和白色短柔毛，锈色毛脱落后呈白色。花多数，小型，乳白色；花梗细长，长0.5～2.5 cm，密生锈色茸毛；萼片5，卵圆形，长0.5～0.8 mm，宿存；雄蕊10，花丝基部有毛；花柱宿存。蒴果卵形，长3.5～

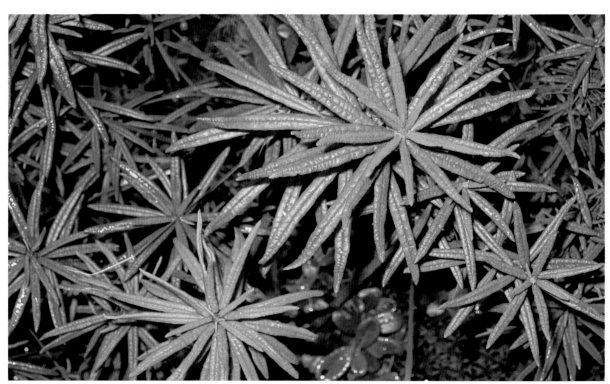

宽叶杜香

4 mm，宿存花柱长 2 ~ 4 mm。花期 6 ~ 7 月，果期 7 ~ 8 月。

| 生境分布 | 生于疏林下、水甸边、林缘或湿草地上。分布于内蒙古呼伦贝尔市（额尔古纳市、牙克石市、根河市）。

| 资源情况 | 野生资源一般。药材来源于野生。

| 采收加工 | 夏、秋季采收，阴干。

| 功能主治 | 辛、苦，微寒。化痰，止咳，平喘。用于慢性支气管炎，百日咳。

| 用法用量 | 内服煎汤，5 ~ 10 g。

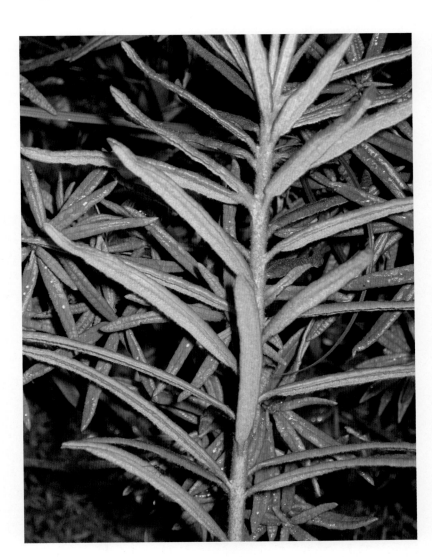

▋杜鹃花科▋ Ericaceae ▋杜香属▋ *Ledum*

狭叶杜香

Ledum palustre L. var. *angustrum* N. Busch

| 植物别名 | 喇叭茶。

| 蒙文名 | 浩您－苏日嘎日。

| 药材名 | 杜香（药用部位：叶。别名：喇叭茶）。

| 形态特征 | 常绿小灌木，高50 cm；多分枝，幼枝密生黄褐色绒毛。叶互生，密集，近革质，芳香，线形，上面深绿色，下面密被褐色绒毛，边缘反卷。伞形花序顶生；花白色。蒴果卵形，有褐色细毛，由基部向上方开裂。花期6～7月，果期7～8月。

| 生境分布 | 生于苔藓类水甸和潮湿山坡上。分布于内蒙古呼伦贝尔市（额尔古纳市、鄂伦春自治旗、牙克石市、根河市）、兴安盟（科尔沁

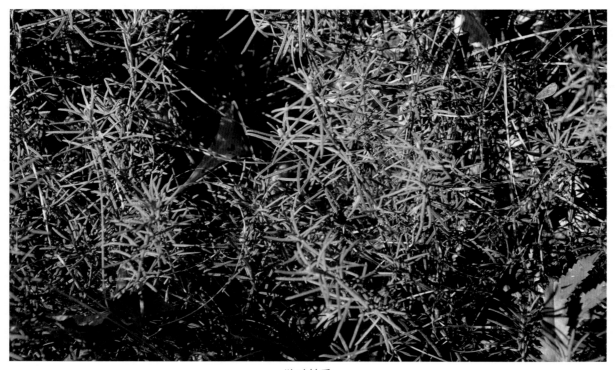

狭叶杜香

右翼前旗）。

| **资源情况** | 野生资源一般。药材来源于野生。

| **采收加工** | 夏、秋季采收，阴干。

| **功能主治** | 辛、苦，微寒。化痰，止咳，平喘。用于慢性支气管炎，百日咳。

| **用法用量** | 内服煎汤，5 ～ 10 g。

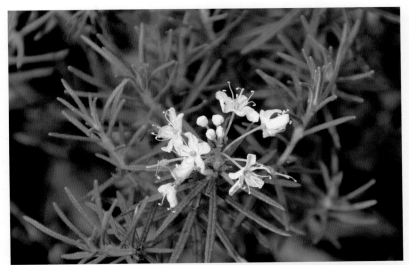

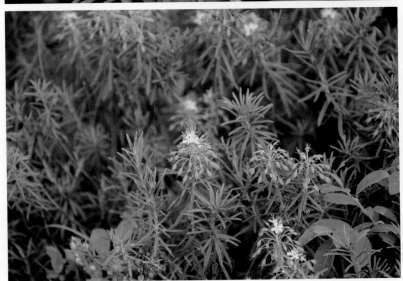

照山白

Rhododendron micranthum Turcz.

| **植物别名** | 小花杜鹃、照白杜鹃。

| **蒙 文 名** | 查干－特日乐吉。

| **药 材 名** | **中药** 照山白（药用部位：叶。别名：万经棵、铁石茶、兰荆）。
蒙药 哈日布日（药用部位：叶）。

| **形态特征** | 常绿灌木，高 1 ~ 2 m。幼枝黄褐色，被短柔毛及稀疏鳞斑，后渐光滑，老枝深灰色或灰褐色。叶多集生于枝端，长椭圆形或倒披针形，先端具 1 短尖头或微钝，基部楔形，全缘，上面深绿色，疏生鳞斑，沿中脉具短柔毛，下面淡绿色或褐色，密被褐色鳞斑；叶柄长 0.5 ~ 1 cm。多花组成顶生总状花序，花梗细长，被稀疏鳞斑；

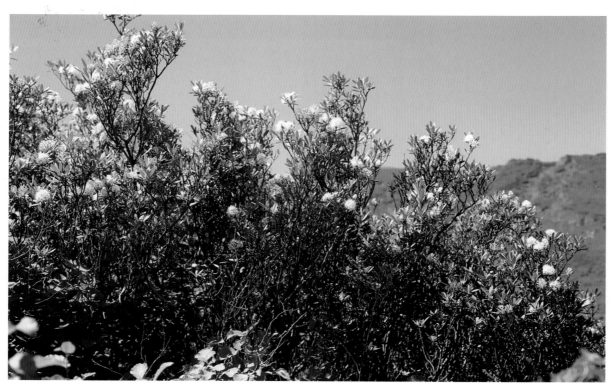

照山白

花小型；花萼 5 深裂，裂片三角状披针形，长约 2 mm，具缘毛；花冠钟状，白色，5 深裂，裂片矩圆形，外面被鳞斑；雄蕊 10，比花冠稍长或与花冠近等长；子房卵形，5 室，花柱细长。蒴果矩圆形，深褐色，被较密的鳞斑，先端 5 瓣开裂，具宿存的花柱与花萼。花期 6～8 月，果熟期 8～9 月。

| **生境分布** | 生于山坡灌丛、山谷、峭壁及岩石上。分布于内蒙古兴安盟（科尔沁右翼前旗）、通辽市（科尔沁左翼后旗、霍林郭勒市）、赤峰市（宁城县、喀喇沁旗、翁牛特旗、克什克腾旗、元宝山区、松山区、阿鲁科尔沁旗、敖汉旗）、锡林郭勒盟（西乌珠穆沁旗）、乌兰察布市（宁城县）。

| **资源情况** | 野生资源较少。药材来源于野生。

| **采收加工** | **中药** 照山白：夏、秋季采收，晒干。
蒙药 哈日布日：同"照山白"。

| **药材性状** | **中药** 照山白：本品叶多反卷，有的皱缩或破碎，完整叶片展平后呈长椭圆形或倒披针形；上表面暗绿色或棕褐色，有白色腺鳞；下表面淡黄绿色，密被淡棕色星状腺鳞；革质。气芳香，味微苦、辛。以叶片完整、色暗绿者为佳。

| **功能主治** | **中药** 照山白：酸、辛，温；有大毒。祛风通络，调经止痛，化痰止咳。用于慢性支气管炎，风湿痹痛，腰痛，痛经，产后关节痛。
蒙药 哈日布日：甘、苦、涩，温，软、轻；有毒。温中开胃，祛巴达干，镇痛，消肿，止咳祛痰，滋补调元。用于消化不良，不思饮食，巴达干病，寒赫依，刺痛症，肺赫依症，气喘，干咳气短，浮肿，体衰，肢体僵屈，奇哈，苏日雅。

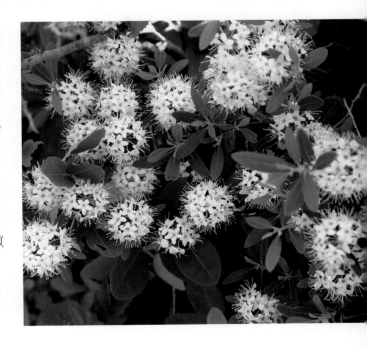

| **用法用量** | **中药** 照山白：内服煎汤，3～6 g；或制成糖浆、片剂。外用适量，鲜品捣敷；或煎汤洗。
蒙药 哈日布日：多入丸、散剂。外用适量，洗浴。

杜鹃花科 Ericaceae 杜鹃属 Rhododendron

小叶杜鹃
Rhododendron parvifolium Adams

| 蒙 文 名 | 吉吉格 – 特日乐吉。

| 药 材 名 | **中药** 小叶杜鹃（药用部位：叶、花）。
蒙药 吉吉格 – 那布其图 – 特日乐吉（药用部位：叶）。

| 形态特征 | 常绿小灌木，高 0.5 ~ 1 m，分枝繁密，短或细长，伏地或挺直。枝细长，幼时密生锈褐色鳞斑，后脱落，老枝灰色或灰白色，稍剥裂。叶互生或集生于枝顶，革质，椭圆形或卵状椭圆形，先端钝或微尖，基部钝圆或宽楔形，全缘，稍反卷，上下两面密被鳞斑。2 ~ 4 花生于枝顶，组成伞形花序，花梗短，果时长达 4 ~ 8 mm；花萼小，先端 5 裂，具鳞斑；花冠辐状漏斗形，蔷薇色或紫蔷薇色，

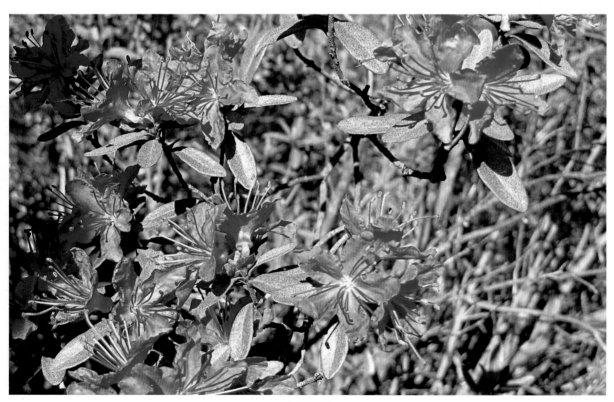

小叶杜鹃

先端 5 裂，内面基部被毛；雄蕊 10，约与花冠等长，花丝基部具柔毛；子房椭圆形，5 室，外被鳞斑，花柱长于雄蕊，宿存。蒴果，先端 5 瓣开裂，被鳞斑。花期 6 月，果期 7 月。

| 生境分布 | 生于高山草原、灌丛林或杂木林中。分布于内蒙古呼伦贝尔市（额尔古纳市、鄂伦春自治旗、牙克石市、根河市）、锡林郭勒盟（东乌珠穆沁旗）。

| 资源情况 | 野生资源稀少。药材来源于野生。

| 采收加工 | **中药** 小叶杜鹃：全年均可采收叶，鲜用或阴干；6 ~ 7 月采收花，鲜用或晒干。
蒙药 吉吉格 – 那布其图 – 特日乐吉：全年均可采收，鲜用或阴干，或切段蒸馏取挥发油用。

| 药材性状 | **中药** 小叶杜鹃：本品叶片多破碎，完整者展平后呈卵圆形，长 1 ~ 1.5 cm，宽 4 ~ 7 mm，两端钝圆，全缘，边缘微向下反卷，上面密被银白色或绿色腺鳞；叶柄长约 3 mm，被鳞片。花皱缩破碎，淡棕黄色、淡蓝色或紫蓝色，完整者花萼 5 深裂，裂片卵圆形，花冠漏斗状，雄蕊 10，花药卵形，棕红色。气浓香，味苦、微涩。

| 功能主治 | **中药** 小叶杜鹃：辛、苦，寒；有毒。归肺经。祛痰，止咳。用于肺气上逆，咳嗽痰多。
蒙药 吉吉格 – 那布其图 – 特日乐吉：辛，温，轻、柔、软；有毒。祛巴达干，止咳祛痰，消肿，滋补调元。用于消化不良，寒泻，铁垢巴达干，干咳，肺巴达干病，肾寒，浮肿，体衰，精亏。

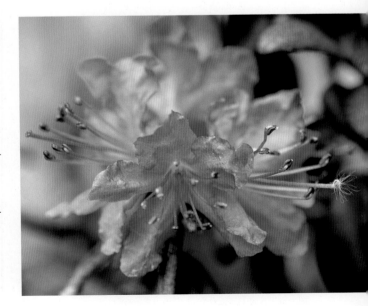

| 用法用量 | **中药** 小叶杜鹃：内服煎汤，5 ~ 15 g；或制成胶囊、酊剂、片剂。
蒙药 吉吉格 – 那布其图 – 特日乐吉：单用 1.5 ~ 3 g；或入丸、散剂。外用适量，洗浴。

杜鹃花科 Ericaceae 杜鹃属 *Rhododendron*

兴安杜鹃 *Rhododendron dauricum* L.

| 植物别名 | 达乌里杜鹃、迎山红。

| 蒙 文 名 | 兴安 – 特日乐基。

| 药 材 名 | **中药** 满山红（药用部位：叶。别名：映山红、山崩子、金达来）。
蒙药 哈日 – 阿拉坦 – 哈日布日（药用部位：叶及带叶枝）。

| 形态特征 | 半常绿灌木，高 0.5 ~ 2 m，分枝多。幼枝细而弯曲，被柔毛和鳞片。叶片近革质，椭圆形或长圆形，两端钝，有时基部宽楔形，全缘或有细钝齿，上面深绿色，散生鳞片，下面淡绿色，密被鳞片，鳞片不等大，褐色，覆瓦状或彼此邻接，或相距为其直径的 1/2 或 1.5 倍；叶柄长 2 ~ 6 mm，被微柔毛。花序腋生枝顶或假顶生，具

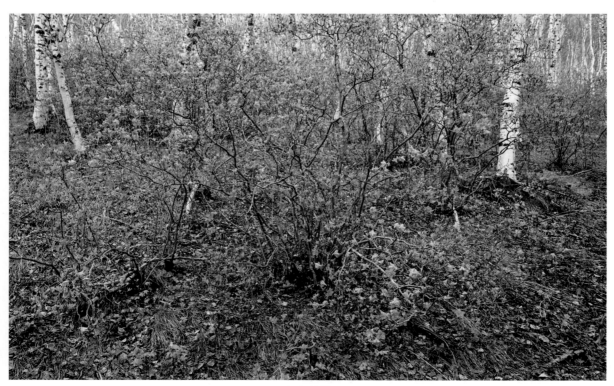

兴安杜鹃

1 ～ 4 花，先叶开放，伞形着生；花芽鳞早落或宿存；花梗长 2 ～ 8 mm；花萼长不及 1 mm，5 裂，密被鳞片；花冠宽漏斗状，粉红色或紫红色，外面无鳞片，通常有柔毛；雄蕊 10，短于花冠，花药紫红色，花丝下部有柔毛；子房 5 室，密被鳞片，花柱紫红色，光滑，长于花冠。蒴果长圆形，先端 5 瓣开裂。花期 5 ～ 6 月，果期 7 月。

| **生境分布** | 生于山地落叶松林、桦木林林下或林缘。分布于内蒙古呼伦贝尔市（扎兰屯市、鄂伦春自治旗、陈巴尔虎旗、牙克石市、莫力达瓦达斡尔族自治旗、根河市、阿荣旗、额尔古纳市）、兴安盟（阿尔山市、科尔沁右翼前旗）、赤峰市（林西县、巴林左旗、阿鲁科尔沁旗、克什克腾旗、巴林右旗）、锡林郭勒盟（西乌珠穆沁旗）。

| **资源情况** | 野生资源较丰富。药材来源于野生。

| **采收加工** | **中药** 满山红：夏、秋季采收，阴干。
蒙药 哈日 – 阿拉坦 – 哈日布日：夏、秋季采收，阴干。

| **药材性状** | **中药** 满山红：本品叶多反卷成筒状，有的皱缩、破碎。完整叶片展平后呈椭圆形或长倒卵形，先端钝，基部近圆形或宽楔形，全缘。上表面暗绿色至褐绿色，散生浅黄色腺鳞；下表面灰绿色，腺鳞甚多，近革质。气芳香特异，味较苦、微辛。

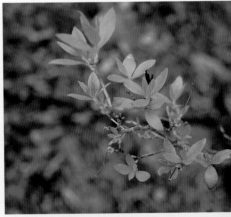

| **功能主治** | **中药** 满山红：辛、苦，寒。归肺、脾经。止咳祛痰。用于咳嗽气喘痰多。
蒙药 哈日 – 阿拉坦 – 哈日布日：辛，温，轻、柔、软；有毒。祛巴达干，止咳祛痰，消肿，滋补调元。用于消化不良，寒泻，铁垢巴达干，干咳，肺巴达干病，肾寒，浮肿，体衰，精亏。

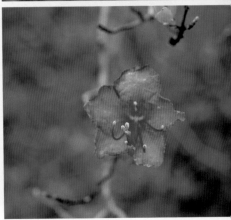

| **用法用量** | **中药** 满山红：内服煎汤，25 ～ 50 g；或 6 ～ 12 g，用 40% 乙醇浸服。
蒙药 哈日 – 阿拉坦 – 哈日布日：单用 1.5 ～ 3 g；或入丸、散剂。外用适量，洗浴。

杜鹃花科 Ericaceae 杜鹃属 Rhododendron

迎红杜鹃

Rhododendron mucronulatum Turcz.

| **植物别名** | 迎山红、尖叶杜鹃。

| **蒙文名** | 乌兰－特日乐吉。

| **药材名** | 迎山红（药用部位：叶。别名：满山红、映山红）。

| **形态特征** | 落叶灌木，高 1 ～ 2 m，分枝多。幼枝细长，疏生鳞片。叶片质薄，椭圆形或椭圆状披针形，长 3 ～ 7 cm，宽 1 ～ 3.5 cm，先端锐尖、渐尖或钝，边缘全缘或有细圆齿，基部楔形或钝，上面疏生鳞片，下面鳞片大小不等，褐色，相距为其直径的 2 ～ 4 倍；叶柄长 3 ～ 5 mm。花序腋生枝顶或假顶生，具 1 ～ 3 花，先叶开放，伞形着生；花芽鳞宿存；花梗长 5 ～ 10 mm，疏生鳞片；花萼长 0.5 ～ 1 mm，

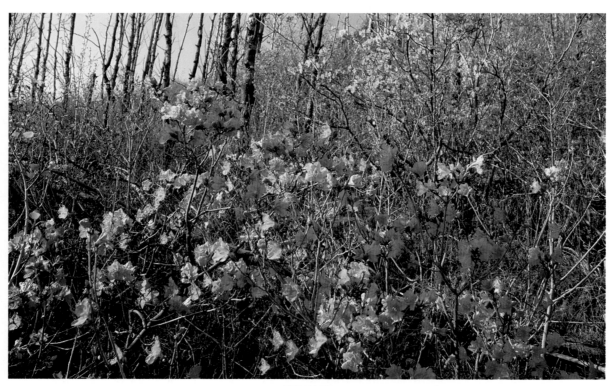

迎红杜鹃

5 裂，被鳞片，无毛或疏生刚毛；花冠宽漏斗状，淡红紫色，外面被短柔毛，无鳞片；雄蕊 10，不等长，稍短于花冠，花丝下部被短柔毛；子房 5 室，密被鳞片，花柱光滑，长于花冠。蒴果长圆形，先端 5 瓣开裂。花期 4 ～ 6 月，果期 5 ～ 7 月。

| 生境分布 | 生于山地灌丛。分布于内蒙古呼伦贝尔市（鄂温克族自治旗）、通辽市（扎鲁特旗）、赤峰市（喀喇沁旗、巴林右旗、敖汉旗、宁城县）、锡林郭勒盟（西乌珠穆沁旗）。

| 资源情况 | 野生资源较少。药材来源于野生。

| 采收加工 | 夏季采收，鲜用或阴干。

| 药材性状 | 本品叶片多反卷，有的皱缩、破碎。完整叶片展平后呈长圆形或卵状披针形；上表面亮绿色，有散生腺鳞；下表面淡绿色，腺鳞稍密；两面均无毛；革质。气芳香，味涩。以叶片完整、色绿者为佳。

| 功能主治 | 苦，平。解表，化痰，止咳，平喘。用于感冒头痛，咳嗽，哮喘，支气管炎。

| 用法用量 | 内服煎汤，5 ～ 15 g；或浸酒。

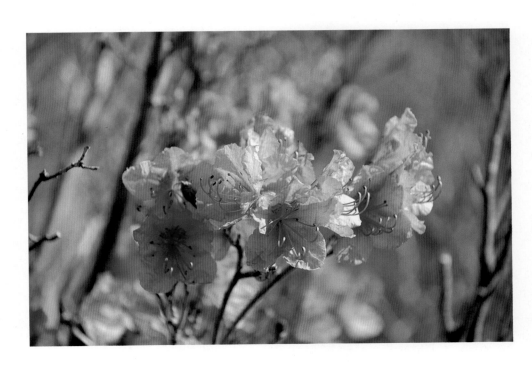

杜鹃花科 Ericaceae **越橘属** *Vaccinium*

越橘
Vaccinium vitis-idaea L.

| 植物别名 | 红豆、牙疙瘩。

| 蒙 文 名 | 阿力日苏。

| 药 材 名 | 越橘（药用部位：叶、果实。别名：熊果叶、越桔）。

| 形态特征 | 常绿矮小灌木，地下部分有细长匍匐的根茎，地上部分植株高
10 ～ 30 cm。茎纤细，直立或下部平卧，枝被灰白色短柔毛。叶
密生，叶片革质，椭圆形或倒卵形，表面无毛或沿中脉被微毛，背
面具腺点状伏生短毛。花序短总状，生于去年生枝顶，稍下垂，有
2 ～ 8 花，花序轴纤细，有微毛；苞片红色，宽卵形；小苞片 2，卵形；
花梗长 1 mm，被微毛；萼筒无毛，萼片 4，宽三角形；花冠白色或

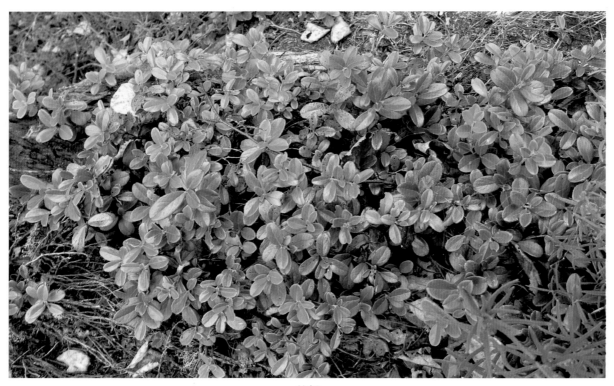

越橘

淡红色，钟状，4 裂，裂至上部 1/3，裂片三角状卵形，直立；雄蕊 8，比花冠短，花丝很短，有微毛，药室背部无距，药管与药室近等长；花柱稍超出花冠。浆果球形，鲜红色。花期 6～7 月，果期 8～9 月。

| **生境分布** | 生于高山沼地、石楠灌丛、针叶林、亚高山牧场和北极地区的冻原。分布于内蒙古呼伦贝尔市（鄂伦春自治旗、陈巴尔虎旗、牙克石市、根河市、额尔古纳市）、兴安盟（科尔沁右翼前旗）。

| **资源情况** | 野生资源较丰富。药材来源于野生。

| **采收加工** | 夏季采收叶，晒干；8～9 月采收果实，阴干。

| **药材性状** | 本品叶多反卷，有的皱缩破碎，完整叶片展平后呈椭圆形或倒卵形；上表面暗绿色，有光泽，下表面淡绿色，散生腺鳞；叶柄较短，革质。浆果球形，多皱缩，红色。气微，叶味苦、涩，果实味酸、甘。

| **功能主治** | 叶，苦、涩，温；有小毒。利水，除湿，止痛。用于淋病，肾炎水肿，风湿痹痛。果实，甘、酸，平。收敛，止痢。用于泄泻，痢疾。

| **用法用量** | 叶，内服煎汤，2～5 g。果实，内服煎汤，3～9 g；或制成酊剂。

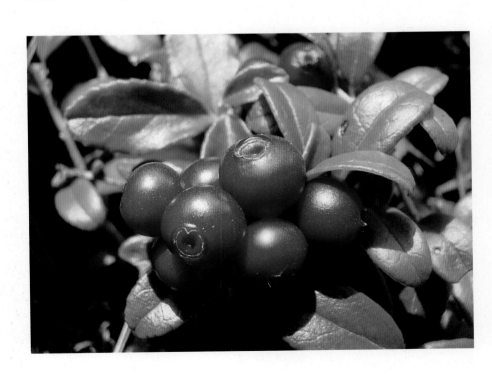

杜鹃花科 Ericaceae 越橘属 Vaccinium

笃斯越橘
Vaccinium uliginosum L.

| 植物别名 | 笃斯、甸果。

| 蒙 文 名 | 尼日苏。

| 药 材 名 | 笃斯越橘（药用部位：叶、果实）。

| 形态特征 | 落叶灌木，高 0.5 ~ 1 m，多分枝。茎短而细瘦，幼枝有微柔毛，老枝无毛。叶多数，散生，叶片纸质，倒卵形、椭圆形至长圆形；叶柄短，长 1 ~ 2 mm，被微毛。花下垂，1 ~ 3 着生于去年生枝顶叶腋；花梗长 0.5 ~ 1 cm，先端与萼筒之间无关节，下部有 2 小苞片，小苞片着生处有关节；萼筒无毛；雄蕊 10，比花冠略短，花丝无毛，药室背部有 2 距。浆果近球形或椭圆形。花期 6 月，果期 7 ~ 8 月。

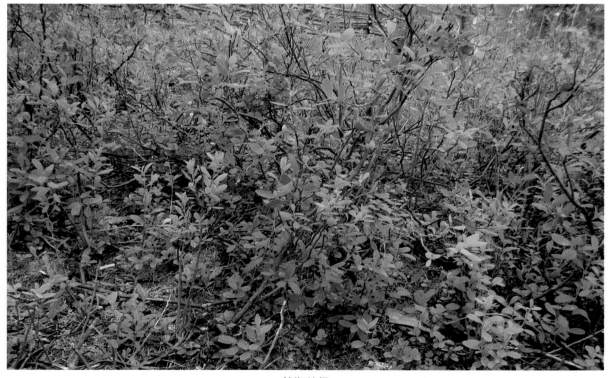

笃斯越橘

| **生境分布** | 生于针叶林、泥炭沼泽、亚高山苔原和牧场。分布于内蒙古呼伦贝尔市（牙克石市、根河市、额尔古纳市）。

| **资源情况** | 野生资源一般，栽培资源一般。药材来源于野生和栽培。

| **采收加工** | 夏季采收叶，晒干；7～8月采收果实，阴干。

| **药材性状** | 本品叶片多卷曲，有的皱缩破碎，完整叶片展平后呈倒卵形或椭圆形；上表面绿色，叶脉不明显；下表面灰绿色，叶脉隆起；叶柄长 1～2 mm；纸质。浆果近球形，略皱缩，蓝紫色，鲜时有白霜。气芳香，叶味涩，果实味甘而酸。以叶片完整、色绿、果实饱满者为佳。

| **功能主治** | 叶，苦，寒。清热通便，止血。用于胃热便秘，衄血，咯血。果实，甘，温。健胃消食，涩肠止泻。用于胃痛，食欲不振，泄泻腹痛。

| **用法用量** | 叶，内服煎汤，9～12 g。果实，内服煎汤，3～9 g。

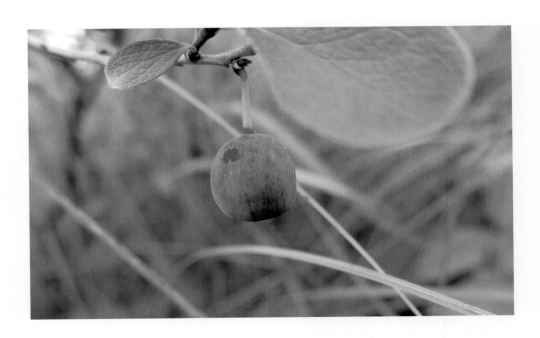

杜鹃花科 Ericaceae 越橘属 Vaccinium

小果红莓苔子

Vaccinium microcarpum (Turcz. ex Rupr.) Schmalh.

| 植物别名 | 毛蒿豆。

| 蒙文名 | 吉吉格 – 吉木斯图 – 尼日苏。

| 药材名 | 小果红莓苔子（药用部位：果实）。

| 形态特征 | 常绿半灌木，高 5 ~ 10 cm。茎纤细，有细长匍匐的走茎。分枝少，直立上升，直径约 0.5 mm，幼枝淡褐色，被微柔毛，老枝暗褐色，无毛，茎皮呈条状剥离。叶散生，叶片革质，卵形或椭圆形，表面深绿色，背面带灰白色，两面无毛。花 1 ~ 2 生于枝顶；花梗细弱，近无毛，先端稍下弯；苞片着生于花梗基部，卵形，无毛；萼筒无毛，萼齿 4，半圆形，无毛；花冠粉红色，4 深裂，裂片长圆形，向外反

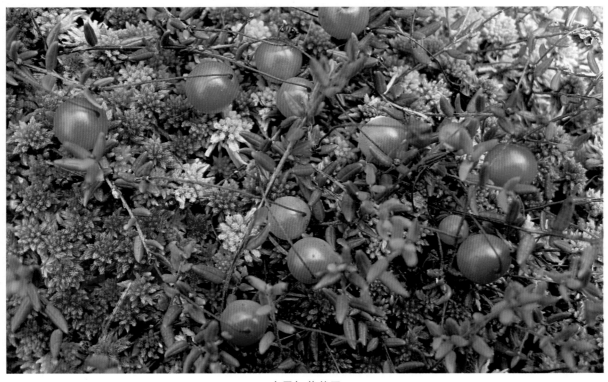

小果红莓苔子

折；雄蕊 8，花丝扁平，无毛，药室背部无距，药管与药室近等长；子房 4 室，花柱细长，超出雄蕊。浆果球形，红色。花期 6 ~ 7 月，果期 7 ~ 8 月。

| 生境分布 | 生于海拔较高的苔藓沼泽地或苔藓林下。分布于内蒙古呼伦贝尔市（额尔古纳市）。

| 资源情况 | 野生资源一般。药材来源于野生。

| 采收加工 | 7 ~ 8 月采收，晒干。

| 功能主治 | 酸，凉。止血，抗菌，消炎。用于治疗动脉硬化，防止尿路感染，软化毛细血管，消除眼部疲劳和改善视力，延缓神经衰老，增强心脏动脉搏动，抗肿瘤。

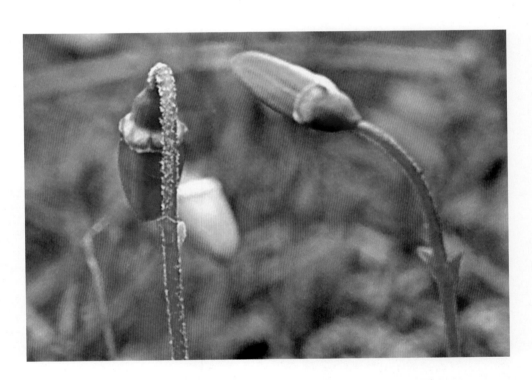

岩高兰科 Empetraceae 岩高兰属 Empetrum

东北岩高兰

Empetrum nigrum L. var. *japonicum* K. Koch

| 植物别名 | 肝复灵。

| 蒙 文 名 | 哈日－阿查。

| 药 材 名 | 东北岩高兰（药用部位：果实）。

| 形态特征 | 常绿匍匐状小灌木，通常高 20 ~ 50 cm，稀达 1 m，多分枝，小枝红褐色，幼枝多少被微柔毛。叶轮生或交互对生，下倾或水平伸展，线形，先端钝，边缘略反卷，无毛，叶面具皱纹，有光泽，幼叶边缘具稀疏腺状缘毛，叶面中脉凹陷；无柄。花单性异株，1 ~ 3 生于上部叶腋，无花梗；苞片 3 ~ 4，鳞片状，卵形，长约 1 mm，边缘具细睫毛，萼片 6，外层卵圆形，长约 1.5 mm，内层披针形，

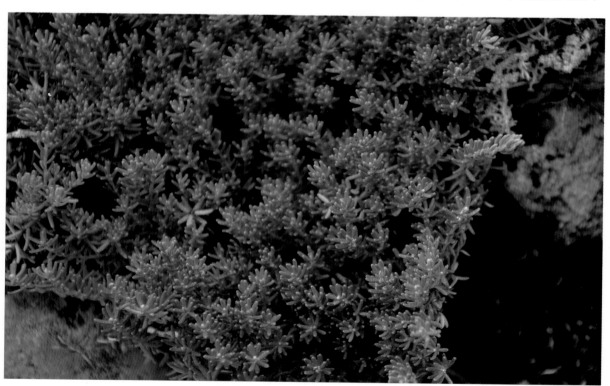

东北岩高兰

与外层等长，暗红色，花瓣状，先端内卷，无花瓣；雄蕊 3，花丝线形，长约 4 mm，花药较小；子房近陀螺形，无毛，花柱极短，柱头辐射状 6 ～ 9 裂。果实直径约 5 mm，成熟时紫红色至黑色。

| **生境分布** | 生于偃松矮曲林下或石坡上。分布于内蒙古呼伦贝尔市（根河市、额尔古纳市）、兴安盟（阿尔山市）。

| **资源情况** | 野生资源稀少。药材来源于野生。

| **采收加工** | 夏、秋季采收，晒干。

| **功能主治** | 滋阴养肝，明目。用于肚腹胀满，消化不良。

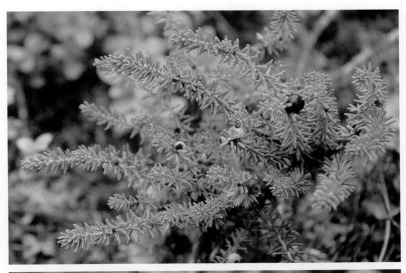

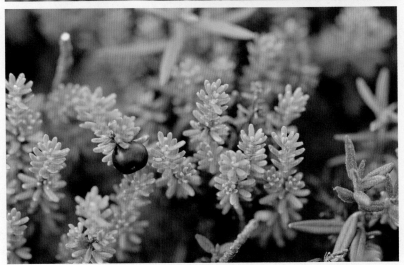

报春花科 Primulaceae 珍珠菜属 Lysimachia

狼尾花
Lysimachia barystachys Bunge

| 植物别名 | 重穗珍珠菜、虎尾草。

| 蒙文名 | 侵娃音 – 苏乐。

| 药材名 | 狼尾花（药用部位：全草）。

| 形态特征 | 多年生草本。根茎横走，红棕色，节上有红棕色鳞片。茎直立，高35 ~ 70 cm，单一或有短分枝，上部被密长柔毛。叶互生，条状倒披针形、披针形至矩圆状披针形。总状花序顶生，花密集，常向一侧弯曲成狼尾状，长4 ~ 6 cm，果期伸直，长可达25 cm，花轴及花梗均被长柔毛，花梗长4 ~ 6 mm，苞片条形或条状披针形，长6 mm，花萼近钟状，基部疏被柔毛，5深裂，裂片矩圆形，边缘

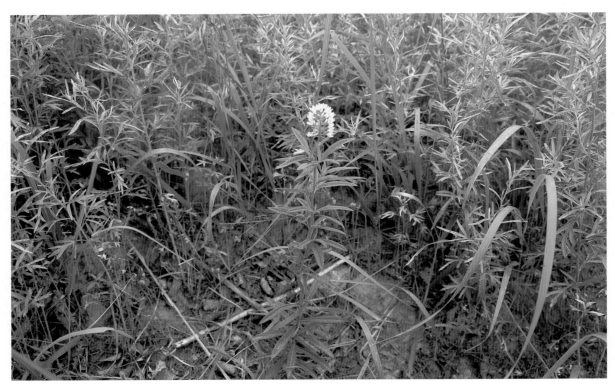

狼尾花

宽膜质，外缘呈小流苏状；花冠白色，裂片长卵形，花冠筒长 1.2 mm；雄蕊 5，花丝等长，贴生于花冠上，基部宽扁，花药狭心形，先端尖，背部着生；子房近球形，花柱较短，柱头膨大。蒴果近球形；种子多数，红棕色。花期 6 ~ 7 月。

| **生境分布** | 生于草甸、沙地、山地灌丛及路旁。分布于内蒙古呼伦贝尔市（额尔古纳市、根河市、鄂伦春自治旗、鄂温克族自治旗、海拉尔区、莫力达瓦达斡尔族自治旗）、兴安盟（科尔沁右翼中旗、科尔沁右翼前旗、乌兰浩特市、扎赉特旗、突泉县）、通辽市（科尔沁左翼中旗、奈曼旗、开鲁县、扎鲁特旗）、赤峰市（林西县、元宝山区、松山区、红山区、阿鲁科尔沁旗、巴林左旗、翁牛特旗、克什克腾旗、喀喇沁旗、宁城县）、呼和浩特市（赛罕区、玉泉区）、乌海市（海勃湾区、乌达区、海南区）。

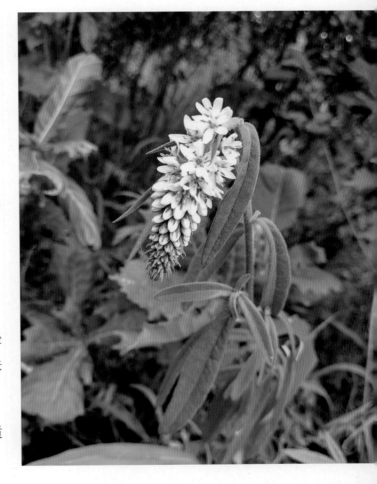

| **资源情况** | 野生资源较少。药材来源于野生。

| **采收加工** | 6 ~ 7 月采挖，阴干或鲜用。

| **功能主治** | 辛、苦，微温。活血调经，散瘀消肿，利尿。用于月经不调，带下，小便不利，跌打损伤，痈疮肿毒。

| **用法用量** | 内服煎汤，3 ~ 9 g。外用适量，捣绒敷。

报春花科 Primulaceae 珍珠菜属 Lysimachia

黄莲花
Lysimachia davurica Ledeb.

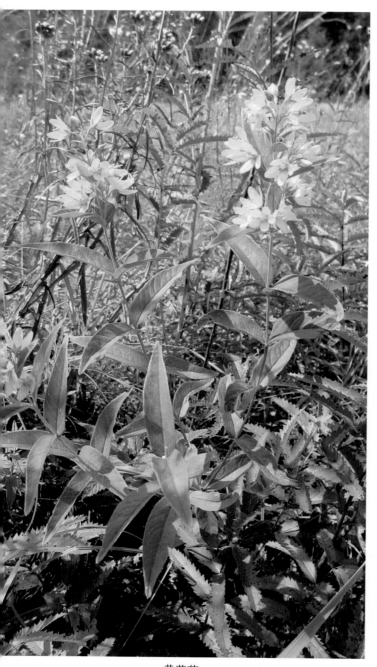

黄莲花

| 蒙 文 名 |

兴安乃－侵娃音－苏乐。

| 药 材 名 |

黄莲花（药用部位：全草）。

| 形 态 特 征 |

多年生草本。根较粗，根茎横走。茎直立，高 40 ~ 82 cm，不分枝或略有短分枝，上部被短腺毛，下部无毛，基部茎节明显，节上具对生红棕色鳞片状叶。叶对生，或 3（~ 4）叶轮生，叶片条状披针形、披针形、矩圆状披针形至矩圆状卵形。顶生圆锥花序或复伞房状圆锥花序，花多数，花序轴及花梗均密被锈色腺毛，花梗基部有苞片 1，条形至条状披针形，疏被腺毛；花萼深 5 裂，裂片狭卵状三角形，沿边缘内侧有黑褐色腺带及短腺毛；花冠黄色，5 深裂；雄蕊 5，花丝不等长，基部合生成短筒；子房球形，胚珠多数。蒴果球形，5 裂；种子多数，为近球形的多面体，背部宽平，红棕色，种皮密布微细蜂窝状凹眼。花期 7 ~ 8 月，果期 8 ~ 9 月。

| 生境分布 | 生于草甸、灌丛、林缘及路旁。分布于内蒙古呼伦贝尔市（扎兰屯市、海拉尔区、牙克石市、莫力达瓦达斡尔族自治旗、根河市、额尔古纳市、鄂伦春自治旗、鄂温克族自治旗、新巴尔虎左旗）、兴安盟（阿尔山市、科尔沁右翼前旗、科尔沁右翼中旗、扎赉特旗、乌兰浩特市）、通辽市（库伦旗、扎鲁特旗）、赤峰市（巴林左旗、巴林右旗、翁牛特旗、克什克腾旗、喀喇沁旗、宁城县、敖汉旗、阿鲁科尔沁旗）、锡林郭勒盟（东乌珠穆沁旗、西乌珠穆沁旗）、鄂尔多斯市（乌审旗）。 |

| 资源情况 | 野生资源一般。药材来源于野生。 |

| 采收加工 | 夏季采挖，洗净泥土，晒干，切段。 |

| 药材性状 | 本品根较粗，直径约 4 mm；表面棕红色，有支根痕。质硬而脆，易折断，断面粉红色，有 1 白色圆环。根茎较细，棕褐色。茎单一，长短不等，直径约 2 mm；表面黄绿色，近基部处红棕色，具纵纹。质脆，易折断，断面中空。叶对生或轮生，多破碎；完整叶片呈条状披针形、披针形或矩圆状披针形，表面黄绿色或灰绿色，上面密布黑褐色腺状斑点，边缘向外反卷。质脆，易碎。花多数，黄色或橙黄色。气微，味淡。 |

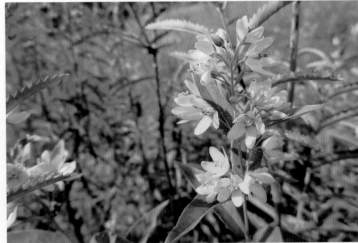

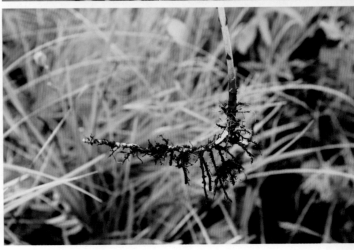

| 功能主治 | 苦、涩，平。镇静安神，消肿，止血。用于高血压，头痛，失眠，咽喉肿痛，口舌生疮，咯血，子宫脱垂，痔疮出血，痢疾，泄泻；外用于跌打损伤，狂犬咬伤。 |

| 用法用量 | 内服煎汤，10 ~ 15 g。外用适量，取鲜品捣敷；或煎汤洗。 |

报春花科 Primulaceae **海乳草属** Glaux

海乳草 *Glaux maritima* L.

| **植物别名** | 西尚、黑盐草、海滨珍珠菜。

| **蒙 文 名** | 彻和乐吉。

| **药 材 名** | 海乳草（药用部位：全草）。

| **形态特征** | 多年生小草本，高 5 ~ 25 cm。根常数条束生，较粗壮，直径 1 ~
2 mm；根茎横走，直径达 2 mm，节部被对生的卵状膜质鳞片。茎
直立或斜生，通常单一或下部分枝，无毛，基部节上被淡褐色卵形
膜质鳞片状叶。叶密集，肉质，交互对生、近对生或互生；叶片线
形、长圆状披针形至卵状披针形，基部楔形，先端钝，全缘。花小，
腋生，花梗长约 1 mm；花萼广钟形，花冠状，粉白色至蔷薇色，直

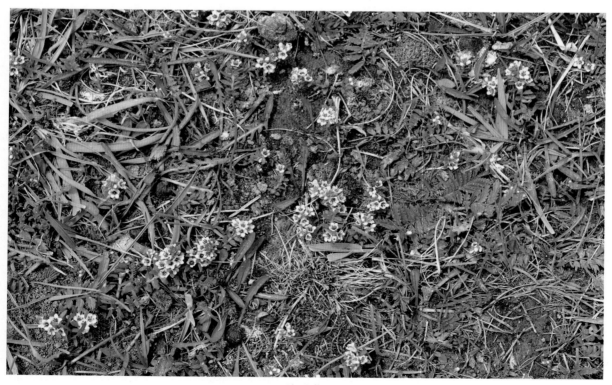

海乳草

径 5 ~ 6 mm，5 中裂，裂片长圆状卵形至卵形，全缘；无花冠；雄蕊 5，与萼近等长或稍短。蒴果卵状球形，先端瓣裂；种子 6 ~ 8，棕褐色，近椭圆形，背面扁平，腹面凸出，有 2 ~ 4 棱，种皮具网纹。花期 6 月，果期 7 ~ 8 月。

| 生境分布 | 生于低湿地矮草草甸、轻度盐化草甸。内蒙古各地均有分布。

| 资源情况 | 野生资源一般。药材来源于野生。

| 采收加工 | 夏、秋季采收，晒干。

| 功能主治 | 苦、辛，微寒。散气止痛，祛风，明目，消肿。

| 用法用量 | 内服煎汤。外用适量，捣敷。

| 附　　注 | 本种为耐盐中生植物，可成为草原优势成分之一。

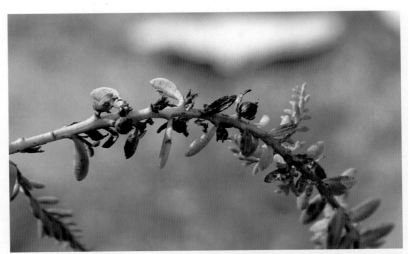

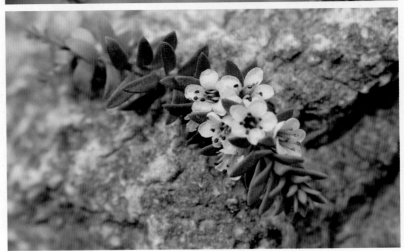

假报春

Cortusa matthioli L.

| **植物别名** | 牙母堂。

| **蒙 文 名** | 奥拉宝台 – 其其格。

| **药 材 名** | 假报春（药用部位：全草）。

| **形态特征** | 多年生草本。叶质薄，心状圆形，长 3.5 ~ 7.5 cm，宽 4 ~ 10 cm，基部深心形，掌状浅裂，裂片两面被稀疏短毛，叶柄长 6.5 ~ 12（~ 15）cm，细弱，两侧具膜质狭翅，被长柔毛。花葶高 24 ~ 30 cm，疏被长柔毛和腺毛；伞形花序具花 6 ~ 11，侧偏排列，花梗柔弱不等长，被短腺毛；苞片数枚，倒披针形，上缘有缺刻及尖齿；花萼钟状，5 深裂，萼筒长 1.5 ~ 2 mm，裂片披针形，先端尖，

假报春

有短缘毛，花冠漏斗状钟形，紫红色，直径约 1 cm，裂片矩圆形，先端钝圆或 2 ～ 3 裂，花药露出花冠筒外，矩圆形。蒴果椭圆形，光滑；种子 10 余枚，为不整齐多面体，背腹稍棕褐色，表面具点状皱纹。花期 6 ～ 7 月，果期 8 月。

| 生境分布 | 生于山地林下或庇荫的含腐殖质较多的土壤中。分布于内蒙古呼伦贝尔市（扎兰屯市、鄂伦春自治旗、额尔古纳市）、兴安盟（阿尔山市）、赤峰市（巴林右旗）、阿拉善盟（阿拉善左旗）。

| 资源情况 | 野生资源稀少。药材来源于野生。

| 采收加工 | 夏季采收，晒干。

| 功能主治 | 甘、微苦，寒。解热镇惊。用于高热，神昏抽搐。

| 用法用量 | 内服煎汤，20 ～ 50 g。

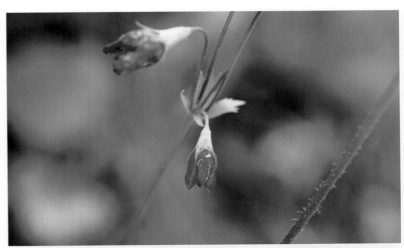

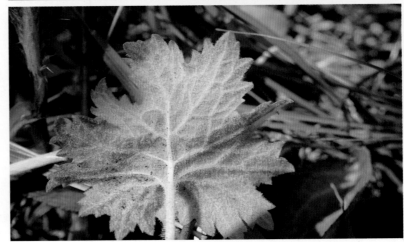

报春花科 Primulaceae 假报春属 Cortusa

河北假报春

Cortusa matthioli subsp. *pekinensis* (A. G. Richt.) Kitag.

| **植物别名** | 假报春、京报春。

| **蒙 文 名** | 波京－奥拉宝台－其其格。

| **药 材 名** | 假报春（药用部位：全草）。

| **形态特征** | 多年生草本，全株被淡棕色绵毛。叶片肾状圆形或近圆形，掌状7～11裂，裂深达叶片的1/3或有时近达中部，裂片通常长圆形，边缘有不规整的粗牙齿，先端3齿较深，常呈3浅裂状。花葶直立于叶莲座丛，疏生短柔毛或后脱落；伞形花序单生，具花5～8（～10）；苞片狭楔形，先端锐裂、具牙齿；花冠紫红色，漏斗形，深裂至中部。蒴果近圆筒状，长于花萼。花期5～7月，果期7～8月。

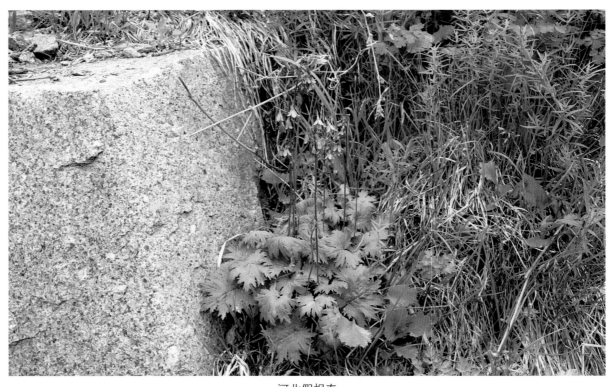

河北假报春

| 生境分布 | 生于山地林下及阴湿生境中。分布于内蒙古包头市（土默特右旗）、巴彦淖尔市（乌拉特后旗、乌拉特前旗）。

| 资源情况 | 野生资源一般。药材来源于野生。

| 采收加工 | 6 ~ 7 月采收，晒干。

| 功能主治 | 解表镇静。用于高热，神昏抽搐。

| 用法用量 | 内服煎汤，20 ~ 50 g。

| 附　　注 | 本种为中生植物。

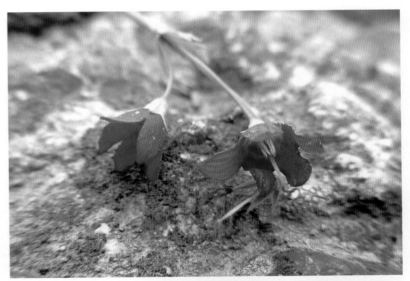

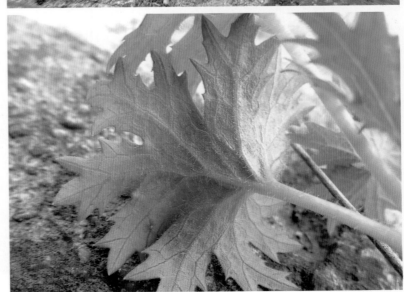

报春花科 Primulaceae 点地梅属 Androsace

点地梅 *Androsace umbellata* (Lour.) Merr.

| 植物别名 | 喉咙草、铜钱草。

| 蒙文名 | 达邻－套布其。

| 药材名 | 点地梅（药用部位：全草。别名：喉咙草）。

| 形态特征 | 一年生或二年生草本。主根不明显，具多数须根。叶全部基生，叶片近圆形或卵圆形，直径 5 ~ 20 mm，先端钝圆，基部浅心形至近圆形，边缘具三角状钝牙齿，两面均被贴伏的短柔毛；叶柄长 1 ~ 4 cm，被开展的柔毛。花葶通常数枚自叶丛中抽出，高 4 ~ 15 cm，被白色短柔毛。伞形花序具 4 ~ 15 花；苞片卵形至披针形；花梗纤细，果时伸长，可达 6 cm，被柔毛并杂生短柄腺体；花萼

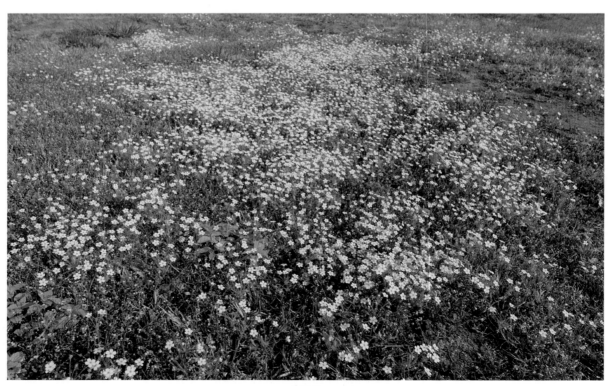

点地梅

杯状，长 3 ~ 4 mm，密被短柔毛，分裂近达基部，裂片菱状卵圆形，具 3 ~ 6 纵脉，果期增大，呈星状展开；花冠白色，筒部长约 2 mm，短于花萼，喉部黄色，裂片倒卵状长圆形。蒴果近球形，直径 2.5 ~ 3 mm，果皮白色，近膜质。花期 2 ~ 4 月，果期 5 ~ 6 月。

| **生境分布** | 生于向阳地、疏林下及林缘、草地等处。分布于内蒙古呼伦贝尔市（新巴尔虎左旗、鄂伦春自治旗、扎兰屯市）、兴安盟（科尔沁右翼前旗、科尔沁右翼中旗、扎赉特旗）、通辽市（科尔沁左翼后旗）、乌兰察布市（察哈尔右翼后旗、察哈尔右翼前旗）、包头市（土默特右旗）、鄂尔多斯市（准格尔旗）。

| **资源情况** | 野生资源较少。药材来源于野生。

| **采收加工** | 春、夏季采收，洗净泥土，晒干。

| **药材性状** | 本品常数株成束。根细须状。全体被白色细柔毛。叶基生，多已皱缩碎落，完整叶片近圆形，黄绿色。花茎纤细，有的可见顶生伞形花序，小花白色，或已结成球形蒴果，有深裂的宿存萼。气微，味辛而微苦。

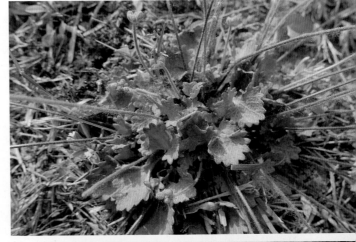

| **功能主治** | 苦、辛，微寒。归肺、肝、脾经。清热解毒，消肿止痛。用于咽喉肿痛，口疮，牙痛，头痛，赤眼，风湿痹痛，哮喘，淋浊，疔疮肿毒，烫火伤，蛇咬伤，跌打损伤。

| **用法用量** | 内服煎汤，9 ~ 15 g；或研末；或浸酒；或代茶饮。外用适量，鲜品捣敷；或煎汤洗、含漱。

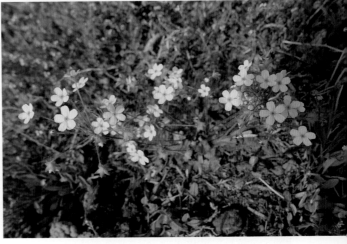

报春花科 Primulaceae 点地梅属 *Androsace*

东北点地梅 *Androsace filiformis Retz.*

| **植物别名** | 丝点地梅。

| **蒙 文 名** | 那林－达兰－套布其。

| **药 材 名** | **中药** 丝点地梅（药用部位：全草。别名：点地梅、喉咙草、报春花）。
蒙药 拉音－达邻－套不其（药用部位：全草）。

| **形态特征** | 一年生草本，主根不发达，具多数纤维状须根。莲座状叶丛单生，直径 2 ~ 8 cm；叶长圆形至卵状长圆形，长 6 ~ 25 mm，先端钝或稍锐尖，基部短渐狭，边缘具稀疏小牙齿，无毛；叶柄纤细，等长于或稍长于叶片。花葶通常 3 至多枚自叶丛中抽出，高 2.5 ~ 15 cm，

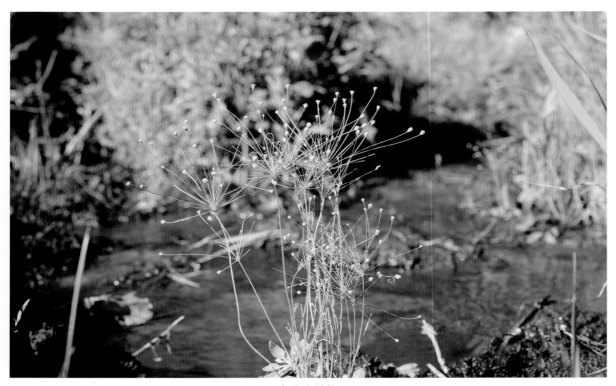

东北点地梅

无毛或仅上部被稀疏短腺毛；伞形花序多花；苞片线状披针形，长约 2 mm；花梗丝状，长短不等，长 2 ~ 7 cm；花萼杯状，长 2 ~ 2.5 mm，分裂约达中部，裂片三角形，先端锐尖，具极狭的膜质边缘，无毛或有时疏被腺毛；花冠白色，直径约 3 mm，筒部比花萼稍短，裂片长圆形。蒴果近球形，直径约 2 mm，果皮近膜质，带白色。花期 5 月，果期 6 月。

| 生境分布 | 生于潮湿草地、林下或水沟边。分布于内蒙古呼伦贝尔市（根河市、额尔古纳市、扎兰屯市、鄂伦春自治旗、莫力达瓦达斡尔族自治旗、扎赉诺尔区、牙克石市、鄂温克族自治旗、海拉尔区）、兴安盟（科尔沁右翼前旗、科尔沁右翼中旗）、赤峰市（喀喇沁旗、巴林左旗、巴林右旗、阿鲁科尔沁旗、克什克腾旗、敖汉旗）、锡林郭勒盟（锡林浩特市、西乌珠穆沁旗）。

| 资源情况 | 野生资源较少。药材来源于野生。

| 采收加工 | **中药** 丝点地梅：5 ~ 6 月采收，洗净，晒干。
蒙药 拉音-达邻-套不其：同"丝点地梅"。

| 药材性状 | **中药** 丝点地梅：本品主根直径 0.5 ~ 2 mm，表面黄棕色或灰棕色，有支根或支根痕；质稍硬而脆，易折断，断面黄白色或淡黄色。叶莲座状丛生，多破碎，完整者呈倒披针形、长圆状披针形或狭菱形，长 8 ~ 10 mm，宽 2 ~ 4 mm，先端钝或稍锐尖，下部渐狭，中部以上边缘具稀疏牙齿，上面有极短的毛，叶面黄绿色；质脆，易碎。花葶长短不一，黄绿色或下部暗紫色，具分叉毛；伞形花序多花；花冠白色。有时可见先端 5 瓣裂的蒴果，浅橙黄色，内有多数种子。气微，味淡。

| 功能主治 | **中药** 丝点地梅：苦、辛，寒。清热解毒，消肿止痛。用于咽喉肿痛，口疮，牙痛，火眼，偏正头痛，跌打肿痛。
蒙药 拉音-达邻-套不其：苦，寒。清热，燥"协日乌素"，治伤，消肿，生津。用于跌仆损伤，骨蒸劳热，关节疼痛，病后体虚。

| 用法用量 | **中药** 丝点地梅：内服煎汤，0.5 ~ 1 g。
蒙药 拉音-达邻-套不其：多入丸、散剂。

报春花科 Primulaceae 点地梅属 Androsace

北点地梅

Androsace septentrionalis L.

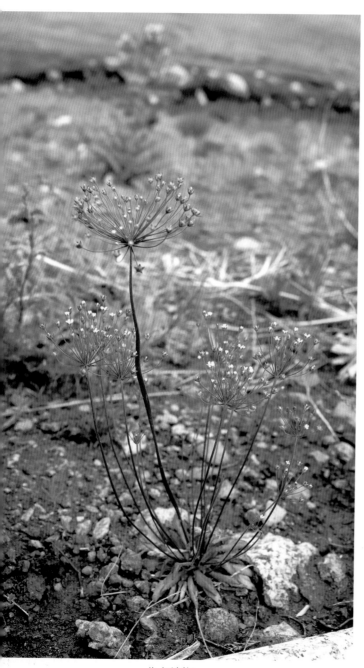

北点地梅

| 植物别名 |

雪山点地梅。

| 蒙 文 名 |

塔拉音 – 达邻 – 套不其。

| 药 材 名 |

中药 北方点地梅（药用部位：全草。别名：雪山点地梅、喉咙草）。

蒙药 拉音 – 达邻 – 套不其（药用部位：全草）。

| 形态特征 |

一年生草本，主根直而细长，具少数支根。莲座状叶丛单生，直径 1 ~ 6 cm；叶倒披针形或长圆状披针形，长 5 ~ 30 mm，宽 1.5 ~ 5 mm，先端钝或稍锐尖，下部渐狭，中部以上边缘具稀疏牙齿，上面被极短的毛，下面近无毛。花葶 1 至数枚，直立，高 8 ~ 25（~ 30）cm；伞形花序多花，苞片小，钻形，长 2 ~ 3 mm；花梗长短不等，长 1 ~ 1.7 cm，花后伸长，至果时长 2 ~ 6（~ 10）cm，被短腺毛；花萼钟状或陀螺状，长约 2.5 mm，明显具 5 棱，分裂达全长的 1/3；花冠白色，筒部短于花萼，裂片

通常长圆形，长 1 ~ 1.2 mm，宽 0.6 ~ 1 mm。蒴果近球形，稍长于花萼。
花期 5 ~ 6 月，果期 6 ~ 7 月。

| **生境分布** | 生于草甸草原、沟草甸、山地草甸、林缘及水边草甸。分布于内蒙古呼伦贝尔市（海拉尔区、鄂伦春自治旗、新巴尔虎右旗、陈巴尔虎旗、莫力达瓦达斡尔族自治旗、根河市、牙克石市、额尔古纳市、鄂温克族自治旗、扎兰屯市）、兴安盟（阿尔山市、突泉县、扎赉特旗）、赤峰市（林西县、巴林右旗、阿鲁科尔沁旗、翁牛特旗、克什克腾旗、喀喇沁旗）、锡林郭勒盟（锡林浩特市、西乌珠穆沁旗、东乌珠穆沁旗、太仆寺旗、多伦县）、乌兰察布市（察哈尔右翼中旗、兴和县、丰镇市）、包头市（固阳县）、巴彦淖尔市（乌拉特前旗）、阿拉善盟（阿拉善左旗）。

| **资源情况** | 野生资源一般。药材来源于野生。

| **采收加工** | **中药** 北方点地梅：春、夏季采收，洗净泥土，晒干。
蒙药 拉音 – 达邻 – 套不其：同"北方点地梅"。

| **药材性状** | **中药** 北方点地梅：本品主根直径 0.5 ~ 2 mm，表面黄棕色或灰棕色，有支根或支根痕；质稍硬而脆，易折断，断面黄白色或淡黄色。叶莲座状丛生，多破碎，完整者呈倒披针形、长圆状披针形或狭菱形，长 8 ~ 10 mm，宽 2 ~ 4 mm，先端钝或稍锐尖，下部渐狭，中部以上边缘具稀疏牙齿，上面有极短的毛，叶面黄绿色；质脆，易碎。花葶长短不一，黄绿色或下部暗紫色，具分叉毛；伞形花序多花；花冠白色。有时可见先端 5 瓣裂的蒴果，浅橙黄色，内有多数种子。气微，味淡。

| **功能主治** | **中药** 北方点地梅：苦、辛，寒。清热解毒，消肿止痛。用于咽喉肿痛，口舌生疮，牙龈肿痛，偏正头痛，跌仆损伤。
蒙药 拉音 – 达邻 – 套不其：苦，寒。清热，燥"协日乌素"，治伤，消肿，生津。用于跌仆损伤，骨蒸劳热，关节疼痛，病后体虚。

| **用法用量** | **中药** 北方点地梅：内服煎汤，9 ~ 15 g。外用鲜品适量，捣敷；或煎汤洗。
蒙药 拉音 – 达邻 – 套不其：多入丸、散剂。

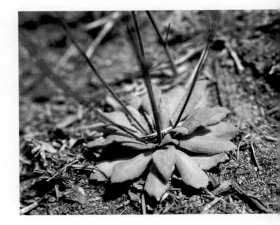

大苞点地梅 *Androsace maxima* L.

| 植物别名 | 白花珍珠草、天星草。

| 蒙 文 名 | 伊和－达邻－套布其。

| 药 材 名 | 大苞点地梅（药用部位：全草）。

| 形态特征 | 一年生草本，主根细长，具少数支根。莲座状叶丛单生；叶片狭倒卵形、椭圆形或倒披针形，先端锐尖或稍钝，基部渐狭，无明显叶柄，中上部边缘有小牙齿，质地较厚，两面近无毛或疏被柔毛。花葶 2 ~ 4 自叶丛中抽出，高 2 ~ 7.5 cm，被白色卷曲柔毛和短腺毛；伞形花序多花，被小柔毛和腺毛；苞片大，椭圆形或倒卵状长圆形，先端钝或微尖；花梗直立；花萼杯状，果时增大，被稀疏柔毛和短

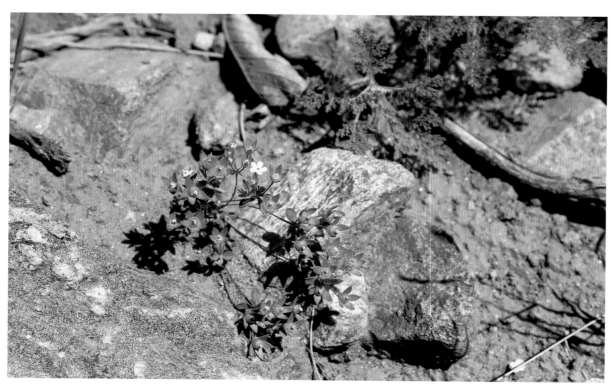

大苞点地梅

腺毛；裂片三角状披针形，先端渐尖；花冠白色或淡粉红色，筒部长约为花萼的 2/3，裂片长圆形，先端钝圆。蒴果近球形，与宿存花萼等长或稍短。花期5月，果期 5 ~ 6 月。

| 生境分布 | 生于山地砾石质坡地、固定沙地、丘间低地及撂荒地。分布于内蒙古呼伦贝尔市（新巴尔虎左旗）、锡林郭勒盟（镶黄旗、苏尼特左旗、苏尼特右旗）、呼和浩特市（玉泉区）、包头市（青山区、固阳县、昆都仑区、达尔罕茂明安联合旗）、鄂尔多斯市（乌审旗、杭锦旗、准格尔旗）、巴彦淖尔市（乌拉特前旗、乌拉特中旗）。

| 资源情况 | 野生资源一般。药材来源于野生。

| 采收加工 | 春、夏季采收，洗净，晒干。

| 功能主治 | 苦、辛，寒。归肾经。清热解毒。用于咽喉肿痛。

| 用法用量 | 内服煎汤，9 ~ 15 g。

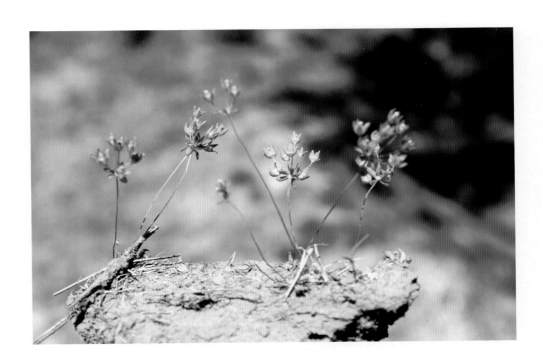

白花点地梅
Androsace incana Lam.

| **植物别名** | 铜钱草、喉咙草。

| **蒙 文 名** | 查干－达邻－套布其。

| **药 材 名** | 白花点地梅（药用部位：全草）。

| **形态特征** | 多年生草本，着生于根出条上的莲座状叶丛形成密丛。根出条暗褐色，初被柔毛，渐变无毛，节间不明显或长达 1.3 cm，通常短于叶丛。莲座状叶丛倒披针形，先端锐尖或稍钝，质地稍厚，两面上半部均被白色长柔毛。花葶单一，极短或高 1 ～ 2（～ 5）cm，被长柔毛。花 1 ～ 3（～ 4）生于花葶先端；苞片披针形至阔线形，基部稍凸起，与花梗、花萼均被白色长柔毛；花梗通常短于苞片或有

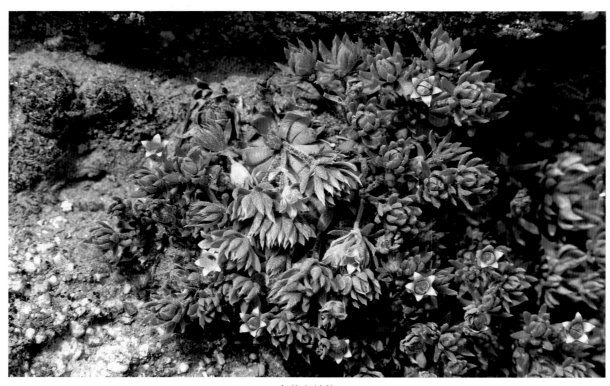

白花点地梅

时与苞片近等长；花萼钟状，分裂近达中部，裂片狭三角形，先端锐尖或稍钝；花冠白色或淡黄色，喉部紧缩，紫红色或黄色，有环状突起，裂片阔倒卵形，先端近圆形或微具波状圆齿。蒴果长圆形，稍长于花萼。花期 5 ~ 6 月，果期 6 ~ 7 月。

| **生境分布** | 生于山顶和向阳的山坡上。分布于内蒙古呼伦贝尔市（陈巴尔虎旗）、赤峰市（林西县、巴林右旗、巴林左旗、阿鲁科尔沁旗、红山区、松山区、翁牛特旗）、锡林郭勒盟（太仆寺旗、西乌珠穆沁旗、阿巴嘎旗、镶黄旗）、乌兰察布市（商都县、察哈尔右翼中旗、丰镇市、察哈尔右翼后旗）、呼和浩特市（回民区）、包头市（固阳县、达尔罕茂明安联合旗）、巴彦淖尔市（乌拉特前旗）。

| **资源情况** | 野生资源一般。药材来源于野生。

| **采收加工** | 春、夏季采收，洗净泥土，晒干。

| **功能主治** | 苦、辛，寒。归肝、脾、肾经。除湿利水。用于热性水肿。

| **用法用量** | 内服煎汤，9 ~ 15 g。外用适量，取鲜品捣敷；或煎汤洗。

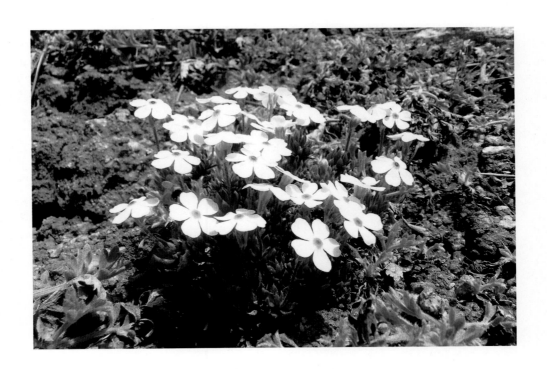

报春花科 Primulaceae 点地梅属 Androsace

西藏点地梅

Androsace mariae Kanitz.

| 植物别名 | 宝日－嘎迪格、尕的。

| 蒙文名 | 唐古得－达兰－套布其。

| 药材名 | **中药** 西藏点地梅（药用部位：全草）。
蒙药 达兰－套布其（药用部位：全草）。

| 形态特征 | 多年生草本。主根木质，具少数支根。根出条短，叶丛叠生其上，形成密丛。莲座状叶丛直径 1 ～ 3（～ 4）cm；叶两型，外层叶舌形或匙形，先端锐尖，两面无毛至被疏柔毛，边缘具白色缘毛；内层叶匙形至倒卵状椭圆形，长 7 ～ 15 mm，先端锐尖或近圆形而具骤尖头，基部渐狭，边缘软骨质，具缘毛。花葶单一，高 2 ～ 8 cm，

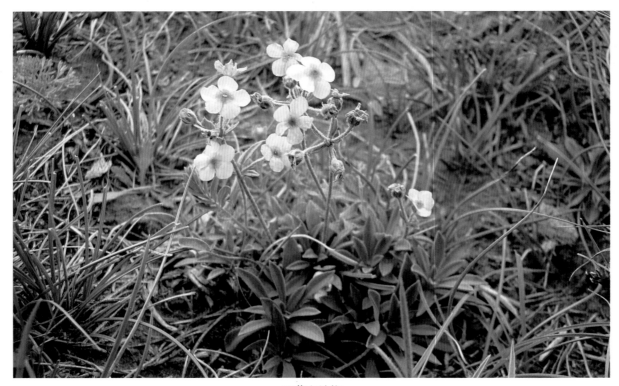

西藏点地梅

被白色开展的多细胞毛和短柄腺体；伞形花序具 2 ~ 7（~ 10）花；苞片披针形至线形，长 3 ~ 4 mm，与花梗、花萼同被白色多细胞毛；花萼钟状，长约 3 mm，分裂达中部，裂片卵状三角形；花冠粉红色，裂片楔状倒卵形，先端略呈波状。蒴果稍长于宿存花萼。花期 6 月，果期 6 ~ 7 月。

| 生境分布 | 生于山坡草地、林缘和砂石地上。分布于内蒙古锡林郭勒盟（锡林浩特市、西乌珠穆沁旗）、包头市（达尔罕茂明安联合旗）、巴彦淖尔市（乌拉特后旗）、阿拉善盟（阿拉善左旗、阿拉善右旗）。

| 资源情况 | 野生资源较少。药材来源于野生。

| 采收加工 | **中药** 西藏点地梅：春、夏季采收，洗净泥土，晒干。
蒙药 达兰 - 套布其：同"西藏点地梅"。

| 药材性状 | **中药** 西藏点地梅：本品呈不规则的团块状。主根长短不一，直径 2 ~ 5 mm；表面暗褐色，有少数支根痕。质硬而脆，易折断，断面类白色。茎常集成较疏或密的莲座丛，基部有宿存老叶，鳞片状，重叠覆盖于分枝上，暗褐色，先端为束生新叶，多断裂或破碎，完整者呈矩圆形、匙形或倒披针形，表面灰绿色或黄绿色。质脆，易碎。气微，味淡。

| 功能主治 | **中药** 西藏点地梅：苦、辛，寒。归肾经。清热解毒，消肿止痛。用于咽喉肿痛，口舌生疮，目赤肿痛，牙痛。

蒙药 达兰 - 套布其：苦，寒。杀黏，消肿，燥"协日乌素"。用于浮肿，水肿，肾热，骨蒸劳热，发症，关节疼痛。

| 用法用量 | **中药** 西藏点地梅：内服煎汤，9 ~ 15 g。

蒙药 达兰 - 套布其：多入丸、散剂。

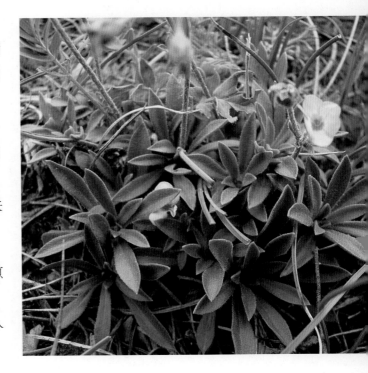

报春花科 Primulaceae 报春花属 Primula

粉报春 *Primula farinosa* L.

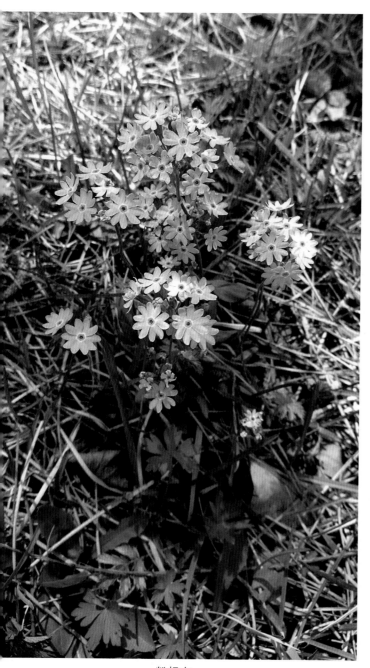

粉报春

| 植物别名 |

红粉叶报春、黄报春。

| 蒙 文 名 |

嫩得格特 – 乌兰 – 哈布日西乐 – 其其格。

| 药 材 名 |

粉报春（药用部位：全草）。

| 形态特征 |

多年生草本，具极短的根茎和多数须根。叶多数，形成较密的莲座丛，叶片矩圆状倒卵形、窄椭圆形或矩圆状披针形，边缘具稀疏小牙齿或近全缘，下面被青白色或黄色粉。花葶稍纤细，无毛，近先端通常被青白色粉；伞形花序顶生，通常多花；苞片多数，狭披针形或先端渐尖成钻形，长 3 ~ 8 mm，基部增宽并稍膨大成浅囊状；花冠淡紫红色，花冠筒口周围黄色，裂片楔状倒卵形，先端 2 深裂；长花柱花：雄蕊着生于花冠筒中部，花柱长约 3 mm；短花柱花：雄蕊着生于花冠筒中上部，花柱长约 1.2 mm。蒴果筒状，长于花萼。花期 5 ~ 6 月。

| 生境分布 | 生于低湿草地、沼泽化草甸和沟谷灌丛中。分布于内蒙古呼伦贝尔市（海拉尔区、鄂伦春自治旗、陈巴尔虎旗、牙克石市、额尔古纳市、鄂温克族自治旗）、兴安盟（科尔沁右翼前旗、扎赉特旗）、通辽市（科尔沁左翼后旗）、赤峰市（元宝山区、松山区、阿鲁科尔沁旗、巴林右旗、克什克腾旗、翁牛特旗）、锡林郭勒盟（正镶白旗、苏尼特左旗、西乌珠穆沁旗、正蓝旗、锡林浩特市、东乌珠穆沁旗）、鄂尔多斯市（伊金霍洛旗、乌审旗）。 |

| 资源情况 | 野生资源较丰富。药材来源于野生。 |

| 采收加工 | 5～6 月采收，晒干。 |

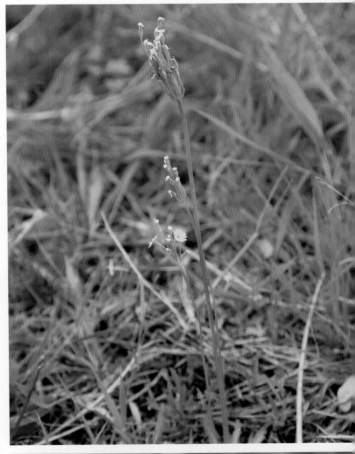

| 药材性状 | 本品根茎极短，具多数须根。叶基生，多已破碎或皱缩，完整者展平后呈倒卵状矩圆形或矩圆状披针形；表面黄绿色或灰绿色。质脆，易碎。花葶长短不一，较纤细，直径 1～2 mm，表面淡黄色或黄绿色，具细纵纹；花冠高脚碟状，淡紫色或淡紫红色，喉部淡黄色。蒴果棕红色，5 瓣裂；种子多数，多面体形，表面棕色，有细小蜂窝状凹眼。气微，味淡。 |

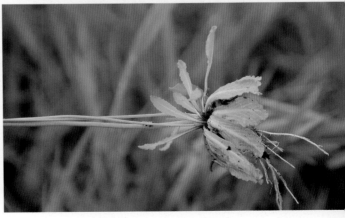

| 功能主治 | 苦，寒。清热解毒，泻肝降火，止血。用于小儿高热抽风，高血压，头痛，急性胃肠炎，痢疾；外用于创伤出血，痈疮肿痛，烫火伤。 |

| 用法用量 | 内服煎汤，6～9 g。外用适量，研末敷撒；或煎汤洗。 |

报春花科 Primulaceae 报春花属 Primula

天山报春 *Primula nutans* Georgi

| **植物别名** | 伞报春。

| **蒙文名** | 西伯日 – 哈布日西乐 – 其其格。

| **药材名** | 天山报春（药用部位：全草）。

| **形态特征** | 多年生草本，全株无粉。根茎短小，具多数须根。叶丛基部通常无芽鳞及残存枯叶；叶片卵形、矩圆形或近圆形。花葶高（2～）10～25 cm，无毛；伞形花序 2～6（～10）；花萼狭钟状，长 5～8 mm，具 5 棱，外面通常有褐色小腺点，基部稍收缩，下延成囊状，分裂深达全长的 1/3，裂片矩圆形至三角形，先端锐尖或钝，边缘密被小腺毛；花冠淡紫红色，花冠筒口周围黄色，花冠筒长

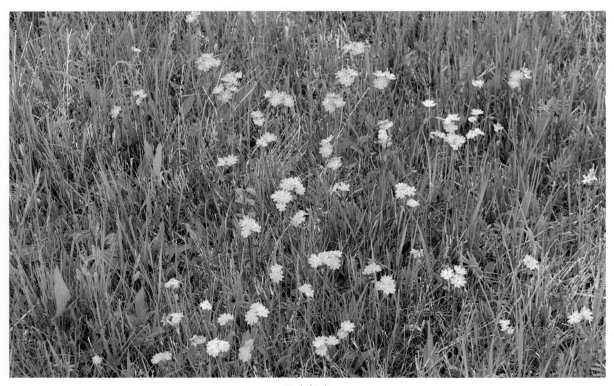

天山报春

6 ～ 10 mm，喉部具环状附属物，冠檐直径 1 ～ 2 cm，裂片倒卵形，先端 2 深裂；长花柱花：雄蕊着生于花冠筒中部，花柱微伸出筒口；短花柱花：雄蕊着生于花冠筒上部，花药先端微露出筒口，花柱长略超过花冠筒中部。蒴果筒状，先端 5 浅裂。花期 5 ～ 6 月，果期 7 ～ 8 月。

| 生境分布 | 生于湿草地或草甸。分布于内蒙古呼伦贝尔市（海拉尔区）、兴安盟（阿尔山市、科尔沁右翼前旗）、赤峰市（林西县、阿鲁科尔沁旗、巴林右旗、克什克腾旗）、锡林郭勒盟（苏尼特左旗、西乌珠穆沁旗、正蓝旗、东乌珠穆沁旗、锡林浩特市、苏尼特右旗）。

| 资源情况 | 野生资源较丰富。药材来源于野生。

| 采收加工 | 7 ～ 8 月采收，晒干。

| 功能主治 | 苦，寒。清热解毒，止血止痛，敛疮。

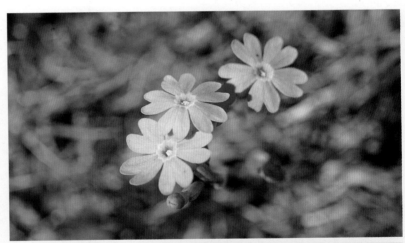

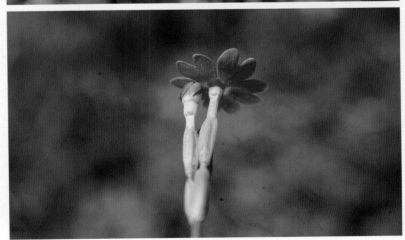

報春花科 Primulaceae 報春花屬 *Primula*

櫻草

Primula sieboldii E. Morren

| **植物別名** | 翠南報春。

| **蒙 文 名** | 薩格薩嘎日－哈布日西樂－其其格。

| **药 材 名** | 櫻草根（药用部位：根。别名：翠兰草、翠兰花、野白菜根）。

| **形态特征** | 多年生草本。根茎倾斜或平卧，向下发出多数纤维状须根。叶3～8
丛生，叶片卵状矩圆形至矩圆形，长6～10 cm，宽4～6 cm，先
端钝圆，基部微心形。花葶由基部抽出，高10～20 cm，有稀疏刚毛，
伞形花序有花6～15，花梗细，花萼钟形，裂片披针状三角形；花
冠淡红色或淡白色，高脚碟状，裂片开展，倒心形，先端缺刻；长
花柱花：雄蕊着生处稍低于花冠筒中部，花柱近达花冠筒口；短花

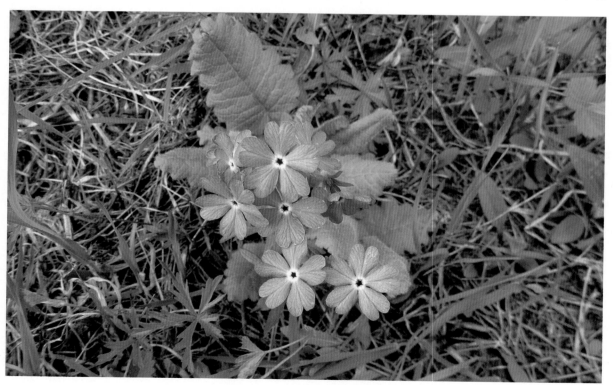

櫻草

柱花：雄蕊先端接近花冠筒口，花柱略超过花冠筒中部。蒴果近球形，长约为花萼的一半。花期 4 ～ 5 月，果期 6 ～ 7 月。

| 生境分布 | 生于潮湿旷地、沟边和林缘。分布于内蒙古呼伦贝尔市（扎兰屯市、牙克石市、额尔古纳市、鄂伦春自治旗）、兴安盟（突泉县、科尔沁右翼前旗）。

| 资源情况 | 野生资源较少。药材来源于野生。

| 采收加工 | 6 ～ 7 月采挖，洗净，晒干。

| 药材性状 | 本品丛生于根茎上，细直，长短不一，直径 5 ～ 15 mm，表面黄棕色或棕色，有纵皱纹及支根痕；体轻，质脆，易折断，断面黄白色或浅黄色。气微，味淡。

| 功能主治 | 甘，平。止咳化痰，平喘。用于上呼吸道感染，咽炎，支气管炎，痰喘咳嗽。

| 用法用量 | 内服煎汤，10 ～ 20 g。

| 附　　注 | 《内蒙古植物志》第 3 版记载本种的中文学名为翠南报春，别名为樱草。

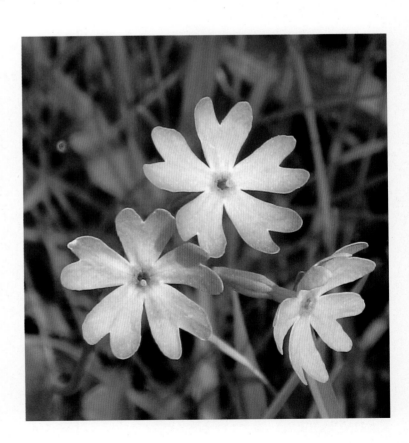

报春花科 Primulaceae 报春花属 Primula

胭脂花
Primula maximowizii Regel

| 植物别名 | 胭脂报春、段报春。

| 蒙 文 名 | 套日格－哈布日西乐－其其格。

| 药 材 名 | **中药** 胭脂花（药用部位：全草）。
蒙药 套日格－哈布日西乐－其其格（药用部位：全草）。

| 形态特征 | 多年生草本，全株无毛，亦无粉状物。须根多而粗壮，黄白色。叶大，矩圆状倒披针形、倒卵状披针形或椭圆形，先端钝圆，基部渐狭，下延成宽翅状柄，叶缘有细三角状牙齿。花葶粗壮；层叠式伞形花序，1～3轮，每轮有花4～16；苞片多数，披针形，先端长渐尖，基部联合；花梗长1～5 cm；花萼钟状，萼筒长7～10 mm，裂片

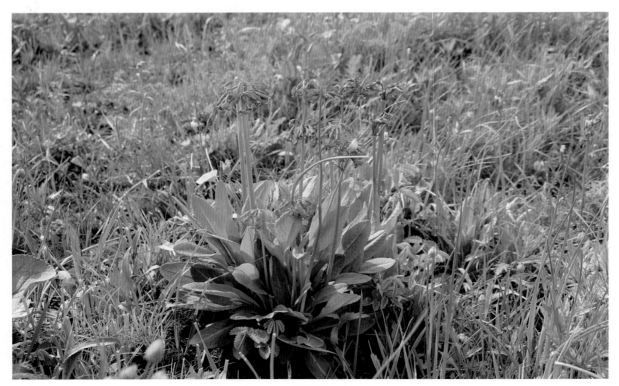

胭脂花

宽三角形,先端渐尖;花冠暗红紫色,花冠筒长 10 ~ 12 mm,喉部有环状突起,冠檐直径约 1.5 cm,裂片矩圆形,全缘,长 5 ~ 6 mm,先端常反折;子房矩圆形,长 2 mm,花柱长 7 mm。蒴果圆柱形,常比花萼长 1 ~ 1.5 倍;种子黑褐色,不整齐多面体形,种皮具网纹。花期 6 月,果期 7 ~ 8 月。

| 生境分布 | 生于山地林下、林缘及山地草甸等腐殖质较丰富的潮湿生境。分布于内蒙古呼伦贝尔市(扎兰屯市、鄂伦春自治旗)、兴安盟(阿尔山市、科尔沁右翼前旗)、赤峰市(巴林右旗、克什克腾旗、喀喇沁旗、宁城县)、锡林郭勒盟(西乌珠穆沁旗、东乌珠穆沁旗、苏尼特左旗)、乌兰察布市(兴和县)。

| 资源情况 | 野生资源一般,栽培资源稀少。药材来源于野生。

| 采收加工 | **中药** 胭脂花:5 ~ 6 月采收,晒干。
蒙药 套日格-哈布日西乐-其其格:同"胭脂花"。

| 药材性状 | **中药** 胭脂花:本品须根多而粗壮,表面黄白色;质脆,易折断,断面淡黄色。叶基生,多皱缩破碎,完整叶片展平后呈矩圆状倒披针形、倒卵状披针形或椭圆形,连柄可长达 25 cm,宽约 4 cm,先端钝圆,基部渐狭,下延成柄,边缘具细牙齿,叶面黄绿色;质脆,易碎。花葶长短不一,黄棕色、暗红紫色或紫色;有时可见伞形花序,1 ~ 3 轮;花紫红色。气微,味淡。

| 功能主治 | **中药** 胭脂花:苦,寒。归膀胱经。清热解毒,散瘀止痛。用于咽喉肿痛,痈疮肿毒,肝火头痛,关节疼痛。
蒙药 套日格-哈布日西乐-其其格:苦,凉。止痛。用于癫痫,头痛,中风。

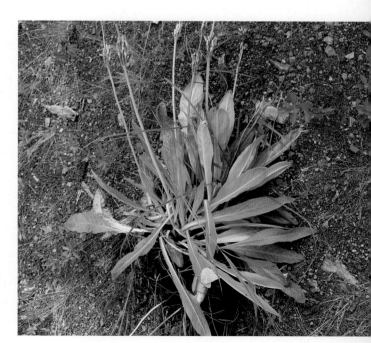

| 用法用量 | **中药** 胭脂花:内服煎汤,6 ~ 12 g。
蒙药 套日格-哈布日西乐-其其格:多入丸、散剂。

| 附 注 | 《内蒙古植物志》第 3 版记载本种的中文学名为段报春,别名为胭脂花。